CME TEXTBOOKS NATIONAL PROJECT | 国家级继续医学教育项目教材

乳腺癌临床与转化性研究进展2021

主　编　陆劲松　徐兵河

中华医学会组织编著
中华医学电子音像出版社
CHINESE MEDICAL MULTIMEDIA PRESS
北　京

图书在版编目（CIP）数据

乳腺癌临床与转化性研究进展. 2021/陆劲松，徐兵河主编.—北京：中华医学电子音像出版社，2021.12

ISBN 978-7-83005-343-7

Ⅰ.①乳… Ⅱ.①陆… ②徐… Ⅲ.①乳腺癌－诊疗－研究 Ⅳ.①R737.9

中国版本图书馆CIP数据核字（2021）第237260号

网址：www.cma-cmc.com.cn（出版物查询、网上书店）

乳腺癌临床与转化性研究进展2021
RUXIAN'AI LINCHUANG YU ZHUANHUAXING YANJIU JINZHAN 2021

主　　编：陆劲松　徐兵河
策划编辑：史仲静
责任编辑：宫宇婷
校　　对：张　娟
责任印刷：李振坤
出版发行：中华医学电子音像出版社
通信地址：北京市西城区东河沿街69号中华医学会610室
邮　　编：100052
E-Mail：cma-cmc@cma.org.cn
购书热线：010-51322677
经　　销：新华书店
印　　刷：北京云浩印刷有限责任公司
开　　本：889mm×1194mm　1/16
印　　张：22.25
字　　数：628千字
版　　次：2021年12月第1版　2021年12月第1次印刷
定　　价：98.00元

编委会

主　　编　陆劲松　徐兵河

副 主 编　殷文瑾　袁　芃

编　　委（按姓氏笔画排序）

万财凤　马艺文　马嘉忆　王　岩　王　尊　王　嘉
王心怡　王劲松　王雅君　王碧芸　王慧玲　王耀辉
方凤奇　艾司克尔·阿尤甫　成小姣　吕勇刚
刘　健　刘照南　许雅芊　孙　涛　严婷婷　杜跃耀
李　佳　李　烨　李兴睿　李南林　李娟娟　杨　君
吴　凡　吴一凡　吴子平　吴克瑾　何丽娜　何雨莲
沙　瑞　张　剑　张凤春　张可欣　张国君　张浩萌
张晨光　陆劲松　陈　飞　陈心如　陈占红　陈宏亮
武　赫　林明曦　林燕苹　欧江华　欧阳取长
金奕滋　周伟航　郑　莹　单本杰　孟庆杰　赵英莺
赵燕南　郝春芳　胡哲煜　袁　芃　袁中玉　袁陈伟
莫　淼　徐兵河　徐迎春　徐君南　殷文瑾　涂水平
黄文河　盛小楠　葛　睿　董欣睿　韩晓刚　谢一兆
潘跃银

主编助理　吴子平　唐文俊　张　捷　许雅芊　陈心如　赵英莺

内容提要

本书由临床一线著名乳腺癌专家编写，重点介绍了乳腺癌最新研究进展，包括乳腺癌早期诊断和治疗、进展期乳腺癌治疗及乳腺癌外科治疗；多角度、全方位、立体化地阐述了乳腺癌最新研究现状，并对乳腺癌发病、影像学特征和预后预测因素，新辅助治疗，以及辅助化疗等重点临床试验进行了详细解读。本书权威性、学术性、实用性和指导性强，适合乳腺外科、肿瘤科及其他相关科室医务人员阅读。

前言

世界卫生组织国际癌症研究机构最新发布的数据显示，2020年全球乳腺癌新发病例达226万余，而肺癌为220万余，乳腺癌已超越肺癌成为全球恶性肿瘤发病率之首。为了全方位改善乳腺癌患者的治疗效果，提高其预后和生活质量，乳腺癌领域的基础研究、临床研究及转化性研究成果不断涌现，临床诊疗指南不断推陈出新。面对乳腺癌领域日新月异的发展，广大临床医务人员只有持续关注和理解新理念、新方法、新技术的应用，将其融入临床诊疗过程中并产生思考，才能更快速、更扎实地提高乳腺癌的诊疗水平。

临床一线医务人员看待临床问题、思考解决办法及做出诊疗决策都需要缜密且敏锐的思维和崭新分析问题的视角，不能完全依赖“老观念、老办法、老思路”。但临床一线医务人员工作任务繁重，往往很难紧跟临床研究及转化性研究成果的步伐或有充足的时间系统性地整理和学习国内外最前沿研究的成果。因此，在继续教育理念的指导下，本书旨在服务于广大临床医务人员，尤其是乳腺专科医师。为了保证本书的科学性、准确性、知识性和趣味性，我们诚邀来自乳腺外科、肿瘤科、放疗科、病理科及影像科等领域的知名专家，共同归纳总结最近一年相关临床研究和转化性研究的成果，覆盖最近一年国内外报道的最新前沿热点课题，帮助读者在短时间内全面、精炼、准确地学习乳腺癌领域的新知识和新进展。本书主要分为两大部分：第一部分是针对近期国内外前沿临床研究及其转化性研究进行的专题综述；第二部分是针对最近一年发表的、具有一定突破性和开创性的临床研究及其转化性研究进行的深入解读。本书具有权威性、知识性和启发性，可帮助临床医师快速、精确、系统性构建与目前国际乳腺癌领域最前沿、最新临床研究及其转化性研究的新知识框架。

“不积跬步，无以至千里；不积小流，无以成江海”。临床医师从学习最新研究成果至将其融入诊疗决策，绝非一朝一夕之任务，而是依靠对最新前沿重点临床试验的勤劳学习和日积月累。《乳腺癌临床与转化性研究进展》系列丛书自2014年问世以来，已走过8年历程，对历年来一系列重要临床研究进行了阶段性科学和深入的解读，促进了临床医师对国内外各大乳腺癌诊疗指南和共识文件的精准理解和创新性的临床应用。纵观过去一年高质量系列研究的成果，国际乳腺癌领域聚焦于不同分子分型乳腺癌的解救治疗、辅助治疗及新辅助治疗，进一步审视影像学检查和液体活体组织检查，不断探索科学化、规范化、个体化及精准化的诊治方案，开拓新型靶向药物的适应证和精准用药人群，优化治疗方案的组合、用药顺序及时长等。最近一年，针对各个乳腺癌亚型的治疗药物及方案都有了飞速而卓越的进展。例如，细胞周期蛋白依赖性激酶抑制剂已经从晚期激素受体阳性乳腺癌治疗领域延伸至早期乳腺癌患者的治疗获益中；免疫检查点抑制剂为三阴性乳腺癌的治疗带来了新希望；同源重组修复缺陷靶向药物逐步进入乳腺癌的解救治疗及辅助治疗等，使乳腺癌的治疗在新层次上进一步精准化、个体化和系统化。

从临床实践中来，到临床实践中去。诊疗指南是循证证据和最新研究成果的总结和升华，临床创新性研究是诊疗指南的来源和基石；与此同时，新理念、新方法、新技术来源于临床诊疗中的思考，还能反哺指导临床医师实施科学的诊疗。为提高乳腺专科医师对临床疾病诊疗思维的培养，我们在全国范围内广泛征集了具有独特性、代表性的真实乳腺癌病例并汇聚成册，出版了本书的姊妹篇《乳腺癌病例集锦2021》，并邀请国内乳腺癌领域的多位知名专家结合自身丰富的诊疗经验，根据领域内最新的诊疗原则和国际临床研究进展，在循证背景和指南背景的指导下，有针对性地考量和解读每个病例的病情和难点，对疾病的演变过程开展场景分析，鞭辟入里地探讨其中蕴含的内在规律和机制，汲取临床实践知识后再回到本书中来，可更进一步跳出“纸上谈兵”的困局，碰撞出理论和实践的火花。

在此，我们衷心希望本书能为乳腺癌临床一线工作者提供科学化、合理化、个体化和精准化的临床思路，提高其乳腺癌诊疗水平。本书虽经精心准备、反复打磨，但鉴于编写时间仓促，若有疏漏之处，尚祈各位同道不吝指正。望各位同道结合本书中归纳的研究进展，勤于思考，融会贯通，不断激发并锤炼自身的临床思维，将乳腺癌的预防、诊断、治疗理念和技术再上一个台阶，从而更好地服务于乳腺癌患者。

主　编
2021年12月于上海

出版说明

医疗卫生事业发展是提高人民健康水平的必然要求，医药卫生人才队伍建设是推进医药卫生事业改革发展、维护人民健康的重要保障。继续医学教育作为医学终身教育体系的重要组成部分，是实施人才强卫战略和卫生人力资源开发的主要途径和重要手段。

《国家级继续医学教育项目教材》系列于2006年经全国继续医学教育委员会批准，由中华医学会组织编写，具有以下特点：一是权威性，由全国众多在本学科领域内有较深造诣和较大影响力的专家撰写；二是时效性，反映了经过实践验证的最新学术成果和研究进展；三是实用性、指导性和可操作性，能够直接应用于临床；四是全面性和系统性，以综述为主，代表了相关学科的学术共识。

纵观《国家级继续医学教育项目教材》系列，自2006年出版以来，每一分册都是众多知名专家智慧的结晶，其科学、实用的内容得到了广大医务工作者的欢迎和肯定，被全国继续医学教育委员会和中华医学会共同列为国家继续医学教育推荐教材，同时连续被列入“十一五”“十二五”“十三五”国家重点出版物出版规划。

本套教材的编辑与出版得到了全国继续医学教育委员会、国家卫生健康委员会科教司、中华医学会及其各专科分会与众多专家的支持和关爱，在此一并表示感谢！

限于编写时间紧迫、经验不足，本套教材会有很多不足之处，真诚希望广大读者谅解并提出宝贵意见，我们将在再版时加以改正。

《国家级继续医学教育项目教材》编委会

目录

第一部分　乳腺癌最新研究进展

第二部分　乳腺癌相关重点临床试验及其解读

第一部分

乳腺癌最新研究进展

第一篇

乳腺癌早期诊断和治疗

CME TEXTBOOKS NATIONAL PROJECT

乳腺癌高风险人群的筛查和早期诊断

第1章

一、背　　景

世界卫生组织（World Health Organization，WHO）国际癌症研究机构（International Agency for Research on Cancer，IARC）发布的全球最新癌症统计数据显示，2020年全球乳腺癌患者新增人数达226万余（约占新发癌症病例的11.7%），而肺癌为220万余（约占新发癌症病例的11.4%），乳腺癌首次超过肺癌成为2020年度全球最常见的癌症。并且，与很多人认为的“乳腺癌的死亡率很低”这个观点恰恰相反，2020年乳腺癌的死亡人数达68万余，是女性因癌症而死亡的首要原因，约占女性癌症总死亡人数的15.5%。

对乳腺癌高风险人群进行科学且规律的筛查是降低乳腺癌死亡率、减轻乳腺癌疾病负担最有效的措施，还可提高乳腺癌的早期诊断率，并及时给予患者有效的治疗。但乳腺癌的相关危险因素众多，到底什么样的人群才算是乳腺癌高风险人群？筛查和早期诊断该如何开展？哪些检查更适用于乳腺癌高风险人群？目前，国内外各大指南和（或）共识对乳腺癌高风险人群的定义都不尽相同，且针对乳腺癌高风险人群的筛查和早期诊断也有很多不同的见解。本文旨在分析和比较国内外相关指南对乳腺癌高风险人群的相关定义和针对该人群的筛查建议，介绍常用的乳腺癌筛查手段和早期诊断方法，并列出相关最新进展，为更多医师进行乳腺癌高风险人群的筛查和早期诊断提供参考。

在解决这些问题之前，首先要理清2个非常重要的概念——筛查和早期诊断。根据WHO于2017年发布的《癌症早期诊断指南》中的相关定义，早期诊断指在尽可能早的阶段识别有症状的癌症病例，以最大限度地减少诊断和治疗的延误，达到提高癌症患者生存率和生活质量的目标；而筛查则是在没有症状的目标人群中寻找无症状的癌症或癌前病变患者，故筛查是一个需要缜密计划的庞大流程。

具体来说，筛查的目的是区别“无病者”和“可疑但表面健康者”，而早期诊断的目的是区别“可疑但实际无疾病者”和“患病者”。筛查的要求是快速、简便、敏感性高，旨在检出所有可疑的患者，秉持“宁可错筛，不可放过”的原则；而早期诊断的要求是科学、准确、特异性高，旨在排除所有未患病者。筛查通常使用简单、经济的方法，以便提高目标人群的检查率和接受程度；而早期诊断往往会用到更复杂、更先进的方法，如实验室检查、影像学检查及活体组织检查（简称活检）等，一般费用较高。

需要注意的是，筛查和早期诊断有时用到的检查方法也会有部分重叠。例如，对于1例自觉有乳腺肿块的患者来说，乳腺钼靶可作为早期诊断的一种检查方法；而对于其他没有症状的人群来说，乳腺钼靶也可作为乳腺癌筛查计划的一部分。尽管筛查和早期诊断有时用到的检查方法相同，但这两者在资源、基础设施要求、影响及成本等方面有着根本的区别。

二、乳腺癌高风险人群

乳腺癌的高危因素繁多且复杂，国内外各个指南对于乳腺癌高风险人群的定义也有一定差异，很多指南或专业机构都将“乳腺癌终身风险”作为判定风险程度的一个重要指标。例如，美国国家综合癌症网络（National Comprehensive Cancer Network，NCCN）发布的相关指南（简称美国NCCN指南）以终身风险≥20%为标准；IARC发布的指南（简称IARC指南）指出，欧洲各国和美国的标准分别为终身风险≥30%和20%，加拿大安大略癌症治疗中心（Cancer Care Ontario，CCO）的标准为终身风险≥25%。

我国国家癌症中心于2021年发布的《中国女性乳腺癌筛查与早诊早治指南（2021，北京）》对乳腺癌高风险人群的定义更加详细、具体，总共分为三大板块，满足其中一个板块的条件即为乳腺癌高风险人群。第一大板块是家族遗传史，主要与亲属是否有乳腺癌病史、卵巢癌病史、自身或亲属是否携带基因致病性遗传突变有关。第二大板块主要与初潮和绝经时间、乳腺活检史、乳腺良性疾病手术史、病理证实的乳腺不典型增生病史、雌激素和孕激素联合替代治疗史及乳房密度有关。第三大板块主要与哺乳史、生育史等有关。

在国内外相关指南的乳腺癌高风险人群定义中，家族遗传史的基因突变部分包括*BRCA1*和*BRCA2*基因突变。自OlympiAD（2017）和OlympiA（2021）这2项临床研究的结果公布后，多腺苷二磷酸核糖聚合酶［poly（ADP-ribose）polymerase，PARP］抑制剂奥拉帕利作为胚系*BRCA1*、*BRCA2*基因突变的人表皮生长因子受体（human epidermal growth factor receptor，HER-*2*）阴性乳腺癌的辅助治疗的疗效得到了初步证实，正式拉开了靶向基因精准治疗时代的序幕。临床上，还有很多其他基因被证实与乳腺癌风险增加相关，如*TP53*、*ATM*、*CHEK2*、*PALB2*、*BARD1*、*RAD51C*及*RAD51D*等，相信随着基因测序技术的不断成熟，乳腺癌易感基因的检测会在临床上得到更多的重视和应用。

三、筛　　查

目前，人们对“乳腺健康”的话题关注度越来越高，乳腺癌高风险人群自然而然地成了关注的重点对象，临床医师应对这类人群实施更加系统和具体的筛查流程。

（一）开始筛查的时间

我国国家癌症中心、美国NCCN、美国放射学会（American College of Radiology，ACR）均推荐乳腺癌高风险人群要比普通人群提前开始筛查，但各大相关指南有所不同。我国国家癌症中心发布的《中国女性乳腺癌筛查与早诊早治指南（2021，北京）》推荐乳腺癌高风险人群从40岁开始筛查，而一般风险人群从45岁开始筛查，时间点较为明确、固定、方便。ACR发布的指南（简称ACR指南）推荐的筛查开始时间因危险因素不同而不同，对于遗传风险增加或估计乳腺癌终身风险≥20%的人群，推荐25～30岁行乳腺磁共振成像（magnetic resonance imaging，MRI）检查，从30岁起开始行乳腺X线片检查；而对于30岁前有胸部放射治疗（简称放疗）史的女性（30岁前放疗累积剂量≥10 Gy），则推荐25～30岁行乳腺MRI检查，从25岁起或放疗后8年（以较晚者为准）开始行乳腺X线片检查。此外，美国NCCN指南还对携带不同基因突变的乳腺癌高风险人群的开始筛查时间做了详细说明，如25～29岁*BRCA1/2*基因突变人群需要每年做一次乳腺增强MRI检查，30～75岁*BRCA1/2*基因突变人群需要在此基础上每年加做一次乳腺X线片检查；*PALB2*、*CDH1*基因突变人群可以从30岁起开始筛查，*ATM*、*BARD1*、*CHEK2*基因突变人群则可以从40岁起再进行筛查。

（二）筛查手段

我国国家癌症中心发布的《中国女性乳腺癌筛查与早诊早治指南（2021，北京）》推荐一般风险人群可单独使用乳腺超声或乳腺钼靶进行筛查，而高风险人群则应使用乳腺超声联合乳腺钼靶进行筛查；对于*BRCA1/2*基因突变携带者，可加用乳腺MRI检查，但不推荐乳腺MRI检查作为筛查的首选方法。而美国NCCN指南、ACR指南等针对乳腺癌高风险人群的筛查推荐的总原则是：每年做一次乳腺钼靶，加或不加数字乳腺体层合成（digital breast tomosynthesis，DBT），部分患者需要每年做一次乳腺增强MRI检查，而甚少提及乳腺超声。

我国超声的普及率高，主要得益于其便利、价廉、实用、可重复多切面检查等诸多优势，且中国年轻女性的乳腺以致密型乳腺较多，超声对于观察高密度的乳腺组织来说更为友好，故适用于我国女性的乳腺。而国外相关指南之所以并未推荐超声作为乳腺癌高风险人群的主要筛查手段，主要原因除了超声的主观性强、可能会导致假阳性率高和更多不必要的活检外，一个很重要的原因是国外女性的乳房中脂肪组织更多、更疏松，难以仅依赖超声进行有效的判断。

另外，美国NCCN指南、ACR指南中均提到了DBT。乳腺钼靶和DBT的关系就犹如胸部X线片和胸部计算机体层成像（computed tomography，CT）的关系，传统钼靶的敏感性往往被乳腺的高密度所限制，而DBT可以利用1 mm薄层拍摄的多幅不同角度的低剂量X射线图像对乳腺组织进行三维（3D）高分辨率重建，从而提高病灶边缘的显示率、降低假阳性率、提高乳腺癌的检出率，尤其适用于致密型乳腺。但DBT作为一种较新的技术，目前在临床上的普及仍不广泛。

（三）乳腺癌影像学检查的“三巨头”

在我国，超声、钼靶、MRI是乳腺癌最常用的3种影像学检查手段，各具特色，优劣互补。

1. 超声 其可以了解乳腺肿块的全貌，鉴别囊性和实性病灶。其优势非常显著：简单、方便、安全，无辐射，设备普及程度高，具有实时性，可重复性高，可多切面观察。主要的缺点为特异性低、主观性强。

2. 钼靶 其可以准确定位、定性病灶，对微小钙化非常敏感，且相较于超声来说客观性更强、检查所需的时间更短、特异性更强，是目前影像学筛查的首选方法。但其缺点也非常明显，即有少量辐射，不能短时间内重复多次摄片，且敏感性受乳腺密度影响，不适合用于致密型乳腺。

3. MRI 其在“三巨头”中敏感性最高（达94%），具有良好的软组织分辨率且无辐射损伤，可发现微小病灶、可评估多病灶和病灶范围，还可用于分期评估。但MRI的特异性较低，且相对于前两者来说，设备价格昂贵，检查比较更耗时、耗力。因此，很多患者都纠结于MRI是否有必要做。2019年发表于*Lancet*的一项临床研究入组了1355例年龄在30～55岁、由于家族倾向终身患乳腺癌的累积风险≥20%且基因检测并未发现变异故无法据此筛查的女性，随机将其分为2组，MRI组（$n=675$）每年进行乳腺体格检查和MRI检查，且每2年进行乳腺钼靶检查，而钼靶组（$n=680$）每年仅进行乳腺钼靶检查和乳腺体格检查。其结果发现，MRI组的乳腺癌检出率高于钼靶组（40例 *vs.* 15例，$P=0.0017$）；在32例乳腺浸润性癌患者中（MRI组24例，钼靶组8例），MRI组发现的肿瘤比钼靶组更小（中位直径 9 mm *vs.* 17 mm，$P=0.01$），且MRI组发现的淋巴结阳性率更低（17% *vs.* 63%，$P=0.023$），这意味着MRI能在更早的阶段（癌变组织体积更小、淋巴结转移更少）发现癌症，进而可以减少化疗的使用、降低乳腺癌的死亡率。但该研究也发现，乳腺MRI检查会产生更多的假阳性结果，尤其是在乳腺密度高时，故临床上医师应结合其他检查的结果来进行判断。

随着新技术的出现和现有方法的进展，关于乳腺癌筛查的建议将会被不断改写。医师需要做的是为更多患者做出筛查获益和风险的权衡比较，为患者提供更好、更多的个体化选择。

四、早期诊断

当乳腺癌高风险人群出现可疑的临床症状和体征或影像学检查高度提示恶性可能时，医师需要通过一系列检查手段以尽快明确肿瘤的性质。其中，病理学检查是“金标准”，可以为下一步的治疗提供最直接的证据。目前，临床上常用的病理学检查方法有细针穿刺活检、空芯针穿刺活检、真空辅助穿刺组织活检系统及切除活检，可满足不同临床需要。不同穿刺活检手段的效能不尽相同。盛小楠等的研究比较了超声引导下14-G常规空芯针活检（CCNB）和10-G Elite活检这2种方法对乳腺癌的检测性能及其在免疫组织化学检测中的准确性。该研究共纳入674例接受14-G CCNB的患者和592例接受10-G Elite活检的患者。其结果显示，10-G Elite活检的阴性预测值高于14-G CCNB（86.5% *vs.* 41.7%，$P<0.001$），而这2种方法的敏感性、特异性、阳性预测值及假阴性率无明显的统计学差异；在免疫组织化学检测的准确性方面，10-G Elite活检的Ki-67一致性高于14-G CCNB（79.5% *vs.* 73.4%，$P=0.045$），而这2种方法的雌激素受体（estrogen receptor，ER）、孕激素受体（progesterone receptor，PR）、HER-2的一致性也无明显的统计学差异；10-G Elite活检的不确定率低于14-G CCNB（1.5% *vs.* 3.3%，$P=0.045$）。该研究的结果提示，10-G Elite活检在乳腺癌的诊断方面优于14-G CCNB。事实上，无论是哪一种病理学检查方法，都具有一定创伤性，而一些活检在大多数良性肿瘤中被认为是不必要的，故临床医师需要不断探索创伤更小、更方便的检测方法，以帮助在早期阶段识别乳腺癌高风险人群，减少不必要的活检。其中，生物标志物检测被认为是非常具有潜力的方向之一，同时也是目前乳腺癌早期诊断的研究热点。

有研究认为，有潜力补充目前临床上现有的早期乳腺癌检测方法的无创性体液包括外周循环血、乳头抽吸液、汗液、尿液、眼泪及呼出的挥发性有机化合物等。在外周循环血中，可检测的生物标志物有很多。例如，王耀辉等发现，术后外周循环血中的4个miRNA（miR-130b-5p、miR-151a-5p、miR-206、miR-222-3p）是乳腺癌早期诊断的潜在生物标志物，且4个miRNA组合比单个miRNA具有更好的诊断价值。另外，外周循环血中的无细胞肿瘤DNA的研究前景也非常广泛，其原理是：乳腺肿瘤组织和正常组织会向血液中脱落DNA片段，从受试者的外周血中提取循环肿瘤DNA（circulating tumor DNA，ctDNA），通过靶向亚硫酸氢盐甲基化测序确定ctDNA的甲基化状态，并对ctDNA片段的甲基化模式进行分析，然后将其与甲基化数据库（该数据库由乳腺癌患者和健康个体构建）中的模式进行比较，可以预测样本中是否存在癌细胞，有利于乳腺癌的早期诊断。除了早期诊断以外，miRNA还有提示乳腺癌类型的作用。例如，Eichelser等发现，三阴性乳腺癌患者的循环外泌体miR-373水平高于Luminal型乳腺癌（$P=0.027$），且ER阴性（$P=0.021$）和PR阴性（$P=0.01$）乳腺癌的miR-373水平比HR阳性乳腺癌的miR-373水平更高，提示外泌体miR-373水平与三阴性乳腺癌和更具侵袭性的乳腺癌类型有关。

临床上还有很多早期诊断乳腺癌的“新武器”正在研发或研究中，包括数字红外热成像、乳腺超声光散射、乳腺核素显像、乳腺增强造影、微波成像、正电子发射体层成像和新的示踪剂、磁共振弹性成像、磁共振弥散加权成像、导管镜和导管灌洗及基于物联网和机器学习的诊断工具等，这些都值得医师去进一步研究和探讨，提高乳腺癌早期诊断的效率，丰富其手段和工具。

五、小　　结

随着人们生活水平的提高，“乳腺健康”已经成为越来越多人所关心的话题，虽然出现症状和（或）体征后及时就医，乳腺癌的早期诊断并不困难，但目前针对无症状的高危人群展开乳腺癌筛查流程主要还依赖于个体的文化程度、经济水平及自觉程度，临床医师应给予这部分患者更多重视。

虽然国内外相关指南对于乳腺癌筛查的具体方法有不同之处，但均推荐乳腺癌高风险人群在比普通人群更早的阶段开始筛查。超声、钼靶及MRI是目前最常用的3种乳腺癌影像学检查手段，优劣互补，而中国女性致密的乳腺特征决定了超声作为重要筛查手段的牢固地位，也体现出制定适应我国具体情况的乳腺癌筛查和早期诊断指南的必要性。

美国NCCN、ACR指南提到的针对致密型乳腺的新型“升级钼靶”——DBT，可以克服腺体组织与病灶重叠的局限性，尤其适用于致密型乳腺，可提高病灶边缘的显示率，从而提高乳腺癌的检出率、降低假阳性率。相信在技术不断革新后，未来可以看到DBT在临床早期诊断中发挥出更大的潜力。

病理学检查是“早期诊断”的“金标准”，但都具有一定创伤性，故目前生物标志物的研究具有更广阔的前景，希望能有创伤性更小、更便捷的检测手段帮助医师在早期阶段识别乳腺癌。生物标志物的体液来源非常广泛，不仅局限于血液，还可以是泪液、汗液、尿液、乳头吸出液，甚至是呼出的气体等，是乳腺癌早期诊断未来发展中颇具潜力的方向之一，研究者需要进行更多的基础研究和临床研究来验证其可行性。

（上海交通大学医学院附属仁济医院　陈心如　殷文瑾　陆劲松）

参考文献

[1] Ginsburg O，Yip CH，Brooks A，et al. Breast cancer early detection：a phased approach to implementation. Cancer，2020，126（Suppl 10）：2379-2393.

[2] Robson M，Im SA，Senkus E，et al. Olaparib for metastatic breast cancer in patients with a germline BRCA mutation. The New England Journal of Medicine，2017，377（6）：523-533.

[3] Tutt ANJ，Garber JE，Kaufman B，et al. Adjuvant olaparib for patients with BRCA1-or BRCA2-mutated breast cancer. The New England Journal of Medicine，2021，384（25）：2394-2405.

[4] Dorling L，Carvalho S，Allen J，et al. Breast cancer risk genes-Association analysis in more than 113，000 women. The New England Journal of Medicine，2021，384（5）：428-439.

[5] Monticciolo DL，Newell MS，Moy L，et al. Breast cancer screening in women at higher-than-average risk：recommendations from the ACR. Journal of the American College of Radiology，2018，15（3 Pt A）：408-414.

[6] Daly MB，Pal T，Berry MP，et al. Genetic/familial high-risk assessment：breast，ovarian，and pancreatic，version 2. 2021，NCCN clinical practice guidelines in oncology. Journal of the National Comprehensive Cancer Network，2021，19（1）：77-102.

[7] 魏瑶，芦春花，李岩. 全视野数字化乳腺摄影及数字乳腺断层摄影诊断致密型乳腺内病变. 中国医学影像技术，2018，34（12）：1815-1819.

[8] 高敏，彭洪娟. 乳腺癌影像学表现的临床分析. 医学影像学杂志，2020，30（12）：2240-2243.

[9] Wang L. Early diagnosis of breast cancer. Sensors（Basel，Switzerland），2017，17（7）：1572.

[10] Saadatmand S，Geuzinge HA，Rutgers EJT，et al. MRI versus mammography for breast cancer screening in women with familial risk（FaMRIsc）：

a multicentre, randomised, controlled trial. The Lancet Oncology, 2019, 20 (8): 1136-1147.

[11] Vreemann S, van Zelst JCM, Schlooz-Vries M, et al. The added value of mammography in different age-groups of women with and without BRCA mutation screened with breast MRI. Breast Cancer Research, 2018, 20 (1): 84.

[12] Sheng X, Wang Y, Yang F, et al. Ultrasound-guided breast biopsy: improved accuracy of 10-G cable-free elite compared with 14-G CCNB. The Journal of Surgical Research, 2020, 247: 172-179.

[13] Li J, Guan X, Fan Z, et al. Non-invasive biomarkers for early detection of breast cancer. Cancers, 2020, 12 (10): 2767.

[14] Wang Y, Yin W, Lin Y, et al. Downregulated circulating microRNAs after surgery: potential non-invasive biomarkers for diagnosis and prognosis of early breast cancer. Cell Death Discovery, 2018, 4: 21.

[15] Eichelser C, Stückrath I, Müller V, et al. Increased serum levels of circulating exosomal microRNA-373 in receptor-negative breast cancer patients. Oncotarget, 2014, 5 (20): 9650-9663.

[16] Barba D, León-Sosa A, Lugo P, et al. Breast cancer, screening and diagnostic tools: all you need to know. Critical Reviews in Oncology/Hematology, 2021, 157: 103174.

第2章 2021年St. Gallen国际乳腺癌大会投票：内分泌相关热点问题的探讨

第17届圣加伦（St. Gallen）国际乳腺癌大会于2021年3月召开。本届会议的主题为“早期乳腺癌的初始治疗：证据、争议和共识”。《St. Gallen国际乳腺癌专家共识》对指导早期乳腺的辅助治疗具有重要意义。激素受体（hormone receptor，HR）阳性乳腺癌约占全部乳腺癌的70%，其标准治疗手段是内分泌治疗。该会议始终关注的重要方向是针对该类乳腺癌的辅助内分泌治疗。本文将针对本届St. Gallen国际乳腺癌大会中内分泌治疗的相关热点问题进行探讨。

一、辅助内分泌治疗的雌激素受体界值

在2021年St. Gallen国际乳腺癌大会的讨论中，对于免疫组织化学（immunohistochemistry，IHC）检测的雌激素受体（ER）阳性患者推荐的辅助内分泌治疗ER阳性表达阈值的选择，约50%的专家认为ER表达≥1%的患者适合应用辅助内分泌治疗，而约50%的专家则认为ER表达≥10%的患者适合应用辅助内分泌治疗。2020年，美国临床肿瘤学会（American Society of Clinical Oncology，ASCO）/美国病理学家学会（College of American Pathologists，CAP）将ER表达≥1%定义为ER阳性，即可接受内分泌治疗；但对于ER表达1%～10%这部分患者接受内分泌治疗后是否获益，数据有限且存在争议，建议将这部分患者定义为ER弱阳性，其病理类型更接近于ER阴性患者，内分泌治疗的绝对获益较低。考虑内分泌治疗的不良反应小且使用者耐受性好，故学者们认为ER弱阳性患者依然可以考虑内分泌辅助治疗。由于缺乏相关循证医学数据，目前尚不推荐给予ER弱阳性患者强化内分泌治疗，如卵巢功能抑制（ovarian function suppression，OFS）＋选择性雌激素受体调节剂（selective estrogen receptor modulator，SERM）/芳香化酶抑制剂（aromatase inhibitor，AI），或辅助内分泌治疗中进行细胞周期蛋白依赖性激酶4/6（cyclin dependent kinases 4/6，CDK4/6）抑制剂的强化。

二、细胞周期蛋白依赖性激酶4/6抑制剂时代内分泌强化治疗的新思路

对于ER阳性早期乳腺癌，目前越来越强调内分泌治疗的地位。无论是绝经前中高危乳腺癌患者的卵巢去势＋AI，还是绝经后高危乳腺癌患者的延长治疗，都建议选择升阶梯治疗的形式，但

可选择的内分泌治疗药物仍然只有AI和他莫昔芬（tamoxifen，TAM）等。随着CDK4/6抑制剂在乳腺癌晚期一、二线治疗中的明显获益，学者们开始探讨在早期高危乳腺癌中应用CDK4/6抑制剂的可能性。

monarchE研究是一项全球、多中心、随机、Ⅲ期临床研究，旨在评估阿贝西利（abemaciclib）联合内分泌治疗对比单纯内分泌治疗在HR阳性、人表皮生长因子受体-2（HER-2）阴性早期高危乳腺癌中的疗效和安全性。该研究的入组标准为≥4枚腋窝淋巴结（axillary lymph nodes，ALN）阳性或1～3枚ALN阳性且至少符合以下3种情况之一：①肿瘤直径≥5.0 cm；②组织学分级3级；③中心实验室检测的Ki-67≥20%。2020年，在欧洲肿瘤内科学会（European Society for Medical Oncology，ESMO）大会上，该研究的作者报道了中位随访15.5个月时的结果，阿贝西利＋内分泌治疗组在主要研究终点无侵袭性疾病生存（invasive disease free survival，iDFS）上具有明显优势（*HR* 0.747，95%*CI* 0.598～0.932，*P*＝0.0096），阿贝西利＋内分泌治疗组的iDFS率为92.2%，单纯内分泌治疗组为88.7%；阿贝西利＋内分泌治疗组在关键次要研究终点无远处复发生存（distant relapse free survival，DRFS）上同样具有优势（*HR* 0.717，95%*CI* 0.559～0.920，*P*＝0.0085），阿贝西利＋内分泌治疗组的DRFS率为93.6%，单纯内分泌治疗组为90.3%。在同年的圣安东尼奥乳腺癌大会（San Antonio breast cancer symposium，SABCS）上，该研究的作者报道了其二次分析结果，意向性治疗（intention to treatment，ITT）人群随访19.1个月后，阿贝西利＋内分泌治疗组较单纯内分泌治疗组在主要研究终点iDFS上达到了统计学差异（*HR* 0.713，95%*CI* 0.583～0.871，*P*＝0.0009），阿贝西利＋内分泌治疗组的iDFS率为92.3%，单纯内分泌治疗组为89.3%，各个亚组均显示联合阿贝西利能够获益，可见随着随访时间的进一步延长，阿贝西利＋内分泌治疗组的获益可持续存在；阿贝西利＋内分泌治疗组较单纯内分泌治疗组在关键次要研究终点DRFS上同样达到了统计学差异（*HR* 0.687，95%*CI* 0.551～0.858，*P*＝0.0009），阿贝西利＋内分泌治疗组的DRFS率为93.8%，单纯内分泌治疗组为90.8%。从二次分析中DRFS率降低的结果来看，在内分泌治疗的基础上联合阿贝西利主要降低了远处复发，其很有可能进一步转化为后续的总生存（overall survival，OS）获益。虽然有专家认为对于Luminal型这种可能存在远期复发风险的乳腺癌亚型来说，该研究的随访时间仍不够长（不足2年），但该研究通过2次预设的中期分析已获得了足够的事件数，故是一个明确的阳性结果。2021年，该研究的作者在ASCO大会上报道了501例中国人群的疗效，结果显示，阿贝西利＋内分泌治疗在iDFS和DRFS上的获益与全球人群一致，为该治疗方案未来在中国人群中的应用提供了相应证据。此外，正在进行中的NATALEE研究使用瑞博西利（ribociclib）辅助内分泌强化治疗，其结果也非常令人期待。

在本届St. Gallen国际乳腺癌大会的投票中，关于CDK4/6抑制剂阿贝西利在辅助内分泌强化治疗中的选择，相关问题有：①有4枚及以上腋窝淋巴结转移的ER阳性乳腺癌患者术后是否应接受阿贝西利？②有1～3枚腋窝淋巴结伴组织学分级3级，和（或）T_3，和（或）高Ki-67的ER阳性乳腺癌患者术后（即符合monarchE研究条件者）是否应接受阿贝西利联合内分泌治疗？这2个问题投票后同意进行的比例分别为54%和46%，可见仍有约50%的专家不选择阿贝西利联合内分泌治疗。这个结果可能的原因与另一个CDK4/6抑制剂哌柏西利（palbociclib）在术后中高危乳腺癌患者和新辅助化疗后非病理完全缓解（pathologic complete response，pCR）乳腺癌患者中进行的2项类似的内分泌强化治疗研究取得的阴性结果有关。PALLAS研究是一项随机、前瞻性、开放标签的国际多中心Ⅲ期临床研究，旨在评估哌柏西利联合标准辅助内分泌治疗对早期（Ⅱ～Ⅲ期）浸润性乳腺癌的疗效和安全性。其结果显示，哌柏西利治疗2年，但未达到iDFS的主要终点。PENELOPE-B研究是另一项类似的随机、双盲、安慰剂对照、Ⅲ期临床研究，在完成新辅助化疗和肿瘤切除术后仍有浸润性病灶（非pCR）且存在高复发风险的HR阳性、HER-2阴性早期乳腺癌患者中开展，评估1年哌柏西利治疗联合至少5年标准辅助内分泌治疗或安慰剂联合至少5年标准辅助内分泌治疗的疗效和安全性。其结果显示，1年哌柏西利治疗联合至少5年标准辅助内分泌治疗也没有达到iDFS的主要终点。此外，monarchE研究不足2年的随访时间和OS结果尚未报道可能也是专家们未完全认同的可能原因之一。但笔者相信，对于早期高危乳腺癌，辅助内分泌治疗联合CDK4/6抑制剂强化治疗将是今后的发展方向。

三、多基因检测工具研究结果指导个体化治疗

HR阳性、HER-2阴性早期乳腺癌的治疗越来越强调化疗的降阶梯。那么，哪些患者能够比较安全地豁免化疗且仅采用内分泌治疗就足够了呢？2021年St. Gallen国际乳腺癌大会针对多基因检测工具对化疗降阶梯策略是否有指导意义进行了相关探讨。

辅助化疗的减法主要来源于2项研究的结果。其中之一是TAILORx研究（前瞻性对照研究），其入组腋窝淋巴结阴性、ER和（或）PR阳性、HER-2阴性、肿瘤直径＞1.0 cm（或肿瘤直径为0.6～1.0 cm且组织学分级为中高级）的患者并进行21基因（Oncotype DX）检测。复发风险评分（recurrence score，RS）0～10分的低危患者仅给予内分泌治疗，观察到9年时，远处复发率仅为2%～3%；RS 26～100分的高危患者则给予内分泌治疗＋化疗；将RS 11～25分的中危患者随机分组，分别给予单纯内分泌治疗和内分泌治疗＋化疗。其结果显示，RS 11～25分的中危患者接受单纯内分泌治疗非劣效于内分泌治疗＋化疗，单纯内分泌治疗组的9年无疾病生存（disease free survival，DFS）率为83.3%，而内分泌治疗＋化疗组为84.3%，2组在其他研究终点如iDFS、无复发生存（relapse free survival，RFS）、DRFS、OS上都没有统计学差异。但亚组分析显示，年龄≤50岁亚组从化疗中有获益，其中RS 16～20分的患者加用化疗后5年DRFS率提高了0.8%，9年DRFS率提高了1.6%；RS 21～25分的患者加用化疗后获益进一步提高，5年DRFS率提高了3.2%，9年DRFS率提高了6.5%，5年OS率提高了4.4%，9年OS率提高了8.7%。提示，年龄≤50岁且RS在16～25分的患者可能从辅助化疗中明显获益。该研究入组的患者相对低危（约70%为T_1，约90%为$G_{1\sim2}$，74%为临床低危），这可能是达到非劣效结果的原因之一。因此，对于RS 11～25分的中危乳腺癌患者，临床医师应根据TAILORx研究的结果来综合考虑是否给予化疗。由于目前我国21基因检测的标准化问题尚需要进一步积累数据，故临床医师应综合乳腺癌患者各方面的病理特征（如年龄、是否绝经、肿块大小、组织学分级、Ki-67等）来决定是否给予化疗。

目前，在国际相关指南和（或）共识中，用21基因检测指导HR阳性、HER-2阴性且腋窝淋巴结阴性的乳腺癌患者的术后辅助化疗决策已经得到认可。然而，对于存在1～3枚淋巴结阳性的患者，是否可以根据21基因检测结果指导化疗决策仍存在争议。RxPONDER研究对此进行了进一步探讨，其入组HR阳性、HER-2阴性、1～3枚淋巴结阳性且RS 0～25分的乳腺癌患者，随机分为化疗序贯内分泌治疗组和单纯内分泌治疗组。该研究的结果显示，化疗序贯内分泌治疗组和单纯内分泌治疗组的5年iDFS没有明显的统计学差别（$P=0.3$）；亚组分析显示，绝经后患者亚组不能从加用化疗中获益（$P=0.82$），但绝经前患者亚组可从加用化疗中显著获益，5年iDFS率从89.0%提高到94.2%，绝对值达5.2%（$P=0.0004$）。

类似的研究还有MINDACT研究，其探讨了腋窝淋巴结0～3枚阳性的乳腺癌患者是否能免除化疗。该研究综合传统的临床病理特征（Adjuvant! Online，临床风险）和70基因检测（MammaPrint，基因风险）来对患者进行分类，两者均低风险（临床低风险/基因低风险）的患者行单纯内分泌治疗，两者均高风险（临床高风险/基因高风险）的患者行辅助化疗，只要有一方面判断为高风险（如临床高风险/基因低风险或临床低风险/基因高风险）的患者进行随机分组，分

为单纯内分泌治疗组和内分泌治疗＋化疗组，以进一步寻找可以免除化疗的患者。2016年，该研究的作者报道了中位随访5年的结果，临床高风险/基因低风险组无化疗患者的5年无远处转移生存（distance metastasis free survival，DMFS）率为95.0%（95%*CI* 92.5% ～ 96.2%），达到了主要研究终点；而本组化疗患者的5年DMFS率较无化疗患者高1.5%，但无统计学差异（$P=0.27$）。对于临床低风险/基因高风险组，化疗带来的DMFS获益不明显，无统计学差异（95.8% *vs.* 95.0%，$P=0.66$）。提示，对于临床高风险/基因低风险患者，化疗带来的获益有限。MINDACT研究进一步随访8.7年后的更新分析结果和5年的分析结果相一致，临床高风险/基因低风险组无化疗患者的8.7年DMFS率为95.1%（95%*CI* 93.1% ～ 96.6%），继续达到主要研究终点；临床高风险/基因低风险组化疗患者较无化疗患者的8年DMFS获益增加2.6%（92.0% *vs.* 89.4%），差异没有统计学意义。

鉴于21基因研究中年龄因素的重要临床意义，MINDACT研究也同样依据年龄分层进行了8.7年随访更新中的探索性亚组分析，临床高风险/基因低风险组患者中50岁以上的绝经后女性加用化疗后8年DMFS获益不明显（仅0.2%），50岁以下的绝经前女性行化疗联合内分泌治疗后8年DMFS获益比较明显，达到了5%的绝对获益（93.6% *vs.* 88.6%），这与TAILOR-X研究的亚组分析结果类似。其获益机制尚需要进一步研究，是化疗直接对肿瘤细胞的杀伤作用，还是化疗诱导的卵巢损伤导致卵巢功能抑制的间接内分泌作用？尚不能确定。在St.Gallen会议的专家投票环节中，约有80%的专家支持至少50%归功于化疗所致绝经。

基于以上临床数据，2021年St. Gallen国际乳腺癌大会也针对“符合MINDACT研究、TAILORx研究、RxPonder研究的基因低风险人群和（或）RS≤25分的绝经后人群是否存在部分需要接受化疗的患者”提出讨论，投票后仅30%的专家选择了“是”。但如果患者的分期相对较晚（如T_3或淋巴结有3枚转移），则选择“是”的专家比例上升到约50%。可见，对于50岁以上的绝经后患者，特别是分期较早（非T_3、淋巴结＜3枚转移）、RS 25分以下的患者，部分专家认为可以考虑免除化疗。

对于绝经前患者，化疗的获益则相对更大。对于淋巴结阴性、RS 16 ～ 25分或基因低风险的绝经前患者，约25%的专家选择内分泌治疗＋化疗。对于淋巴结1 ～ 3枚阳性、RS≤25分或基因低风险的绝经前患者，选择内分泌治疗＋化疗的专家比例上升到约57%。可见，对于绝经前患者，免除化疗应更慎重。

对于临床Ⅲ期的绝经后HR阳性、HER-2阴性乳腺癌患者，无论基因风险高低，大部分（近70%）专家选择内分泌治疗＋化疗，特别是淋巴结转移数目很多（10枚以上）时，所有专家均选择内分泌治疗＋化疗。而对于1 ～ 2级的乳腺小叶癌，选择内分泌治疗＋化疗的专家比例也有约50%；即使是病理因素更加低危时（1级/Ki-67＜10%），选择内分泌治疗＋化疗的专家比例仍有约40%。另外，若不考虑其他临床因素，RS分别为＜11分和＜25分时，仍有约40%和60%的专家选择化疗。可见，即使在基因风险很低的情况下，临床风险仍是医师选择化疗的一个重要参考因素。

从2021年St. Gallen国际乳腺癌大会的投票结果中可以看出，目前业内越来越强调个体化诊疗在乳腺癌辅助治疗中的地位，医师可通过多基因检测、临床风险因素、生物标志物等指标将患者进行不同精细化分层筛选并给予适合患者的个体化治疗。精准医学时代将临床特征与基因检测有机结合，从而制订出个体化治疗方案，这将是未来乳腺癌治疗的发展方向。

（福建省肿瘤医院/福建医科大学附属肿瘤医院　刘　健　吴　凡）

参考文献

[1] Allison KH，Hammond MEH，Dowsett M，et al. Estrogen and progesterone receptor testing in breast cancer：ASCO/CAP guideline update. Journal of Clinical Oncology，2020，38：1346-1366.

[2] Johnston SRD，Harbeck N，Hegg R，et al. Abemaciclib combined with endocrine therapy for the adjuvant treatment of HR＋，HER2-，node-positive，high-risk，early breast cancer（monarchE）. Journal of Clinical Oncology，2020，38：3987-3998.

[3] Rastogi P，Toi M，Harbeck N，et al. Abstract OT3-05-05：MonarchE：a randomized，open-label，phase 3 study of abemaciclib combined with standard adjuvant endocrine therapy versus standard adjuvant endocrine therapy alone in patients with high risk，node positive，early stage，HR＋，HER2-breast cancer. Cancer Research，2018，78（4 Suppl）：5.

[4] Zhimin S，Zhang Q，Song Cg，et al. Efficacy and safety analysis of Chinese patients in monarchE：abemaciclib combined with adjuvant endocrine therapy for high risk HR＋，HER2- early breast cancer. Journal of Clinical Oncology，2021，39：522.

[5] Slamon DJ，Fasching PA，Patel R，et al. NATALEE：phase Ⅲ study of ribociclib（RIBO）＋endocrine therapy（ET）as adjuvant treatment in hormone receptor-positive（HR＋），human epidermal growth factor receptor 2-negative（HER2-）early breast cancer（EBC）. Journal of Clinical Oncology，2019，37：597.

[6] Mayer EL，Dueck AC，Martin M，et al. Palbociclib with adjuvant endocrine therapy in early breast cancer（PALLAS）：interim analysis of a multicentre，open-label，randomised，phase 3 study. The Lancet Oncology，2021，22：212-222.

[7] Loibl S，Marmé F，Martin M，et al. Palbociclib for residual high-risk invasive HR-positive and HER2-negative early breast cancer—The penelope-B trial. Journal of Clinical Oncology，2021，39：1518-1530.

[8] Sparano JA，Gray RJ，Makower DF，et al. Adjuvant chemotherapy guided by a 21-gene expression assay in breast cancer. New England Journal of Medicine，2018，379：111-121.

[9] Fisher B，Costantino J，Redmond C，et al. A randomized clinical trial evaluating tamoxifen in the treatment of patients with node-negative breast cancer who have estrogen-receptor-positive tumors. New England Journal of Medicine，1989，320：479-484.

[10] Paik S，Tang G，Shak S，et al. Gene expression and benefit of chemotherapy in women with node-negative，estrogen receptor-positive breast cancer. Journal of Clinical Oncology，2006，24：3726-3734.

[11] Sparano JA，Gray RJ，Ravdin PM，et al. Clinical and genomic risk to guide the use of adjuvant therapy for breast cancer. New England Journal of Medicine，2019，380：2395-2405.

[12] Weiser R，Haque W，Polychronopoulou E，et al. The 21-gene recurrence score in node-positive，hormone receptor-positive，HER2-negative breast cancer：a cautionary tale from an NCDB analysis. Breast Cancer Research and Treatment，2021，185（3）：667-676.

[13] Delaloge S，Piccart M，Rutgers E，et al. Standard anthracycline based versus docetaxel-capecitabine in early high clinical and/or genomic risk breast cancer in the EORTC 10041/BIG 3-04 MINDACT phase Ⅲ trial. Journal of Clinical Oncology，2020，38：1186-1197.

[14] Cardoso F，van't Veer LJ，Bogaerts J，et al. 70-gene signature as an aid to treatment decisions in early-stage breast cancer. New England Journal of Medicine，2016，375：717-729.

[15] Cardoso F，Veer Lvt，Poncet C，et al. MINDACT：long-term results of the large prospective trial testing the 70-gene signature MammaPrint as guidance for adjuvant chemotherapy in breast cancer patients. Journal of Clinical Oncology，2020，38：506.

第3章 乳腺癌内分泌治疗的血脂管理策略

全球最新的癌症统计数据显示，2020年乳腺癌已超越肺癌成为发病率第1位的恶性肿瘤。随着更细化的分型诊断和更有效的治疗方案的出现，乳腺癌的5年生存率可达90%以上。

据统计，乳腺癌患者（尤其是绝经后乳腺癌患者）血脂异常的比例较高。绝经前/后乳腺癌患者的总胆固醇（total cholesterol，TC）、三酰甘油（triglyceride，TG）及低密度脂蛋白胆固醇（low-density lipoprotein cholesterol，LDL-C）水平均较健康人群升高（$P < 0.001$），高密度脂蛋白胆固醇（high-density lipoprotein cholesterol，HDL-C）水平较健康人群轻度降低。绝经后乳腺癌患者受卵巢功能减退和药物治疗的双重影响，雌激素水平大幅度下降，血脂异常更加明显且严重程度随年龄增长而增加。

血脂异常直接影响乳腺癌患者的生存和生活质量。血脂异常导致的心血管病变是确诊时年龄≥66岁乳腺癌患者的首位死亡原因（15.9%），次之为乳腺癌本身（15.1%）。此外，循环TC水平升高可导致乳腺癌的复发时间缩短。虽然胆固醇本身并不具备致癌性，但高循环水平的27-羟基胆固醇（即胆固醇初级代谢产物）能显著促进肿瘤的生长和转移，并使内分泌治疗耐药。

5年内分泌治疗是早期激素受体（HR）阳性乳腺癌患者的标准治疗。因此，内分泌治疗药物的选择在乳腺癌的管理策略中占重要地位，包括雌激素受体（ER）调节剂（如他莫昔芬）和芳香化酶抑制剂（如依西美坦等甾体芳香化酶抑制剂，阿那曲唑、来曲唑等非甾体芳香化酶抑制剂）。乳腺癌患者在接受内分泌治疗时可能因雌激素水平进一步下降带来的靶器官影响而发生血脂水平变化。本文将讨论乳腺癌患者的血脂管理。

一、内分泌治疗药物与血脂异常

绝经前ER阳性乳腺癌患者通常在确诊后接受他莫昔芬治疗5～10年，在生理性绝经或卵巢功能抑制后使用芳香化酶抑制剂阻断外周雌激素的产生。由于雌激素具备有丝分裂原、致癌物或基因毒素效应，故雌激素/ER成为乳腺癌的治疗靶点，而雌激素的功能之一为维持能量消耗和脂肪组织稳态。因此，对于接受内分泌治疗的女性乳腺癌患者，脂肪组织内ER信号中断可能会干扰正常脂肪细胞的生物学代谢。

（一）不同内分泌治疗药物对血脂的影响

1. 他莫昔芬 其作为选择性ER调节剂缺乏雌激素的甾体结构，但具有一个三级结构，允许其与肿瘤细胞上的ER结合，竞争性抑制ER与内源性雌激素结合，从而阻断ER，改变下游信号，引起细胞周期阻滞和对乳腺癌细胞的其他抑制作用。同时，他莫昔芬还具有部分雌激素激动剂活性，这或许可以解释其在绝经后乳腺癌患者中对脂质谱的有益影响。

2. 芳香化酶抑制剂　芳香化酶存在于脂肪组织和乳腺肿瘤中，是催化雄激素转化为雌激素的关键酶，而这种转化是绝经后女性体内循环雌激素的主要来源。芳香化酶抑制剂通过抑制细胞色素P450依赖的芳香化酶，抑制雌激素的生物合成，从而在细胞水平上降低雌激素的影响。

基于分子结构的不同，芳香化酶抑制剂对绝经后乳腺癌患者血脂的影响也有所差异。大量的临床证据提示，雄激素在动脉粥样硬化中具有保护作用。依西美坦具有独特的雄激素样结构，是一种不可逆的甾体芳香化酶抑制剂，需要全新的酶从头合成雌激素。与非甾体芳香化酶抑制剂（如阿那曲唑、来曲唑）相比，依西美坦及其代谢物被认为对脂质代谢具有保护作用。

甾体芳香化酶抑制剂和非甾体芳香化酶抑制剂均能将绝经后女性体内的雌激素浓度降至临床无法检出的水平。基于雌激素对脂质参数的有益效应，芳香化酶抑制剂的使用引起临床医师对脂质谱变化，以及其可能最终导致的心血管问题的关注。在以他莫昔芬或安慰剂为对照的乳腺癌内分泌治疗前瞻性研究中，关于依西美坦的大多数报道支持其引起血脂指标有利变化的结论，另2种芳香化酶抑制剂（阿那曲唑、来曲唑）则对脂质谱似无显著影响（表3-1）。

表3-1　以他莫昔芬或安慰剂为对照的乳腺癌内分泌治疗前瞻性研究

研究	例数	治疗方案	终点	结果	结论
ATENA研究子研究	340	既往他莫昔芬辅助治疗5～7年后：依西美坦辅助治疗5年 *vs.* 观察	血清血脂谱变化*	总TG：依西美坦组与观察组均较基线值显著降低 TC和LDL：从6个月开始直至12个月，2组均观察到相对于基线值的显著升高，但无组间差异 HDL-C：随着治疗时间的推移，组间未观察到显著变化	随访12个月时，与观察组相比，可手术的绝经后乳腺癌患者在他莫昔芬治疗5～7年后序贯依西美坦辅助治疗似乎并未显著改变血脂状况
TEAM研究的希腊子研究	176	依西美坦辅助治疗5年 *vs.* 他莫昔芬辅助治疗5年	血清血脂谱变化*	总TG：依西美坦组呈下降趋势，他莫昔芬组在治疗期间持续高于基线值 LDL：他莫昔芬组总体呈现降低趋势，依西美坦组无显著变化 HDL-C：依西美坦组未显示任何显著变化 TC：2组一致呈下降趋势	依西美坦使TG水平有所降低，对TC和HDL-C的影响表现为中性，对LDL无显著影响
TEAM研究的日本子研究	154	他莫昔芬治疗2.5～3.0年序贯依西美坦辅助治疗2.5～3.0年 *vs.* 阿那曲唑单独辅助治疗5年 *vs.* 依西美坦单独辅助治疗5年	血清血脂谱和骨密度变化*	TC和LDL-C：3个月时，他莫昔芬组的TC和LDL-C水平迅速下降；在各个评估时间点，他莫昔芬组的TC和LDL-C水平均显著低于阿那曲唑组和依西美坦组（$P<0.05$） TG：他莫昔芬组TG水平升高；在各个评估时间点，他莫昔芬组的TG水平显著高于依西美坦组（$P<0.05$） HDL-C：依西美坦组的HDL-C水平轻度下降；3个月和1年时，依西美坦组的HDL-C水平均显著低于阿那曲唑组（P分别为0.0179和0.0013）	对于日本的绝经后乳腺癌患者，他莫昔芬引起相对有利的脂质谱变化，而依西美坦和阿那曲唑对脂质谱变化无临床意义上的显著影响

续 表

研究	例数	治疗方案	终点	结果	结论
NCIC CTG MA.17L 研究	347	既往他莫昔芬辅助治疗5年后：来曲唑治疗5年 *vs.* 安慰剂	血清血脂谱变化	研究期间，2组的TC、LDL-C及TG水平均高于基线值。来曲唑组与安慰剂组血脂指标相对于基线值的百分比变化存在边际显著差异：6个月时，HDL-C的 $P=0.049$；12个月时，LDL-C的 $P=0.033$；24个月时，TG的 $P=0.036$	对于不伴有高脂血症的绝经后女性乳腺癌患者，来曲唑对血清TC、HDL-C、LDL-C、TG或脂蛋白无显著影响

注：*. ATENA研究和TEAM研究核心方案的主要研究终点为无疾病生存（DFS）。HDL-C. 高密度脂蛋白胆固醇；LDL. 低密度脂蛋白；LDL-C. 低密度脂蛋白胆固醇；TC. 总胆固醇；TG. 三酰甘油

（二）芳香化酶抑制剂治疗后血脂异常的发生率

1. 乳腺癌内分泌治疗经典头对头研究 迄今为止，有多项乳腺癌内分泌治疗经典头对头研究（表3-2）评估了高胆固醇血症的发生率，且不同芳香化酶抑制剂治疗对血脂的影响结论并不一致。表3-2中的研究均以疗效［无事件生存（event free survival，EFS）或无疾病生存（DFS）］为主要研究终点，血脂变化为安全性分析指标之一，患者组间基线期血脂相关影响因素的平衡情况未知，降脂药物的使用也可能存在不平衡，这些因素均会潜在干扰医师解读芳香化酶抑制剂对血脂的影响。此外，不同研究、不同血脂测量时间点及血脂指标的多样化也容易引起各项研究结果间的混淆。提示，既往研究无法充分论证不同芳香化酶抑制剂对血脂的影响差异。

表3-2 高胆固醇血症发生率的乳腺癌内分泌治疗头对头研究

研究	例数	治疗方案	主要研究终点	安全性分析中高胆固醇血症的发生率	血脂异常比较的结论
MA.27研究	7576	依西美坦 *vs.* 阿那曲唑	EFS	15% *vs.* 18%*	甾体芳香化酶抑制剂显著低于非甾体芳香化酶抑制剂
FACE研究	4136	阿那曲唑 *vs.* 来曲唑	DFS	7.3% *vs.* 7.6%	2个非甾体芳香化酶抑制剂相似
FATA-GIM3 研究	3697	前线方案（阿那曲唑 *vs.* 依西美坦 *vs.* 来曲唑5年）或转换方案（他莫昔芬治疗2年序贯以上任一芳香化酶抑制剂）	DFS	前线方案 *vs.* 转换方案：65% *vs.* 59%；阿那曲唑 *vs.* 来曲唑 *vs.* 依西美坦：64% *vs.* 63% *vs.* 59%	前线方案高于转换方案；阿那曲唑和来曲唑高于依西美坦

注：*. $P=0.01$。DFS. 无疾病生存；EFS. 无事件生存

2. 首项比较芳香化酶抑制剂相关血脂异常不良反应的队列研究 Wang等开展了亚洲最大规模甾体芳香化酶抑制剂和非甾体芳香化酶抑制剂对乳腺癌患者血脂影响的前瞻性研究，其也是首项以血脂事件的累积发生率为主要研究终点并综合分析血脂谱变化的队列研究。该研究的主要研究终点分析显示，甾体芳香化酶抑制剂组较非甾体芳香化酶抑制剂组血脂事件的发生风险降低36%（95%*CI* 0.44～0.93，$P=0.018$）；在针对无血脂事件生存（lipid event-free survival，LEFS）相关因素的多变量分析中，甾体芳香化酶抑制剂（*HR* 0.602，95%*CI* 0.42～0.87，$P=0.008$）是独立保护因素。在次要研究终点上，与非甾体芳香化酶抑制剂组相比，甾体芳香化酶抑制剂组在24个月内TG和TC水平显著更低（$P<0.05$），LDL-C在3个月（$P=0.017$）和6个月（$P=0.026$）时显著更低。

二、血脂异常的治疗原则

血脂异常的治疗原则包括：①临床医师应根据个体动脉粥样硬化性心血管疾病（atherosclerotic cardiovascular disease，ASCVD）的风险程度决定是否启动药物调脂治疗。②LDL-C在ASCVD的发生过程中起核心作用，推荐以降低LDL-C水平作为防控ASCVD风险的首要干预靶点，非HDL-C可作为次要干预靶点。③调脂治疗需要设定目标值，极高危者LDL-C＜1.8 mmol/L、高危者LDL-C＜2.6 mmol/L、中危和低危者LDL-C＜3.4 mmol/L（图3-1）。④LDL-C基线值较高且不能达目标值者，LDL-C至少降低50%；极高危且LDL-C基线值在目标值以内者，LDL-C仍应降低约30%。⑤临床调脂达标，首选他汀类调脂药物。起始宜应用中等强度他汀类调脂药物，并根据个体的调脂疗效和耐受情况适当调整剂量，若个体的胆固醇水平不能达标，可与其他调脂药物联合使用。⑥生活方式干预是一种成本/效益比和风险/获益比最佳的治疗措施。无论患者是否进行药物调脂治疗，都必须坚持健康饮食、规律运动、远离烟草及保持理想体重。

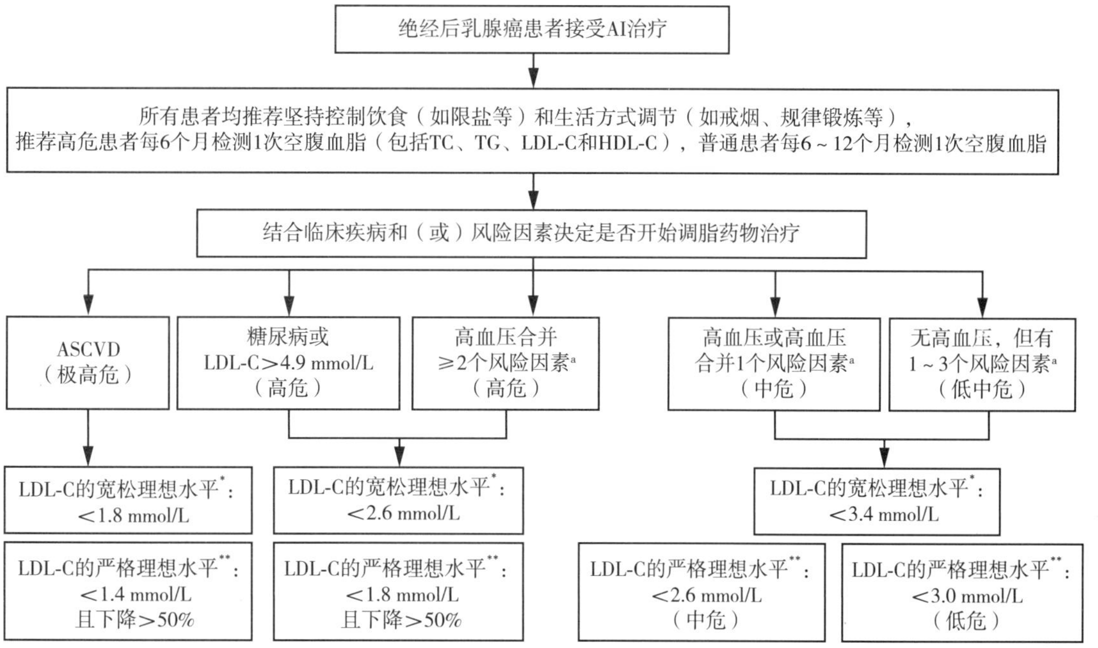

图3-1　绝经后乳腺癌患者接受芳香化酶抑制剂治疗时血脂的监测和管理

注：*. 引自《中国乳腺癌随访及伴随疾病全方位管理指南》；**. 引自《2019欧洲心脏病学会（European Society of Cardiology，ESC）/欧洲动脉粥样硬化学会（European Atherosclerosis Society，EAS）血脂异常管理指南》；[a]. 风险因素包括年龄（男性≥45岁/女性≥55岁）、吸烟、HDL-C＜1.04 mmol/L。AI. 芳香化酶抑制剂；TC. 总胆固醇；TG. 三酰甘油；HDL-C. 高密度脂蛋白胆固醇；LDL-C. 低密度脂蛋白胆固醇；ASCVD. 动脉粥样硬化性心血管疾病

三、血脂监测与临床管理策略

《绝经后早期乳腺癌患者血脂异常管理的中国专家共识》《乳腺癌随访及伴随疾病全方位管理指南》均明确指出，绝经后乳腺癌患者的雌激素水平同时受卵巢功能减退和药物治疗双重影响，进而明显下降，导致血脂异常的发生率和心血管疾病的死亡风险显著增加。对于血脂异常的乳腺癌患

者，治疗的主要目的是防止ASCVD的发生。

就强化血脂管理而言，医师应基于ASCVD的危险分层确立LDL-C的目标值并定期随访。ASCVD的总体风险是TC水平与其他多个风险因素复杂交互作用的共同结果，进行全面风险评估是防治血脂异常的必要前提。推荐高危患者每6个月、普通患者每6～12个月监测1次空腹血脂，包括TC、TG、LDL-C及HDL-C。若患者的血脂管理不达标，医师应调整干预方案。

优化内分泌治疗药物的选择同样至关重要。对于伴有血脂异常的心血管疾病高风险的绝经后乳腺癌患者，治疗时可选择对血脂影响较小的内分泌治疗药物，如以依西美坦为代表的甾体芳香化酶抑制剂。若患者在使用芳香化酶抑制剂前已检测出血脂异常，建议使用甾体芳香化酶抑制剂＋他汀类调脂药物治疗；若患者在使用芳香化酶抑制剂治疗的过程中出现血脂异常，建议使用甾体芳香化酶抑制剂＋他汀类调脂药物治疗，或同时将非甾体芳香化酶抑制剂换为甾体芳香化酶抑制剂。另外，使用芳香化酶抑制剂治疗的患者需要定期监测血脂（图3-1）。乳腺癌相关的血脂问题与患者的长期生存密切相关，该问题既往在临床上得到的重视还不够。乳腺外科医师应及时甄别血脂异常的高危患者，并提请会诊或将患者转诊至心内科，以做好多学科血脂管理。

四、小　　结

综上所述，绝经后乳腺癌患者发生血脂异常是比较常见的，医师不能轻视。这些患者可能确诊前就伴有血脂升高，或因内分泌治疗而发生血脂异常。血脂异常可导致ASCVD，甚至乳腺癌复发，严重威胁患者的生存。加强乳腺癌患者的血脂管理势在必行，确定治疗方案前医师应先评估患者的心血管风险因素，优化内分泌药物的选择。与非甾体芳香化酶抑制剂相比，依西美坦等甾体芳香化酶抑制剂对血脂事件的影响更为有利，血脂异常高危人群可考虑优先使用。

（中国医学科学院肿瘤医院　袁　芃　徐兵河）

参考文献

[1] World Health Organization. Latest global cancer data: cancer burden rises to 19.3 million new cases and 10.0 million cancer deaths in 2020.（2020-12-15）[2021-10-17]. https://www.iarc.who.int/wp-content/uploads/2020/12/pr292_E.pdf.

[2] Surveillance, Epidemiology, and End Results (SEER). Cancer stat facts: female breast cancer subtypes.[2021-10-17]. https://seer.cancer.gov/statfacts/html/breast.html.

[3] Kachhawa P, Kachhawa K, Agrawal D, et al. Association of dyslipidemia, increased insulin resistance, and serum CA15-3 with increased risk of breast cancer in urban areas of north and central India. J Midlife Health, 2018, 9 (2): 85-91.

[4] Hershman DL, Till C, Shen S, et al. Association of cardiovascular risk factors with cardiac events and survival outcomes among patients with breast cancer enrolled in SWOG clinical trials. J Clin Oncol, 2018, 36 (26): 2710-2717.

[5] Patnaik JL, Byers T, DiGuiseppi C, et al. Cardiovascular disease competes with breast cancer as the leading cause of death for older females diagnosed with breast cancer: a retrospective cohort study. Breast Cancer Res, 2011, 13 (3): R64.

[6] Bahl M, Ennis M, Tannock IF, et al. Serum lipids and outcome of early-stage breast cancer: results of a prospective cohort study. Breast Cancer Res Treat, 2005, 94 (2): 135-144.

[7] McDonnell DP, Chang CY, Nelson ER. The estrogen receptor as a mediator of the pathological actions of cholesterol in breast cancer. Climacteric, 2014, 17 (Suppl 2): 60-65.

[8] 孔令泉，李欣，厉红元，等. 关注乳腺癌患者血脂异常的诊断与防治. 中华内分泌外科杂志，2017，11（2）：89-91，96.

[9] Davies C, Pan H, Godwin J, et al. Long-term

effects of continuing adjuvant tamoxifen to 10 years versus stopping at 5 years after diagnosis of oestrogen receptor-positive breast cancer: ATLAS, a randomised trial. Lancet, 2013, 381 (9869): 805-816.

[10] Visvanathan K, Fabian CJ, Bantug E, et al. Use of endocrine therapy for breast cancer risk reduction: ASCO clinical practice guideline update. J Clin Oncol, 2019, 37 (33): 3152-3165.

[11] Mufudza C, Sorofa W, Chiyaka ET. Assessing the effects of estrogen on the dynamics of breast cancer. Comput Math Methods Med, 2012: 473572.

[12] Mauvais-Jarvis F, Clegg DJ, Hevener AL. The role of estrogens in control of energy balance and glucose homeostasis. Endocr Rev, 2013, 34 (3): 309-338.

[13] Riggs BL, Hartmann LC. Selective estrogen-receptor modulators-Mechanisms of action and application to clinical practice. N Engl J Med, 2003, 348 (7): 618-629.

[14] Esteva FJ, Hortobagyi GN. Comparative assessment of lipid effects of endocrine therapy for breast cancer: implications for cardiovascular disease prevention in postmenopausal women. Breast, 2006, 15 (3): 301-312.

[15] 中国乳腺癌内分泌治疗多学科管理血脂异常管理共识专家组，徐兵河，李青. 绝经后早期乳腺癌患者血脂异常管理的中国专家共识. 中华肿瘤杂志，2017，39 (1): 72-77.

[16] Tirabassi G, Gioia A, Giovannini L, et al. Testosterone and cardiovascular risk. Intern Emerg Med, 2013, 8 (Suppl 1): S65-S69.

[17] Wilson C, Maass R, Estrada M. Cardiovascular effects of androgens//Akin F. Basic and clinical endocrinology up-to-date. Philippines: InTech, 2011.

[18] 马飞，徐兵河，邵志敏. 中国乳腺癌随访及伴随疾病全方位管理指南. 中华肿瘤杂志，2019，41 (1): 29-41.

[19] Lintermans A, Neven P, Paridaens R. Drug safety evaluation of exemestane. Expert Opin Drug Saf, 2011, 10 (3): 473-487.

[20] Geisler J, Haynes B, Anker G, et al. Influence of letrozole and anastrozole on total body aromatization and plasma estrogen levels in postmenopausal breast cancer patients evaluated in a randomized, cross-over study. J Clin Oncol, 2002, 20: 751-757.

[21] Howell A, Downey S, Anderson E. New endocrine therapies for breast cancer. Eur J Cancer, 1996, 32: 576-588.

[22] Markopoulos C, Chrissochou M, Michailidou A, et al. Effect of exemestane on the lipidemic profile of post-menopausal operable breast cancer patients following 5-7 years of adjuvant tamoxifen: preliminary results of the ATENA substudy. Anticancer Drugs, 2005, 16 (8): 879-883.

[23] Markopoulos C, Polychronis A, Zobolas V, et al. The effect of exemestane on the lipidemic profile of postmenopausal early breast cancer patients: preliminary results of the TEAM Greek sub-study. Breast Cancer Res Treat, 2005, 93 (1): 61-66.

[24] Hozumi Y, Suemasu K, Takei H, et al. The effect of exemestane, anastrozole, and tamoxifen on lipid profiles in Japanese postmenopausal early breast cancer patients: final results of National Surgical Adjuvant Study BC 04, the TEAM Japan sub-study. Ann Oncol, 2011, 22 (8): 1777-1782.

[25] Wasan KM, Goss PE, Pritchard PH, et al. The influence of letrozole on serum lipid concentrations in postmenopausal women with primary breast cancer who have completed 5 years of adjuvant tamoxifen (NCIC CTG MA.17L). Ann Oncol, 2005, 16 (5): 707-715.

[26] Goss PE, Ingle JN, Pritchard KI, et al. Exemestane versus anastrozole in postmenopausal women with early breast cancer: NCIC CTG MA.27-A randomized controlled phase Ⅲ trial. J Clin Oncol, 2013, 31 (11): 1398-1404.

[27] Smith I, Yardley D, Burris H, et al. Comparative efficacy and safety of adjuvant letrozole versus anastrozole in postmenopausal patients with hormone receptor-positive, node-positive early breast cancer: final results of the randomized phase Ⅲ femara versus anastrozole clinical evaluation (FACE) trial. J Clin Oncol, 2017, 35 (10): 1041-1048.

[28] De Placido S, Gallo C, De Laurentiis M, et al. Adjuvant anastrozole versus exemestane versus letrozole, upfront or after 2 years of tamoxifen, in

endocrine-sensitive breast cancer（FATA-GIM3）: a randomised, phase 3 trial. Lancet Oncol, 2018, 19（4）: 474-485.

[29] Wang X, Zhu A, Wang J, et al. Steroidal aromatase inhibitors have a more favorable effect on lipid profiles than nonsteroidal aromatase inhibitors in postmenopausal women with early breast cancer: a prospective cohort study. Ther Adv Med Oncol, 2020, 12: 991.

[30] 中国成人血脂异常防治指南修订联合委员会. 中国成人血脂异常防治指南（2016年修订版）. 中国循环杂志, 2016, 31（10）: 937-953.

[31] Mach F, Baigent C, Catapano AL, et al. 2019 ESC/EAS guidelines for the management of dyslipidaemias: lipid modification to reduce cardiovascular risk. Eur Heart J, 2020, 41（1）: 111-188.

细胞周期蛋白依赖性激酶4/6抑制剂辅助治疗和新辅助治疗研究进展

第 4 章

全球最新的癌症统计数据显示，2020年乳腺癌已跃居全球恶性肿瘤发病率之首，其中激素受体（HR）阳性乳腺癌是占比最高的病理类型。对于此类乳腺癌患者，无论早晚期，内分泌治疗是治疗过程中的重要基石，而一些新型内分泌治疗靶向药物的问世进一步改善了HR阳性乳腺癌患者的预后。细胞周期蛋白依赖性激酶4/6（CDK4/6）抑制剂是近年来该亚型治疗的重要突破，这类药物对HR阳性、人表皮生长因子受体-2（HER-2）阴性乳腺癌患者表现出了显著疗效。目前，CDK4/6抑制剂阿贝西利（abemaciclib）、哌柏西利（palbociclib）及瑞博西利（ribociclib）已经被美国食品药品监督管理局（Food and Drug Administration，FDA）批准可联合内分泌治疗药物用于晚期/转移性HR阳性、HER-2阴性乳腺癌患者。我国也已先后批准阿贝西利和哌柏西利用于临床。既往大量随机对照研究和真实世界研究证实，CDK4/6抑制剂与内分泌治疗药物联合用于HR阳性、HER-2阴性晚期乳腺癌患者可显著延长其无进展生存（progress free survival，PFS）和总生存（OS）。目前，该方案在国内外各大指南和（或）共识中已成为HR阳性、HER-2阴性晚期乳腺癌患者的标准推荐治疗方案。那么对于早期乳腺癌患者，尤其是具有高临床复发风险的淋巴结阳性、HR阳性、HER-2阴性乳腺癌患者，CDK4/6抑制剂用于辅助治疗是否也能进一步改善预后？对于临床分期较晚的初治患者，是否可以考虑将CDK4/6抑制剂加入新辅助治疗以提升病理完全缓解（pCR）率进而改善预后？带着这些问题，笔者将近年来CDK4/6抑制剂用于辅助及新辅助内分泌治疗的研究进行汇总并给予介绍。

一、细胞周期蛋白依赖性激酶4/6抑制剂的作用机制

细胞周期是多种信号通路［包括雌激素受体（ER）信号通路、HER-2信号通路、磷脂酰肌醇3激酶（phosphoinositide-3-kinase，PI3K）信号通路等］的共同下游，若其调控机制受到破坏，就可引起细胞失控性生长，导致恶性肿瘤。细胞周期是通过细胞周期蛋白（cyclin）与CDK相互作用来调控的。在细胞周期的运转过程中，细胞必须从G_1期过渡至S期，而视网膜母细胞瘤（retinoblastoma，RB）相关蛋白是细胞增生调控的关键点。在G_1早期，随着细胞周期蛋白D（cyclin D）表达量的增加，其结合CDK4和CDK6，而cyclin D1-CDK4/6复合物会导致RB相关蛋白磷酸化。磷酸化的RB相关蛋白会释放与其结合的转录因子E2F，促进下游细胞周期相关基因的转录，使细胞进入S期。以上调控过程可受CDK抑制剂的影响。cyclin D1扩增导致CDK4/6活性增强

在乳腺癌中很常见，故一些可抑制cyclin D1-CDK4/6复合物形成的抑制剂应运而生。CDK4/6抑制剂可通过靶向CDK4/6腺苷三磷酸（adenosine triphosphate，ATP）结合位点来抑制CDK4/6与cyclin D形成复合物，阻断ATP结合，从而切断上游生长信号，阻止细胞从G_1期至S期的转换。

二、细胞周期蛋白依赖性激酶4/6抑制剂的研发历程

1992年，第1代以黄酮吡醇（flavopiridol）为代表的泛CDK抑制剂问世，但其在用于临床实践时特异性较差，会导致严重的不良反应，被临床淘汰。之后，第2代CDK抑制剂问世，其具有选择性好且毒性较低的优势，在临床前研究中取得了明确效果。第2代CDK抑制剂主要为CDK4/6抑制剂，目前美国FDA批准了3种CDK4/6抵制剂用于临床，分别为哌柏西利、瑞博西利及阿贝西利。这3种CDK4/6抑制剂均以RB阳性肿瘤细胞中cyclin D相关激酶为靶点，诱导细胞周期停滞。瑞博西利和阿贝西利对CDK4的抑制作用强于CDK6，而哌柏西利对CDK4及CDK6的抑制作用相似。目前，尚无头对头的随机对照临床研究去比对这3种CDK4/6抑制剂之间的优劣。但近期Rugo等根据PALOMA-3研究的患者个体数据及MONARCH2研究和MONALEESA-3研究已发表的患者汇总数据，对哌柏西利＋氟维司群、瑞博西利＋氟维司群、阿贝西利＋氟维司群治疗HR阳性、HER-2阴性晚期乳腺癌患者的相对疗效进行了间接比较。其结果显示，对各项研究入组患者的差异进行匹配校正后，观察到这3种CDK4/6抑制剂在HR阳性、HER-2阴性晚期乳腺癌患者中疗效相似，但这3种CDK4/6抑制剂在不良反应的类别及发生率上存在一定差异。

三、细胞周期蛋白依赖性激酶4/6抑制剂的辅助治疗进展

目前，在这3种CDK4/6抑制剂相关研究的探索性分析中并未找到确定的、特异性强的生物标志物，故HR阳性仍是CDK4/6抑制剂反应性的生物标志物。据统计，CDK4/6抑制剂在HR阳性、HER-2阴性晚期或转移乳腺癌患者中疗效显著，且传统的内分泌治疗药物联合CDK4/6抑制剂作为一种新的治疗模式已在晚期乳腺癌一、二线内分泌解救治疗中表现出优异的疾病控制效果。那么，同样的方案能否用于早期乳腺癌的辅助治疗？哪些HR阳性患者需要接受此类强化治疗？治疗的药物和时长应该如何选择？对于这些问题，近年来有多项辅助治疗研究试图给予答案，这些研究最终通过优化辅助治疗来进一步降低乳腺癌的早期复发或转移风险。

monarchE研究是一项全球、开放、随机、对照的Ⅲ期临床研究，且是HR阳性、HER-2阴性早期乳腺癌辅助治疗近20年来具有临床意义的最新进展。该研究纳入了高风险的HR阳性、HER-2阴性早期乳腺癌患者［已接受手术治疗、放疗和（或）辅助/新辅助化疗］，并将患者按1∶1的比例随机分为2组，一组给予标准的辅助内分泌治疗，另一组给予阿贝西利（150 mg，每天2次，治疗2年）联合标准内分泌治疗。该研究的主要研究终点是无侵袭性疾病生存（iDFS），次要研究终点包括无远处复发生存（DRFS）、总生存（OS）及安全性。其结果发现，对于主要研究终点iDFS，阿贝西利联合内分泌治疗明显优于单纯内分泌治疗，2年的iDFS率分别为92.2%和88.7%，差异具有统计学意义。该研究证实，在标准的辅助内分泌治疗中加入阿贝西利能进一步提高患者的iDFS，且阿贝西利的加入使患者在2年内出现浸润性癌复发事件的风险下降了25%，绝对iDFS率提高了3.5%；对于绝经前女性，阿贝西利可以降低约37%的复发风险。阿贝西利是首个在辅助治疗中联合内分泌治疗药物的CDK4/6抑制剂，提高了HR阳性、HER-2阴性早期淋巴结阳性高复发风险乳腺癌患者的iDFS，这一结果有望改变早期乳腺癌的治疗模式。但与monarchE研究设计类似的PALLAS研究却并未取得阳性结果。该研究是一项多中心、开放标签、随机的Ⅲ期研究，共纳入5760例

Ⅱ～Ⅲ期HR阳性、HER-2阴性乳腺癌患者，并将其随机分为2组，分别接受内分泌治疗±哌柏西利治疗。中期分析时，哌柏西利＋内分泌治疗组和内分泌治疗组的3年iDFS率无明显差异（88.2% *vs*. 88.5%）。这两大相似研究的结果差异引起了学术界广泛讨论，学者们认为，入组患者基线特征的差异、停药率的差异、研究药物的不同等因素都可能会影响结果，医师应期待上述研究长期随访数据公布后的进一步分析。

临床上，PENELOPE-B研究也得到了阴性结果。PENELOPE-B研究是一项在新辅助化疗后有高复发风险的HR阳性、HER-2阴性、原发性乳腺癌患者中进行的哌柏西利联合内分泌治疗的Ⅲ期研究，共纳入1250例患者，在新辅助化疗和局部治疗后将患者按1∶1的比例随机分组，分别接受哌柏西利联合内分泌治疗或安慰剂联合内分泌治疗。目前，PENELOPE-B研究尚未达到主要研究终点，且2组的iDFS率无显著改善（2年iDFS率：88.3% *vs*. 84.0%；3年iDFS率：81.2% *vs*. 77.7%）。到目前为止，PENELOPE-B研究的结果不支持在新辅助化疗后有残留病灶的高危人群中施行辅助内分泌治疗增加1年哌柏西利治疗。

随着这几项使用CDK4/6抑制剂辅助治疗的研究的结果公布，临床仍有诸多问题需要解答，如高危的标准是什么？各项研究结果的差异是由药物不同导致的，还是由入组患者基线信息及停药率等因素导致的？ CDK4/6抑制剂辅助治疗的标准时长是多少？是否有生物标志物可以提示辅助强化治疗的最合适人群？相信随着更多CDK4/6抑制剂辅助治疗研究的开展，这些问题会逐渐得到解答。

四、细胞周期蛋白依赖性激酶4/6抑制剂的新辅助治疗进展

（一）细胞周期蛋白依赖性激酶4/6抑制剂应用于激素受体阳性、人表皮生长因子受体-2阴性乳腺癌的新辅助治疗进展

NeoPalAna研究探索了哌柏西利联合阿那曲唑新辅助治疗在HR阳性、HER-2阴性乳腺癌中的疗效，结果发现，15天的完全细胞周期阻滞率为87%，临床获益率（clinical benefit rate，CBR）为67%。

Chou等进行了一项开放、单臂的前瞻性临床研究，纳入了20例ER阳性、HER-2阴性、肿瘤直径＞2.0 cm的乳腺癌患者，给予哌柏西利125 mg/d治疗4个周期，同时联合来曲唑进行新辅助治疗。该研究的结果显示，20例患者中17例患者的肿瘤体积缩小达50%以上，包括8例完全缓解（complete response,CR）和1例部分缓解（partial response,PR）,1例患者达到病理完全缓解（pCR），全部患者达到肿瘤降期，Ki-67和EndoPredict评分在治疗后出现显著下降。提示，哌柏西利在新辅助治疗中有一定应用潜力。

FELINE研究是一项多中心、随机、对照研究，共纳入120例临床分期为Ⅱ/Ⅲ期、肿瘤直径＞2.0 cm、ER阳性表达＞66%、HER-2阴性绝经后乳腺癌患者，主要评估不同剂量/周期的瑞博西利联合来曲唑对比来曲唑单药新辅助治疗ER阳性早期乳腺癌术后获得术前内分泌治疗预后指数（preoperative endocrine prognostic index，PEPI）0分的情况。但其结果显示，瑞博西利联合来曲唑并未提高PEPI 0分患者的比例。

neoMONARCH研究是一项评估阿贝西利联合一种非甾体芳香化酶抑制剂作为新辅助治疗的Ⅱ期临床研究，共纳入224例绝经后HR阳性、HER-2阴性乳腺癌患者，随机分为阿贝西利单药组、阿那曲唑单药组和阿那曲唑＋阿贝西利组。其结果显示，用药2周后，阿贝西利＋阿那曲唑可以显著降低肿瘤组织Ki-67的表达。

PALLET研究是一项多中心、随机、Ⅱ期临床研究，旨在评估哌柏西利联合来曲唑新辅助治疗

绝经后ER阳性、HER-2阴性早期乳腺癌患者的疗效。其结果显示，与来曲唑单药相比，来曲唑联合CDK4/6抑制剂可以明显提高对恶性肿瘤增生标志物Ki-67的抑制，使更多患者达到细胞周期停滞状态，但临床缓解率并没有增加，患者尚可耐受联合用药的不良反应。

Alternate研究纳入了1275例临床分期为Ⅱ～Ⅲ期的绝经后ER阳性、HER-2阴性乳腺癌患者，并将其随机分为阿那曲唑治疗组、氟维司群治疗组及阿那曲唑联合氟维司群治疗组进行新辅助内分泌治疗。该研究的主要研究终点为内分泌治疗敏感性疾病率（endocrine-sensitive disease rate，ESDR）（定义为达pCR者与mPEPI 0分者所占的百分比）。其结果显示，氟维司群单药或氟维司群联合阿那曲唑较阿那曲唑单药，均不能显著提高绝经后ER阳性、HER-2阴性局部晚期乳腺癌患者的ESDR。

对于新辅助化疗后仍残留侵袭性病灶的高复发风险HR阳性、HER-2阴性早期乳腺癌患者，PENELOPE-B研究探索了在标准内分泌治疗的基础上联合哌柏西利的疗效，但其结果显示，术后增加2年哌柏西利治疗并未提高患者的iDFS。

（二）细胞周期蛋白依赖性激酶4/6抑制剂应用于人表皮生长因子受体-2阳性乳腺癌的新辅助治疗进展

CDK4/6抑制剂与抗HER-2靶向药物的协同作用，尤其是与小分子酪氨酸激酶抑制剂（tyrosine kinase inhibitor，TKI）类药物的协同作用，在临床前研究中得到了一定验证。但在临床研究中，相关数据较少。Ⅱ期NA-PHER2研究显示，既往未经治疗的HR阳性、HER-2阳性乳腺癌患者接受哌柏西利＋曲妥珠单抗＋帕妥珠单抗＋氟维司群新辅助治疗的pCR率可达27%。王树森等探讨了哌柏西利＋吡咯替尼对于体内外HER-2阳性乳腺癌的协同抗肿瘤活性。体外研究的结果表明，哌柏西利＋吡咯替尼对于抑制HER-2阳性乳腺癌的细胞增生和集落形成具有高度协同作用，还可引起磷酸化蛋白激酶B（protein kinase B，AKT）和磷酸化人表皮生长因子受体-3（HER-3）的活化作用显著减少，阻止细胞有丝分裂周期由静止期（G_0）进入DNA合成前期（G_1），增加细胞凋亡率。体内研究的结果表明，哌柏西利＋吡咯替尼与哌柏西利单药或吡咯替尼单药相比，抗肿瘤活性增强，而毒性无显著增加。该研究的结果为进一步验证哌柏西利＋吡咯替尼联合治疗HER-2阳性乳腺癌有效性的临床研究奠定了基础。

Ⅱ期PALTAN研究也探索了新辅助治疗中哌柏西利＋曲妥珠单抗＋来曲唑的疗效，结果将于近期公布。

五、小结与展望

综上所述，对于CDK4/6抑制剂与传统内分泌治疗药物的联用在HR阳性、HER-2阴性早期乳腺癌辅助治疗中的效果，虽然在部分研究中看到了积极的一面，但在药物和适用人群的方面仍有争议，而其在新辅助治疗中的应用更需要进一步探索。此外，CDK4/6抑制剂在乳腺癌其他分子分型中的应用尚处于探索阶段。正如CDK4/6抑制剂在晚期乳腺癌相关研究和临床实践中展示出的良好疗效，若其能在乳腺癌的治疗中更早用于新辅助治疗或辅助治疗阶段、降低更多的复发风险、改善患者的预后，则能使更多的患者从中获益。

（上海市普陀区人民医院　陈　飞；复旦大学附属华东医院　葛　睿）

参考文献

[1] Narasimha AM, Kaulich M, Shapiro GS, et al. Cyclin D activates the Rb tumor suppressor by mono-phosphorylation. Elife, 2014, 3: e02872.

[2] Sobhani N, D'angelo A, Pittacolo M, et al. Updates on the CDK4/6 inhibitory strategy and combinations in breast cancer. Cells, 2019, 8(4): 321.

[3] Rugo HS, Haltner A, Zhan L, et al. Matching-adjusted indirect comparison of palbociclib versus ribociclib and abemaciclib in hormone receptor-positive/HER2-negative advanced breast cancer. J Comp Eff Res, 2021, 10(6): 457-467.

[4] Johnston SRD, Harbeck N, Hegg R, et al. Abemaciclib combined with endocrine therapy for the adjuvant treatment of HR+, HER2-, node-positive, high-risk, early breast cancer (monarchE). J Clin Oncol, 2020, 38(34): 3987-3998.

[5] Mayer EL, Dueck AC, Martin M, et al. Palbociclib with adjuvant endocrine therapy in early breast cancer (PALLAS): interim analysis of a multicentre, open-label, randomised, phase 3 study. Lancet Oncol, 2021, 22(2): 212-222.

[6] Ma CX, Gao F, Luo J, et al. NeoPalAna: neoadjuvant palbociclib, a cyclin-dependent kinase 4/6 inhibitor, and anastrozole for clinical stage 2 or 3 estrogen receptor-positive breast cancer. Clin Cancer Res, 2017, 23(15): 4055-4065.

[7] Chow LWC, Morita S, Chow CYC, et al. Neoadjuvant palbociclib on ER+breast cancer(N007): clinical response and EndoPredict's value. Endocr Relat Cancer, 2018, 25(2): 123-130.

[8] Khan QJ, O'dea A, Bardia A, et al. Letrozole+ribociclib versus letrozole+placebo as neoadjuvant therapy for ER+breast cancer (FELINE trial). Journal of Clinical Oncology, 2020, 38(15 suppl): 505.

[9] Hurvitz S, Abad MF, Rostorfer R, et al. Interim results from neoMONARCH: a neoadjuvant phase Ⅱ study of abemaciclib in postmenopausal women with HR+/HER2-breast cancer (BC). Ann Oncol, 2016, 6: 13.

[10] Loibl S, Marmé F, Martin M, et al. Palbociclib for residual high-risk invasive HR-positive and HER2-negative early breast cancer-The penelope-B trial. J Clin Oncol, 2021, 39(14): 1518-1530.

[11] Gianni L, Bisagni G, Colleoni M, et al. Neoadjuvant treatment with trastuzumab and pertuzumab plus palbociclib and fulvestrant in HER2-positive, ER-positive breast cancer (NA-PHER2): an exploratory, open-label, phase 2 study. Lancet Oncol, 2018, 19(2): 249-256.

[12] Zhang K, Hong R, Kaping L, et al. CDK4/6 inhibitor palbociclib enhances the effect of pyrotinib in HER2-positive breast cancer. Cancer Letters, 2019, 447: 130-140.

人表皮生长因子受体-2阳性早期乳腺癌治疗进展

第5章

人表皮生长因子受体-2（HER-2）阳性乳腺癌是一类侵袭性强、恶性程度高的乳腺癌亚型。在抗HER-2靶向治疗时代到来之前，与其他乳腺癌分子亚型相比，HER-2阳性乳腺癌预后最差，而抗HER-2靶向药物的出现极大地改善了该类型乳腺癌患者的治疗结局。早在单靶向治疗时代，四大经典辅助治疗研究（HERA研究、NSABP B-31研究、NCCTG N9831研究、BCIRG 006研究）已经证实，曲妥珠单抗使约75%的HER-2阳性乳腺癌患者获得了10年无疾病生存（DFS），但仍有约25%的HER-2阳性乳腺癌患者会出现复发/转移。为了最大限度地改善HER-2阳性乳腺癌患者的预后，且随着抗HER-2新药的不断研发，国内外的学者们进行了一系列的联合治疗尝试。本章将简单介绍HER-2阳性早期乳腺癌辅助治疗、新辅助治疗和升阶梯治疗、降阶梯治疗方面的相关临床研究及进展。

一、辅助治疗

对于HER-2阳性乳腺癌患者的治疗，化疗一直占据重要地位，靶向药物的地位也日益凸显，如何优化靶向药物与化疗药物的组合是近年来HER-2阳性乳腺癌研究的重点。在辅助治疗领域，KRISTINE研究比较了多西他赛＋卡铂＋曲妥珠单抗＋帕妥珠单抗对比曲妥珠单抗-美坦新偶联物（trastuzumab emtansine，T-DM1）＋帕妥珠单抗的疗效，结果显示，化疗＋靶向药物组的病理完全缓解（pCR）率显著高于不含化疗的T-DM1＋帕妥珠单抗组（55.7% *vs*. 44.4%，绝对差异为11.3%，$P=0.016$），但T-DM1＋帕妥珠单抗组的安全性更好。

至于T-DM1在辅助治疗中表现如何，2019年圣安东尼奥乳腺癌大会（SABCS）上公布了TBCRC 033研究（ATEMPT研究）的数据。该研究显示，在入组的497例经中心实验室确认的Ⅰ期HER-2阳性［免疫组织化学（IHC）（＋＋＋）和（或）荧光原位杂交（fluorescence in situ hybridization，FISH）＞2.0］乳腺癌患者中，有383例患者随机接受了T-DM1治疗，114例患者随机接受了TH（T，紫杉醇；H，曲妥珠单抗）方案治疗，中位随访3年，T-DM1组共出现10例DFS事件，3年DFS率为97.7%（95%*CI* 96.2%～99.3%），优于TH组的92.8%（95%*CI* 87.8%～98.1%），达到了既定终点；进一步根据激素受体（HR）状态和肿瘤大小进行分析，HR阳性和HR阴性患者的3年DFS率分别为97.5%和98.5%；肿瘤直径＜1.0 cm和≥1.0 cm患者的3年DFS率分别为98.5%和97.1%；T-DM1组的3年无复发生存间期（recurrence-free interval，RFI）率达99.1%。尽管该研究的结果仍存在一定争议，但至少表明T-DM1有望在部分Ⅰ期HER-2阳性乳腺癌患者中成为TH方案的替代选择。

对于高危的HER-2阳性乳腺癌患者，KAITLIN研究的结果显示，T-DM1未能替代双靶向治疗药物（曲妥珠单抗＋帕妥珠单抗）＋紫杉类药物化疗的一线地位。

KAITLIN研究是一项开放标签、随机的Ⅲ期研究，纳入1846例高危的HER-2阳性早期乳腺癌患者，术后9周内所有患者按1∶1的比例随机接受3～4个周期蒽环类药物（A，表柔比星）＋环磷酰胺（C）化疗后序贯T-DM1（K）＋帕妥珠单抗（P）（AC-KP）或紫杉类药物（T，紫杉醇）＋曲妥珠单抗（H）＋帕妥珠单抗（P）（AC-THP）。该研究的主要研究终点为无侵袭性疾病生存（iDFS），次要研究终点包括总生存（OS）、患者报告的结局及安全性。2020年，KAITLIN研究在美国临床肿瘤学会（ASCO）大会上公布了中位随访3年的结果，在淋巴结阳性患者中，AC-THP组和AC-KP组的iDFS率分别为94.1%和92.7%（*HR* 0.97，95%*CI* 0.71～1.32，*P*＝0.827）；在意向性治疗（ITT）人群中观察到相似的结果，即2组的iDFS率分别为94.2%和93.1%（*HR* 0.98，95%*CI* 0.72～1.32）。安全性分析显示，在总人群中，AC-THP组和AC-KP组≥3级不良反应（55.4% *vs.* 51.8%）和严重不良反应（23.3% *vs.* 21.4%）的发生率相似；AC-KP组因不良反应导致T-DM1停药的发生率高于AC-THP组因不良反应导致曲妥珠单抗停药的发生率（26.8% *vs.* 4.0%）。由此可见，在KAITLIN研究中，T-DM1联合帕妥珠单抗辅助治疗方案并未优于曲妥珠单抗＋帕妥珠单抗双靶向治疗联合紫杉类药物方案。因此，曲妥珠单抗＋帕妥珠单抗双靶向治疗联合紫杉类药物方案仍为高危的HER-2阳性早期乳腺癌的标准治疗方案。

二、新辅助治疗

关于HER-2阳性乳腺癌患者能否"去蒽环类药物"，近年来争议一直不断。曲妥珠单抗＋帕妥珠单抗双靶向治疗时代到来以后，蒽环类药物的地位更是"岌岌可危"。事实上，早在曲妥珠单抗的单靶向治疗时代，就已经有学者开始提出"去蒽环类药物"这一观点，主要的出发点是蒽环类药物的心脏毒性。BCIRG 006研究显示，AC-TH（A，表柔比星；C，环磷酰胺；T，紫杉醇；H，曲妥珠单抗）方案及TCH（T，多西他赛；C，卡铂；H，曲妥珠单抗）方案均为患者带来了超过70%的10年DFS率，总生存（OS）结果也比较接近。此外，尽管美国国家综合癌症网络（NCCN）指南和《中国临床肿瘤学会（Chinese Society of Clinical Oncology，CSCO）乳腺癌诊疗指南》均推荐AC-TH方案和TCH方案作为可手术的HER-2阳性早期乳腺癌的（新）辅助治疗，但直到NeoCARH研究出现以前，并无头对头对比TCH方案和AC-TH方案疗效的新辅助研究。

NeoCARH研究是一项随机、开放标签、多中心的Ⅱ期新辅助研究，入组140例年龄≥18岁、组织学或细胞学确诊的HER-2阳性乳腺浸润性导管癌患者。所有患者随机分配到A（E）C-TH［（表柔比星＋环磷酰胺）×4，序贯（多西他赛＋曲妥珠单抗）×4］组或TCH［（多西他赛＋卡铂＋曲妥珠单抗）×6］组。该研究的主要研究终点为pCR率（定义为乳腺和腋窝均没有浸润性癌细胞，$ypT_{0/is}$ ypN_0）。该研究首次头对头比较了新辅助TCH方案和A（E）C-TH方案治疗可手术的HER-2阳性乳腺癌的疗效和安全性。其结果显示，TCH组比A（E）C-TH组有更高的pCR率（56.1% *vs.* 38.5%，*P*＝0.044）；TCH方案可能比A（E）C-TH方案更适用于HER-2阳性早期乳腺癌的新辅助治疗，期待更长时间的随访结果来验证该研究的结果。

针对是否可以"去蒽环类药物"，荷兰的研究者开展了TRAIN-2研究。该研究是首项评估无蒽环类药物化疗联合曲妥珠单抗＋帕妥珠单抗（HP）用于早期HER-2阳性乳腺癌患者新辅助治疗的Ⅲ期临床研究。该研究共入组438例早期HER-2阳性乳腺癌患者，随机分为2组，均全程接受HP治疗，联合的化疗方案分别为3个周期FEC（F，5-氟尿嘧啶；E，表柔比星；C，环磷酰胺）序贯6个周期TC（T，紫杉醇；C，卡铂）或9个周期TC；主要研究终点为pCR率，次要研究终点包括无事件生存（EFS）（定义为从随机至第1次事件发生的时间，包括疾病进展导致的不可手术、肿瘤复发、第二原发肿瘤或死亡）和OS。其初步结果显示，含蒽环类药物/不含蒽环类药物化疗联合HP新辅助治疗呈现相似的获益（pCR率：67% *vs*. 68%，$P=0.75$）。2020年，在ASCO大会上，TRAIN-2研究更新了随访3年的疗效及安全性数据，即中位随访49个月时，含蒽环类药物/不含蒽环类药物化疗联合HP新辅助治疗的3年EFS率分别为92.7%和93.5%，3年OS率分别为97.7%和98.2%，提示HP联合含蒽环类药物/不含蒽环类药物化疗的新辅助治疗方案疗效相当，但含蒽环类药物方案的心脏毒性相对更大。因此，Ⅱ～Ⅲ期HER-2阳性乳腺癌患者均可考虑采用HP联合卡铂＋紫杉类药物的新辅助治疗方案，蒽环类药物或许会逐渐淡出此类患者的新辅助治疗方案。

对于HER-2阳性乳腺癌的新辅助治疗，除了HP的联合外，近年来也不断有学者进行了曲妥珠单抗与酪氨酸激酶抑制剂（tyrosine kinase inhibitor，TKI）类药物联合的尝试。在2021年的ASCO大会上，一项“吡咯替尼新辅助治疗HER-2阳性乳腺癌的多中心、随机对照Ⅱ期研究（NCT03756064研究）”以摘要的形式得以展示。该研究计划入组100例符合纳入标准和排除标准的HER-2阳性早期乳腺癌患者，所有患者按1∶1的比例随机分为2组，一组接受TCbH＋Py［T，多西他赛75 mg/m^2；Cb，卡铂6 mg/（ml·min）；H，曲妥珠单抗6 mg/kg（负荷剂量8 mg/kg）；Py，吡咯替尼400 mg］方案治疗6个周期，另一组接受TCbH（剂量一致）方案治疗6个周期。其初步结果显示，TCbH＋Py组患者的总pCR（tpCR）率为71%，而TCbH组仅为37%，TCbH＋Py方案达到了接近翻倍的疗效。该研究的最终结果令人期待，希望能给临床的新辅助治疗提供更多的选择。

三、升阶梯治疗

由于达到pCR的患者的预后优于未达到pCR的患者，故近年来不断有研究尝试新辅助阶段的强化方案来追求更高的pCR率，但目前仍有30%～60%的HER-2阳性乳腺癌患者在新辅助化疗后存在残留病灶，对于这部分患者，如何进一步改善疗效，既往一直沿用含曲妥珠单抗方案治疗1年的通用原则。KATHERINE研究为新辅助化疗后未达pCR的患者提供了更多的治疗获益可能。KATHERINE研究是一项国际、多中心、Ⅲ期临床研究，共纳入1486例新辅助治疗（含曲妥珠单抗）后没有达到pCR的HER-2阳性乳腺癌患者，按1∶1的比例随机接受14个周期的T-DM1治疗或14个周期的曲妥珠单抗治疗；主要研究终点为iDFS，次要研究终点包括DFS、OS、无远处复发间期（distant recurrence-free interval，DRFI）及安全性。2018年，SABCS上该研究报道的结果显示，中位随访41个月时，T-DM1组的3年iDFS率为88.3%，曲妥珠单抗组为77.0%，2组的绝对差异达11.3%（*HR* 0.5，$P<0.0001$）；亚组分析的结果与主要研究终点一致，即采用曲妥珠单抗联合帕妥珠单抗双靶向新辅助治疗患者的获益趋势与主要研究终点一致，2组的3年iDFS率分别为91.4%和80.9%（*HR* 0.498）。其结果表明，无论是采用曲妥珠单抗单靶向治疗还是含曲妥珠单抗的双靶向新辅助治疗，如果患者仍存在残留病灶，都能从T-DM1中获益。目前，该研究的OS数据还不成熟，期待更长时间的随访结果。

随着抗体-药物偶联物（antibody-drug conjugate，ADC）类药物在临床应用中优势凸显，且基于KATHERINE研究的出色结果，近期一项头对头比较DS-8201和T-DM1用于新辅助治疗后HER-2阳性乳腺癌辅助治疗的Ⅲ期临床研究DESTINY-Breast-05正式确立开展。该研究是一项多中心、随机、开放、对照性研究，将纳入高危的HER-2阳性早期乳腺癌患者，且其在接受新辅助治疗后乳腺和腋窝淋巴结残留有侵袭性病灶。基于发现疾病时患者不可手术，这类患者被认为是高危患者，疾病包括临床阶段T_4、$N_{0\sim3}$或$T_{1\sim3}$、$N_{2\sim3}$、M_0；或在发现疾病时可进行手术，如临床阶段$T_{1\sim3}$、$N_{0\sim1}$或M_0，且在接受新辅助疗法后有阳性病理结节状态。所有的纳入患者将被随机分为2组，分别接受DS-8201和T-DM1治疗；主要研究终点为研究者评估的iDFS率，次要研究终点包括OS率和DFS，安全终点包括严重不良反应、治疗相关性不良反应及特别关注的不良反应。目前，DS-8201在乳腺癌的治疗方面成绩斐然，有强悍的“后线保底能力”。此外，DS-8201还挑战了HER-2低表达人群，依然能获得好的疗效。期待DESTINY-Breast-05研究结果的发表，期待未来有更多研究来探索DS-8201惠及更多的HER-2阳性乳腺癌患者和其他HER-2表达的实体瘤。

四、降阶梯治疗

关于HER-2阳性乳腺癌的降阶梯治疗，目前的焦点主要集中在“减化疗”上，无论是前文提到的“去蒽环类药物”的NeoCARH研究、BCIRG006研究及TRAIN-2研究，还是APT研究、ATEMPT研究等对于小肿瘤的尝试，皆是如此。在此基础上，PHERGain研究进一步进行了“免化疗”的探索。

PHERGain研究入组了符合纳入标准和排除标准的Ⅰ～Ⅲ期HER-2阳性乳腺癌患者，按照1∶4的比例随机分组，队列A接受多西他赛（T）、卡铂（C）和HP双靶向治疗，队列B接受HP双靶向治疗且HR阳性患者同时接受内分泌治疗。之后，该研究通过^{18}F-氟脱氧葡萄糖（fluorodeoxglucose，FDG）正电子发射体层成像（positron emission computed tomography，PET）将具有亚临床转移的患者分入队列C。在随机分组后和新辅助治疗2个周期后对队列A和队列B的患者进行^{18}F-FDG PET评估，无论结果如何，队列A的患者均完成了共6个周期的治疗；在队列B的患者中，治疗2个周期后^{18}F-FDG PET评估治疗有反应者继续行6个周期的HP±内分泌治疗，而^{18}F-FDG PET评估反应不佳者切换为接受6个周期的多西他赛＋卡铂联合HP治疗。队列A和队列B的患者均进行了手术。手术后，队列B中治疗有反应但未获得pCR的患者接受6个周期的TCHP方案治疗。最终，队列A和队列B的所有患者均完成了18个周期的HP双靶向治疗，队列C的患者接受了6个周期的TCHP方案治疗。该研究的共同主要研究终点为队列B通过^{18}F-FDG PET评估治疗有反应者的乳腺/腋窝pCR率（$ypT_{0/is}N_0$）和队列B患者的3年iDFS率。在2020年的ASCO大会上，该研究的作者公布了其结果，共入组376例患者，队列A、B、C分别有71例、285例和20例患者。队列B患者的中位年龄为50岁，其中49.2%淋巴结阳性，67.4%HR阳性。队列A中达到pCR的患者有41例（57.7%，95%*CI* 47.4%～69.4%），队列B中达到pCR的患者有101例（35.4%，95%*CI* 29.9%～41.3%）。队列B中，有227例（79.6%）患者经^{18}F-FDG PET评估为治疗有反应，其中86例（37.9%，95%*CI* 31.6%～44.5%）最终获得pCR；而在^{18}F-FDG PET评估治疗无明确反应的患者中，15例（25.9%，95%*CI* 15.3%～39.0%）加用TC（TCHP）治疗后达到了pCR。HR阳性和HR阴性患者的pCR率分别为44.3%和35.0%（$P=0.184$），有一定差异，但还没达到明确的统计学意义。安全性方面，队列A的患者均接受了双靶向治疗联合化疗，≥3级不良反应的发生率为58.8%，严重不良反应的发生率可达29.4%。PHERGain研究提示，临床医师可以应用功能影像学等方法筛选出一部分对HP有很好反应性的患者，从而给予免化疗的治疗方案。这也印证了Neosphere研究的数据，约有16.8%的患者仅接受HP双靶向治疗就获得了pCR，通过^{18}F-FDG PET可筛选出受益于HP双靶向治疗的患者。目前，PHERGain研究的3年iDFS随访正在进行中，期待未来能给患者带来更多福音。

综上所述，随着抗HER-2靶向药物的不断研发和临床研究的持续探索，HER-2阳性这一乳腺癌分子亚型的预后也日益改善。相信随着时间的推移，抗HER-2靶向药物会给越来越多的HER-2阳性乳腺癌患者带来福音，实现早期“治愈”这一最终目标。

（空军军医大学西京医院 孟庆杰 李南林 韩晓刚 张浩萌 吕勇刚）

参考文献

[1] Kennecke H, Yerushalmi R, Woods R, et al. Metastatic behavior of breast cancer subtypes. J Clin Oncol, 2010, 28(20): 3271-3277.

[2] Cossetti RJ, Tyldesley SK, Speers CH, et al. Comparison of breast cancer recurrence and outcome patterns between patients treated from 1986 to 1992 and from 2004 to 2008. J Clin Oncol, 2015, 33(1): 65-73.

[3] Hurvitz SA, Martin M, Jung KH, et al. Neoadjuvant trastuzumab emtansine and pertuzumab in human epidermal growth factor receptor 2-positive breast cancer: three-year outcomes from the phase Ⅲ KRISTINE study. J Clin Oncol, 2019, 37(25): 2206-2216.

[4] Tolaney SM, Tayob N, Dang C, et al. Adjuvant trastuzumab emtansine versus paclitaxel in combination with trastuzumab for stage Ⅰ HER2-positive breast cancer (ATEMPT): a randomized clinical trial. J Clin Oncol, 2021, 39(21): 2375-2385.

[5] Slamon D, Eiermann W, Robert N, et al. Adjuvant trastuzumab in HER2-positive breast cancer. N Engl J Med, 2011, 365(14): 663-664.

[6] Gao HF, Wu Z, Lin Y, et al. Anthracycline-containing carboplatin-containing neoadjuvant chemotherapy in combination with trastuzumab for HER2-positive breast cancer: the neoCARH phase Ⅱ randomized clinical trial. Ther Adv Med Oncol, 2021, 365(14): 1276-1283.

[7] van Ramshorst MS, van der Voort A, van Werkhoven ED, et al. Neoadjuvant chemotherapy with or without anthracyclines in the presence of dual HER2 blockade for HER2-positive breast cancer (TRAIN-2): a multicentre, open-label, randomised, phase 3 trial. Lancet Oncol, 2018, 19(12): 1630-1640.

[8] van der Voort A, van Ramshorst MS, van Werkhoven ED, et al. three-year follow-up of neoadjuvant chemotherapy with or without anthracyclines in the presence of dual ERBB2 blockade in patients with ERBB2-positive breast cancer: a secondary analysis of the TRAIN-2 randomized, phase 3 trial. JAMA Oncol, 2021, 7(7): 978-984.

[9] von Minckwitz G, Huang CS, Mano MA, et al. Trastuzumab emtansine for residual invasive HER2-positive breast cancer. N Engl J Med, 2019, 380(7): 617-628.

[10] Pérez-García JM, Gebhart G, Borrego MR, et al. Chemotherapy de-escalation using an F-FDG-PET-based pathological response-adapted strategy in patients with HER2-positive early breast cancer (PHERGain): a multicentre, randomised, open-label, non-comparative, phase 2 trial. Lancet Oncol, 2021, 22(6): 858-871.

[11] Gianni L, Pienkowski T, Im YH, et al. Efficacy and safety of neoadjuvant pertuzumab and trastuzumab in women with locally advanced, inflammatory, or early HER2-positive breast cancer (NeoSphere): a randomised multicentre, open-label, phase 2 trial. Lancet Oncol, 2012, 13(1): 25-32.

CME TEXTBOOKS NATIONAL PROJECT

卡培他滨在三阴性乳腺癌中的应用

第 6 章

一、背　　景

三阴性乳腺癌（triple negative breast cancer，TNBC）是指雌激素受体（ER）、孕激素受体（PR）及人表皮生长因子受体-2（HER-2）表达均为阴性的一类乳腺癌亚型，占所有浸润性乳腺癌的15%～20%。相较于其他乳腺癌分子亚型，TNBC具有明显的异质性和侵袭性，容易早期出现复发和转移，尤其是内脏转移，预后很差。目前，早期TNBC患者的辅助治疗手段主要为化疗，基于ECOG 1199和SWOG S0221等研究的结论，包含蒽环类药物和紫杉类药物的方案仍是TNBC的标准治疗方案。尽管化疗方案的有效性已经得到印证，但早期TNBC患者10年内复发的风险仍高达20%～40%。

卡培他滨是一种抗代谢氟嘧啶脱氧核苷氨基甲酸酯类药物，可以在人体内转化为5-氟尿嘧啶（5-fluorocrail，5-Fu），从而干扰核糖核酸（ribose nucleic acid，RNA）和蛋白质的合成，并进一步抑制细胞分裂。目前，卡培他滨在胃肠道肿瘤的治疗中已广泛应用；在乳腺癌领域，相关指南推荐将其用于紫杉类药物和蒽环类药物化疗方案治疗无效的晚期乳腺癌。近年来，业内开展了多项以卡培他滨作为乳腺癌辅助治疗的临床研究，主要有2类，一类是用卡培他滨替代标准治疗方案中的药物，一类是在标准方案治疗的基础上加用卡培他滨，各项研究的结论充满了“惊喜”，却又带来一些新的问题（尤其是TNBC），需要研究者们进一步探索。

二、研究进展

（一）CALGB 49907研究：卡培他滨单药在老年乳腺癌患者中应用的可行性

CALGB 49907研究共纳入633例老年（65岁及以上）乳腺癌患者。纳入标准：①65岁及以上；②可手术；③组织学证实为乳腺癌；④体力状况（performance status，PS）评分0～2分。排除标准：合并其他复发风险超过30%的活动性恶性肿瘤。所有患者按1∶1的比例随机分为2组，分别接受标准辅助化疗（$n=326$）和卡培他滨治疗（$n=307$），标准辅助化疗包括CMF（C，环磷酰胺；M，甲氨蝶呤；F，5-氟尿嘧啶）方案及AC（A，多柔比星；C，环磷酰胺）方案。该研究的主要研究终点为无复发生存（RFS），次要研究终点包括乳腺癌特异性生存（breast cancer specific survival，BCSS）率和总生存（OS）。

2009年，《新英格兰医学杂志》首次报道了CALGB 49907研究中位随访2.4年的初步分析结果，即对于65岁及以上的老年乳腺癌患者，术后标准辅助化疗与卡培他滨相比，前者的RFS和OS更好。2019年，*JCO*在线发表了该研究中位随访11.4年的最终分析结果，并进行了详细的亚组分析。总体而言，中位随访11.4年，标准化疗组与卡培他滨组相比，前者的RFS率（56% *vs*. 50%，*HR* 0.8，95%*CI* 0.62 ～ 0.98，*P*＝0.03）、BCSS率（88% *vs*. 82%，*HR* 0.62，95%*CI* 0.39 ～ 0.97，*P*＝0.03）更高；2组的OS率分别为62%和56%，但差异无统计学意义（*P*＝0.16）。此外，该研究患者的总死亡率为43.9%，其中13.1%为乳腺癌、16.4%为乳腺癌以外的原因、14.1%原因不明；有14.1%的患者发生了非乳腺第二原发癌。亚组分析的结果显示，HR阳性患者的RFS率相似（*HR* 0.89，95%*CI* 0.68 ～ 1.18，*P*＝0.43）；在HR阴性患者中，标准化疗组的RFS率较高（*HR* 0.66，95%*CI* 0.46 ～ 0.95，*P*＝0.02），提示HR阴性患者有从标准化疗中获益的趋势；对于OS和BCSS，不同的HR状态并未达到统计学差异，原因可能是亚组分析的效力有限。

此外，该研究还特别对154例TNBC患者进行了探索性分析。其发现，与HR阴性患者相似，TNBC患者亦能从标准化疗中获得更好的RFS（*HR* 0.61，95%*CI* 0.39 ～ 0.95，*P*＝0.03），但OS（*HR* 0.71，95%*CI* 0.45 ～ 1.14，*P*＝0.15）和BCSS（*HR* 0.56，95%*CI* 0.25 ～ 1.25，*P*＝0.16）却未见明显优势。

该研究的结果表明，经过长期随访，术后标准辅助化疗与卡培他滨相比，早期老年乳腺癌患者的RFS仍较好，尤其对于HR阴性患者及TNBC患者。值得注意的是，该老年人群存在乳腺癌以外死亡原因的竞争风险，如心脑血管疾病风险，稀释了术后标准辅助化疗的OS获益。

（二）GEICAM/2003-11_CIBOMA/2004-01研究、CREATE-X研究、SYSUCC-001研究：标准化疗后行卡培他滨辅助强化治疗的探索

1. GEICAM/2003-11_CIBOMA/2004-01研究 该研究是一项在早期可手术TNBC患者的标准（新）辅助化疗后应用卡培他滨维持治疗的随机、对照、开放的Ⅲ期临床研究，目的是探讨辅助卡培他滨维持治疗能否改善早期可手术TNBC患者的长期生存，共纳入876例可手术的TNBC患者。纳入标准：①组织学确认的HR阴性、HER-2阴性浸润性乳腺癌；②在新辅助治疗或辅助治疗中，患者曾接受6 ～ 8个周期标准蒽环类药物或紫杉类药物化疗，并按相关指南进行放疗；③若淋巴结阴性，则允许多柔比星＋环磷酰胺化疗4个周期。排除标准：①双侧浸润性乳腺癌；②缺乏根治性手术的机会；③腋窝淋巴结清扫少于6枚淋巴结；④妊娠期乳腺癌。所有患者按1∶1的比例随机分为2组，分别接受卡培他滨（*n*＝448）治疗8个周期和观察（*n*＝428）。该研究的主要研究终点为无疾病生存（DFS）。中位随访时间为7.3年，卡培他滨组的5年DFS率为79.6%（95%*CI* 75.8% ～ 83.4%），观察组为76.8%（95%*CI* 72.7% ～ 80.9%），并未取得具有统计学意义的DFS率差异（单因素*HR* 0.79，95%*CI* 0.61 ～ 1.03，*P*＝0.082；多因素*HR* 0.77，95%*CI* 0.59 ～ 1.00，*P*＝ 0.051）；卡培他滨组的5年OS率为86.2%（95%*CI* 82.9% ～ 89.4%），观察组为85.9%（95%*CI* 82.4% ～ 89.3%），差异也无统计学意义（单因素*HR* 0.88，95%*CI* 0.64 ～ 1.23，*P*＝0.4562；多因素*HR* 0.86，95%*CI* 0.62 ～ 1.20，*P*＝0.371）。预设的亚组分析显示，在非基底样表型患者中，卡培他滨组的5年DFS率和5年OS率均显著优于观察组（5年DFS率：82.6% *vs*. 72.9%，*HR* 0.53，95%*CI* 0.31 ～ 0.91，*P*＝0.022；5年OS率：89.5% *vs*. 79.6%，*HR* 0.42，95%*CI* 0.21 ～ 0.81，*P*＝0.0095）。可惜的是，该研究的整体结果是阴性的，也就是说8个周期的卡培他滨与观察相比，患者并未获得更好的DFS率。

2. CREATE-X研究 该研究是一项多中心、随机、对照、开放的Ⅲ期临床研究，目的是明确卡培他滨在标准新辅助化疗方案治疗后仍有病灶残留的患者中的作用，共纳入910例既往接受过标准化疗方案的HER-2阴性乳腺癌患者，排除不符合要求的23例患者后，最终887例患者进入试验。该研究的作者将这些新辅助化疗后仍有残留病灶或淋巴结阳性的患者随机分为卡培他滨强化组（辅助强化治疗6 ～ 8个周期）和观察组。该研究的主要研究终点为DFS率，次要研究终点为

OS率。2017年，其最终分析结果发表于《新英格兰医学杂志》，即卡培他滨强化组的5年DFS率为74.1%，观察组为67.6%（*HR* 0.70，*P*＝0.01）；卡培他滨强化组的OS率为89.2%，观察组为83.6%（*HR* 0.59，*P*＝0.01）。亚组分析的结果显示，各亚组均有获益趋势，尤其是TNBC亚组，采用卡培他滨强化治疗患者的5年DFS率为69.8%，采用观察的患者为56.1%，绝对获益达13.7%（*HR* 0.58）；采用卡培他滨强化治疗患者的5年OS率为78.8%，采用观察的患者为70.3%，绝对获益为8.5%（*HR* 0.52）。

3. SYSUCC-001研究 该研究是一项针对TNBC的开放、多中心、随机、对照、Ⅲ期临床研究，先在2020年的美国临床肿瘤学会（ASCO）大会上做报告，之后在*JAMA*上发表。该研究是首项将节拍维持治疗用于辅助治疗且得出阳性结果的Ⅲ期临床研究，将可手术的TNBC患者在标准局部治疗和系统治疗后随机分配至节拍卡培他滨维持治疗组（650 mg/m^2，每天1次，持续1年）或观察组。该研究的主要研究终点为DFS率，次要研究终点包括无远处疾病生存（distant disease-free survival，DDFS）率、OS率及安全性。其结果显示，中位随访56.5个月时，卡培他滨组的5年DFS率明显优于观察组（83% *vs*. 73%，*HR* 0.63，95%*CI* 0.42 ～ 0.96，*P*＝0.027），卡培他滨组的5年DDFS率也明显优于观察组（85% *vs*. 76%，*HR* 0.56，95%*CI* 0.37 ～ 0.90，*P*＝0.016）；2组的5年OS率差异无统计学意义（85% *vs*. 81%，*HR* 0.74，95%*CI* 0.47 ～ 1.18，*P*＝0.203）。该研究中，202例（91.4%）患者按计划完成卡培他滨1年治疗。此外，与卡培他滨相关的常见不良反应有手足综合征（46%）、白细胞减少（24%）、高胆红素血症（13%）、胃肠道疼痛（7%）及血清氨基转移酶升高（5%）。

（三）FINXX研究、USONO17629研究、CBCSG 010研究：标准化疗联合卡培他滨强化治疗的前景

1. FINXX研究 该研究是由芬兰乳腺癌研究组开展的一项大型、前瞻性、开放、多中心、随机、Ⅲ期临床研究，旨在验证在以蒽环类药物联合紫杉类药物为主的方案的基础上用卡培他滨替代5-氟尿嘧啶（5-Fu）能否进一步提高疗效。入组标准为淋巴结阳性或高危（肿瘤直径≥2.0 cm，同时PR阴性）的淋巴结阴性患者。该研究从2004年1月至2007年5月共入组1495例患者，纳入患者被随机分为2组，试验组行TX（T，多西他赛；X，卡培他滨）×3序贯CEX（C，环磷酰胺；E，表柔比星；X，卡培他滨）×3；对照组行T（多西他赛）×3序贯CEF（C，环磷酰胺；E，表柔比星；F，5-氟尿嘧啶）×3。该研究的主要研究终点为RFS，次要研究终点包括OS率和安全性等。该研究是首项探索卡培他滨联合蒽环类药物/紫杉类药物作为早期乳腺癌辅助治疗有效性的Ⅲ期研究。其中位随访4.9年的结果显示，对于未经分层的患者，卡培他滨组的5年RFS率（86.6% *vs*. 84.1%，*HR* 0.79，*P*＝0.087）和OS率（92.6% *vs*. 89.7%，*HR* 0.73，*P*＝0.08）在数值上均优于对照组，但差异无统计学意义。令人惊喜的是，202例（13.5%）TNBC亚组患者中位随访5年的结果显示，卡培他滨组的RFS显著延长（*P*＝0.018），疾病复发风险降低50%以上，OS同样有显著获益（*P*＝0.019）。2017年，FINXX研究的第3次分析结果发表在*JAMA Oncology*上，中位随访时间为10.3年。与前期分析的结果相似，对于总体人群，卡培他滨组与对照组的RFS（*HR* 0.88，95%*CI* 0.71 ～ 1.08，*P*＝0.23）和OS（*HR* 0.84，95%*CI* 0.66 ～ 1.07，*P*＝0.15）仍未获得统计学意义的差异。而TNBC亚组的获益却还在延续，卡培他滨组TNBC患者的10.3年RFS率为78.5%，对照组为64.2%，绝对获益为14.3%（*HR* 0.53，95%*CI* 0.31 ～ 0.92，*P*＝ 0.02）；卡培他滨组TNBC患者的10.3年OS率为80.6%，对照组为67.9%，绝对获益为12.7%（*HR* 0.55，95%*CI* 0.31 ～ 0.96，*P*＝0.03）。

2. USONO17629研究 该研究是另一项关于卡培他滨联合标准化疗方案治疗高危早期乳腺癌的多中心、开放、随机、Ⅲ期临床研究，共纳入2611例高危早期乳腺癌患者，所有患者在术后被随机分为2组：对照组［AC（A，多柔比星；C，环磷酰胺）×4-T（多西他赛）×4，*n*＝1304］和卡培他滨组［AC×4-TX（T，多西他赛；X，卡培他滨）×4，*n*＝1307］。该研究的主要研究终点

为DFS，次要研究终点为OS。其结果显示，中位随访5年时，2组主要研究终点DFS未达到统计学差异，卡培他滨组的5年DFS率为89.3%，对照组为87.4%(*HR* 0.84，95%*CI* 0.67～1.05，*P*＝0.125)；但卡培他滨组较对照组5年OS率有显著改善，卡培他滨组的5年OS率为94.3%，对照组为91.7%(*HR* 0.68，95%*CI* 0.51～0.92，*P*＝0.011)。意向性治疗(ITT)人群亚组的分析显示，各亚组人群均能从AC-TX方案中获益，TNBC亚组的OS获益更显著(*HR*＝0.62)，且加用卡培他滨后未见不良反应明显增加。该研究随访7年的结果基本同前，2组的DFS仍无统计学差异(*HR* 0.84，95%*CI* 0.68～1.04，*P*＝0.1136)，而卡培他滨组的OS率仍优于对照组(*HR* 0.69，95%*CI* 0.53～0.90，*P*＝0.0061)。该研究的初期结果提示，卡培他滨联合含蒽环类药物/紫杉类药物的标准化疗方案作为早期高危乳腺癌的辅助手段，患者可从中获益，OS获益在TNBC患者中体现得更加明显。

3. CBCSG 010研究 该研究是一项开放、随机、多中心的Ⅲ期临床研究，共纳入636例患者，其中585例TNBC患者符合入组标准并接受治疗。所有患者随机分为2组，试验组(*n*＝297)接受3个周期XT(X，卡培他滨；T，多西他赛)方案序贯3个周期XEC(X，卡培他滨；E，表柔比星；C，环磷酰胺)方案治疗，对照组(*n*＝288)接受3个周期T(多西他赛)序贯3个周期FEC(F，5-氟尿嘧啶；E，表柔比星；C，环磷酰胺)方案治疗。该研究的主要研究终点为5年DFS率，次要研究终点包括RFS率、DDFS率、OS率及安全性。目前，该研究已完成5年随访，取得了非常理想的阳性结果，并发表在2020年的*Journal of Clinical Oncology*上。其结果显示，试验组的5年DFS率、5年RFS率及5年DDFS率均显著高于对照组(5年DFS率：86.3% *vs*. 80.4%，*HR* 0.66，95%*CI* 0.44～0.99，*P*＝0.044；5年RFS率：89.5% *vs*. 83.1%，*HR* 0.59，95%*CI* 0.38～0.93，*P*＝0.02；5年DDFS率：89.8% *vs*. 84.2%，*HR* 0.63，95%*CI* 0.40～1.00，*P*＝0.048)，2组的5年OS率相似(93.3% *vs*. 90.7%，*HR* 0.67，95%*CI* 0.37～1.22，*P*＝0.186)。

(四)EA1131研究：在新辅助化疗后有残留病灶的三阴性乳腺癌患者中，尚不能证明铂类药物强化治疗的效果不劣于卡培他滨强化治疗

EA1131研究是一项多中心、非盲、随机、对照、Ⅲ期临床研究，入组了2016年6月至2021年3月临床Ⅱ期或Ⅲ期TNBC术前新辅助化疗后乳腺残留浸润性病灶直径≥1.0 cm的患者401例，按1:1的比例随机分为铂类药物化疗组(每3周1次静脉注射卡铂或顺铂×4个周期)和卡培他滨组(每3周前14天每天口服卡培他滨×6个周期)，其中TNBC基底样细胞型患者有308例。该研究的主要研究终点为iDFS率，次要研究终点包括OS率、RFS率。该研究的试验设计原为非劣效性设计，但2017年根据CREATE-X研究的结果改为优效性设计，假设卡培他滨组的4年iDFS率为67%，铂类药物化疗组的4年iDFS率临界值为63%。2021年6月，该研究的结果发表，中位随访20个月，在308例TNBC基底样细胞型患者中，发生iDFS事件120例，占全部患者iDFS事件的61%；铂类药物化疗组与卡培他滨组相比，3年iDFS率分别为42%和49%(*HR* 1.06，95%*CI* 0.62～1.81)，3年RFS率分别为46%和49%(*HR* 0.99，95%*CI* 0.67～1.45)，3年OS率分别为58%和66%(*HR* 1.33，95%*CI* 0.71～1.79)；安全性方面，2组3～4级不良反应的发生率分别为26%和15%。由于继续随访已经不太可能显示铂类药物的非劣效性或优效性，故数据和安全性监测委员会建议停止该研究。综上所述，对于早期TNBC术前新辅助化疗后残留浸润性癌基底样细胞型患者，术后使用铂类药物化疗与卡培他滨辅助化疗相比，iDFS并未提高，且严重不良反应的发生率显著提高。此外，2组患者的3年iDFS率都低于预期，突显该高风险人群需要更好的化疗方案。这些结果表明，对于TNBC术前新辅助化疗后有残留浸润性癌的患者来说，不支持术后选择铂类药物进行辅助化疗。目前，对于未经筛选的TNBC患者，卡培他滨仍是标准治疗方案，术后进行铂类药物辅助化疗仍在探索中。

(空军军医大学西京医院　孟庆杰　吕勇刚　李南林)

参考文献

[1] Dent R, Trudeau M, Pritchard KI, et al. Triple-negative breast cancer: clinical features and patterns of recurrence. Clin Cancer Res, 2007, 13: 4429-4434.

[2] von Minckwitz G, Untch M, Blohmer JU, et al. Defifinition and impact of pathologic complete response on prognosis after neoadjuvant chemotherapy in various intrinsic breast cancer subtypes. J Clin Oncol, 2012, 30: 1796-1804.

[3] Dent R, Hanna WM, Trudeau M, et al. Pattern of metastatic spread in triple-negative breast cancer. Breast Cancer Res Treat, 2009, 115 (2): 423-428.

[4] Liedtke C, Mazouni C, Hess KR, et al. Response to neoadjuvant therapy and long-term survival in patients with triple-negative breast cancer. J Clin Oncol, 2008, 26: 1275-1281.

[5] Sparano JA, Zhao F, Martino S, et al. Long-term follow-up of the E1199 phase Ⅲ trial evaluating the role of taxane and schedule in operable breast cancer. J Clin Oncol, 2015, 33: 2353-2360.

[6] Budd GT, Barlow WE, Moore HC, et al. SWOG S0221: a phase Ⅲ trial comparing chemotherapy schedules in high-risk early-stage breast cancer. J Clin Oncol, 2015, 33: 58-64.

[7] Ali AM, Ansari J, El-Aziz N, et al. Triple negative breast cancer: a tale of two decades. Anti Cancer Agents Med Chem, 2017, 17 (4): 491-499.

[8] Muss HB, Berry DA, Cirrincione CT, et al. Adjuvant chemotherapy in older women with early-stage breast cancer. N Engl J Med, 2009, 360: 2055-2065.

[9] Muss HB, Polley MC, Berry DA, et al. Randomized trial of standard adjuvant chemotherapy regimens versus capecitabine in older women with early breast cancer: 10-year update of the CALGB 49907 trial. J Clin Oncol, 2019, 37 (26): 2338-2348.

[10] Ana Lluch, Carlos H. Barrios, et al. Phase Ⅲ trial of adjuvant capecitabine after standard neo-/adjuvant chemotherapy in patients with early triple-negative breast cancer (GEICAM/2003-11_CIBOMA/2004-01). J Clin Oncol, 2020, 38 (3): 203-213.

[11] Masuda N, Lee SJ, Ohtani S, et al. Adjuvant capecitabine for breast cancer after preoperative chemotherapy. N Engl J Med, 2017, 376 (22): 2147-2159.

[12] Wang X, Wang SS, Huang H, et al. Effect of capecitabine maintenance therapy using lower dosage and higher frequency vs observation on disease-free survival among patients with early-stage triple-negative breast cancer who had received standard treatment: the SYSUCC-001 randomized clinical trial. JAMA, 2021, 325 (1): 50-58.

[13] Joensuu H, Kellokumpu-Lehtinen PL, Huovinen R, et al. Adjuvant capecitabine in combination with docetaxel, epirubicin, and cyclophosphamide for early breast cancer: the randomized clinical FinXX trial. JAMA Oncol, 2017, 3 (6): 793-800.

[14] O´Shaughnessy J, Koeppen H, Xiao Y, et al. Patients with slowly proliferative early breast cancer have low five-year recurrence rates in a phase Ⅲ adjuvant trial of capecitabine. Clin Cancer Res, 2015, 21 (19): 4305-4311.

[15] Li J, Yu K, Pang D, et al. Adjuvant capecitabine with docetaxel and cyclophosphamide plus epirubicin for triple-negative breast cancer (CBCSG010): an open-label, randomized, multicenter, phase Ⅲ trial. J Clin Oncol, 2020, 38 (16): 1774-1784.

[16] Mayer IA, Zhao F, Arteaga CL, et al. Randomized phase Ⅲ postoperative trial of platinum-based chemotherapy versus capecitabine in patients with residual triple-negative breast cancer following neoadjuvant chemotherapy: ECOG-ACRIN EA1131. J Clin Oncol, 2021, 39 (23): 2539-2551.

第二篇

进展期乳腺癌治疗

激素受体阳性晚期乳腺癌的治疗策略优化

第7章

靶向药物联合内分泌治疗的进展已全面影响和改变了激素受体（HR）阳性晚期乳腺癌（advanced breast cancer，ABC）的临床治疗策略。目前，含靶向药物＋内分泌治疗的临床研究也向多方向深入，且不断有新的研究结果，丰富和指引了更好的临床决策。对于如何更好地优化治疗策略，本文将从4个方面对HR阳性、人表皮生长因子受体-2（HER-2）阴性晚期乳腺癌的解救内分泌治疗进行探讨，包括优选人群、优选时机、优选方案及如何优化布局。

一、解救内分泌治疗的优选人群

单药内分泌治疗时代经典的3类治疗药物包括他莫昔芬、第3代芳香化酶抑制剂（AI）和氟维司群。单药内分泌治疗因其确切的疗效、较低的不良反应、良好的生活质量，对于HR阳性、HER-2阴性晚期乳腺癌是一种有效的治疗选择。对于肿瘤生物学行为相对惰性、疾病进展相对缓慢、无疾病生存间隔期较长、肿瘤负荷较小、出现骨/淋巴结/软组织转移或无症状的内脏转移，特别是既往对内分泌治疗敏感的患者，优选内分泌治疗。氟维司群对未经内分泌治疗的乳腺癌患者，尤其是非内脏转移的乳腺癌患者，较AI有显著的优势。

以细胞周期蛋白依赖性激酶4/6（CDK4/6）抑制剂为代表的靶向药物将解救内分泌治疗带入联合治疗时代。联合治疗较单药治疗使无进展生存（PFS）和客观缓解率（objective response rate，ORR）均显著提高，部分研究已获得了明确的总生存（OS）优势，包括内脏转移乳腺癌、耐药乳腺癌等。基于此，《中国临床肿瘤学会（CSCO）乳腺癌诊疗指南2020》及2020年美国国家综合癌症网络（NCCN）指南均推荐非内脏危象的HR阳性、HER-2阴性晚期乳腺癌患者选择靶向药物联合内分泌治疗。显然，CDK4/6抑制剂的联合治疗模式扩大了解救内分泌治疗的优选人群。

对内脏危象的判断和内分泌治疗耐药的把握是确定优选人群的重要参考指标。尽管内脏危象被定义为“由症状、体征、实验室检查、疾病快速进展确认的数个脏器功能异常”，但内脏危象并非单纯指存在内脏转移，而是指危重的内脏情况需要快速有效的治疗而控制疾病进展，尤其是指疾病进展后就失去化疗机会的情况。目前，内脏危象在临床中仍难以准确界定，患者有时会存在化疗和内分泌治疗均可行的情况。内分泌治疗耐药基于临床研究分为原发性内分泌治疗耐药和继发性内分泌治疗耐药。原发性内分泌治疗耐药是指术后辅助内分泌治疗2年内出现复发/转移，或转移性乳腺癌一线内分泌治疗6个月内出现疾病进展。继发性内分泌治疗耐药是指术后辅助内分泌治疗2年后出现复发/转移，或在完成辅助内分泌治疗后12个月内出现复发/转移，或一线内分泌治疗≥6个月出现疾病进展。当靶向药物联合内分泌治疗带来更高效和更多治疗方案后，医师在临床实践中应更重视既往内分泌治疗的反应性和转移后内分泌治疗方案的可选择性，并不排斥原发性内分泌治疗耐药乳腺癌选择内分泌治疗。临床上，有部分患者因辅助内分泌治疗强度不足而出现无疾病生存（DFS）期缩短，对于这部分人群，医师更应判断解救内分泌治疗的敏感性。

对于HR低表达晚期乳腺癌，近年来一些回顾性研究提供了更多证据，此类乳腺癌有更大比例具有三阴性乳腺癌的疾病特征和预后，不建议优选解救内分泌治疗。《欧洲肿瘤学院（European School of Oncology，ESO）-欧洲肿瘤内科学会（ESMO）晚期乳腺癌国际共识指南》（ABC指南）也强调，此类患者不要轻易放弃化疗。

二、解救内分泌治疗的优选时机

第3代AI、氟维司群单药内分泌治疗在一线解救内分泌治疗中均有较好的疗效，二线单药治疗的有效率则显著降低。CONFIRM研究显示，二线氟维司群单药内分泌治疗的中位PFS仅约6个月。

CDK4/6抑制剂联合治疗在一、二线治疗中均较单药治疗获得了显著的PFS优势，且各项研究的风险比（hazard ratio，*HR*）相近，故在一定程度上可以对各项研究的PFS数据进行直接的横向比较。各项研究的结果提示，CDK4/6抑制剂联合内分泌治疗用于一、二线治疗的相对获益类似，但一线治疗的绝对获益表现更优。

MONARCH-2、MONALEESA-3、PALOMA-3等临床研究是内分泌治疗失败后CDK4/6抑制剂联合氟维司群对比氟维司群单药的二线治疗研究，这3项研究的联合治疗均有显著的PFS获益。其中，PALOMA-3研究随访73.3个月时，联合治疗组持续保持有临床意义的OS优势。该研究还对转移后是否接受化疗进行分层分析，结果发现，既往未接受过化疗亚组［占意向性治疗（ITT）人群的66%］使用CDK4/6抑制剂联合治疗有显著的生存获益。

三、解救内分泌治疗的优选方案及优化布局

（一）单药内分泌治疗

第3代AI在未接受过辅助内分泌治疗或仅接受过辅助他莫昔芬（TAM）治疗的乳腺癌患者中，中位PFS为9～15个月。FALCON研究入组了未经内分泌治疗的ABC患者，结果发现，与AI单药相比，氟维司群有显著的PFS优势，中位PFS达16.6个月；尤其是非内脏转移亚组，使用氟维司群的患者的中位PFS达22.3个月；但在内脏转移亚组中，AI单药和氟维司群的PFS并无明显差异，尤其是肝转移，单药内分泌治疗疗效均欠佳。鉴于单药内分泌治疗的优势下降，高选择性内分泌敏感型乳腺癌可行一线单药内分泌治疗，优选氟维司群。HR阳性、HER-2阴性乳腺癌化疗后的维持治疗可选择AI或氟维司群，原因为联合内分泌治疗作为维持治疗目前尚无前瞻性研究数据支持。

（二）细胞周期蛋白依赖性激酶4/6抑制剂联合内分泌治疗

一线CDK4/6抑制剂联合AI治疗与AI单药治疗相比，前者从整体人群到不同临床病理特征人群都得到了明确的治疗获益，中位PFS突破了24个月，*HR*达约0.5，ORR超过50%，成为未使用过内分泌治疗或他莫昔芬治疗后敏感的复发HR阳性、HER-2阴性晚期乳腺癌（包括绝经前乳腺癌）一线解救内分泌治疗的优选方案。在MONALEESA-7研究中，CDK4/6抑制剂瑞博西利（ribociclib）作为绝经前雌激素受体（ER）阳性、HER-2阴性转移性乳腺癌患者的初始内分泌治疗方案，其联合卵巢功能抑制与单用内分泌治疗相比，显著延长了PFS和OS，降低了约29%的死

亡风险（$P=0.009\ 73$），跨过了预先设定的优效性边界值。MONARCH-3研究显示，阿贝西利＋非甾体抗炎药（nonsteroidal antiinflammatory drug，NSAID）在内脏转移患者中的中位PFS达21.6个月，即使是肝转移患者，其中位PFS也高达15个月；阿贝西利＋NSAID也显著提高了总人群的ORR，特别是肝转移患者，其ORR也达57.5%。该研究的结果进一步优化了内脏转移乳腺癌患者的一线治疗选择。

CDK4/6抑制剂联合氟维司群在一线治疗中也显示出突出的疗效。MONALEESA-3研究的纳入患者中约50%是未经内分泌治疗的晚期乳腺癌患者。其结果显示，瑞博西利联合氟维司群组的中位PFS达33.6个月，OS也显著获益，奠定了CDK4/6抑制剂联合氟维司群在一线治疗中的地位。2020年，有2项CDK4/6抑制剂联合氟维司群的Ⅱ期临床研究被报道。FLIPPER研究再次证实，绝经后HR阳性、HER-2阴性转移性乳腺癌中对内分泌治疗敏感的人群使用哌柏西利＋氟维司群的疗效优于氟维司群单药，1年PFS率为83.5%，中位PFS达31.8个月。PARSIFAL研究则在一线内分泌治疗中对比哌柏西利＋氟维司群和哌柏西利＋来曲唑方案的疗效，但遗憾的是，该研究并未取得统计学意义上的哌柏西利＋氟维司群的优效性结果和非劣效性结果。该研究的亚组分析显示，对于既往AI治疗后敏感复发的乳腺癌患者，哌柏西利＋氟维司群更有治疗优势。鉴于以上研究结果，《中国临床肿瘤学会（CSCO）乳腺癌诊疗指南2021》将该方案加入未经内分泌治疗乳腺癌患者的治疗推荐（2A类证据，Ⅱ级推荐）。若是辅助AI内分泌治疗，敏感复发的乳腺癌患者则优选CDK4/6抑制剂联合氟维司群治疗。

在CDK4/6抑制剂联合氟维司群的二线治疗研究中，PALOMA-3研究、MONARCH 2研究、MONALEESA-3研究设计相似，结果也相似。这3项研究显示，CDK4/6抑制剂联合氟维司群较氟维司群单药显著改善了PFS，这3项研究的PFS分别为9.5个月和4.6个月（*HR* 0.46，$P<0.001$）、16.4个月和9.3个月（*HR* 0.553，$P<0.001$）、14.6个月和9.1个月（*HR* 0.57，95%*CI* 0.428～0.744）；这3项研究的OS分别为39.7个月和29.7个月（*HR* 0.72，95%*CI* 0.55～0.94，内分泌治疗敏感复发人群）、46.7个月和37.3个月（*HR* 0.757，$P=0.01$，全组人群）、40.2个月和32.5个月（*HR* 0.73，95%*CI* 0.53～1.00，全组人群）。其中，PALOMA-3研究的入组人群中包含更后线治疗的人群，且转移后允许接受一线化疗，较另2项研究有更强的耐药特征人群。该研究随访73.3个月，结果显示，哌柏西利联合氟维司群的5年OS率为23.3%（95%*CI* 18.7%～28.2%），氟维司群为16.8%（95%*CI* 11.2%～23.3%），哌柏西利联合氟维司群对OS的改善具有临床意义（*HR* 0.806，95%*CI* 0.654～0.994，单侧$P=0.0221$）；除了内分泌治疗耐药或曾接受过化疗的患者外，在多数亚组中均观察到OS改善。目前，临床缺乏2种CDK4/6抑制剂的头对头研究，故OS获益无法进行直接比较。

（三）其他联合治疗模式

二线及以上解救内分泌治疗还有多种联合治疗模式。例如，组蛋白脱乙酰酶（histone deacetylase，HDAC）抑制剂西达本胺联合依西美坦。在ACE研究中，对于TAM或非甾体AI治疗失败的转移性乳腺癌，西达本胺联合依西美坦较依西美坦单药PFS显著提高，并获批治疗适应证，且OS数据仍在随访中。目前，HDAC抑制剂用于CDK4/6抑制剂治疗进展后的乳腺癌成为关注度较高的领域。

磷脂酰肌醇3激酶（PI3K）-蛋白激酶B（AKT）-哺乳动物雷帕霉素靶蛋白（mammaliantargetofrapamycin，mTOR）（PAM）通路抑制剂以PI3K抑制剂为代表。SOLAR-1研究显示，对于*PIK3CA*基因突变的转移性乳腺癌，PI3K抑制剂联合氟维司群较氟维司群单药有显著的PFS获益，由此获批美国食品药品监督管理局（FDA）相应适应证并成为美国NCCN指南的推荐方案。关于PAM通路抑制剂联合内分泌治疗能否用于CDK4/6抑制剂治疗进展后的乳腺癌问题，BYLieve研究先后报道了A队列、B队列的结果，发现使用含CDK4/6抑制剂的方案进展后，*PIK3CA*基因突变的转移性乳腺癌患者依然可从PI3K抑制剂联合内分泌治疗中得到较好的PFS获益。内分泌治疗的布局也因此向多线深入，从而进一步延缓了进行化疗的时间。

此外，CDK4/6抑制剂耐药后的治疗也向新的靶向药物研发及多药联合治疗模式探索，如成纤维细胞生长因子受体（fibroblast growth factor receptor，FGFR）抑制剂、口服选择性雌激素受体下调剂（selective estrogen receptor modulation，SERD）类药物等［如TRINITI-1研究中的瑞博西利＋依维莫司＋依西美坦方案，TAKTIC研究中的哌柏西利＋帕他色替（ipatasertib）＋氟维司群方案，PACE研究中的哌柏西利＋氟维司群±阿维芦人单抗（avelumab）方案等］。

HR阳性、HER-2阳性转移性乳腺癌具有双重信号通路异常增生特征，且相互影响疗效，是近年来受到越来越多关注的一类特殊乳腺癌，靶向抗HER-2治疗联合内分泌治疗也在多项研究中取得较好的结果，本文不作详述，未来靶向抗HER-2治疗与靶向内分泌治疗的联合组合形式则受到更多期待。

总之，随着多种靶向药物联合内分泌治疗的发展，才有内分泌治疗“排兵布阵”的可能。更早地筛选优势人群，进行优选方案治疗，做到“优中选优”，才能将治疗的获益最大化。

（天津医科大学肿瘤医院　郝春芳）

参考文献

［1］Nabholtz JM，Buzdar A，Pollak M，et al. Anastrozole is superior to tamoxifen as firstline therapy for advanced breast cancer in postmenopausal women：results of a North American multicenter randomized trial. Arimidex Study Group. Journal of Clinical Oncology，2000，18（22）：3758-3767.

［2］Robertson JFR，Bondarenko IM，Trishkina E，et al. Fulvestrant 500 mg versus anastrozole 1 mg for hormone receptor-positive advanced breast cancer（FALCON）：an international，randomised，double-blind，phase 3 trial. Lancet（London，England），2016，388（10063）：2997-3005.

［3］Finn RS，Martin M，Rugo HS，et al. Palbociclib and letrozole in advanced breast cancer. The New England Journal of Medicine，2016，375（20）：1925-1936.

［4］Hortobagyi GN，Stemmer SM，Burris HA，et al. Updated results from MONALEESA2，a phase Ⅲ trial of first-line ribociclib plus letrozole versus placebo plus letrozole in hormone receptorpositive，HER2-negative advanced breast cancer. Annals of Oncology，2018，29（7）：1541-1547.

［5］Cristofanilli M，Turner NC，Bondarenko I，et al. Fulvestrant plus palbociclib versus fulvestrant plus placebo for treatment of hormone-receptor-positive，HER2-negative metastatic breast cancer that progressed on previous endocrine therapy（PALOMA-3）：final analysis of the multicentre，double-blind，phase 3 randomised controlled trial. The Lancet Oncology，2016，17（4）：425-439.

［6］Turner NC，Slamon DJ，Ro J，et al. Overall survival with palbociclib and fulvestrant in advanced breast cancer. The New England Journal of Medicine，2018，379（20）：1926-1936.

［7］Sledge GW，Toi M，Neven P，et al. MONARCH 2：abemaciclib in combination with fulvestrant in women with HR＋/HER2− advanced breast cancer who had progressed while receiving endocrine therapy. Journal of Clinical Oncology，2017，35（25）：2875-2884.

［8］Jiang Z，Li W，Hu X，et al. Tucidinostat plus exemestane for postmenopausal patients with advanced，hormone receptor-positive breast cancer（ACE）：a randomised，double-blind，placebo-controlled，phase 3 trial. The Lancet Oncology，2019，20（6）：806-815.

［9］Slamon DJ，Neven P，Chia S，et al. Phase Ⅲ randomized study of ribociclib and fulvestrant in hormone receptor-positive，human epidermal growth factor receptor 2-negative advanced breast cancer：MONALEESA-3. J Clin Oncol，2018，36（24）：2465-2472.

[10] Goetz MP, Toi M, Campone M, et al. MONARCH 3: abemaciclib as initial therapy for advanced breast cancer. J Clin Oncol, 2017, 35 (32): 3638-3646.

[11] Yardley DA, Noguchi S, Pritchard KI, et al. Everolimus plus exemestane in postmenopausal patients with HR + breast cancer: BOLERO-2 final progression-free survival analysis. Advances in Therapy, 2013, 30 (10): 870-884.

[12] André F, Ciruelos EM, Juric D, et al. Alpelisib plus fulvestrant for PIK3CA-mutated, hormone receptor-positive, human epidermal growth factor receptor-2-negative advanced breast cancer: final overall survival results from SOLAR-1. Ann Oncol, 2021, 32 (2): 208-217.

第 8 章 乳腺癌免疫治疗研究进展

乳腺癌是发病率最高的女性恶性肿瘤，也是女性癌症患者死亡的主要原因之一。晚期乳腺癌的治疗一直是临床上的难题，除了传统的治疗手段（如手术、化疗、放疗、内分泌治疗及靶向治疗）外，免疫治疗在晚期乳腺癌中的应用也是当今临床研究的热点。免疫治疗通过人为调节机体的免疫功能以期减少癌症的复发和转移。抗肿瘤免疫主要通过活化适应性免疫细胞和对肿瘤的特异性杀伤发挥作用，而一系列的抗肿瘤效应过程中常出现免疫逃逸。目前，多项基础研究和临床研究已经证实，通过对程序性死亡-1（programmed death-1，PD-1）/程序性死亡-配体1（programmed death ligand-1，PD-L1）及细胞毒性T淋巴细胞相关抗原-4（cytotoxic T lymphocyte-associated antigen-4，CTLA-4）免疫检查点的抑制，可以恢复肿瘤免疫。

近年来，免疫治疗在多个恶性肿瘤病种中疗效显著，如非小细胞肺癌、恶性黑色素瘤及结直肠癌等；而在乳腺癌中，三阴性乳腺癌（TNBC）因特殊的免疫原性特征有别于乳腺癌的其他分子亚型，成为免疫治疗的潜在获益人群。免疫治疗可以给部分晚期恶性肿瘤患者带来长期生存效益，多项研究免疫检查点抑制剂（immune checkpoint inhibitor，ICI）疗效的临床研究的长期随访数据显示，晚期恶性肿瘤患者的5年生存率可达约20%。此外，肿瘤突变负荷（tumor mutation burden，TMB）作为免疫获益人群的生物标志物，预测作用日渐凸显；二代测序（next generation sequencing，NGS）技术的发展也引导乳腺癌进入精准化免疫治疗时代。因此，本文将探讨乳腺癌免疫治疗的最新研究进展，旨在以精准、合适的免疫治疗方案使乳腺癌患者获得最大的生存获益。

一、三阴性乳腺癌的免疫治疗

TNBC是乳腺癌免疫治疗中最先取得突破的分子亚型。TNBC占所有浸润性乳腺癌的15%～20%，对内分泌治疗及抗人表皮生长因子受体-2（HER-2）靶向治疗均不敏感，侵袭性强且易于转移，预后差，5年病死率高达70%，显著高于其他乳腺癌分子亚型。目前，化疗仍是转移性TNBC的主要治疗手段。多年以来，晚期TNBC的治疗停滞不前。

TNBC的免疫原性特征（如高突变率、肿瘤T细胞浸润性高、PD-L1表达高、免疫相关基因高表达）使其成为免疫治疗的潜在靶点。在恶性肿瘤的免疫治疗中，以ICI的研究最为成熟，ICI可阻断免疫抑制受体，改善肿瘤浸润淋巴细胞（tumor infiltrating lymphocyte，TIL）的细胞毒性和增生能力。其中，针对CTLA-4和PD-1/PD-L1的ICI是乳腺癌中最常见的免疫治疗方法。TNBC对ICI的治疗反应高于激素受体（HR）阳性和HER-2阳性乳腺癌。目前，常见的乳腺癌PD-1/PD-L1抑制剂为帕博利珠单抗（pembrolizumab）和阿替利珠单抗（atezolizumab），两者单药治疗在转移性TNBC

患者中均展示出持久的抗肿瘤活性和可控制的安全性。

（一）单药免疫治疗

ICI单药的疗效对TNBC有限，经单药治疗的缓解率为5%～23%。Ⅱ期KEYNOTE-086研究显示，对于PD-L1阳性且综合阳性评分（comprehensive positive score，CPS）≥1分的转移性TNBC患者，帕博利珠单抗一线治疗的客观缓解率（ORR）达21.4%，而其二线及以上治疗的ORR仅为5.7%。在Ⅰb期JAVELIN研究中，58例患者接受阿替利珠单抗单药二线或后线治疗的ORR也仅为5.2%。此外，Ⅲ期KEYNOTE-119研究显示，既往接受过帕博利珠单抗单药一、二线治疗的转移性TNBC患者与接受化疗的患者相比，帕博利珠单抗单药治疗并不能显著提升ORR（9.6% *vs.* 10.6%）、总生存（OS）（9.9个月 *vs.* 10.8个月）及无进展生存（PFS）（2.1个月 *vs.* 3.3个月）。在阿替利珠单抗后线治疗转移性TNBC的研究（NCT01375842研究）中，PD-L1阳性患者的ORR仅为10%，且PD-L1阴性亚组并未观察到疾病缓解。无论是帕博利珠单抗还是阿替利珠单抗，单药免疫治疗TNBC的效果同样不佳，或许从一线阶段开始治疗才能取得较好的疗效。

（二）免疫治疗联合化疗/靶向治疗

与单药免疫治疗相比，PD-1/PD-L1抑制剂联合化疗的治疗策略对于转移性TNBC具有明显优势。2019年，阿替利珠单抗联合化疗在TNBC中首次获批，使晚期TNBC的治疗迎来了新突破。NCT01375842研究显示，使用白蛋白紫杉醇联合阿替利珠单抗的晚期TNBC患者的ORR高达39.4%，中位PFS达9.1个月。在此基础上，Ⅲ期IMpassion130研究显示，在PD-L1≥1%的患者中，试验组（白蛋白紫杉醇联合阿替利珠单抗）和对照组（白蛋白紫杉醇联合安慰剂）的中位PFS分别为7.5个月和5.0个月（*HR* 0.62，$P<0.0001$），中位OS分别为25个月和18个月（*HR* 0.71，95%*CI* 0.54～0.91），且ORR更是从对照组的43%提高到试验组的59%。正是基于该研究的结果，美国食品药品监督管理局（FDA）和欧盟首次批准阿替利珠单抗联合白蛋白紫杉醇用于PD-L1阳性转移性TNBC的免疫治疗。

2020年，帕博利珠单抗联合化疗成为第2个获批的TNBC免疫治疗方案。在ENHANCE-1研究中，帕博利珠单抗联合抗微管抑制剂艾日布林（eribulin）治疗转移性TNBC的PFS和ORR分别可达4.1个月和23.4%。2020年，Ⅲ期KEYNOTE-335研究的结果显示，帕博利珠单抗联合化疗（白蛋白紫杉醇/紫杉醇/吉西他滨＋卡铂）相比于单纯化疗作为TNBC的一线治疗，无论PD-L1表达高低，均显著提高患者的PFS和ORR，且随着PD-L1表达的增高，获益越明显；同时，患者的耐受性良好，无新的安全性问题。甚至在PD-L1阳性（CPS≥10分）人群中，中位PFS延长近4个月，可使疾病进展和死亡风险降低35%。另外，对于不同的化疗联合方案，无论是意向性治疗（ITT）人群，还是PD-L1阳性人群，帕博利珠单抗联合紫杉醇组的ORR最高，且随着PD-L1 CPS表达的升高，各组ORR的提升更加显著，其中CPS≥10分亚组高达63.6%。因此，基于KEYNOTE-355研究的结果，美国FDA已经加速批准帕博利珠单抗联合化疗用于PD-L1阳性（CPS≥10分）、不可切除、局部复发或转移性TNBC。

除了联合化疗外，TNBC患者行免疫治疗联合靶向治疗的研究也逐渐取得了不错的成果，以克服晚期TNBC患者对免疫治疗药物的原发性耐药。临床前基础研究发现，与任一药物单独给药相比，抗血管生成靶向药物乐伐替尼（lenvatinib）联合抗PD-1抗体可减少肿瘤相关巨噬细胞，增加活化的细胞毒性T细胞，并表现出更强的抗肿瘤活性，且毒性可控。LEAP-005研究的最新结果显示，乐伐替尼联合帕博利珠单抗在既往经治的31例晚期TNBC患者中，获得的中位PFS为4.2个月，6个月的PFS率达49%，ORR为29%，疾病控制率（disease control rate，DCR）为58%；截至结果报道时，仍有7例患者在持续缓解中。基于多腺苷二磷酸核糖聚合酶（PARP）抑制剂可以调节乳腺癌易感基因（breast-cancer susceptibility gene，*BRCA*）缺陷的TNBC免疫浸润，TOPACIO研究探索了PARP抑制剂尼拉帕利（niraparib）联合帕博利珠单抗治疗*BRCA*基因突变进展或转移性TNBC的疗效和安全性，结果显示，患者的ORR为47%，中位PFS为8.3个月。与既往尼拉帕利单药治疗TNBC的研究（OlympiAD研究和EMBRACA 研究）相比，TOPACIO研究获得的ORR偏低（OlympiAD研究和EMBRACA 研究的ORR分别为55%和62%），而PFS却略高一些（OlympiAD研究和EMBRACA 研究的PFS分别为5.5个月和5.8个月）。刘强等的研究探讨了阿帕替尼联合卡瑞丽珠单抗无化疗方案在晚期TNBC患者中的疗效，结果显示，ORR达43.3%，且安全性较好。此外，蛋白激酶B（AKT）抑制剂帕他色替（ipatasertib）和丝裂原活化的胞外信号调节激酶（mitogen-activated extracellular signal-regulated kinase，MEK）抑制剂考比替尼（cobimetinib）与ICI的联合疗法也引起了广泛关注。目前，免疫治疗联合靶向治疗也在乳腺癌中取得了诸多进展，但其获益和安全性与其他联合方案的差异需要进一步探讨。

（三）早期三阴性乳腺癌的免疫治疗

在早期TNBC患者中，PD-1/PD-L1抑制剂联合化疗也初显优势。IMpassion031研究显示，阿替利珠单抗联合白蛋白紫杉醇序贯多柔比星＋环磷酰胺（AC）方案新辅助治疗早期TNBC，可以显著提高病理完全缓解（pCR）率，且安全性与标准化疗类似；在ITT人群中，阿替利珠单抗联合化疗与单纯化疗相比，pCR提高了16.5%（57.6% *vs.* 41.1%，$P<0.01$），且无论PD-L1的表达状态如何，均可见pCR获益，提示早期和晚期的肿瘤微环境可能明显不同。该研究同时评估了ICI对早期乳腺癌患者的治疗负担，这也是首次基于患者报告结局（patient-reported outcome，PRO）进行的相关分析，即阿替利珠单抗联合新辅助化疗（白蛋白紫杉醇序贯AC方案）可以改善pCR率，且不会对患者的日常功能或健康相关生命质量造成额外的不良影响。另外，在2021年的美国临床肿瘤学会（ASCO）大会上，KEYNOTE-522研究报道，德瓦鲁单抗（durvalumab）新辅助治疗乳腺癌的成果令人惊艳，德瓦鲁单抗联合白蛋白紫杉醇序贯表柔比星＋环磷酰胺（EC）方案对比单纯白蛋白紫杉醇序贯EC方案治疗早期TNBC，3年无侵袭性疾病生存（iDFS）率、无远处疾病生存（DDFS）率及OS率均获得明显提高（iDFS率：85.6% *vs.* 77.2%，$P<0.05$；DOFS率：91.7% *vs.* 78.4%，$P<0.05$；DS率：95.2% *vs.* 83.5%，$P<0.05$）。结合以上研究，免疫治疗与化疗的序贯策略应该是目前国外早期肿瘤临床研究设计的一个新方向。

《中国临床肿瘤学会（CSCO）乳腺癌诊疗指南2021》和2021年美国国家综合癌症网络（NCCN）指南均指出，免疫治疗为TNBC开辟了新的治疗格局（表8-1），推荐PD-1/PD-L1抑制剂联合化疗可作为早期TNBC的新辅助治疗方案或解救治疗方案。此外，2021年美国NCCN指南还补充说明，尽管现有数据提示PD-1/PD-L1抑制剂可用于一线治疗，但如果患者既往未使用过PD-1/PD-L1抑制剂，该方案可以用于二线治疗及后续治疗；如果患者使用PD-1/PD-L1抑制剂时疾病进展，则没有数据支持应用另一种PD-1/PD-L1抑制剂进行额外治疗。

表8-1　三阴性乳腺癌免疫治疗相关指南推荐

指南	治疗时期	内容
中国临床肿瘤学会（CSCO）乳腺癌诊疗指南2021	新辅助	Ⅱ级推荐：参加设计严格的临床研究，如PD-1/PD-L1抑制剂联合白蛋白紫杉醇
	晚期	若蒽环类药物治疗失败，推荐如下： Ⅱ级推荐：PD-1/PD-L1抑制剂联合白蛋白紫杉醇 Ⅲ级推荐：PD-1抑制剂联合化疗
2021年美国国家综合癌症网络（NCCN）指南	晚期/复发	1类推荐：帕博利珠单抗＋化疗（白蛋白结合型紫杉醇、紫杉醇或吉西他滨和卡铂） 1类推荐：阿替利珠单抗＋白蛋白结合型紫杉醇（由2A类变为1类） 生物标志物检测：PD-L1表达阳性定义为综合阳性评分（CPS）≥10分

注：PD-1．程序性死亡-1；PD-L1．程序性死亡-配体1

二、非三阴性乳腺癌的免疫治疗

在非TNBC中，前期基础研究的结果提示，抗PD-1抗体可能可以提高抗HER-2治疗的效果。多项临床研究探索了晚期乳腺癌患者使用阿替利珠单抗联合抗HER-2治疗的效果和安全性。PANACEA研究评估了帕博利珠单抗联合曲妥珠单抗治疗HER-2阳性晚期乳腺癌的疗效，结果显示，PD-L1阳性患者可得到生存获益。KATE2研究则评估了阿替利珠单抗联合T-DM1治疗HER-2阳性晚期乳腺癌的疗效，结果发现，对于PD-L1阳性、HER-2阳性晚期乳腺癌患者，相比于T-DM1单药，阿替利珠单抗联合T-DM1延长了中位PFS。

除此之外，HR阳性乳腺癌的免疫治疗也受到了关注。KEYNOTE-028研究评估了帕博利珠单抗在HR阳性、HER-2阴性、PD-L1阳性乳腺癌患者中的疗效，共24例患者接受了帕博利珠单抗治疗，ORR为12%，临床获益率（CBR）为20%。另一项相关研究评估了艾日布林联合帕博利珠单抗治疗HR阳性转移性乳腺癌的疗效，但该方案未能改善患者的PFS和OS，提示免疫治疗或许并不适合治疗HR阳性转移性乳腺癌。为了进一步研究免疫治疗在HR阳性患者中的疗效，目前有一项入组HR阳性、HER-2阴性早期乳腺癌患者的Ⅲ期临床研究（KEYNOTE-756研究）正在进行中，其目的是比较帕博利珠单抗对比安慰剂联合新辅助化疗和辅助内分泌治疗的疗效，期待最终研究结果的发表。

三、其他新型免疫治疗方法

近几年，一些治疗乳腺癌的新型免疫制剂也在临床研发中，包括Toll样受体9（Toll-like receptor 9，TLR9）激动剂、乳腺癌疫苗及新抗原疫苗等新型免疫疗法的联合策略。根据不同免疫启动机制的调节，PIVOT-02研究评估了白介素-2通路激动剂贝培阿地白介素（bempegaldesleukin）联合纳武单抗治疗晚期TNBC的疗效，结果发现，ORR为13.2%，且无论PD-L1表达如何，均具有持久反应。I-SPY2研究（NCT01042379研究）目前正在探索TLR9激动剂SD-101和帕博利珠单抗联合不同化疗方案对pCR的影响。而乳腺癌疫苗构成了另一种增强抗癌免疫力的新治疗策略，其通过将乳腺癌肽提呈给T细胞，增强了T细胞的启动和激活，还增强了对癌细胞的免疫识别。目前，有多项关于联合或不联合PD-1/PD-L1抑制剂的疫苗试验（如NCT03362060研究、NCT03012100研究等）正在招募早期或晚期TNBC患者，包括PVX-410疫苗、叶酸受体α疫苗及新抗原疫苗等。新抗原疫苗的主要目的是激发T细胞识别癌细胞的特异性新抗原，而其是否会引发足够的抗肿瘤免疫反应以改善临床结果仍有待确定。目前，新抗原疫苗联合或不联合德瓦鲁单抗的随机临床研究（NCT03199040研究）正在开展中。

目前，业内也在探索TNBC的溶瘤病毒和过继细胞疗法，如嵌合抗原受体T细胞（chimeric antigen receptor T cell，CAR-T）疗法等。CAR-T疗法是一种靶向肿瘤抗原的新疗法，近年来也被尝试用于乳腺癌的治疗，并采取安全措施以防出现可能危及生命的不良反应。NCT01837602研究纳入了6例瘤内注射mRNA-转染c-MET CAR-T的转移性乳腺癌患者，并未发现一级以上的CAR-T相关不良反应。尽管上述新的免疫治疗方法尚处于初始阶段且需要进行广泛的临床验证，但也提高了医师对抗肿瘤免疫治疗的理解，有助于促进有效免疫治疗的发展。

四、乳腺癌免疫治疗的生物标志物

乳腺癌的免疫治疗正不断突破，而筛选免疫治疗获益人群的生物标志物也再次引起业内重视。目前，PD-L1已成为公认的免疫治疗疗效的预测标志物，但其仅能筛选出部分获益人群，且其筛选出的人群与免疫治疗的获益人群有时并不一致。

随着NGS技术的快速发展，TMB的免疫治疗疗效预测能力在乳腺癌中也得到进一步探索。IMpassion130研究显示，TMB对阿替利珠单抗联合紫杉醇的治疗获益存在影响，在PD-L1阳性患者中，TMB水平与临床改善之间存在数值上的正相关关系。2020年，KEYNOTE-119研究的作者对TMB与疗效之间的关系进行了探索，采用FoundationOne®CDx检测TMB，结果显示，在TMB≥10 mut/Mb的患者中，帕博利珠单抗的疗效优于化疗（ORR：14.3% *vs*. 8.3%；OS：*HR* 0.58）；而在TMB＜10 mut/Mb的患者中，2组疗效类似（ORR：12.7% *vs*. 12.8%；OS：*HR* 0.81）。因此，对于转移性TNBC，TMB与免疫治疗的临床获益之间呈正相关关系。

2020年6月，美国FDA已经批准帕博利珠单抗单药治疗高TMB（TMB≥10 mut/Mb）、既往治疗后疾病进展、无法切除或转移性乳腺癌，且无须考虑肿瘤类型，同时批准FoundationOne®CDx作为TMB的伴随诊断方法。此次获批不仅进一步肯定了TMB的免疫治疗疗效预测价值，同时也将NGS技术与免疫治疗联系在一起，可进一步精准乳腺癌的免疫治疗。

综上所述，TNBC的免疫治疗已获得较为清晰的指南推荐，而其他乳腺癌分子分型的免疫治疗方案也会逐渐获得进一步完善。PD-L1仍是现有免疫治疗的可靠标志物，而TMB作为免疫标志物的意义亦日渐凸显，可筛选出低PD-L1表达但潜在的可从免疫治疗中获益的患者。基因检测技术正快速发展，引领着乳腺癌免疫治疗稳步进入精准化个体治疗时代。

（上海交通大学医学院附属仁济医院　何丽娜　成小姣　涂水平）

参考文献

[1] Chen DS，Mellman I. Oncology meets immunology：the cancer-immunity cycle. Immunity，2013，39（1）：1-10.

[2] Pardoll DM. The blockade of immune checkpoints in cancer immunotherapy. Nat Rev Cancer，2012，12（4）：252-264.

[3] Edward B. Five-year overall survival for patients with advanced non-small-cell lung cancer treated with pembrolizumab：results from the phase Ⅰ KEYNOTE-001 study. J Clin Oncol，2019，37（28）：2518-2527.

[4] Denkert C，von Minckwitz G，Darb-Esfahani S，et al. Tumour-infiltrating lymphocytes and prognosis in different subtypes of breast cancer：a pooled analysis of 3771 patients treated with neoadjuvant therapy. Lancet Oncol，2018，19：40-50.

[5] Mittendorf EA，Philips AV，Meric-Bernstam F，et al. PD-L1 expression in triple-negative breast cancer. Cancer Immunol Res，2014，2：361-370.

[6] Keenan TE, Tolaney SM. Role of immunotherapy in triple-negative breast cancer. J Natl Compr Canc Netw, 2020, 18 (4): 479-489.

[7] Adams S, Schmid P, Rugo HS, et al. Pembrolizumab monotherapy for previously treated metastatic triple-negative breast cancer: cohort a of the phase Ⅱ KEYNOTE-086 study. Ann Oncol, 2019, 30 (3): 397-404.

[8] Apolo AB, Ellerton JA, Infante JR, et al. Avelumab as second-line therapy for metastatic, platinum-treated urothelial carcinoma in the phase Ⅰb JAVELIN solid tumor study: 2-year updated efficacy and safety analysis. J Immunother Cancer, 2020, 8 (2): e001246.

[9] Winer EP, Lipatov O, Im SA, et al. Pembrolizumab versus investigator-choice chemotherapy for metastatic triple-negative breast cancer (KEYNOTE-119): a randomised, open-label, phase 3 trial. Lancet Oncol, 2021, 22 (4): 499-511.

[10] Emens LA, Cruz C, Eder JP, et al. Long-term clinical outcomes and biomarker analyses of atezolizumab therapy for patients with metastatic triple-negative breast cancer: a phase 1 study. JAMA Oncol, 2019, 5 (1): 74-82.

[11] Adams S, Diamond JR, Hamilton E, et al. Atezolizumab plus nab-paclitaxel in the treatment of metastatic triple-negative breast cancer with 2-year survival follow-up: a phase Ⅰb clinical trial. JAMA Oncol, 2019, 5: 334-342.

[12] Schmid P, Rugo HS, Adams S, et al. Atezolizumab plus nab-paclitaxel as first-line treatment for unresectable, locally advanced or metastatic triple-negative breast cancer (IMpassion130): updated efficacy results from a randomised, double-blind, placebo-controlled, phase 3 trial. Lancet Oncol, 2020, 21 (1): 44-59.

[13] Tolaney SM, Kalinsky K, Kaklamani VG, et al. Eribulin plus pembrolizumab in patients with metastatic triple-negative breast cancer(ENHANCE 1): a phase Ⅰb/Ⅱ study. Clin Cancer Res, 2021, 27 (11): 3061-3068.

[14] Cortes J, Cescon DW, Rugo HS, et al. Pembrolizumab plus chemotherapy versus placebo plus chemotherapy for previously untreated locally recurrent inoperable or metastatic triple-negative breast cancer (KEYNOTE-355): a randomised, placebo-controlled, double-blind, phase 3 clinical trial. Lancet, 2020, 396 (10265): 1817-1828.

[15] Kato Y, Tabata K, Kimura T, et al. Lenvatinib plus anti-PD-1 antibody combination treatment activates CD8+T cells through reduction of tumor-associated macrophage and activation of the interferon pathway. PLoS One, 2019, 14 (2): e0212513.

[16] Taylor MH, Schmidt EV, Dutcus C, et al. The LEAP program: lenvatinib plus pembrolizumab for the treatment of advanced solid tumors. Future Oncol, 2021, 17 (6): 637-648.

[17] Konstantinopoulos PA, Waggoner S, Vidal GA, et al. Single-arm phases 1 and 2 trial of niraparib in combination with pembrolizumab in patients with recurrent platinum-resistant ovarian carcinoma. JAMA Oncol, 2019, 5 (8): 1141-1149.

[18] Zimmer AS, Gillard M, Lipkowitz S, et al. Update on PARP inhibitors in breast cancer. Curr Treat Options Oncol, 2018, 19 (5): 21.

[19] Liu J, Liu Q, Li Y, et al. Efficacy and safety of camrelizumab combined with apatinib in advanced triple-negative breast cancer: an open-label phase Ⅱ trial. J Immunother Cancer, 2020, 8 (1): e000696.

[20] Mittendorf EA, Zhang H, Barrios CH, et al. Neoadjuvant atezolizumab in combination with sequential nab-paclitaxel and anthracycline-based chemotherapy versus placebo and chemotherapy in patients with early-stage triple-negative breast cancer (IMpassion031): a randomised, double-blind, phase 3 trial. Lancet, 2020, 396 (10257): 1090-1100.

[21] Stagg J, Loi S, Divisekera U, et al. Anti-ErbB-2 mAb therapy requires type Ⅰ and Ⅱ interferons and synergizes with anti-PD-1 or anti-CD137 mAb therapy. Proc Natl Acad Sci USA, 2011, 108 (17): 7142-7147.

[22] Nathan MR, Schmid P. The emerging world of breast cancer immunotherapy. Breast, 2018, 37: 200-206.

[23] Loi S, Giobbie-Hurder A, Gombos A, et al. Pembrolizumab plus trastuzumab in trastuzumab-resistant, advanced, HER2-positive breast cancer (PANACEA): a single-arm, multicentre, phase 1b-2 trial. Lancet Oncol, 2019, 20 (3): 371-382.

[24] Emens LA, Esteva FJ, Beresford M, et al. Trastuzumab emtansine plus atezolizumab versus trastuzumab emtansine plus placebo in previously treated, HER2-positive advanced breast cancer (KATE2): a phase 2, multicentre, randomised, double-blind trial. Lancet Oncol, 2020, 21 (10): 1283-1295.

[25] Rugo HS, Delord JP, Im SA, et al. Safety and antitumor activity of pembrolizumab in patients with estrogen receptor-positive/human epidermal growth factor receptor 2-negative advanced breast cancer. Clin Cancer Res, 2018, 24 (12): 2804-2811.

[26] Tolaney SM, Barroso-Sousa R, Keenan T, et al. Effect of eribulin with or without pembrolizumab on progression-free survival for patients with hormone receptor-positive, ERBB2-negative metastatic breast cancer: a randomized clinical trial. JAMA Oncol, 2020, 6 (10): 1598-1605.

[27] Nanda R, Liu MC, Yau C, et al. Effect of pembrolizumab plus neoadjuvant chemotherapy on pathologic complete response in women with early-stage breast cancer: an analysis of the ongoing phase 2 adaptively randomized I-SPY2 trial. JAMA Oncol, 2020, 6 (5): 676-684.

[28] Diab A, Tannir NM, Bentebibel SE, et al. Bempegaldesleukin (NKTR-214) plus Nivolumab in patients with advanced solid tumors: phase Ⅰ dose-escalation study of safety, efficacy, and immune activation (PIVOT-02). Cancer Discov, 2020, 10 (8): 1158-1173.

[29] Liu XS, Mardis ER. Applications of immunogenomics to cancer. Cell, 2017, 168: 600-612.

[30] Tchou J, Zhao Y, Levine BL, et al. Safety and efficacy of intratumoral injections of chimeric antigen receptor (CAR) T cells in metastatic breast cancer. Cancer Immunol Res, 2017, 5 (12): 1152-1161.

[31] Bartsch R. ASCO 2020: highlights in breast cancer. Memo, 2021, 24: 1-4.

[32] Jiang YZ, Ma D, Suo C, et al. Genomic and transcriptomic landscape of triple-negative breast cancers: subtypes and treatment strategies. Cancer Cell, 2019, 35 (3): 428-440.

人表皮生长因子受体-2阳性晚期乳腺癌治疗进展

第9章

人表皮生长因子受体-2（HER-2）阳性乳腺癌是临床诊疗中常见的一类乳腺癌。HER-2阳性晚期乳腺癌一线治疗（适用人群：未使用过曲妥珠单抗；或在辅助治疗阶段使用过曲妥珠单抗，但辅助治疗结束1年后出现复发）的常规方案为紫杉类药物联合曲妥珠单抗联合帕妥珠单抗，当帕妥珠单抗不可及时，可以使用曲妥珠单抗联合化疗。HER-2阳性晚期乳腺癌二线治疗（适用人群：在辅助治疗阶段使用过曲妥珠单抗，且辅助治疗结束1年内出现复发；或一线抗HER-2治疗出现进展）的常规方案为吡咯替尼联合卡培他滨，或T-DM1、小分子酪氨酸激酶抑制剂（TKI）联合化疗、曲妥珠单抗联合其他化疗药物。本文主要介绍HER-2阳性晚期乳腺癌近期的研究进展及热点问题，以期对临床医师的试验设计有所启示。

一、人表皮生长因子受体-2低表达乳腺癌是否能从抗人表皮生长因子受体-2治疗中获益

根据美国临床肿瘤学会（ASCO）/美国病理学家学会（CAP）发布的相关指南和中国乳腺癌专业学术组织发布的相关指南，HER-2阳性是指免疫组织化学（IHC）检测结果显示（+++），或IHC检测结果显示（++）且荧光原位杂交（FISH）显示*HER*-2基因扩增。HER-2低表达为IHC检测结果显示（++）且FISH显示（-），或IHC检测结果显示（+）。HER-2阴性为IHC检测结果显示（0）。HER-2低表达的晚期乳腺癌患者是否可以从抗HER-2治疗中获益是近期争论的焦点之一。Tarantiino等对该问题进行了综述和详细探讨。目前，HER-2低表达乳腺癌患者在乳腺癌总患病人群中占比不低，故HER-2低表达患者的治疗不容忽视。对于HER-2低表达患者，过去是不推荐进行抗HER-2治疗的，但近期有多项临床研究提示抗体-药物偶联物（ADC）类抗HER-2药物似乎能利用HER-2的微量表达将细胞毒性药物导向肿瘤细胞，从而对HER-2低表达患者表现出较佳的疗效。2021年，在ASCO大会上，C001 CANCER研究的结果显示，HER-2单抗-甲基瑞奥西汀E（monomethyl auristatin E，MMAE）偶联剂RC48-ADC对HER-2低表达患者具有一定疗效，客观缓解率（ORR）为39.6%（95%*CI* 25.8%～54.7%），中位无进展生存（median progress free survive，mPFS）为5.7个月（95%*CI* 4.1～8.3）。对于经过多线治疗的HER-2低表达乳腺癌患者，ADC类药物DS8201的ORR也能达到37%。这一系列研究为后续HER-2低表达患者的治疗带来了曙光。

二、人表皮生长因子受体-2状态的异质性问题

当乳腺癌患者的原发灶和转移灶的HER-2检测结果不一致时，医师应如何为其制订治疗方案？一项发表于*JAMA Oncology*的研究提示，乳腺癌脑转移患者的原发灶和脑转移灶存在HER-2状态的异质性，85%患者的脑转移灶和原发灶的PAM50（一种乳腺癌亚型的分类方式）亚型是一致的，但20%乳腺癌原发灶HER-2阴性的患者出现了脑转移灶HER-2亚型的转变（脑转移灶为HER-2阳性），提示了HER-2状态空间异质性的问题。因此建议，原发灶和转移灶之间、多次转移灶之间，如果HER-2的检测结果不一致，以最近一次的转移灶检测结果为准，同时考虑HER-2状态空间和时间的异质性问题，不完全排斥在即使最近一次转移灶检测结果为HER-2转阴的情况下继续谨慎选择抗HER-2治疗并持续监测疗效。

HER-2的肿瘤内异质性问题也是值得医师思考的问题。在乳腺癌患者的治疗过程中，肿瘤的异质性可能会导致患者耐药和治疗失败。在肿瘤内HER-2明显存在异质性的情况下，HER-2的靶向治疗（无化疗）可能不足以完全杀灭肿瘤细胞。一项Ⅱ期临床研究入组HER-2阳性乳腺癌患者，对每个肿瘤的2个不同区域进行超声引导下穿刺并评估HER-2的肿瘤内异质性（ITH-HER-2），而后患者接受6个周期的T-DM1联合帕妥珠单抗治疗。其结果显示，ITH-HER-2与病理完全缓解（pCR）率存在显著相关性（$P < 0.001$）。

三、抗体-药物偶联物类药物

ADC是一类联结了抗体和小分子药物的新型药物，其抗体部分靶向肿瘤细胞，而小分子药物部分则发挥杀伤功能。ADC类药物包括T-DM1、T-DXd（trastuzumab duruxtecan）、A166及ARX788。近年来，ADC类药物也受到了越来越多的关注。T-DXd在Ⅰ/Ⅱ期临床研究中对经过多线治疗的HER-2阳性晚期乳腺癌患者也表现出了较高的ORR（61%），尽管其存在一定的不良反应（如呕吐、中性粒细胞数目降低、贫血等）。关于T-DXd的疗效是否优于T-DM1?业内可以期待DESTINY-Breast03临床研究结果的公布。A166的Ⅰ期临床研究（KL166-I-01-CTP研究）在2021年的ASCO大会上公布了其疗效评估数据，该研究的入组患者多为经过多线抗HER-2治疗的晚期乳腺癌患者，4.8 mg/kg组的ORR为59.1%，6.0 mg/kg组的ORR更是高达71.4%。ARX788也是一种ADC类药物，其Ⅰ期临床研究的数据提示，在剂量为1.5 mg/kg时，ARX788对经多线治疗的HER-2阳性晚期乳腺癌患者的ORR仍可达74%。

四、抗人表皮生长因子受体-2治疗联合内分泌治疗的去化疗方案成为激素受体阳性、人表皮生长因子受体-2阳性乳腺癌治疗的新热点

激素受体（HR）阳性、HER-2阳性乳腺癌患者与HR阴性、HER-2阳性乳腺癌患者的生物学行为并不一致，虽然HR阳性、HER-2阳性乳腺癌患者一般肿瘤较小、分级较低、分期较早，但在治疗上，HR阳性、HER-2阳性乳腺癌患者并不表现出对抗HER-2治疗及内分泌治疗的完全敏感。可能的原因是HER-2和雌激素受体（ER）存在通路的相互作用，ER的激活可以增加HER-2在基因及非基因层面的过表达，而HER-2也可以激活ER通路的表达。因此，在治疗HR阳性、HER-2阳性乳腺癌时，抗HER-2治疗联合内分泌治疗似乎更加合理。

对于这一类乳腺癌，抗HER-2治疗联合内分泌治疗与抗HER-2治疗联合化疗相比孰优孰劣，值得探讨。SYSUCC-002研究纳入HR阳性、HER-2阳性晚期乳腺癌接受一线治疗的患者，其结果在2021年的ASCO上公布，提示曲妥珠单抗联合内分泌治疗的疗效非劣效于曲妥珠单抗联合化疗，曲妥珠单抗联合化疗组的PFS为14.8个月（95%*CI* 12.8～16.8），曲妥珠单抗联合内分泌治疗组的PFS为19.2个月（95%*CI* 16.7～21.7，*HR* 0.88，$P_{非劣效}$＜0.0001）。在2019年的ASCO大会上，一项基于美国数据库的真实世界研究显示，在入组的6234例HR阳性、HER-2阳性晚期乳腺癌患者中，有60%选择一线内分泌治疗，40%选择一线化疗，而抗HER-2治疗联合内分泌治疗的总生存（OS）要明显优于抗HER-2治疗联合化疗，两者的OS分别为56.0个月和46.8个月，5年OS率分别为47.5%和39.8%。一项Ⅰ期临床研究（NCT03772353研究）纳入了HR阳性、HER-2阳性接受晚期一线/二线治疗的乳腺癌患者，结果发现，细胞周期蛋白依赖性激酶4/6（CDK4/6）抑制剂SHR6390联合吡咯替尼联合来曲唑的三联疗法在HR阳性、HER-2阳性乳腺癌中的ORR为46.7%。

五、人表皮生长因子受体-2阳性乳腺癌的脑转移问题

HER-2阳性乳腺癌的脑转移发生率高，且HER-2阳性寡脑转移患者的预后要差于HER-2阳性脑转移且伴有颅外转移的患者。曲妥珠单抗等大分子单抗类药物在脑脊液中的分布浓度低，用于治疗脑转移的证据不充分，故HER-2阳性乳腺癌的脑转移问题亟待解决。小分子TKI类药物及ADC类药物的出现让乳腺癌脑转移患者的治疗初见曙光。

由于小分子TKI类药物较容易透过血脑屏障，故其对HER-2阳性乳腺癌脑转移具有一定疗效。吡咯替尼联合卡培他滨可作为HER-2阳性乳腺癌脑转移的治疗方案。一项单中心Ⅱ期临床研究（PERMEATE研究）在2021年的ASCO大会上公布了相关结果：对于未行全脑放疗/立体定向治疗的乳腺癌脑转移患者，吡咯替尼联合卡培他滨的ORR为74.6%（95%*CI* 61.6%～85.0%），但该方案对于已行脑局部治疗的患者疗效较为有限，ORR为42.1%（95%*CI* 20.3%～66.5%）。图卡替尼也是一种小分子TKI类药物。HER2CLIMB研究提示，对于乳腺癌脑转移患者，在曲妥珠单抗及卡培他滨的基础上加用图卡替尼，可以使1年PFS率从0提高到24.9%（*HR* 0.48，95%*CI* 0.34～0.69，*P*＜0.001）。

ADC类药物也具有一定疗效。2021年，Ⅱ期DESTINY-Breast01研究公布了T-DXd用于脑转移患者的结果，ORR为58.3%（95%*CI* 36.6%～77.9%），中位PFS为18.1个月（95%*CI* 6.7～18.1），肯定了T-DXd对于稳定性乳腺癌脑转移患者的应用潜力。据报道，T-DM1用于乳腺癌脑转移患者的疗效相对逊色于T-DXd。KAMILLA研究（接受T-DM1治疗的乳腺癌脑转移患者例数最多的研究）提示，基线存在脑转移（未经治疗的无症状脑转移患者或入组前＞14天接受过放疗并得到控制的脑部疾病患者有资格参加研究）的患者的中位PFS为5.5个月。而DESTINY-Breast01研究中乳腺癌脑转移患者的中位PFS长达18.1个月。2项研究比较，T-DXd的中位PFS相较于T-DM1延长了近3倍。

（复旦大学附属肿瘤医院　林明曦　张　剑）

参考文献

[1] Tarantino P，Hamilton E，Tolaney SM，et al. HER2-low breast cancer：pathological and clinical landscape. J Clin Oncol，2020，38：1951-1962.

[2] Schalper KA，Kumar S，Hui P，et al. A retrospective population-based comparison of HER2 immunohistochemistry and fluorescence in situ hybridization in breast carcinomas：impact of 2007 American Society of Clinical Oncology/College of American Pathologists criteria. Arch Pathol Lab Med，2014，138：213-219.

[3] Wang JY, Liu YL, Zhang QY, et al. RC48-ADC, a HER2-targeting antibody-drug conjugate, in patients with HER2-positive and HER2-low expressing advanced or metastatic breast cancer: a pooled analysis of two studies. J Clin Oncol, 2021, 39 (suppl 15): 1022.

[4] Modi S, Park H, Murthy RK, et al. Antitumor activity and safety of trastuzumab deruxtecan in patients with HER2-low-expressing advanced breast cancer: results from a phase Ⅰb study. J Clin Oncol, 2020, 38: 1887-1896.

[5] Priedigkeit N, Hartmaier RJ, Chen Y, et al. Intrinsic Subtype Switching And Acquired ERBB2/HER2 amplifications and mutations in breast cancer brain metastases. JAMA Oncol, 2017, 3: 666-671.

[6] Filho OM, Viale G, Trippa L, et al. HER2 heterogeneity as a predictor of response to neoadjuvant T-DM1 plus pertuzumab: results from a prospective clinical trial. Journal of Clinical Oncology, 2019, 37: 502.

[7] Modi S, Saura C, Yamashita T, et al. Trastuzumab deruxtecan in previously treated HER2-positive breast cancer. N Engl J Med, 2020, 382: 610-621.

[8] Hu XC, Zhang J, Liu RJ, et al. Phase Ⅰ study of A166 in patients with HER2-expressing locally advanced or metastatic solid tumors. J Clin Oncol, 2021, 39 (suppl 15): 1024.

[9] Sara A, Hurvitz HP, Sophia F, et al. Safety and unique pharmacokinetic profile of ARX788, a site-specific ADC, in heavily pretreated patients with HER2-overexpresing solid tumors: results from two phase Ⅰ clinical trials. J Clin Oncol, 2021, 39 (suppl 15): 1038.

[10] Parise CA, Bauer KR, Brown MM, et al. Breast cancer subtypes as defined by the estrogen receptor (ER), progesterone receptor (PR), and the human epidermal growth factor receptor 2 (HER2) among women with invasive breast cancer in California, 1999—2004. Breast J, 2009, 15: 593-602.

[11] Giuliano M, Trivedi MV, Schiff R. Bidirectional crosstalk between the estrogen receptor and human epidermal growth factor receptor 2 signaling pathways in breast cancer: Molecular basis and clinical implications. Breast Care (Basel), 2013, 8: 256-262.

[12] Yuan ZY, Huang JJ, Hua x, et al. Trastuzumab plus endocrine therapy or chemotherapy as first-line treatment for metastatic breast cancer with hormone receptor-positive and HER2-positive: the SYSUCC-002 randomized clinical trial. J Clin Oncol, 2021, 39 (suppl 15): 1003.

[13] Abby S, Wei W, Annie G, et al. Real-world treatment patterns and outcomes in ER+/PR+/HER2+ metastatic breast cancer (MBC) patients: a National Cancer Database analysis. Scientific Reports, 2019, 9 (1): 1033.

[14] Zhang J, Yan M, Wang BY, et al. Cyclin-dependent kinase 4/6 (CDK4/6) inhibitor SHR6390 combined with pyrotinib and letrozole in patients with human epidermal growth factor receptor 2-positive (HER2+), hormone receptor positive (HR+) metastatic breast cancer (MBC): phase Ⅰb study results. J Clin Oncol, 2021, 39 (suppl 15): 1035.

[15] Laura N, Luis R, Nicole D, et al. Impact of extracranial disease status on survival after initial central nervous system (CNS) involvement and radiation therapy in HER2+breast cancer brain metastases (BCBM). J Clin Oncol, 2021, 39 (suppl 15): 1041.

[16] Yan M, Ouyang QO, Sun T, et al. Pyrotinib plus capecitabine for HER2-positive metastatic breast cancer patients with brain metastases (PERMEATE): a multicenter, single-arm phase Ⅱ study. J Clin Oncol, 2021, 39 (suppl 15): 1037.

[17] Murthy RK, Loi S, Okines A, et al. Tucatinib, trastuzumab, and capecitabine for HER2-positive metastatic breast cancer. N Engl J Med, 2020, 382: 597-609.

[18] Guy H, Maria J, Toshinari Y, et al. Trastuzumab deruxtecan (T-DXd) in patients with HER2+ metastatic breast cancer with brain metastases: a subgroup analysis of the DESTINY-Breast01 trial. J Clin Oncol, 2021, 39 (suppl 15): 526.

[19] Montemurro F, Delaloge S, Barrios CH, et al. Trastuzumab emtansine (T-DM1) in patients with HER2-positive metastatic breast cancer and brain metastases: exploratory final analysis of cohort 1 from KAMILLA, a single-arm phase Ⅲb clinical trial. Ann Oncol, 2020, 31: 1350-1358.

CME TEXTBOOKS NATIONAL PROJECT

第10章 乳腺癌抗肿瘤治疗相关心功能不全的监测及预防策略

2015年，中国恶性肿瘤的流行病学数据显示，乳腺癌的发病率位居所有恶性肿瘤的第2位，且发病率和死亡率均呈上升趋势。2020年，乳腺癌已超越肺癌成为发病率第1位的恶性肿瘤。不良的生活方式如吸烟、饮酒、摄入高热量食物、久坐不动等，以及糖尿病等疾病，使得乳腺癌的发病率持续增长。此外，绝经后乳腺癌患者的心因性死亡风险高于乳腺癌本身；与普通人群相比，乳腺癌患者因心血管疾病住院的风险更大。据报道，抗肿瘤治疗药物改善了乳腺癌患者的生存，如蒽环类药物给早期乳腺癌患者带来了无疾病生存（DFS）和总生存（OS）的改善，但其同时也对心血管系统有不良影响。放疗与缺血性心脏病的发生风险增加有关，特别是左侧胸壁或心脏暴露于放射野中。放射性心脏病（radiation-induced heart disease，RIHD）如心肌病、心包炎、血管毒性、冠状动脉疾病及瓣膜病等，通常在放疗后数年出现，并可能持续数十年。雌激素被认为是心脏保护因子，而内分泌治疗和更年期会增加女性罹患心血管疾病的风险。此外，抗肿瘤治疗所伴随的身体变化，如肥胖（体重增加）和血糖升高等，是乳腺癌患者心血管功能障碍的危险因素。乳腺癌患者抗肿瘤治疗对心血管系统的短期或长期影响使得肿瘤心脏病学专家意识到，对心血管疾病发生风险的评估和预防保护策略的实施关系到抗肿瘤治疗的成败。

一、抗肿瘤治疗相关心功能不全

抗肿瘤治疗相关心功能不全（cancer therapeutics-related cardiac dysfunction，CTRCD）是指左心室射血分数（left ventricular ejection fraction，LVEF）较基线下降至少10%，至绝对值＜53%。LVEF下降应在2～3周后复查以确认，LVEF下降可有症状、无症状或可逆。预测早期左心室功能障碍价值更高的指标为整体收缩应变（global longitudinal strain，GLS），GLS较基线下降＞15%是左心室亚临床功能障碍的标志，其可预测LVEF进一步下降。

CTRCD根据病理生理改变分为2种类型，即Ⅰ型心脏毒性和Ⅱ型心脏毒性（表10-1）。Ⅰ型心脏毒性为剂量依赖性和不可逆性损伤，表现为心肌细胞的形态学损伤，持续治疗会带来严重的心血管不良反应，如蒽环类药物、烷化剂及抗微管类药物治疗。Ⅱ型心脏毒性与剂量无关，是可逆的心脏损伤，表现为心肌收缩力暂时丧失，无超微结构异常，最初报道于曲妥珠单抗治疗后，血管内皮生长因子（vascular endothelial growth factor，VEGF）抑制剂和酪氨酸激酶抑制剂（TKI）治疗也可发生。目前，心脏毒性的分型主要针对蒽环类药物和曲妥珠单抗，不适用于所有的抗肿瘤药物。VEGF抑制剂引起的高血压在停药后可恢复，为Ⅱ型心脏毒性，但若引起血栓栓塞和血管穿孔等不可逆性损伤，则不符合Ⅱ型心脏毒性的特点。很多小分子TKI可引起一过性QT间期延长，但如果带来血管闭塞和心房颤动，则符合Ⅰ型心脏毒性的特点。乳腺癌患者在使用免疫检查点抑制剂时，医师应加强心脏监测，以便及时发现急性心肌炎和自身免疫性疾病，虽然这些疾病大多数是可逆的，但仍难以界定治疗药物的心脏毒性特点。因此，医师应根据不同心脏不良反应的转归特点来定义心脏毒性的分类。

表10-1　抗肿瘤治疗相关心功能不全（CTRCD）的分型

项目	Ⅰ型	Ⅱ型
代表药物	蒽环类药物	曲妥珠单抗
临床表现	剂量相关性，潜在的损害可能永久持续且不可逆转，心脏再应激后可在数月或数年后复发	非剂量相关性，停药后2～4个月恢复（或接近基线状态）
超微结构	空泡和肌原纤维紊乱、丢失、坏死	无明显的超微结构异常
再挑战	易复发，易出现进行性心功能障碍，可能导致顽固性心力衰竭或死亡	心血管功能恢复后可尝试（需要补充安全数据）

二、高危人群监测

（一）心血管危险因素

抗人表皮生长因子受体-2（HER-2）药物的基线心血管危险因素有年龄（＞65岁）、肥胖（体重指数＞30 kg/m^2）、吸烟、高血压、高脂血症、糖尿病、慢性肾脏病、冠状动脉疾病/早期心肌梗死、LVEF基线较低或蒽环类药物治疗后降低及严重瓣膜病。与既往治疗史相关的因素有蒽环类药物治疗史、左侧胸壁或纵隔放疗史、曲妥珠单抗的心脏毒性史。Romond等、Ezaz等尝试将已知的心血管危险因素纳入基线风险评估体系，建立CTRCD风险预测工具，但这样的多变量风险评估工具并没有纳入心肌标志物或心脏成像等变量进行验证，故目前没有推广到临床中使用。

（二）心脏成像技术

心脏成像技术［如超声心动图、心脏磁共振成像（MRI）］，有助于筛选出基线CTRCD风险较高的患者（如LVEF较低），可规避心脏毒性风险较高的抗肿瘤治疗方案或及时开启心脏保护治疗，美国超声心动图学会（American Society of Echocardiography，ASE）和欧洲超声心动图学会（European Association of Echocardiography，EAE）发布的专家共识支持使用GLS进行基线检查。SUCCOUR研究将331例接受蒽环类药物治疗并伴有心力衰竭危险因素（糖尿病、高血压、吸烟、既往有心血管疾病史）的患者分配到以GLS引导和以LVEF引导的2组，其中91%为乳腺癌患者，当GLS下降≥12%或LVEF下降≥10%时启动心脏保护治疗［β受体阻滞剂、血管紧张素转化酶抑制剂（angiotensin converting enzyme inhibitor，ACEI）、血管紧张素Ⅱ受体阻滞剂（angiotensin receptor blocker, ARB）、他汀类药物］，以评估2种超声心动图对CTRCD（症状性LVEF降低＞5%，或55%＞无症状性LVEF降低＞10%）的预测价值。其结果显示，GLS引导组对比LVEF引导组，前者使用心脏保护治疗的比例更高，发生CTRCD的比例较少（5.8% *vs.* 13.7%，$P=0.02$）；随访过程中发现，诊断为CTCRD后，LVEF引导组的LVEF下降幅度明显高于GLS组（9.1%±10.9% *vs.* 2.9%±7.4%，$P=0.03$），支持GLS在CTRCD监测中的应用。

（三）生物标志物

生物标志物如肌钙蛋白I/T、脑钠肽（brain natriuretic peptide，BNP）/N末端脑钠肽前体（N-terminal pro-brain natriuretic peptide，NT-Pro BNP）已被证明对CTRCD具有预测作用。Cardinale等对251例接受曲妥珠单抗治疗的乳腺癌患者进行分析，发现肌钙蛋白I是心脏毒性的唯一独立预测因子（$P < 0.001$）。具有更高心脏毒性风险的人群在注射曲妥珠单抗后，如果出现肌钙蛋白I/T水平升高，则较难恢复心功能。

（四）新指标的探索

一项研究纳入了278例女性患者，在X线下测量乳腺动脉钙化，并预测心血管疾病的发生风险。其结果表明，乳腺动脉钙化是心力衰竭发生或发展的独立危险因素，对这种新方法的进一步研究正在进行中。

三、预防策略

（一）药物一级预防

越来越多的研究在支持乳腺癌患者接受具有潜在心血管毒性抗肿瘤治疗方案时使用相关药物进行心脏保护。具有预防性心脏保护作用的药物有ACEI、ARB、选择性β受体阻滞剂、他汀类药物及盐皮质激素受体拮抗剂。

1. PRADA研究　该研究纳入130例接受含蒽环类药物化疗的早期乳腺癌患者，其中22%的患者接受曲妥珠单抗治疗，所有患者按1∶1∶1∶1的比例随机分配到美托洛尔治疗组、坎地沙坦治疗组、美托洛尔联合坎地沙坦治疗组、安慰剂预防治疗组，并通过心脏磁共振（cardiovascular magnetic resonance，CMR）测量10周及64周的LVEF下降比例。结果显示，坎地沙坦较安慰剂具有心脏保护作用（0.8% *vs.* 2.6%，$P = 0.026$）。

2. MANTICORE-101研究　该研究纳入94例接受曲妥珠单抗治疗的乳腺癌患者，其中33%接受蒽环类药物化疗。这94例患者被随机分配到培哚普利治疗组、比索洛尔治疗组、安慰剂预防性治疗组，主要研究终点为CMR测量的左心室舒张末期容积指数变化。结果发现，比索洛尔治疗组的患者LVEF平均下降1%，培哚普利治疗组的患者LVEF平均下降3%，安慰剂预防性治疗组的患者LVEF平均下降5%。因此认为，培哚普利和比索洛尔可减少CTRCD的发生率及抗肿瘤治疗的中断率。

3. Guglin等开展的一项大规模随机研究　该研究评估了468例乳腺癌患者使用赖诺普利、卡维地洛、安慰剂治疗的一级预防作用。抗肿瘤治疗方案为曲妥珠单抗±蒽环类药物，其中40%的患者接受了蒽环类药物治疗。该研究的作者在曲妥珠单抗+蒽环类药物治疗组看到了赖诺普利或卡维地洛的心脏保护作用，接受赖诺普利治疗的患者在2年后LVEF下降> 10%的比例为37%，接受卡维地洛治疗的患者在2年后LVEF下降> 10%的比例为31%，而安慰剂组为47%（$P = 0.009$）；对于无蒽环类药物治疗史的患者，未观察到心脏保护作用。

4. Seicean等进行的一项回顾性研究　该研究纳入了628例接受蒽环类药物治疗的乳腺癌患者，其中17.2%有高血压，5.1%有糖尿病，3年的随访期内有67例患者接受了不间断的他汀类药物治疗。结果显示，接受他汀类药物治疗的患者心力衰竭的发生率明显较低（$P = 0.03$）。对于接受多柔比星治疗的小鼠，他汀类药物可减轻心脏毒性，原因为他汀类药物可减少瓣膜炎症和氧化应激反应。

5. Akpek等进行的一项随机对照研究 该研究将83例乳腺癌患者按1∶1的比例随机分配到螺内酯（25 mg/d）组和安慰剂组，结果显示，螺内酯组的LVEF降低幅度明显低于安慰剂组（$P < 0.001$）。目前，盐皮质激素受体拮抗剂（如螺内酯）已被证明可以降低心力衰竭患者的心血管死亡率，其已成为蒽环类药物心脏毒性预防研究的新方向。作用机制为其通过减少心肌纤维化，影响细胞外基质的转运及心肌胶原的含量，从而改善心力衰竭的进展。

目前，具有心脏保护作用的药物对CTRCD的一级预防作用已初见端倪，但在探索的道路中也会遇见阴性的研究结果，如CECCY研究及Boekhout等的研究并没有看到卡维地洛、坎地沙坦对既往使用蒽环类药物及曲妥珠单抗治疗人群的一级预防作用，原因为这2项研究的局限性（如单中心入组、药物剂量不固定、样本量较小、缺乏LVEF的基线数据等）。虽然ACEI、ARB及选择性β受体阻滞剂很有应用前景，但推荐它们作为有潜在心脏毒性抗肿瘤治疗方案的标准预防性治疗，尚需要更大规模的随机对照研究、精准的高风险人群、更长的随访时间及有临床意义的研究终点来验证，可谓“任重而道远”。

（二）药物二级预防

抗HER-2治疗为早期乳腺癌患者带来了生存获益，甚至是“治愈”的希望。对于已存在无症状左心室功能下降的HER-2阳性乳腺癌患者，从已发表的临床研究中看到了在药物二级预防下继续使用曲妥珠单抗治疗的可行性。SCHOLAR研究纳入了20例轻度曲妥珠单抗相关心脏毒性（无症状LVEF下降到40%和正常值下限之间或下降≥15%）的乳腺癌患者，使用ACEI和（或）选择性β受体阻滞剂治疗。其结果显示，90%的患者能够完成原计划的曲妥珠单抗治疗，没有发生剂量限制性心脏毒性（定义为心血管原因死亡，LVEF＜40%，任何原因心力衰竭，或LVEF＜35%）。SAFEHEaRt研究纳入了31例LVEF为40%～49%且需要抗HER-2治疗的乳腺癌患者，同时进行心脏保护治疗（如选择性β受体阻滞剂、ACEI、ARB）。其结果显示，90%的患者完成了原计划的抗HER-2靶向治疗，没有发生严重的心脏不良反应（如心力衰竭、心肌梗死、心律失常及心源性死亡）或无症状的心力衰竭（LVEF较基线下降＞10%或≤35%）。因此，对于无症状的LVEF降低人群，是否继续使用曲妥珠单抗治疗，需要更大队列的随机研究来证实。考虑治疗决策的复杂性和个体化，肿瘤科医师应与心脏病学专家共同参与治疗决策。

（三）改善生活方式

尽管心脏保护药物的研究取得了进展，但生活方式对心血管的影响不容小觑。有研究表明，恶性肿瘤的诊断和治疗会引起抑郁、久坐不动、失眠及体重增加等，定期锻炼会减少恶性肿瘤患者的心血管不良反应。有研究对55例接受蒽环类药物治疗的女性乳腺癌患者进行了前瞻性分析，5年随访发现，有体力活动的患者比无体力活动的患者发生症状性心力衰竭的比例更小，舒张性心功能障碍的发生有所延迟。还有研究显示，确诊为乳腺癌后开始体育锻炼的患者，死亡风险降低（$P = 0.046$）。相关指南建议成年癌症患者每周进行150分钟中等强度或75分钟高强度运动。早期乳腺癌患者遵循相关指南建议的锻炼方式，可降低老年患者和已有心血管疾病患者的心血管事件风险达23%。上述结果促使美国心脏协会（AHA）建议将体力活动作为最有可能发生心脏毒性的个体化心脏康复干预措施，并促使欧洲肿瘤内科学会（ESMO）建议所有癌症生存者应进行适当的锻炼。通过改善生活方式，预防行蒽环类药物和（或）抗HER-2靶向治疗的乳腺癌患者的心脏毒性是充满希望的。

四、未来的发展方向

遗传和表观遗传因素可能影响恶性肿瘤患者CTCRD的易感性，如低密度脂蛋白受体相关蛋白6（low-density lipoprotein receptor related protein，LRP6）的异常激活、转录因子7类似物2（TCF7L2）的多态性、*DYRK1B*基因突变等。CUGBP-Elav样家族成员4的多态性与蒽环类药物的心脏毒性相关，即使在低剂量下也是如此。目前，将恶性肿瘤患者的心血管生物学特点转化为临床诊断和管理的工具已成为肿瘤科专家和心脏病学专家关注的重点。当新型抗肿瘤药物问世后，CTCRD面临的挑战更加复杂。未来，CTRCD的预防将侧重于探索新型抗肿瘤药物（如免疫治疗）的心脏保护策略、一级预防的持续时间、2种或以上心脏保护药物的联合使用、对高危人群（如有心血管疾病史的患者及晚期恶性肿瘤患者）的预防策略等。肿瘤科专家、心脏病学专家及相关科室专家之间的密切合作将为恶性肿瘤患者带来长期的生存获益。

（大连医科大学附属第一医院 李 佳 方凤奇）

参考文献

[1] Hooning MJ，Botma A，Aleman BM，et al. Long-term risk of cardiovascular disease in 10-year survivors of breast cancer. Natl Cancer Inst，2007，99：365-375.

[2] Desai MY，Jellis CL，Kotecha R，et al. Radiation-associated cardiac disease：a practical approach to diagnosis and management. JACC Cardiovasc Imaging，2018，11：1132-1149.

[3] Koelwyn GJ，Khouri M，Mackey JR，et al. Running on empty：cardiovascular reserve capacity and late effects of therapy in cancer survivorship. J Clin Oncol，2012，30：4458.

[4] Jose LZ，Patrizio L，Daniel RM，et al. 2016 ESC position paper on cancer treatments and cardiovascular toxicity developed under the auspices of the ESC committee for practice guidelines. European Heart Journal，2016，37：2768-2801.

[5] Thomas MS，Michael SE. Cancer drugs and the heart：importance and management. European Heart Journal Advance Access，2013，34（15）：1102-1111.

[6] Juan CP，Maurizio G，Ana B，et al. Expert consensus for multimodality imaging evaluation of adult patients during and after cancer therapy：a report from the American Society of Echocardiography and the European Association of Cardiovascular Imaging. European Heart Journal Cardiovascular Imaging，2014，15：1063-1093.

[7] Alexander RL，Susan D，Susannah S，et al. Baseline cardiovascular risk assessment in cancer patients scheduled to receive cardiotoxic cancer therapies：a position statement and new risk assessment tools from the Cardio-Oncology Study Group of the Heart Failure Association of the European Society of Cardiology in collaboration with the International Cardio-Oncology Society. Eur J Heart Fail，2020，22（11）：1945-1960.

[8] Romond EH，Jeong JH，Rastogi P，et al. Seven-year follow-up assessment of cardiac function in NSABP B-31，a randomized trial comparing doxorubicin and cyclophosphamide followed by paclitaxel（ACP）with ACP plus trastuzumab as adjuvant therapy for patients with node-positive，human epidermal growth factor receptor 2-positive breast cancer. J Clin Oncol，2012，30：3792.

[9] Ezaz G，Long J B，Gross CP，et al. Risk prediction model for heart failure and cardiomyopathy after adjuvant trastuzumab therapy for breast cancer. J Am Heart Assoc，2014，3：e000472.

[10] Zardavas D，Suter TM，Van Veldhuisen DJ，et al. Role of troponins I and T and N-terminal prohormone of brain natriuretic peptide in monitoring cardiac safety of patients with early-stage human epidermal growth factor receptor 2-positive breast cancer receiving trastuzumab：a herceptin adjuvant study cardiac marker substudy. J Clin Oncol，

2017, 35: 878-884.

[11] Negishi T, Thavendiranathan P, Negishi K, et al. Rationale and design of the strain surveillance of chemotherapy for improving cardiovascular outcomes: the SUCCOUR trial. JACC Cardiovasc Imaging, 2018, 11 (8): 1098-1105.

[12] Quispe R, Al-Rifai M, Di Carlo PA, et al. Breast arterial calcium: a game changer in women's cardiovascular health? JACC Cardiovasc Imaging, 2019, 12: 2538-2548.

[13] Gulati G, Heck SL, Ree AH, et al. Prevention of cardiac dysfunction during adjuvant breast cancer therapy (PRADA): a 2×2 factorial, randomized, placebo-controlled, double-blind clinical trial of candesartan and metoprolol. Eur Heart J, 2016, 37: 1671-1680.

[14] Pituskin E, Mackey JR, Koshman S, et al. Multidisciplinary approach to novel therapies in cardio-oncology research (MANTICORE 101-Breast): a randomized trial for the prevention of trastuzumab-associated cardiotoxicity. J Clin Oncol, 2016, 35: 870-877.

[15] Guglin M, Krischer J, Tamura R, et al. Randomized trial of lisinopril versus carvedilol to prevent trastuzumab cardiotoxicity in patients with breast cancer. J Am Coll Cardiol, 2019, 73: 2859-2868.

[16] Leong DP, Cosman T, Alhussein MM, et al. Safety of continuing trastuzumab despite mild cardiotoxicity. J Am Coll Cardiol Cardio Onc, 2019, 1 (1): 1-10.

[17] Lynce F, Barac A, Geng X, et al. Prospective evaluation of the cardiac safety of HER2-targeted therapies in patients with HER2-positive breast cancer and compromised heart function: the SAFE-HEaRt study. Breast Cancer Res Treat, 2019, 175 (3): 595-603.

[18] Riad A, Bien S, Westermann D, et al. Pretreatment with statin attenuates the cardiotoxicity of Doxorubicin in mice. Cancer Res, 2009, 69: 695-699.

[19] Seicean S, Seicean A, Plana JC, et al. Effect of statin therapy on the risk for incident heart failure in patients with breast cancer receiving anthracycline chemotherapy: an observational clinical cohort study. J Am Coll Cardiol, 2012, 60: 2384-2390.

[20] Akpek M, Ozdogru I, Sahin O, et al. Protective effects of spironolactone against anthracycline-induced cardiomyopathy. Eur J Heart Fail, 2015, 17: 81-89.

[21] Irwin ML, Smith AW, McTiernan A, et al. Influence of pre-and postdiagnosis physical activity on mortality in breast cancer survivors: the health, eating, activity, and lifestyle study. J Clin Oncol, 2008, 26: 3958.

[22] Gilchrist SC, Barac A, Ades PA, et al. Cardio-oncology rehabilitation to manage cardiovascular outcomes in cancer patients and survivors: a scientific statement from the American Heart Association. Circulation, 2019, 139: e997-e1012.

[23] Curigliano G, Lenihan D, Fradley M, et al. Management of cardiac disease in cancer patients throughout oncological treatment: ESMO consensus recommendations. Ann Oncol, 2020, 31: 171-190.

[24] Wang X, Sun CL, Quiñones-Lombraña A, et al. CELF4 variant and anthracycline-related cardiomyopathy: a children's oncology group genome-wide association study. J Clin Oncol, 2016, 34: 863.

[25] Ana Barac. Cardio-oncology in 2020: prime for translation. Journal of Cardiovascular Translational Research, 2020, 13: 345-346.

人表皮生长因子受体-2阳性乳腺癌脑转移的药物治疗现状及研究进展

第11章

乳腺癌常发生中枢神经系统转移（脑转移），且一旦发生，后续病情将迅速进展。因血脑屏障的存在，全身用药不易到达局部，治疗难度大，导致乳腺癌脑转移患者的预后较差。脑转移在人表皮生长因子受体-2（HER-2）阳性乳腺癌和三阴性乳腺癌（TNBC）患者中更为常见。近几年，随着多种新型抗HER-2药物应用于临床，乳腺癌脑转移患者的生存获益得到了极大提升。本文在既往研究的基础上针对HER-2阳性乳腺癌脑转移的特点、药物治疗现状及研究进展等方面进行阐述，为临床医师进行乳腺癌脑转移的治疗提供一定的思路和依据。

一、乳腺癌脑转移的流行病学特征

随着HER-2阳性转移性乳腺癌（metastatic breast cancer，MBC）患者生存时间的延长和先进的影像学成像技术使转移性疾病的检出率提高，脑转移的发病率逐渐增加。既往有研究提示，脑转移的危险因素与转移性乳腺癌常见的预后因素相似，如乳腺癌的患病年龄＜40岁、三阴性乳腺癌、组织学分级高、HER-2过表达、颅外转移的部位和数目及无疾病生存期短等。据统计，乳腺癌脑转移的总体发病率为24.6%，初次发现即为脑转移的比例为7.2%，后续随访时发生脑转移的比例为17.5%。乳腺癌不同分子分型脑转移患者的预后差异显著，抗HER-2治疗使得HER-2阳性乳腺癌患者脑转移的预后显著改善，中位总生存（OS）为13.1～18.9个月，但三阴性乳腺癌脑转移患者的中位OS仅为4.4个月。

二、人表皮生长因子受体-2阳性乳腺癌脑转移的治疗策略

局部治疗是乳腺癌脑转移的重要治疗手段之一。局部治疗的主要手段包括手术、全颅放疗及立体定向放疗等。手术常用于一般情况好、颅外病灶控制较好、病灶数目局限或脑转移灶直径较大且有症状的患者。手术治疗不仅可以对恶性肿瘤病灶进行完整切除，减轻症状，同时可以取得组织标本，明确恶性肿瘤的来源。全颅放疗是临床应用时间最长且应用最广泛的局部治疗手段，适用于颅脑内具有较弥散的转移灶（数目≥4个）、转移灶的直径＞3.0 cm、一般情况较差及颅外病灶控制不佳的患者。既往有研究报道，全颅放疗联合手术治疗可显著提高乳腺癌脑转移患者颅内病灶的局部控制率及OS。立体定向放疗利用立体定向技术进行放疗，提高了定位和摆位的精度。其特点为精确的立体定位手段和对恶性肿瘤组织有准确的剂量照射，对于转移数目有限，尤其是位置深、手

术不易到达、位于重要功能区且转移灶直径较小（＜3.0 cm）的患者有良好的效果。《中国临床肿瘤学会（CSCO）乳腺癌诊疗指南2021》对乳腺癌脑转移的局部治疗进行了分层，分为有限数目脑转移、弥散脑转移及脑膜转移3类人群。对于有限数目脑转移、颅外病灶控制好、卡氏体力状况评分（Karnofsky performance score，KPS）≥60分的患者，Ⅰ级推荐为手术治疗和立体定向放疗；对于有限数目脑转移、颅外病灶控制差、KPS低的患者，可选择全脑放疗和支持治疗。对于有限数目脑转移人群和弥散脑转移人群，Ⅱ级推荐提示，在局部症状可控制的情况下，首先考虑抗HER-2靶向治疗。对于脑膜转移患者，Ⅰ级推荐放疗。HER-2阳性乳腺癌脑转移患者若行靶向治疗，可考虑小分子酪氨酸激酶抑制剂（TKI）类药物，如吡咯替尼或拉帕替尼。

三、人表皮生长因子受体-2阳性乳腺癌脑转移的药物治疗研究进展

（一）曲妥珠单抗

曲妥珠单抗是一种重组DNA衍生的人源化单克隆抗体，含有人源免疫球蛋白G1（immunoglobulin G 1，IgG1）框架，而其鼠源的Fab段的互补决定区与HER-2蛋白胞外Ⅳ亚结构域结合，引起HER-2随胞膜内吞形成囊泡进入细胞并使其降解，同时具有一定抗体依赖细胞介导的细胞毒性作用（antibody dependent cell mediated cytotoxicity，ADCC）和增加化疗药物细胞毒性的作用。

既往有研究曾纳入8例伴有内脏转移的HER-2阳性转移性乳腺癌患者，通过检测放疗前后脑脊液中曲妥珠单抗的水平来确定疗效。其结果发现，放疗前患者的血清/脑脊液曲妥珠单抗比值为420∶1，放疗后患者的血清/脑脊液曲妥珠单抗比值为76∶1；重度脑膜转移患者放疗后的血清/脑脊液曲妥珠单抗比值为49∶1。由于放射线的作用使血脑屏障的完整性受到一定影响，故曲妥珠单抗的穿透性增加；同时，脑脊液中特异性药物代谢酶的活性由于放射线的影响而受到抑制，使得进入脑脊液的曲妥珠单抗代谢减慢。以上结果说明，在血脑屏障完整性缺失的情况下，曲妥珠单抗确实可以通过血脑屏障达到脑转移灶，进而发挥作用。

一项回顾性研究分析了251例HER-2阳性转移性乳腺癌患者，结果显示，与未接受曲妥珠单抗治疗的患者相比，接受曲妥珠单抗治疗的患者发生脑转移的中位时间（15个月 *vs.* 10个月，$P=0.035$）和确诊脑转移至死亡的中位时间（14.9个月 *vs.* 4.0个月，$P=0.0005$）显著延长。另一项回顾性研究分析了204例HER-2过表达转移性乳腺癌患者。其结果显示，中位随访53.6个月后，在接受含曲妥珠单抗方案治疗的患者中，74例（36.3%）发生了脑转移，而这部分患者在诊断为脑转移后中位生存期为13.5个月（95%*CI* 12.2～14.7）；开始曲妥珠单抗治疗和诊断脑转移之间的中位时间为13.6个月（0～45.8个月）；脑转移患者的中位OS为39个月（$P=0.04$）。多因素分析显示，年轻（年龄≤50岁）、乳腺癌复发、肝转移是脑转移发生的重要危险因素。

以上回顾性研究提示，确诊乳腺癌脑转移的患者使用曲妥珠单抗确实可以延长OS。在曲妥珠单抗治疗时出现乳腺癌脑转移的患者中，诊断后立即进行包含曲妥珠单抗联合方案治疗患者的OS远高于仅进行化疗药物治疗的对照组。

（二）帕妥珠单抗

帕妥珠单抗是首个被称作"HER二聚化抑制剂"的单克隆抗体，通过结合HER-2胞外结构域Ⅱ来抑制HER-2异源二聚化的形成，减少HER-2异源二聚体激活的下游信号的产生，从而抑制恶性肿瘤的生长。

CLEOPATRA研究入组了808例HER-2阳性晚期转移性乳腺癌患者，结果显示，帕妥珠单抗组（一线治疗：帕妥珠单抗＋曲妥珠单抗＋多西他赛）较对照组（一线治疗：曲妥珠单抗＋多西他赛）降低了31%的死亡风险（*HR* 0.69，95%*CI* 0.58 ～ 0.82）；帕妥珠单抗组的中位OS为57.1个月，对照组为40.8个月。该研究中，有13%的患者在后续的随访中出现了脑转移，且帕妥珠单抗组与对照组脑转移的发生率相似，分别为13.7%和12.6%。对出现脑转移的患者进行亚组分析后发现，联合帕妥珠单抗后，出现脑转移的中位时间从11.9个月延长至15.0个月（*HR* 0.58，95%*CI* 0.39 ～ 0.85，*P*＝0.0049）。此外，在这部分患者中，帕妥珠单抗组的中位OS较对照组有数值上的延长（34.4个月 *vs*. 26.3个月，*HR* 0.66，95%*CI* 0.39 ～ 1.11）。以上结果提示，帕妥珠单抗＋曲妥珠单抗＋多西他赛对乳腺癌脑转移及其他转移灶具有较好的抗肿瘤活性。

PHEREXA研究探索了帕妥珠单抗在HER-2阳性晚期乳腺癌患者二线治疗中的作用，入组了452例曲妥珠单抗使用中或使用后疾病进展的HER-2阳性晚期转移性乳腺癌患者，将其随机分配接受曲妥珠单抗＋卡培他滨＋帕妥珠单抗治疗或曲妥珠单抗＋卡培他滨＋安慰剂治疗。其结果显示，帕妥珠单抗组并未显著改善无进展生存（PFS），而中位OS从28.1个月显著延长至36.1个月（*HR* 0.68，95%*CI* 0.51 ～ 0.90）。亚组分析提示，在脑转移患者中，双靶向治疗联合卡培他滨的疗效显著优于曲妥珠单抗联合卡培他滨。

PATRICIA研究纳入了39例既往接受放疗但伴有脑转移及脑转移进展的HER-2阳性转移性乳腺癌患者，探索帕妥珠单抗＋高剂量曲妥珠单抗（每周6 mg/kg）的疗效和安全性。其结果显示，中位治疗4.5个月时，脑转移的客观缓解率（ORR）为11%（95%*CI* 3% ～ 25%），4个月和6个月的临床获益率（CBR）分别为68%和51%；安全性方面，2例患者因不良反应（左心室功能障碍和癫痫发作）停药；虽然脑转移的ORR并不是最高的，但68%的患者表现出临床获益，2例患者颅内病灶和颅外病灶持续稳定。该研究显示，帕妥珠单抗＋高剂量曲妥珠单抗使既往行放疗的脑转移患者病情显著改善。

综上所述，帕妥珠单抗与曲妥珠单抗联合使用在乳腺癌脑转移患者中显示出一定疗效，且优于曲妥珠单抗单药的疗效，但双靶向治疗在乳腺癌脑转移患者中的抗肿瘤活性仍需要大型前瞻性临床研究进一步验证。

（三）拉帕替尼

拉帕替尼是作用于HER-1和HER-2的双重TKI，通过氢键与上述2类受体胞内区的腺苷三磷酸（ATP）结合位点结合，形成轻微可逆的无活性结构，抑制2类受体的酪氨酸激酶磷酸化（双靶点酪氨酸激酶抑制作用）。表皮生长因子受体可形成二聚体而发挥作用，故针对HER-1与HER-2双靶点的拉帕替尼抑制酪氨酸激酶的作用更强。

由于曲妥珠单抗在脑组织中的穿透性仍未明确，故有研究者开始考虑是否有小分子药物能够通过血脑屏障而起到抗HER-2的靶向作用。一项Ⅱ期临床研究首先在有脑转移的HER-2阳性转移性乳腺癌患者中评估拉帕替尼单药的有效性。其结果显示，在纳入的39例患者中仅有1例达到了实体瘤疗效评估标准（response evaluation criteria in solid tumor，RECIST）的脑病灶部分缓解（PR）（95%*CI* 0.21% ～ 26.00%）；7例患者（18%）在16周时脑病灶和非脑病灶均无进展。该研究的结果证明了乳腺癌脑转移肿瘤内科治疗的有效性，但脑转移的HER-2阳性患者仍需要疗效确切的新治疗方法。

随后，LANDSCAPE研究（一次Ⅱ期、单臂研究）进一步探索了拉帕替尼联合卡培他滨在乳腺癌脑转移患者中的疗效和安全性。该研究招募了45例既往未行放疗的HER-2阳性脑转移患者，给予拉帕替尼联合卡培他滨联合方案治疗。其结果显示，45例患者中有44例患者（98%）可评估疗效，29例（65.9%）获得了客观的中枢神经系统有效反应（≥50%的肿瘤体积缩小）。该研究初步证明了拉帕替尼和卡培他滨联合应用在HER-2阳性乳腺癌脑转移患者中的有效性。

CEREBEL研究比较了经卡培他滨联合拉帕替尼或曲妥珠单抗治疗后HER-2阳性转移性乳腺癌患者发生脑转移的概率，试图寻找哪种靶向药物对脑转移灶的抑制作用更加显著。该研究纳入了基线无脑转移的540例HER-2阳性转移性乳腺癌患者，将其按1∶1的比例随机分配至拉帕替尼＋卡培他滨组或曲妥珠单抗＋卡培他滨组。其结果显示，拉帕替尼＋卡培他滨组脑转移的发生率为3%（8/251），曲妥珠单抗＋卡培他滨组为5%（12/250），2组无显著差异（$P=0.36$）；曲妥珠单抗＋卡培他滨组与拉帕替尼＋卡培他滨组相比，PFS和OS均延长（PFS：*HR* 1.30，95%*CI* 1.04 ～ 1.64；OS：*HR* 1.34，95%*CI* 0.95 ～ 1.64）。虽然2组脑转移的发生率相似，且整体预后倾向于曲妥珠单抗治疗，但拉帕替尼的疗效可能受到既往曲妥珠单抗治疗的影响，故研究者并不能从CEREBEL研究中得出确切的结论。值得注意的是，系统治疗对于脑转移及其他部位转移的疗效具有一致性，提示血脑屏障对于全身治疗药物具有一定的渗透性。

（四）T-DM1

T-DM1结合到HER-2的第Ⅳ亚区，通过受体介导内化和溶酶体降解后，导致细胞内释放含有DM1的细胞毒性分解代谢产物，DM1与微管蛋白结合，破坏细胞的微管网络，导致细胞周期阻滞和细胞凋亡。

Krop等对EMILIA研究中HER-2阳性转移性乳腺癌患者基线及后续随访的脑转移情况进行回顾性分析，对比了T-DM1与卡培他滨＋拉帕替尼分别对HER-2阳性乳腺癌脑转移患者的疗效。该研究将991例患者随机分为T-DM1组（495例）和卡培他滨＋拉帕替尼组（496例），结果发现，95例（T-DM1组45例，卡培他滨＋拉帕替尼组50例）患者在基线时存在脑转移；其中，T-DM1组22.2%的患者出现疾病进展，拉帕替尼＋卡培他滨组16.0%的患者出现疾病进展；与卡培他滨＋拉帕替尼组相比，T-DM1组的OS显著改善，2组的中位OS分别为12.9个月和26.8个月（*HR* 0.38，$P=0.008$），而PFS相似（*HR* 1.00，$P=1.000$）。此外，在基线无脑转移的患者中，T-DM1组的450例患者中有9例出现了脑转移（2.0%）。以上结果提示，T-DM1和拉帕替尼＋卡培他滨在HER-2阳性晚期乳腺癌患者中的脑转移进展率相似；且在基线时存在无症状脑转移的患者中，T-DM1较卡培他滨＋拉帕替尼可显著提高OS。

Ⅲb期KAMILLA研究是一项分析T-DM1在既往接受过抗HER-2靶向治疗和化疗的局部晚期/转移性乳腺癌患者中疗效的研究。该研究对398例基线时存在脑转移的患者使用T-DM1的有效率和疗效进行回顾性分析，发现在126例具有可测量病灶的脑转移患者中，最佳的ORR和CBR分别为21.4%（95%*CI* 14.6% ～ 29.6%）和42.9%（95%*CI* 34.1% ～ 52.0%）；42.9%患者的脑转移直径总和减少了30%；67例患者中，49.3%未接受针对脑转移的放疗；脑转移患者的中位PFS和OS分别为5.5个月和18.9个月。2021年，该研究的作者在美国临床肿瘤学会（ASCO）大会上公布了其最终结果，全球队列的中位PFS为6.8个月，中位OS为27.2个月；亚洲队列的中位PFS为5.7个月，中位OS为29.5个月。KAMILLA研究的探索性亚组分析是在前瞻性研究的背景下使用T-DM1治疗HER-2阳性乳腺癌脑转移患者的最大队列，且在无论是否接受放疗的患者中都观察到了T-DM1有临床意义的抗肿瘤活性，T-DM1在脑转移患者中的应用值得进一步探索。

（五）图卡替尼

图卡替尼是一种具有口服活性、可逆的、ATP竞争性HER-2小分子TKI类药物。其可通过抑制HER-2和HER-3磷酸化，从而抑制下游的丝裂原活化蛋白激酶（mitogen-activated protein kinase,

MAPK）信号通路和蛋白激酶B（AKT）信号通路，以及细胞增生，在表达HER-2的肿瘤细胞中显示出抗肿瘤活性。

HER2CLIMB研究纳入了既往接受曲妥珠单抗、帕妥珠单抗、T-DM1治疗后的HER-2阳性转移性乳腺癌患者，无论是否存在脑转移，以2∶1的比例随机分配图卡替尼或安慰剂联合曲妥珠单抗和卡培他滨治疗。对存在脑转移的人群进行亚组分析，发现有291例患者（48%）基线时存在脑转移，其中图卡替尼组和对照组分别有198例（48%）和93例（46%）。其结果显示，图卡替尼降低了中枢神经系统68%的疾病进展风险（*HR* 0.32，95%*CI* 0.22～0.48，*P*＜0.0001）；图卡替尼组和安慰剂组的中位中枢神经系统PFS分别9.9个月和4.2个月，中位OS分别为18.1个月和12.0个月（*HR* 0.58，95%*CI* 0.40～0.85，*P*＝0.005）。随后，该研究对未曾治疗或治疗后疾病进展的活动性脑转移患者进行了亚组分析，发现2组的中位中枢神经系统PFS分别为9.5个月和4.1个月，图卡替尼使这类患者的中枢神经系统PFS进展风险降低了64%（*HR* 0.36，95%*CI* 0.22～0.57，*P*＜0.0001）；同时，在活动性脑转移且基线伴可测量颅内病灶的患者中，图卡替尼组的颅内ORR为47%，显著高于对照组（20.0%）。而在病情稳定的脑转移患者中，2组中枢神经系统的中位PFS分别为13.9个月和5.6个月，图卡替尼使这类患者的中枢神经系统PFS进展风险降低了69%。在仅脑转移进展且接受局部治疗后继续使用该研究药物治疗的患者中（*n*＝30），图卡替尼组降低了71%第2次疾病进展或死亡的风险，中位PFS分别为15.9个月和9.7个月。2021年，ASCO大会对HER2CLIMB研究的PFS和OS结果做了进一步更新，延长随访15.6个月后（总随访29.6个月），图卡替尼组总人群的OS相较于对照组显著延长了5.5个月，且各亚组数据保持了一致的生存获益趋势。该研究的结果证明，图卡替尼联合曲妥珠单抗和卡培他滨可以提高1倍的颅内病灶反应率，降低66%的中枢神经系统疾病进展风险，降低近50%的死亡风险。针对有脑转移的HER-2阳性患者，图卡替尼联合用药将成为新的标准治疗方案。该研究是迄今为止针对特定脑转移终点进行的最大的随机临床研究，为HER-2阳性乳腺癌脑转移患者提供了最高水平的循证医学证据。总而言之，该研究的阳性结果充分表明，对于既往接受过曲妥珠单抗、帕妥珠单抗和T-DM1的HER-2阳性乳腺癌脑转移患者，图卡替尼联合曲妥珠单抗和卡培他滨是不错的后线治疗选择。

（六）吡咯替尼

吡咯替尼是我国自主研发的新一代抗HER-2的TKI类药物，其机制是泛-ErbB受体、小分子、不可逆的TKI，与HER-1、HER-2及HER-4的胞内激酶区ATP结合位点共价结合，阻止HER家族同/异源二聚体形成，抑制自身磷酸化，阻断下游信号通路的激活，抑制肿瘤细胞生长。

PHENIX研究将纳入患者随机分为吡咯替尼＋卡培他滨组（吡咯替尼组）或安慰剂＋卡培他滨组（安慰剂组），其中31例在基线时存在脑转移。其结果显示，吡咯替尼组较对照组中位PFS延长了2.7个月（6.9个月 *vs*. 4.2个月，*HR* 0.32，95%*CI* 0.13～0.77，*P*＝0.011）；对于基线时未治疗的脑转移患者，吡咯替尼组存在脑转移进展的患者比例更低（73.3% *vs*. 87.5%），吡咯替尼组的患者治疗后脑转移进展的时间更长（168.0天 *vs*. 127.0天）；在基线时无脑转移的患者中，吡咯替尼组出现新发脑转移的患者比例更低（1.2% *vs*. 3.6%），且新发脑转移的出现时间更长（397.5天 *vs*. 132.0天）。

PERMEATE研究是探索吡咯替尼联合卡培他滨用于HER-2阳性乳腺癌活动性脑转移患者的多中心、单臂、Ⅱ期临床研究。2021年，该研究的作者在ASCO大会上公布了其结果，既往未接受放疗组（队列A）和放疗后进展组（队列B）的中枢神经系统ORR分别为74.6%和42.1%，2组的中位PFS分别为12.1个月和5.6个月。提示，吡咯替尼联合卡培他滨对于未经放疗或放疗后进展的乳腺癌活动性脑转移患者疗效显著。期待吡咯替尼联合卡培他滨在HER-2阳性乳腺癌脑转移患者中更多数据的公布。

（七）T-DXd

T-DXd是一种抗体-药物偶联物（ADC）类药物，由抗HER-2人源化单克隆抗体（MAAL-9001）与依沙替康衍生物MAAA-1181a（DXd）组成，抗体部分的氨基酸序列与曲妥珠单抗相同。DXd是一种DNA拓扑异构酶Ⅰ抑制剂，与伊立替康的活性代谢物SN-38相比，其抑制效力高出10倍。与HER-2结合后，T-DXd会破坏HER-2信号并介导抗体依赖的细胞毒性反应。此外，与HER-2结合后，T-DXd还会发生内吞，在细胞内裂解，导致DXd释放，进而导致DNA损伤和细胞凋亡。

DESTINY-Breast01研究在整体人群中展现了第2代ADC类药物T-DXd在接受T-DM1治疗后进展的HER-2阳性转移性乳腺癌患者中的有效性和安全性。该研究纳入既往接受过中位六线治疗的184例HER-2阳性晚期乳腺癌患者，其中应用T-DXd治疗的患者的ORR高达60.9%（95%*CI* 53.4～68.0），疾病控制率（DCR）为97.3%，中位缓解时间为14.8个月（95%*CI* 13.8～16.9），中位PFS为16.4个月（95%*CI* 12.7至未达到）。2020年，该研究的作者在欧洲肿瘤内科学会（ESMO）大会上公布了脑转移亚组患者的数据，其纳入了24例乳腺癌脑转移患者，这部分人群使用T-DXd的ORR高达58.3%，中位PFS为18.1个月，中位缓解时间为16.9个月。2020年，ASCO大会更新的亚组分析数据显示，各亚组的ORR（46.4%～74.5%）和中位PFS（12.3～18.1个月）与既往总体结果相似；在48例于数据截止时出现疾病进展的患者中，仅8%（4例）的患者出现了脑部进展。上述结果再次证实了T-DXd在Destiny-Breast01研究各亚组间的卓越疗效。2021年，ASCO大会再次更新了DESTINY-Breast01研究中脑转移亚组的分析结果，截至2019年8月1日，独立委员会评估的ORR、中位PFS及中位缓解时间与既往研究数据持平，再次提示T-DXd对于乳腺癌稳定性脑转移患者的抗肿瘤活性。伴随DESTINY-Breast系列研究结果的相继出炉，T-DXd将在HER-2阳性乳腺癌脑转移患者的抗HER-2治疗格局中做出重要贡献。

（八）奈拉替尼

奈拉替尼作为一种口服的、不可逆的泛HER（HER-1、HER-2、HER-4）TKI类药物，高选择性结合HER家族的酪氨酸激酶，抑制肿瘤细胞的增生和生长；同时，其作为小分子药物，奈拉替尼可直接穿过血脑屏障，对脑转移具有抑制作用，且联合内分泌治疗可阻断雌激素受体（ER）/HER-2的交互作用，控制肿瘤生长。

NALA研究比较了奈拉替尼＋卡培他滨（奈拉替尼组）与拉帕替尼＋卡培他滨（拉帕替尼组）在HER-2阳性转移性乳腺癌患者中的疗效。其结果显示，奈拉替尼组疾病进展或死亡的风险较拉帕替尼组降低了24%，PFS取得了2.2个月的绝对获益（*HR* 0.76，P＝0.0059）。此外，2组的ORR（33% *vs.* 27%）、CBR（45% *vs.* 36%）、缓解持续时间（duration of response，DOR）（8.5个月 *vs.* 5.6个月）均有改善。该研究的次要研究终点为至脑转移干预的时间，作者发现，奈拉替尼组与拉帕替尼组相比，脑转移的干预比例显著减少（22.8% *vs.* 29.2%，P＝0.043），奈拉替尼组脑转移患者接受干预的时间显著缩短。基于该研究的结果，2020年2月27日，美国食品药品监督管理局（FDA）批准了奈拉替尼＋卡培他滨联合用药方案用于治疗已接受二线或以上抗HER-2治疗的晚期或转移性HER-2阳性乳腺癌患者。

NEfERT-T研究对比了奈拉替尼＋紫杉醇和曲妥珠单抗＋紫杉醇在一线HER-2阳性转移性乳腺癌患者中的疗效。该研究中，所有患者基线时均无脑转移，且次要研究终点为脑转移灶出现症状或进展的时间和频率。其结果发现，整体人群中奈拉替尼＋紫杉醇较曲妥珠单抗＋紫杉醇未观察到PFS的改善；但在奈拉替尼＋紫杉醇组中，脑转移率更低（*HR* 0.48，95%*CI* 0.29～0.79，P＝

0.002），至脑转移的时间更长（*HR* 0.45，95%*CI* 0.26～0.78，*P*＝0.004）。在HER-2阳性转移性乳腺癌患者的一线治疗中，奈拉替尼＋紫杉醇在PFS方面不优于曲妥珠单抗＋紫杉醇，但奈拉替尼＋紫杉醇可以延迟脑转移的时间，并降低其发生率，该研究结果还需要大型研究进一步验证。

TBCRC 022研究探讨了奈拉替尼联合卡培他滨治疗HER-2阳性乳腺癌脑转移的有效性和安全性。该研究入组49例HER-2阳性乳腺癌脑转移患者，其中92%的患者已接受过针对脑转移的放疗或手术治疗，37例之前未接受过拉帕替尼治疗（3A组），12例接受过拉帕替尼治疗（3B组）。其结果显示，3A组患者的中枢神经系统ORR为49%（95%*CI* 32%～66%），3B组患者的中枢神经系统ORR为33%（95%*CI* 10%～65%），2组的中位PFS分别为5.5个月和3.1个月，中位OS分别为13.3个月和15.1个月。提示，奈拉替尼＋卡培他滨在晚期脑转移的乳腺癌患者中具有不错的临床疗效，值得临床重视。

四、小　　结

综上所述，乳腺癌患者出现脑转移后，除了手术或放疗等局部治疗外，越来越多的全身治疗药物同样可获得较好的有效率和预后；同时，适当延迟放疗的介入，可以推迟放疗有关不良反应的出现。抗HER-2相关的靶向药物如曲妥珠单抗、帕妥珠单抗、拉帕替尼、T-DM1、奈拉替尼与化疗药物的组合方案在HER-2阳性乳腺癌脑转移中取得了一定的成功，但疗效还有进一步提升的空间。而新一代抗HER-2药物（如图卡替尼、吡咯替尼、T-DXd等）的卓越疗效更是让研究者们对后续数据有了更多的期待。目前，脑转移相关临床研究的数据缺乏强有力的证据支持，能够有效穿透血脑屏障的药物是提高脑转移治疗效果的关键。在未来的药物研发方面，优化并增强HER-2抗体穿透血脑屏障的能力对控制脑转移十分重要，研究者们可利用临床前模型来更好地指导药物治疗。在试验设计方面，希望未来的研究能纳入更多的新发或疾病进展的脑转移患者，严格评估这部分患者的生存预后，新的抗HER-2靶向药物的联合应用可能会给脑转移患者带来更多的获益。

（复旦大学附属肿瘤医院　王雅君　赵燕南　王碧芸）

参考文献

[1] Garcia-Alvarez A，Papakonstantinou A，Oliveira M. Brain metastases in HER2-positive breastcancer：current and novel treatment strategies. Cancers（Basel），2021，13（12）：2927.

[2] 张佳玲，张凤春，徐迎春. 乳腺癌脑转移系统治疗的研究进展. 上海交通大学学报（医学版），2021，41（05）：671-677.

[3] Minisini AM，Moroso S，Gerratana L，et al. Risk factors and survival outcomes in patients with brain metastases from breast cancer. Clin Exp Metastasis，2013，30（8）：951-956.

[4] Gobbini E，Ezzalfani M，Dieras V，et al. Time trends of overall survival among metastatic breast cancer patients in the real-life ESME cohort. Eur J Cancer，2018，96：17-24.

[5] Lin NU，Bellon JR，Winer EP. CNS metastases in breast cancer. J Clin Oncol，2004，22：3608-3617.

[6] Slimane K，Andre F，Delaloge S，et al. Risk factors for brain relapse in patients with metastatic breast cancer. Ann Oncol，2004，15：1640-1644.

[7] Evans AJ，James JJ，Cornford EJ，et al. Brain metastases from breast cancer：identification of a high-risk group. Clin Oncol，2004，16：345-349.

[8] Lin NU，Claus E，Sohl J，et al. Sites of distant recurrence and clinical outcomes in patients with

metastatic triple-negative breast cancer: high incidence of central nervous system metastases. Cancer, 2008, 113: 2638-2645.

[9] Chow L, Suen D, Ma KK, et al. Identifying risk factors for brain metastasis in breast cancer patients: implication for a vigorous surveillance program. Asian J Surg, 2015, 38: 220-223.

[10] Kennecke H, Yerushalmi R, Woods R, et al. Metastatic behavior of breast cancer subtypes. JClin Oncol, 2010, 28: 3271-3277.

[11] Pestalozzi BC, Zahrieh D, Price KN, et al. Identifying breast cancer patients at risk for central nervous system (CNS) metastases in trials of the International Breast Cancer Study Group(IBCSG). Ann Oncol, 2006, 17: 935-944.

[12] Darlix A, Louvel G, Fraisse J, et al. Impact of breast cancer molecular subtypes on the incidence, kinetics and prognosis of central nervous system metastases in a large multicentre real-life cohort. Br J Cancer, 2019, 121: 991-1000.

[13] Hofer S, Pestalozzi BC. Treatment of breast cancer brain metastases. Eur J Pharmacol, 2013, 5, 717 (1-3): 84-87.

[14] Patchell RA, Tibbs PA, Walsh JW, et al. A randomized trial of surgery in the treatment of single metastases to the brain. N Engl J Med, 1990, 22, 322 (8): 494-500.

[15] 中国临床肿瘤学会乳腺癌专家委员会. 中国临床肿瘤学会(CSCO)乳腺癌诊疗指南. 北京: 人民卫生出版社, 2021.

[16] Cobleigh MA, Vogel CL, Tripathy D, et al. Multinational study of the efficacy and safety of humanized anti-HER2 monoclonal antibody in women who have HER2-overexpressing metastatic breast cancer that has progressed after chemotherapy for metastatic disease. J Clin Oncol, 1999, 17 (9): 2639-2648.

[17] Stemmler HJ, Schmitt M, Willems A, et al. Ratio of trastuzumab levels in serum and cerebrospinal fluid is altered in HER2-positive breast cancer patients with brain metastases and impairment of blood-brain barrier. Anticancer Drugs, 2007, 18 (1): 23-28.

[18] Park YH, Park MJ, Ji SH, et al. Trastuzumab treatment improves brain metastasis outcomes through control and durable prolongation of systemic extracranial disease in HER2-overexpressing breast cancer patients. Br J Cancer, 2009, 100(6): 894-900.

[19] Ono M, Ando M, Yunokawa M, et al. Brain metastases in patients who receive trastuzumab-containing chemotherapy for HER2-overexpressing metastatic breast cancer. Int J Clin Oncol, 2009, 14 (1): 48-52.

[20] Swain SM, Miles D, Kim SB, et al. Pertuzumab, trastuzumab, and docetaxel for HER2-positive metastatic breast cancer (CLEOPATRA): end-of-study results from a double-blind, randomised, placebo-controlled, phase 3 study. Lancet Oncol, 2020, 21 (4): 519-530.

[21] Urruticoechea A, Rizwanullah M, Im SA, et al. Randomized phase Ⅲ trial of trastuzumab plus capecitabine with or without pertuzumab in patients with human epidermal growth factor receptor 2-positive metastatic breast cancer who experienced disease progression during or after trastuzumab-based therapy. J Clin Oncol, 2017, 35 (26): 3030-3038.

[22] Lin NU, Pegram M, Sahebjam S, et al. Pertuzumab plus high-dose trastuzumab in patients with progressive brain metastases and HER2-positive metastatic breast cancer: primary analysis of a phase Ⅱ study. J Clin Oncol, 2021, 4: 822.

[23] Roskoski RJ. ErbB/HER protein-tyrosine kinases: Structures and small molecule inhibitors. Pharmacol Res, 2014, 87: 42-59.

[24] Gril B, Palmieri D, Bronder JL, et al. Effect of lapatinib on the outgrowth of metastatic breast cancer cells to the brain. J Natl Cancer Inst, 2008, 100 (15): 1092-1103.

[25] Lin NU, Carey LA, Liu MC, et al. Phase Ⅱ trial of lapatinib for brain metastases in patients with human epidermal growth factor receptor 2-positive breast cancer. J Clin Oncol, 2008, 26 (12): 1993-1999.

[26] Bachelot T, Romieu G, Campone M, et al. Lapatinib plus capecitabine in patients with previously untreated brain metastases from HER2-positive metastatic breast cancer (LANDSCAPE): a single-group phase 2 study. Lancet Oncol, 2013, 14 (1): 64-71.

[27] Pivot X, Manikhas A, Żurawski B, et al. CER-

EBEL (EGF111438): a Phase Ⅲ, randomized, open-label study of lapatinib plus capecitabine versus trastuzumab plus capecitabine in patients with human epidermal growth factor receptor 2-positive metastatic breast cancer. J Clin Oncol, 2015, 33 (14): 1564-1573.

[28] Foglietta J, Metro G, Crinò L, et al. Letter to the editor concerning trastuzumab emtansine (T-DM1) versus lapatinib plus capecitabine in patients with HER2-positive metastatic breast cancer and central nervous system metastases: a retrospective, exploratory analysis in EMILIA. Ann Oncol, 2015, 26 (5): 1033-1034.

[29] Montemurro F, Delaloge S, Barrios CH, et al. Trastuzumab emtansine (T-DM1) in patients with HER2-positive metastatic breast cancer and brain metastases: exploratory final analysis of cohort 1 from KAMILLA, a single-arm phase Ⅲb clinical trial. Ann Oncol, 2020, 31 (10): 1350-1358.

[30] Wuerstlein R. Safety of trastuzumab emtansine(T-DM1) in patients (pts) with HER2-positive locally advanced or metastatic breast cancer (mBC): final results from KAMILLA Cohorts 1 (global) and 2 (Asia). ASCO Annual Meeting, Chicago, 2021. Chicago: ASCO online, 2021.

[31] Lin NU, Borges V, Anders C, et al. Intracranial efficacy and survival with tucatinib plus trastuzumab and capecitabine for previously treated HER2-positive breast cancer with brain metastases in the HER2CLIMB trial. J Clin Oncol, 2020, 38 (23): 2610-2619.

[32] Giuseppe C. Updated results of tucatinib versus placebo added to trastuzumab and capecitabine for patients with pretreated HER2+metastatic breast cancer with and without brain metastases (HER2CLIMB). ASCO Annual Meeting, Chicago, 2021. Chicago: ASCO online, 2021.

[33] Yan M, Bian L, Hu XC, et al. Pyrotinib plus capecitabine for human epidermal factor receptor 2-positive metastatic breast cancer after trastuzumab and taxanes (PHENIX): a randomized, double-blind, placebocontrolled phase 3 study. Transl Breast Cancer Res, 2020, 1: 25.

[34] Yan M. Pyrotinib plus capecitabine for HER2-positive metastatic breast cancer patients with brain metastases (PERMEATE): a multicenter, single-arm phase Ⅱ study. ASCO Annual Meeting, Chicago, 2021. Chicago: ASCO online, 2021.

[35] Indini A, Rijavec E, Grossi F. Trastuzumab deruxtecan: changing the destiny of HER2 expressing solid tumors. Int J Mol Sci, 2021, 22 (9): 4774.

[36] Modi S, Saura C, Yamashita T, et al. Updated results from DESTINY-breast01, a phase 2 trial of trastuzumab deruxtecan (T-DXd) in HER2 positive metastatic breast cancer. San Antonio Breast Cancer Symposium, San Antonio, 2020. San Antonio: SABCS online, 2020.

[37] Jerusalem G, Park YH, Yamashita T, et al. CNS metastases in HER2-positive metastatic breast cancer treated with trastuzumab deruxtecan: DESTINY-Breast01 subgroup analyses. Annals of Oncology, 2020, 31 (suppl_2): S62-S82.

[38] Shanu, Cristina S, Toshinari Y, et al. Trastuzumab deruxtecan for HER2-positive metastatic breast cancer: DESTINY-Breast01 subgroup analysis. J Clin Oncol, 2020, 38 (Suppl): 1036.

[39] Saura C, Oliveira M, Feng YH, et al. Neratinib plus capecitabine versus lapatinib plus capecitabine in HER2-positive metastatic breast cancer previously treated with ≥ 2 HER2-directed regimens: phase Ⅲ NALA trial. J Clin Oncol, 2020, 38: 3138-3149.

[40] Awada A, Colomer R, Inoue K, et al. Neratinib plus paclitaxel vs trastuzumab plus paclitaxel in previously untreated metastatic erbb2-positive breast cancer: the NEfERT-T randomized clinical trial. JAMA Oncol, 2016, 2 (12): 1557-1564.

[41] Freedman RA, Gelman RS, Anders CK, et al. Translational breast cancer research consortium. TBCRC 022: a phase Ⅱ trial of neratinib and capecitabine for patients with human epidermal growth factor receptor 2-positive breast cancer and brain metastases. J Clin Oncol, 2019, 37 (13): 1081-1089.

第三篇

乳腺癌外科治疗

CME TEXTBOOKS NATIONAL PROJECT

第12章 术前阻断腹壁下血管在乳腺癌应用横向腹直肌肌皮瓣乳房再造术中的研究进展

医师在采集横向腹直肌肌皮瓣（transverse rectus abdominis musculocutaneous，TRAM）的过程中需要将腹直肌鞘膜打开并显露腹壁下血管，之后采取保留部分腹直肌皮瓣的策略。但术中处理血管的时间较长，容易引起脂肪液化、感染等并发症的发生，故需要尽可能缩短手术时间。术前阻断腹壁下血管有助于缩短腹直肌肌皮瓣的处理时间，且随着现代超声技术的不断发展，医师可以利用辅助超声观察腹壁下动脉的情况，从而提高阻断效果，尽可能提高腹直肌肌皮瓣的采集效率，减少各种并发症的发生。

一、乳腺癌患者横向腹直肌肌皮瓣乳房再造术的应用价值

随着生活方式和生活环境的变化，乳腺癌的发生率不断提高，在全球已超过肺癌居恶性肿瘤发病率之首，不仅给患者的心身健康造成了巨大痛苦，同时给家庭和社会带来了巨大负担。

目前，手术治疗仍是乳腺癌的主要治疗手段。乳腺癌是一种全身性疾病，为了避免复发和转移，需要尽可能扩大切除范围，但乳腺癌根治术会导致乳房缺失，给女性患者的心理健康造成较大影响。随着临床医学的不断深入发展，放化疗及分子靶向治疗使得乳腺癌的临床治疗方式也发生了较大改变，相关国际学术组织指出，早期乳腺癌患者可以采取保留乳房的治疗方法，但中晚期患者则需要实施手术。乳房作为女性的第二性征，是女性审美中不可或缺的一部分，乳房缺失会给女性的心身健康和社会交往带来较大的影响，从而导致其出现焦虑、自卑、害怕社交等问题，影响后续的治疗。因此，在不影响手术治疗效果的同时，乳房再造术的应用能够满足患者的心身需求。

乳房再造术的目的主要是为了恢复患者的乳房美观。乳房再造术最早起源于1895年，当时有学者利用脂肪组织行乳房再造术；进入20世纪后，有学者利用背阔肌皮瓣进行试验，但该皮瓣的成活率较低且并发症较多；之后硅胶假体的出现成了乳房再造术发展中的重大转折点，使得乳房再造术变得更加简单；1982年，有学者利用横向腹直肌肌皮瓣进行乳房再造术，且由于操作简单、手术成功率高且美容效果好等优势，成了乳房再造术中比较流行的一种术式。但有术者在横向腹直肌肌皮瓣乳房再造术中发现，由于腹直肌缺失、腹壁变薄，患者术后容易发生腹壁疝，给患者的健康造成了一定影响。1989年，有学者利用腹壁下动脉深部穿支皮瓣进行乳房再造术，该术式能够保留腹直肌的完整性，进一步降低腹壁疝的发生。因此，近年来临床多采用此类皮瓣进行修复，不仅能够恢复患者的胸部外观，同时对于腹部隆起的女性来说还能达到腹壁平整的效果，可以进一步提高患者对手术的满意度。但有学者在实际应用中发现，由于血管分离的范围较大和血管损伤的风险较大，会影响皮瓣的血供，增加皮瓣坏死的风险，故需要采取有效的措施来进一步减小皮瓣分离过

程中血管损伤的风险，进一步提高皮瓣的成活率。

二、术前阻断腹壁下血管在横向腹直肌肌皮瓣乳房再造术中的应用

近年来，横向腹直肌肌皮瓣在自体乳房重建中的应用范围不断扩大，但皮瓣游离对医师的经验和技术要求较高，且远期疗效仍无较多的循证医学证据支持，故其临床应用存在一定争议。然而，从整体状况来看，横向腹直肌肌皮瓣相比于传统的背阔肌肌皮瓣，具有组织量大的优势，不需要再使用假体进行乳房重建，且横向腹直肌肌皮瓣周围存在大量脂肪，能够有效避免远期萎缩的情况发生，是目前自体组织中重建效果最好的皮瓣。由于皮瓣的移植时间较长，皮瓣的血供不可避免地会受到一定影响，为了进一步提高皮瓣的成活率，医师需要采取有效的干预措施。

术者可将皮瓣采集环节分解成多个步骤来完成，从而让未受干扰的分支血管进行皮瓣供血，能够提高皮瓣组织的移植成活率。术前阻断腹壁下血管主要是利用这一原理来提高横向腹直肌肌皮瓣的成活率，能够有效降低手术风险，提高皮瓣采集的安全性。但该术式也存在一定缺陷，主要是需要进行2次手术，第1次手术主要是阻断腹壁下血管，根据术前血管的彩超标记来寻找腹壁下血管束，并使用缝线结扎腹壁下动静脉；第2次手术则是进行乳腺癌改良根治术，同时进行皮瓣切取和乳房重建，术中需要保护腹壁上血管蒂，并仔细止血，修复缺损腹壁，降低术后腹壁疝的发生率。虽然2次手术对乳房重建的影响不大，但即刻重建可能推迟乳腺癌术后辅助治疗的时间。因此，目前通常采用术前血管阻断与前哨淋巴结活检同步进行的方式，在血管阻断1周后进行乳腺癌根治术和乳房重建术。有研究指出，血管阻断后3天皮瓣的血供有所改善，1周后皮瓣的血供明显改善，术后1～2周进行乳腺癌根治术与乳房重建是比较合理的。

术前阻断腹壁下血管能够有效减少皮瓣在分离过程中的受损程度，并减小对皮瓣血供的影响，同时能够保留部分腹直肌的血供，在一定程度上有助于降低腹壁疝的发生率，且能够为乳腺癌患者提供有效的手术支持。术者在采集腹直肌肌皮瓣时需要对腹壁下动脉的走行、管径及供应面积进行良好的确认，而高频超声的应用不仅能够确定腹壁下动脉的主干及其分支，还可以观察有无血管变异和血管的走行，指导术者进行皮瓣设计和皮瓣切取，提高皮瓣移植的成活率。

三、术前阻断腹壁下血管和横向腹直肌肌皮瓣乳房再造术的操作方法

（一）第1次手术

第1次手术主要是阻断腹壁下血管，主要采取全身麻醉或局部麻醉的方式，根据术前血管彩超的检查结果在体表处做标记，并根据术前预先设计的皮瓣切口位置在两侧分别做一3～5 cm的切口，以便切开皮下组织和腹直肌前鞘，沿着腹直肌寻找血管束并使用钳夹或缝扎的方式结扎腹壁下血管，之后依次缝合腹直肌前鞘、皮下组织及皮肤，关闭切口。

除了该方法外，目前还有术者采用介入方法提前阻断腹壁下血管，采取局部麻醉的方式，于双侧腹股沟区行股动脉穿刺术，采用超微导管超选择腹壁下动脉，并置入动脉内栓塞弹簧圈一枚，成功栓塞腹壁下动脉，穿刺点给予加压包扎即可。

（二）第2次手术

第2次手术主要是乳腺癌改良根治术联合乳房重建术，通常采用局部麻醉的方式，保持头高足

低位，并让患者保持屈髋屈膝的半卧位，首先行乳腺癌改良根治术，保留皮肤或保留乳头、乳晕，采用梭形切口或皮纹切口，完整切除乳腺组织并扩大切除肿瘤表面或活检切口1～2 cm的皮肤，前哨淋巴结活检阴性的患者可保留乳头、乳晕。乳房重建术则梭形切除瘢痕皮肤并分离皮下组织，重新建立乳房下皱襞。之后行腹直肌皮瓣采集，采用梭形切口，切口的长度和宽度由乳房皮肤缺失的大小及腹部皮肤张力决定，通常切除（25～35）cm×（12～20）cm大小的皮肤，并将术前阻断形成的瘢痕组织连同皮瓣一起切除。切开皮肤后保留皮下脂肪，并沿腹直肌前鞘钝性剥离至剑突及肋弓边缘，制造皮瓣采集通道，游离腹直肌并切断腹直肌蒂，将皮瓣转移至胸口，根据患者切除的乳腺组织及健侧乳房大小切取足够的皮瓣，并切除腹直肌外侧皮瓣以改善局部血供，术中操作需要注意保护重要的血管和神经。供区无活动性出血后常规修复缺损腹壁，并放置引流管后缝合供区切口。乳房塑形通常根据健侧乳房的形状进行，无统一标准，主要以不影响皮瓣的血供为度。手术通常不采用胸大肌固定，从而提高乳房重建之后的自然度。术中的修复需要确保乳房的对称性，根据皮肤切口修剪皮瓣，之后与皮肤缝合。

（三）术后护理

术后腹部切口主要采用加压包扎的方式，有助于降低术后的出血量，减少切口感染的发生率，避免因腹壁薄弱而形成疝。同时，术者要注意乳房再造区域，避免加压包扎压迫血管蒂，还要避免由于局部血供不足引起的坏死。术后患者宜采取头高足低位以减轻腹壁张力，且有助于腹腔引流和重建乳房保持自然下垂的状态。患者术后1周腹腔的引流量较多，当每天的腹腔引流量＜20 ml时可拔管。部分患者术后主诉腹部疼痛，可给予非甾体抗炎药或弱阿片类镇痛药缓解疼痛。部分患者的重建乳房存在水肿、质感偏硬等问题，通常不采取特殊的处理方式，数月后水肿症状可自行缓解，重建乳房也会逐渐变软。

四、小　　结

术前阻断腹壁下血管在以横向腹直肌肌皮瓣为基础的乳房重建术中表现出较好的效果，有助于改善皮瓣的血供情况，进一步提高其成活率。但在应用过程中，医师需要了解患者的整体情况并根据患者的客观条件选择合适的乳房重建术，有助于提高美容效果，进一步减少乳房重建术的并发症，恢复乳腺癌患者对生活的信心。

（新疆医科大学附属肿瘤医院　张晨光　艾司克尔·阿尤甫　欧江华）

参考文献

[1] 黄国兴，周桂荣，李上芹，等．横行腹直肌肌皮瓣应用于乳腺癌术后即时乳房再造的临床研究．中国肿瘤临床与康复，2020，27（3）：319-322.

[2] 黄胜超，邱璞，梁忠锃，等．带蒂横向腹直肌肌皮瓣在乳腺癌术后即刻重建乳房中的应用．中华内分泌外科杂志，2021，15（2）：117-121.

[3] 李盼盼．1例乳腺癌改良根治术并TRAM、DIEP乳房重建术的个案护理．实用临床护理学电子杂志，2020，5（20）：81-84.

[4] 宋达疆，李赞，周晓，等．不同形式横行腹直肌肌皮瓣在乳房再造和胸壁溃疡修复中的应用经验教训及对策．中国医师杂志，2018，20（4）：511-516.

[5] 胡震．带蒂腹直肌皮瓣在乳房重建手术中的应用．中国癌症杂志，2017，27（8）：620-625.

初始Ⅳ期乳腺癌局部外科治疗研究进展

第13章

一、初始Ⅳ期乳腺癌的生物学特点和转移分布特征

初始Ⅳ期乳腺癌患者在确诊的同时发生远处转移，也称新发转移性乳腺癌（de novo metastatic breast cancer，dnMBC）。受诊断延迟与拒绝治疗等社会卫生因素制约，在发达国家，这部分患者在所有新诊断乳腺癌患者中所占的比例为3%～6%，在发展中国家这一比例为10%～30%。

尽管乳腺癌各亚型在dnMBC中均可见，但相比于Ⅰ～Ⅲ期乳腺癌，dnMBC中侵袭性亚型所占比例更高。一项利用美国监测、流行病学和最终结果（Surveillance，Epidemiology，And End Results，SEER）数据库数据（1973—2015年）和美国国家癌症数据库（National Cancer Database，NCDB）数据（2000—2015年）的研究调查了Ⅳ期乳腺癌患者的疾病特征。其统计发现，美国NCBD数据库中2010—2015年诊断为乳腺癌的992 687例患者包含了5.3%的dnMBC患者，而这部分dnMBC患者的生物学行为与早期乳腺癌患者存在明显差异。该研究根据患者的激素受体（HR）状态、人表皮生长因子受体-2（HER-2）状态、组织学分级及淋巴、血管的浸润情况，将肿瘤的生物学行为分为侵袭性、惰性或介于两者之间。其结果显示，37.6%的dnMBC具有侵袭性，而Ⅰ期乳腺癌中侵袭性患者的比例为5.1%（$T_{1a/b}N_0$）和8.8%（$T_{1c}N_0$）。美国加州癌症登记中心调查了乳腺癌各亚型在不同乳腺癌分期中的分布情况，观察到dnMBC中HER-2阳性乳腺癌的比例更高，而HR阳性、HER-2阴性乳腺癌在Ⅰ～Ⅲ期乳腺癌中发生率更高。三阴性乳腺癌在Ⅰ～Ⅲ期乳腺癌和dnMBC中比例类似（10.6% *vs.* 10.7%）。近期，基于美国SEER数据库的研究得出了类似的结果，即Ⅰ～Ⅲ期乳腺癌出现HR阳性亚型的比例更高，而dnMBC出现HER-2阳性亚型的比例更高。肿瘤大小也与dnMBC的发生有关。肿瘤直径＞5.0 cm的患者在就诊时被诊断为远处转移的可能性是肿瘤直径≤2.0 cm患者的15倍以上。此外，与Ⅰ～Ⅲ期乳腺癌相比，dnMBC中小叶癌或未分化癌等比导管癌或混合导管癌/小叶癌更常见。

一项研究对美国NCDB数据库纳入的2010—2013年被诊断为dnMBC的13 924例患者的转移部位分布特点进行了调查，发现其与复发转移性乳腺癌（recurrent metastatic breast cancer，rMBC）的分布特征类似。骨是所有乳腺癌亚型最常见的转移部位，且不同转移部位与乳腺癌亚型相关。单纯骨转移更多见于管腔型乳腺癌。一项基于18 322例dnMBC患者的研究表明，64.4%的管腔型乳腺癌最初的转移部位为骨。相比于管腔型乳腺癌，HER-2阳性乳腺癌更容易发生肺、脑及肝转移。

二、初始Ⅳ期乳腺癌与复发转移性乳腺癌的区别

转移性乳腺癌（MBC）包括dnMBC和rMBC，dnMBC占全球所有转移性乳腺癌的20%～50%，该比例取决于乳腺癌亚型。近40年来，dnMBC的发生比例保持稳定，乳腺癌筛查不能降低该部分人群的占比。伴随着系统治疗的发展，rMBC的占比在下降。相比于rMBC患者，dnMBC患者的生存率通常更高，且生存期延长的患者主要包括HER-2阳性亚型或HR阳性亚型且仅骨转移的dnMBC患者。dnMBC中，HR阳性亚型和HER-2阳性亚型的占比保持不变；在rMBC中，观察到HER-2阳性患者的占比下降和三阴性乳腺癌患者的占比增加。有研究人员提出，系统治疗可能改变了rMBC各分子亚型的分布，且dnMBC与rMBC的分子亚型构成差异日趋明显，可能解释了这2种癌症预后差距不断扩大的原因。

有关肿瘤生物学转移驱动因素的研究可以帮助医师理解dnMBC和rMBC之间的差异。一项纳入17例dnMBC和49例rMBC的肿瘤基因组谱研究描述了两者间的差异，dnMBC患者的肿瘤表现出更少的肿瘤浸润淋巴细胞，部分原因与HR阳性亚型的发病率较高有关，而dnMBC患者的肿瘤表现出*PTEN*基因突变的发生率增加。该研究中最常见的2个基因突变为*TP53*和*PIK3CA*，在dnMBC和rMBC中均常见。另一项研究对来自926例患者的原发性或转移性肿瘤进行了靶向DNA测序，将原发性肿瘤中的单核苷酸变异、拷贝数变异及肿瘤突变负荷与总生存（OS）关联。其结果显示，相比于最终发展为rMBC患者的原发性肿瘤，dnMBC患者的原发性肿瘤中存在不同的基因谱特征。*PIK3CA*基因突变在HR阳性、HER-2阴性dnMBC中普遍存在（41.9%），表明磷脂酰肌醇3激酶（PI3K）抑制剂的潜在治疗效果在该亚组人群中可能较高。高肿瘤突变负荷与改善三阴性dnMBC患者的存活率相关，但与rMBC无关。*TP53*基因、*MYC*基因及细胞周期通路基因的改变与dnMBC的不良预后相关，确定了该患者群体可能需要新的治疗策略，其中包括克服对当前批准的治疗方法［如细胞周期蛋白依赖性激酶4/6（CDK4/6）抑制剂］潜在耐药的策略。

三、新发转移性乳腺癌的预后

业内认为，dnMBC是无法治愈的。20年前，大多数患有此类癌症的患者在诊断后存活时间不超过5年，5年OS率约为20%。近年来，随着化疗、靶向治疗及内分泌治疗的进步，特别是多学科诊疗模式的出现和发展，该类患者的预后得到了明显改善，5年OS率已提高至40%。其中，HR阳性乳腺癌的5年OS率可达50%，但dnMBC中三阴性乳腺癌亚型的3年乳腺癌特异性生存（breast cancer specific survival，BCSS）率和OS率仍低于20%。此外，经曲妥珠单抗等靶向抗HER-2治疗后，HER-2阳性乳腺癌患者的中位OS可达60个月，且相比于HER-2阳性rMBC患者，dnMBC患者的预后更佳。

四、初始Ⅳ期乳腺癌的局部外科手术治疗

（一）乳腺癌诊疗模式的改变

2000年以前，乳腺癌的诊断没有进行分子分型，除内分泌治疗外，没有标准的系统治疗方案。现今，乳腺癌的所有治疗决策都基于患者相关因素（如年龄、合并症等）、病灶的转移扩散（转移部位和数目）及更重要的肿瘤生物学特征。个体化的系统治疗方案包括靶向治疗和免疫治疗，已改

善了部分乳腺癌亚型患者的OS。此时，dnMBC的手术治疗已不再是外科挑战，而是在多学科讨论的基础上个体化医疗决策的结果。因此，局部手术治疗已不仅是局部控制的问题，也是改善预后更宽泛的问题。

（二）临床相关指南对初始Ⅳ期乳腺癌局部外科手术治疗的推荐

相关指南指出，其他恶性肿瘤（如恶性黑色素瘤、肾细胞癌、结肠直肠癌及胃癌等）的原发性肿瘤的局部区域治疗可以改善Ⅳ期疾病的生存率。目前，各大指南对于dnMBC原发性肿瘤的局部外科治疗适应证的推荐，仅有控制局部症状（如出血、溃疡、感染等），可选择局部外科治疗，未推荐局部外科治疗的其他适应证。

（三）新发转移性乳腺癌原发性肿瘤局部外科手术治疗的意义

dnMBC患者行局部外科手术治疗的可能目的包括：①减少肿瘤负荷；②改善预后；③控制出血、坏死、感染等症状。因此，对应的手术的潜在意义包括：①延长OS；②延长无进展生存（PFS）；③局部控制；④姑息性治疗。来自欧美真实世界的大型数据研究显示，约40%的dnMBC患者接受了局部外科手术治疗。然而，局部外科手术治疗是否改善了dnMBC患者的OS目前尚存在争议。

（四）新发转移性乳腺癌原发性肿瘤局部外科手术治疗的争议

反对原发性肿瘤行手术治疗的观点主要包括：①原发性肿瘤的切除不能为患者提供任何生存获益，仅能缓解症状。②保留易测量的病灶便于评估疗效。③原发灶的切除促进了转移灶中的“休眠细胞”进入增生，进而促进转移灶的生长，且原发性肿瘤切除后血清中的生长刺激因子进一步促进了转移灶的生长。也有学者指出，原发性肿瘤可抑制血管生成，切除原发灶后，血管生成抑制被解除，促进了微转移灶的血管生成和转移灶的生长。相反，支持原发性肿瘤行手术治疗的观点包括：①原发性肿瘤切除可逆转肿瘤介导的免疫机制并重建免疫活性系统，从而提高患者的OS和PFS。②原发性肿瘤切除可降低肿瘤负荷。③原发灶和转移灶的共同持续播散是肿瘤生长和转移的重要机制，原发性肿瘤切除移除了“种子细胞”，降低了潜在新发转移的风险。

（五）新发转移性乳腺癌原发性肿瘤局部外科手术治疗的相关临床研究

近些年，几十项回顾性研究及荟萃分析表明，dnMBC患者切除原发性肿瘤可以控制局部疾病进展，延长无疾病生存（DFS），并改善OS。持反对观点的学者质疑这些研究的质量，并认为这种关联可能是显著偏倚的结果，包括以下可能性：①选择偏差。接受手术治疗的女性患者往往更年轻、更健康、原发灶更小、转移性疾病的负担更低，且发生内脏转移的可能性更小。②数据的可比性。这些研究前后跨度40年，期间系统治疗理念更新，且部分数据缺少转移模式和肿瘤生物学特征等关键信息。③对系统治疗的敏感性。对初始系统治疗不敏感的患者更多选择非手术治疗。④纳入人群不同。在回顾性研究中，系统治疗后患者的缓解情况未明确，一些研究仅纳入系统治疗后出现反应的患者，而其他研究则包括诊断时的所有患者。⑤治疗方式存在异质性。同一研究中患者之间或各研究之间关于手术时机、切除边缘、腋窝清扫、放疗、是否初始进行系统治疗及初始系统治疗的类型存在差异。因此，基于回顾性研究的结果及以上争议，dnMBC患者的原发性肿瘤局部外科治疗没有作为推荐用于指导目前的临床实践。

有关原发性肿瘤手术治疗对dnMBC患者预后影响的各项前瞻性研究的结果亦不一致（表13-1）。其中，有3项前瞻性研究得出否定结论。一项来自印度的前瞻性研究纳入了350例dnMBC患者，分析原发性肿瘤局部手术治疗对患者结局的影响，中位随访时间为23个月。其结果发现，原发性肿瘤局部手术治疗组与未进行局部手术治疗组相比，OS没有差异。然而，在该研究中，2组的HER-2阳性患者比例不同（26% *vs*. 35%）。此外，局部手术治疗组未行抗HER-2靶向治疗，而未进行局部手术治疗组仅15%使用抗HER-2靶向治疗，且紫杉类药物使用有限。一项来自澳大利亚的前瞻性随机Ⅲ期研究（ABCSG-28/ POSYTIVE研究）因患者招募不佳而提前停止。该研究共纳入90例患者进行分析，中位随访时间为37.5个月，其结果没有显示原发性肿瘤局部手术治疗的OS获益（34.6个月 *vs*. 54.8个月，*HR* 0.69）。相反，该研究表明，接受局部手术治疗的患者的PFS和OS恶化趋势在统计学上无差异。需要注意的是，该研究的样本量没有达到预期设计的254例，故目前的结果不具有结论性。此外，一项来自美国的基于390例患者的随机对照研究显示，接受局部手术治疗的患者与没有接受局部手术治疗的患者相比，3年OS率没有明显获益（68.4% *vs*. 67.9%，*P*＝0.63）。该研究是建立在患者行初始系统治疗4～8个月无进展的基础上进行的，但系统治疗后机体的反应程度未进一步区分（疾病稳定、部分缓解、完全缓解）。

表13-1　原发性肿瘤手术治疗对dnMBC患者预后影响的前瞻性研究

国家	临床研究	初始治疗	研究时间	样本量（*n*）	预后（手术组*vs*. 非手术组）	风险比（可信区间）	*P*
印度	NCT00193778研究	CAF±T方案	2005—2012	350	中位生存期：20.5个月 *vs*. 19.2个月	1.04（0.84～1.34）	0.79
日本	JCOG 1017研究	系统治疗	2011—2016	410	—	—	—
美国	ECOG 2108（NCT01242800）研究	系统治疗	2010—2016	390	3年OS：68.4% *vs*. 67.9%	1.09（0.80～1.49）	0.63
土耳其	MF07-01（NCT00557986）研究	手术治疗	2008—2012	274	5年OS：41.6% *vs*. 24.4%	0.66（0.49～0.88）	0.005
澳大利亚	ABCSG 28/POSYTIVE（NCT01015625）研究	手术治疗	2010—2019	90	中位生存期：34.6个月 *vs*. 54.8个月	0.69（0.36～1.33）	0.27

注："—"表示此项无内容。OS．总生存；CAF±T．环磷酰胺＋多柔比星＋5-氟尿嘧啶±多西他赛

相反，一项来自土耳其的Ⅲ期、多中心、随机、对照临床研究（MF07-01研究）比较了Ⅳ期乳腺癌患者局部区域治疗［完全切除原发性肿瘤，必要时进行腋窝清扫及全乳、胸壁和（或）局部淋巴区域放疗］对预后的影响，中位随访时间为5年。其结果显示，手术组患者相比于全身治疗组患者生存情况更优，手术组患者的中位OS得到显著改善（46个月 *vs*. 37个月，*P*＜0.005）。然而，该研究的局部区域治疗是在系统治疗之前进行的，这在Ⅳ期乳腺癌的诊疗中并不常见。此外，外科手术组患者管腔型乳腺癌较多、三阴性乳腺癌较少，故惰性的肿瘤生物学特征是否是影响OS的实际驱动因素，而与是否进行局部外科治疗无关，值得进一步思考。

（六）新发转移性乳腺癌局部外科手术治疗需要解决的细节问题

在有效的系统治疗和局部外科手术治疗可能给dnMBC患者带来生存获益的假设前提下，基于上述临床研究，下一步的临床实践仍需要解决以下问题：①手术和放疗的风险和发病率情况；②乳房重建的问题；③接受系统治疗后，最佳手术时机和最佳系统治疗方案的选择；④对侧乳房是否切除；⑤如果转移灶在系统治疗后消失，下一步的治疗策略选择；⑥转移灶的局部干预问题；⑦dnMBC患者治疗后的生活质量与治疗成本问题。

（七）Ⅳ乳腺癌进一步分类细化有助于局部外科手术治疗个体化方案的制订

目前，相关指南未针对Ⅳ乳腺癌患者的预后特点进行分类，但实际上，Ⅳ期乳腺癌患者的预后存在异质性问题。以往基于美国SEER数据库和美国NCDB数据库的研究显示，dnMBC患者的预后与原发性肿瘤的解剖和生物学因素相关，尤其是HR阳性乳腺癌、HER-2阳性乳腺癌、寡转移及只有骨转移的患者有更佳的预后，且这些因素与患者的生存获益有关。一项基于7575例dnMBC患者的研究发现，三阴性乳腺癌亚组的中位生存期＜20个月，而HR阳性、HER-2阴性亚组的中位生存期＞40个月。进一步有研究提示，单纯骨转移、小的原发灶、低的转移负荷及HR阳性患者可以从局部肿瘤切除中获益。一项来自西班牙的针对仅骨转移dnMBC患者局部手术治疗的多中心、Ⅲ期、随机、对照研究（MF14-01研究）证实，局部原发性肿瘤切除可使单纯骨转移的dnMBC亚组人群获得生存获益。还有研究表明，与单纯的系统治疗相比，局部手术治疗将dnMBC患者的死亡风险降低了33%。以上研究提示，对dnMBC的进一步分层细化将有助于更加科学合理地进行试验设计，还有助于筛选手术治疗获益的合适人群。

《美国癌症联合会（American Joint Committee on Cancer，AJCC）癌症分期手册》（第8版）将解剖学和生物学因素纳入了乳腺癌的分期标准，对早期乳腺癌的预后评估进行了细化。虽然这些因素可能会影响MBC患者的预后，但目前没有相关指南对dnMBC患者进行进一步的分层和分期。近期，有研究将肿瘤的解剖学和生物学因素与dnMBC患者的预后进行关联，按3年OS率不同（ⅣA期＞50%，ⅣB期30%～50%，ⅣC期＜30%）进行分类，并根据肿瘤的TNM分期、肿瘤分级、转移位点的数目、单纯骨转移、肿瘤雌激素受体（ER）/孕激素受体（PR）/HER-2的表达状态等特征进行分层分析，获得每个子组的生存信息，并按上述分类标准汇总，统计分析3类亚群的中位生存期（13.1～46.5个月）。该研究中使用的模型充分体现了解剖学和生物学特征不同的dnMBC患者的预后存在明显的异质性。另外，一项研究将肿瘤生物学因素（如组织学分级及ER、PR、HER-2的状态）纳入dnMBC的分期，并构建了风险评分分期系统，评估其对预后的价值。其结果发现，该风险评分分期系统是与BCSS率相关的独立预后因素，并有助于对dnMBC进行更详细的分层，还可预测个体化治疗的结果。以上研究提示，有必要将解剖学和生物学因素纳入dnMBC的分期，为该部分人群是否进行手术及手术的规划制订更精准的个体化方案。

（八）Ⅳ期乳腺癌转移灶的局部外科手术治疗

为减少并发症和改善患者预后，近年来很多研究者对Ⅳ期乳腺癌转移灶的局部外科治疗也有研究，并在美国国家综合癌症网络（NCCN）指南、《晚期乳腺癌国际共识指南》等中给出了指导性建议。这些建议主要针对乳腺癌寡转移。寡转移主要是指转移灶数目和大小都局限的低负荷肿瘤转移状态，区别于全身广泛转移。目前，针对乳腺癌寡转移灶的局部外科治疗研究主要集中在肺和肝。其中，10%～20%的MBC患者发生孤立性肺转移，由于孤立性肺结节也可能是原始肺癌，故对于行肺切除术的患者，局部外科治疗不仅可以明确诊断肺结节的来源，还可以起到彻底切除的目的。有研究显示，肺部寡转移灶切除后患者的5年OS率为30%～80%，中位生存期为40～100个月。肺切除术或转移灶切除术为高度选择的MBC患者提供了长期生存获益的机会。据报道，有5%～12%的MBC患者表现为孤立性肝受累。在一项基于19项研究的系统综述中，涉及535例因MBC接受肝切除术的患者，其中位生存期为40个月（23～77个月），切除术后的5年生存率为40%（21%～80%），术后患者出现并发症的概率为0～44%，死亡率为0～6%。理想的手术患者为孤立转移且没有肝外转移性疾病的证据，同时肝功能正常、体能状态良好，并有长的无疾病间期（disease-free interval，DFI）。另外，脑寡转移、骨寡转移的外科手术治疗亦有一些回顾性研究报道。近期有研究报道，寡转移性乳腺癌患者的预后相对较好，手术切除转移灶可以显著改善患者的PFS和OS；且亚组分析显示，DFI ≥ 24个月、仅1个转移灶或HR阳性亚型患者更有可能从切除术中获益。积极的局部治疗在寡转移性乳腺癌中的作用仍需要进一步的前瞻性研究来证实，且如何筛选出可能有生存获益的寡转移性乳腺癌患者也是未来MBC临床研究面临的挑战。

五、小　　结

随着乳腺癌患者预后的逐步改善，Ⅳ期乳腺癌开始被视为一种“慢性病”进行管理，而不是终末事件，局部治疗可能为高度选择的MBC患者提供治疗获益和长期生存的潜力。对于dnMBC患者，尽管手术切除原发性肿瘤的生存优势仍存在争议，但也有相当多的证据证明，初次手术切除肿瘤可控制局部进展，医师应该告知这部分患者目前的相关研究结果和正在进行的临床研究。dnMBC分层或分类模型的细化，使得筛选手术治疗获益的合适人群成为可能，还使得不断重新评估目前的治疗标准成为必要，以确保在所有阶段提供最佳的治疗。对于寡转移性乳腺癌患者，在系统治疗的基础上，局部外科手术治疗的获益仍需要前瞻性研究加以验证。

（厦门大学附属翔安医院　王　尊　黄文河　张国君）

参考文献

[1] Heller DR，Chiu AS，Farrell K，et al. Why has breast cancer screening failed to decrease the incidence of de novo stage Ⅳ disease? Cancers (Basel)，2019，11 (4)：500.

[2] Malmgren JA，Mayer M，Atwood MK，et al. Differential presentation and survival of de novo and recurrent metastatic breast cancer over time：1990—2010. Breast Cancer Res Treat，2018，167 (2)：579.

[3] Howlader N，Cronin KA，Kurian AW，et al. Differences in breast cancer survival by molecular subtypes in the United States. Cancer Epidemiol Biomarkers Prev，2018，27 (6)：619.

[4] Dey S，Soliman AS，Hablas A，et al. Urban-rural differences in breast cancer incidence by hormone receptor status across 6 years in Egypt. Breast Cancer Res Treat，2010，120 (1)：149.

[5] Nair N，Shet T，Parmar V，et al. Breast cancer in a tertiary cancer center in India-An audit，with outcome analysis. Indian J Cancer，2018，55 (1)：16.

[6] Weiner CM，Mathewos A，Addissie A，et al. Characteristics and follow-up of metastatic breast cancer in Ethiopia：a cohort study of 573 women. Breast，2018，42：23.

[7] Tao L，Chu L，Wang LI，et al. Occurrence and outcome of de novo metastatic breast cancer by subtype in a large，diverse population. Cancer Causes Control，2016，27 (9)：1127.

[8] Mariotto AB，Etzioni R，Hurlbert M，et al. Estimation of the number of women living with metastatic breast cancer in the United States. Cancer Epidemiol Biomarkers Prev，2017，26 (6)：809.

[9] Wang R，Zhu Y，Liu X，et al. The clinicopathological features and survival outcomes of patients with different metastatic sites in stage Ⅳ breast cancer. BMC Cancer，2019，19 (1)：1091.

[10] Press DJ，Miller ME，Liederbach E，et al. De novo metastasis in breast cancer：occurrence and overall survival stratified by molecular subtype. Clin Exp Metastasis，2017，34 (8)：457.

[11] Baselga J，Cortés J，Kim SB，et al. Pertuzumab plus trastuzumab plus docetaxel for metastatic breast cancer. N Engl J Med，2012，366 (2)：109.

[12] Tripathy D，Brufsky A，Cobleigh M，et al. De novo versus recurrent HER2-positive metastatic breast cancer：patient characteristics，treatment，and survival from the SystHERs registry. Oncologist，2020，25 (2)：e214.

[13] Seltzer S，Corrigan M，O'Reilly S. The clini-

comolecular landscape of de novo versus relapsed stage Ⅳ metastatic breast cancer. Exp Mol Pathol, 2020, 114: 104404.

[14] Daily K, Douglas E, Romitti PA, et al. Epidemiology of de novo metastatic breast cancer. Clin Breast Cancer, 2021, 21 (4): 302-308.

[15] Garrido-Castro AC, Spurr LF, Hughes ME, et al. Genomic characterization of de novo metastatic breast cancer. Clin Cancer Res, 2021, 27 (4): 1105.

[16] Iqbal J, Ginsburg O, Rochon PA, et al. Differences in breast cancer stage at diagnosis and cancer-specific survival by race and ethnicity in the United States. JAMA, 2015, 313 (2): 165.

[17] Cortesi L, Toss A, Cirilli C, et al. Twenty-years experience with de novo metastatic breast cancer. Int J Cancer, 2015, 137 (6): 1417.

[18] Holzel D, Eckel R, Bauerfeind I, et al. Survival of de novo stage Ⅳ breast cancer patients over three decades. J Cancer Res Clin Oncol, 2017, 143 (3): 509.

[19] Co M, Ng J, Kwong A. De-novo metastatic breast cancers with or without primary tumor resection-A 10-year study. Cancer Treat Res Commun, 2019, 19: 100118.

[20] Soran A, Ozmen V, Ozbas S, et al. Randomized trial comparing resection of primary tumor with no surgery in stage Ⅳ breast cancer at presentation: protocol MF07-01. Ann Surg Oncol, 2018, 25 (11): 3141.

[21] Wu SG, Li H, Tang LY, et al. The effect of distant metastases sites on survival in de novo stage-Ⅳ breast cancer: a SEER database analysis. Tumour Biol, 2017, 39 (6): 82.

[22] Neuman HB, Morrogh M, Gonen M, et al. Stage Ⅳ breast cancer in the era of targeted therapy: does surgery of the primary tumor matter? Cancer, 2010, 116 (5): 1226.

[23] Yardley DA, Kaufman PA, Brufsky A, et al. Treatment patterns and clinical outcomes for patients with de novo versus recurrent HER2-positive metastatic breast cancer. Breast Cancer Res Treat, 2014, 145 (3): 725.

[24] Lambertini M, Ferreira AR, Di Meglio A, et al. Patterns of care and clinical outcomes of HER2-positive metastatic breast cancer patients with newly diagnosed stage Ⅳ or recurrent disease undergoing first-line trastuzumab-based therapy: a multicenter retrospective cohort study. Clin Breast Cancer, 2017, 17 (8): 601.

[25] Wong Y, Raghavendra AS, Hatzis C, et al. Long-term survival of de novo stage Ⅳ human epidermal growth receptor 2 (HER2) positive breast cancers treated with HER2-targeted therapy. Oncologist, 2019, 24 (3): 313.

[26] Lee JS, Toktas O, Soran A. Role of locoregional treatment in de novo stage Ⅳ breast cancer. Clin Med Insights Oncol, 2020, 14: 440.

[27] Lane WO, Thomas SM, Blitzblau RC, et al. surgical resection of the primary tumor in women with de novo stage Ⅳ breast cancer: contemporary practice patterns and survival analysis. Ann Surg, 2019, 269 (3): 537.

[28] Thomas A, Khan SA, Chrischilles EA, et al. Initial surgery and survival in stage Ⅳ breast cancer in the United States, 1988—2011. JAMA Surg, 2016, 151 (5): 424.

[29] Gunduz N, Fisher B, Saffer EA. Effect of surgical removal on the growth and kinetics of residual tumor. Cancer Res, 1979, 39 (10): 3861.

[30] Fisher B, Gunduz N, Coyle J, et al. Presence of a growth-stimulating factor in serum following primary tumor removal in mice. Cancer Res, 1989, 49 (8): 1996.

[31] Perletti G, Concari P, Giardini R, et al. Antitumor activity of endostatin against carcinogen-induced rat primary mammary tumors. Cancer Res, 2000, 60 (7): 1793.

[32] Baum M, Demicheli R, Hrushesky W, et al. Does surgery unfavourably perturb the "natural history" of early breast cancer by accelerating the appearance of distant metastases? Eur J Cancer, 2005, 41 (4): 508.

[33] Danna EA, Sinha P, Gilbert M, et al. Surgical removal of primary tumor reverses tumor-induced immunosuppression despite the presence of metastatic disease. Cancer Res, 2004, 64 (6): 2205.

[34] Rashid OM, Nagahashi M, Ramachandran S, et al. Resection of the primary tumor improves survival in metastatic breast cancer by reducing overall tumor burden. Surgery, 2013, 153 (6): 771.

[35] Karnoub AE, Dash AB, Vo AP, et al. Mesenchymal stem cells within tumour stroma promote breast cancer metastasis. Nature, 2007, 449 (7162): 557.

[36] Gera R, Chehade H, Wazir U, et al. Locoregional therapy of the primary tumour in de novo stage Ⅳ breast cancer in 216 066 patients: a meta-analysis. Sci Rep, 2020, 10 (1): 2952.

[37] Xiao W, Zou Y, Zheng S, et al. Primary tumor resection in stage Ⅳ breast cancer: a systematic review and meta-analysis. Eur J Surg Oncol, 2018, 44 (10): 1504.

[38] Harris E, Barry M, Kell MR. Meta-analysis to determine if surgical resection of the primary tumour in the setting of stage Ⅳ breast cancer impacts on survival. Ann Surg Oncol, 2013, 20 (9): 2828.

[39] Headon H, Wazir U, Kasem A, et al. Surgical treatment of the primary tumour improves the overall survival in patients with metastatic breast cancer: a systematic review and meta-analysis. Mol Clin Oncol, 2016, 4 (5): 863.

[40] Badwe R, Hawaldar R, Nair N, et al. Locoregional treatment versus no treatment of the primary tumour in metastatic breast cancer: an open-label randomised controlled trial. Lancet Oncol, 2015, 16 (13): 1380.

[41] Fitzal F, Bjelic-Radisic V, Knauer M, et al. Impact of breast surgery in primary metastasized breast cancer: outcomes of the prospective randomized phase Ⅲ ABCSG-28 POSYTIVE trial. Ann Surg, 2019, 269 (6): 1163.

[42] Luz P. Results of ECOG-ACRIN E2108 trial: is this the end of primary surgery in metastatic breast cancer? Eur J Breast Health, 2021, 17 (1): 84.

[43] Leone BA, Vallejo CT, Romero AO, et al. Prognostic impact of metastatic pattern in stage Ⅳ breast cancer at initial diagnosis. Breast Cancer Res Treat, 2017, 161 (3): 537.

[44] Rapiti E, Verkooijen HM, Vlastos G, et al. Complete excision of primary breast tumor improves survival of patients with metastatic breast cancer at diagnosis. J Clin Oncol, 2006, 24 (18): 2743.

[45] Soran A, Dogan L, Isik A, et al. The effect of primary surgery in patients with de novo stage Ⅳ breast cancer with bone metastasis only (protocol BOMET MF 14-01): a multi-center, prospective registry study. Ann Surg Oncol, 2021, 28 (9): 5048-5057.

[46] Meimarakis G, Rüttinger D, Stemmler J, et al. Prolonged overall survival after pulmonary metastasectomy in patients with breast cancer. Ann Thorac Surg, 2013, 95 (4): 1170.

[47] Plichta JK, Thomas SM, Sergesketter AR, et al. A novel staging system for de novo metastatic breast cancer refines prognostic estimates. Ann Surg, 2020, 7: 1019.

[48] He ZY, Lian CL, Wang J, et al. Incorporation of biologic factors for the staging of de novo stage Ⅳ breast cancer. NPJ Breast Cancer, 2020, 6: 43.

[49] Weichselbaum RR, Hellman S. Oligometastases revisited. Nat Rev Clin Oncol, 2011, 8 (6): 378.

[50] Planchard D, Soria JC, Michiels S, et al. Uncertain benefit from surgery in patients with lung metastases from breast carcinoma. Cancer, 2004, 100 (1): 28.

[51] Yoshimoto M, Tada K, Nishimura S, et al. Favourable long-term results after surgical removal of lung metastases of breast cancer. Breast Cancer Res Treat, 2008, 110 (3): 485.

[52] Friedel G, Pastorino U, Ginsberg RJ, et al. Results of lung metastasectomy from breast cancer: prognostic criteria on the basis of 467 cases of the international registry of lung metastases. Eur J Cardiothorac Surg, 2002, 22 (3): 335.

[53] Zinser JW, Hortobagyi GN, Buzdar AU, et al. Clinical course of breast cancer patients with liver metastases. J Clin Oncol, 1987, 5 (5): 773.

[54] Hoe AL, Royle GT, Taylor I. Breast liver metastases—Incidence, diagnosis and outcome. J R Soc Med, 1991, 84 (12): 714.

[55] Atalay G, Biganzoli L, Renard F, et al. Clinical outcome of breast cancer patients with liver metastases alone in the anthracycline-taxane era: a retrospective analysis of two prospective, randomised metastatic breast cancer trials. Eur J Cancer, 2003, 39 (17): 2439.

[56] Chua TC, Saxena A, Liauw W, et al. Hepatic resection for metastatic breast cancer: a systematic

review. Eur J Cancer, 2011, 47 (15): 2282.

[57] Selzner M, Morse MA, Vredenburgh JJ, et al. Liver metastases from breast cancer: long-term survival after curative resection. Surgery, 2000, 127 (4): 383.

[58] Pagani O, Senkus E, Wood W, et al. International guidelines for management of metastatic breast cancer: can metastatic breast cancer be cured? J Natl Cancer Inst, 2010, 102 (7): 456.

[59] Fuentes R, Osorio D, Expósito Hernandez J, et al. Surgery versus stereotactic radiotherapy for people with single or solitary brain metastasis. Cochrane Database Syst Rev, 2018, 8 (8): Cd012086.

[60] Hoffmann R, Melcher I, Wichelhaus A, et al. Surgical treatment of bone metastases in breast cancer. Anticancer Res, 1998, 18 (3c): 2243.

[61] Dürr HR, Müller PE, Lenz T, et al. Surgical treatment of bone metastases in patients with breast cancer. Clin Orthop Relat Res, 2002, 396: 191.

[62] Hosaka S, Katagiri H, Honda Y, et al. Clinical outcome for patients of solitary bone only metastasis. J Orthop Sci, 2016, 21 (2): 226.

[63] Lan B, Abudureheiyimu N, Zhang J, et al. Clinical features and prognostic factors for extracranial oligometastatic breast cancer in China. Int J Cancer, 2020, 147 (11): 3199.

第二部分

乳腺癌相关重点临床试验及其解读

第四篇

乳腺癌发病、影像学特征和预后预测因素

第14章 WHI项目中2项随机临床研究的长期随访更新：绝经期激素替代治疗与乳腺癌发病率和死亡率的关系

一、概　　述

【文献来源】

Chlebowski RT，Anderson GL，Aragaki AK，et al．Association of menopausal hormone therapy with breast cancer incidence and mortality during long-term follow-up of the women's health initiative randomized clinical trials．JAMA，2020，324（4）：369-380.

【研究背景和目的】

绝经期女性有时需要使用激素替代治疗（hormone replacement therapy，HRT）以减轻围绝经期的一系列症状，如盗汗、阴道干涩、阴道炎、骨质疏松及情绪易激惹等，但HRT对乳腺癌的影响仍存在争议。本研究报道了既往女性健康倡议（Women's Health Initiative，WHI）项目进行的2项随机临床研究长期随访的最新结果，分别分析了绝经后子宫未切除女性使用雌激素、孕激素联合治疗和绝经后子宫已切除女性单独使用雌激素治疗对乳腺癌发病率和死亡率的影响。

【入组条件】

1. 纳入标准

（1）绝经后女性，年龄50～79岁。

（2）既往无乳腺癌病史，且基线乳腺X线片检查无乳腺癌征象。

（3）提供书面知情同意书。

2. 排除标准

（1）既往有乳腺癌病史。

（2）预期生存期少于3年的女性。

【试验设计】

1. 一项大型、随机、双盲、安慰剂对照的临床研究。

2. 本研究报道了2项以安慰剂为对照的随机临床研究的长期随访结果。

3. 40家美国医疗中心在1993—1998年共收集了27 347例患者。

4. 第1项临床研究纳入绝经后子宫未切除的女性，并随机分为2组，一组为使用雌激素联合孕激素的干预组，另一组为安慰剂组，中位干预时间为5.6年。第2项临床研究纳入绝经后已切除子宫的女性，并随机分为2组，一组为单独使用雌激素的干预组，另一组为安慰剂组，中位干预时间为7.2年。

5. 在药物干预期间，患者每年都需要行乳房X线片检查和临床乳房体格检查。药物干预结束后，推荐患者每年行乳房X线片检查，并记录各组检查的频率。

6. 2005年之前，每隔6个月随访临床结果；2005年后每年随访1次。本次更新的随访结果截至2017年12月31日。

7. 主要研究终点为乳腺癌的发病率，次要研究终点为乳腺癌的死亡率。

【试验流程】

本研究的试验流程见图14-1。

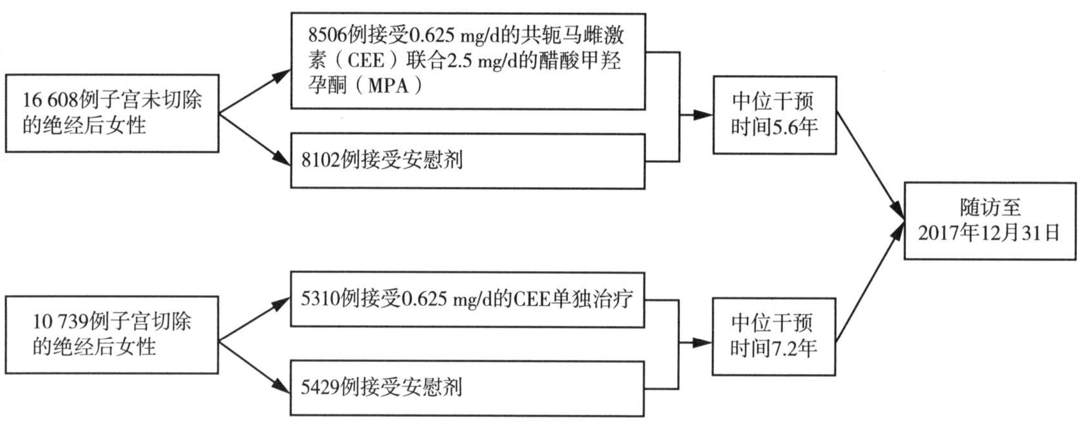

图14-1　本研究的试验流程

【结果】

1. 乳腺癌的发病率　在子宫未切除的绝经后女性中，与安慰剂组相比，雌激素、孕激素联合治疗组的乳腺癌发病率更高（雌激素、孕激素联合治疗组584例 *vs.* 安慰剂组447例，年发病率0.45% *vs.* 0.36%，*HR* 1.28，95%*CI* 1.13～1.45，$P<0.001$）。在子宫已切除的绝经后女性中，与安慰剂组相比，单独雌激素治疗组的乳腺癌发病率更低（单独雌激素治疗组238例 *vs.* 安慰剂组296例，年发病率0.30% *vs.* 0.37%，*HR* 0.78，95%*CI* 0.65～0.93，$P=0.005$）。

2. 乳腺癌的死亡率　在子宫未切除的绝经后女性中，安慰剂组和雌激素、孕激素联合治疗组的乳腺癌死亡率无统计学差异（雌激素、孕激素联合治疗组71例 *vs.* 安慰剂组53例，年死亡率0.045% *vs.* 0.035%，*HR* 1.35，95%*CI* 0.94～1.95，$P=0.11$）。在子宫已切除的绝经后女性中，与安慰剂组相比，单独雌激素治疗组的乳腺癌死亡率更低（单独雌激素治疗组30例 *vs.* 安慰剂组46例，年死亡率0.031% *vs.* 0.046%，*HR* 0.60，95%*CI* 0.37～0.97，$P=0.04$）。

注意：年发病率＝随访时间段发病人数（人）/随访时间段所有人未患病的时间总和（人×年）；年死亡率＝随访时间段死亡人数（人）/随访时间段所有人未死亡的时间总和（人×年）。

【结论】

在子宫已切除的绝经后女性中，单独雌激素治疗可降低乳腺癌的发病率和死亡率。在子宫未切除的绝经后女性中，使用雌激素、孕激素联合治疗会增加乳腺癌的发病率。

（上海交通大学医学院附属仁济医院 陈心如 殷文瑾 陆劲松）

二、专家解读一

2020年，本研究发表在《美国医学会杂志》（*JAMA*）上，报道了HRT与乳腺癌发病率和死亡率的最新随访结果。WHI是一项由美国国家卫生研究院（National Institutes of Health，NIH）主持且在美国进行的大规模预防性研究项目。本研究对WHI项目中27 347例绝经后女性进行长期的干预和随访，探索HRT与乳腺癌发病率和死亡率的关系。

（一）试验设计

女性进入绝经期后，通常会发生许多与绝经期有关的疾病，从而影响其生活质量。HRT于20世纪90年代进入人们的视野，被美国食品药品监督管理局（FDA）认证为治疗绝经期相关症状的最有效的方法。HRT还可以预防和缓解绝经相关的慢性疾病的发生（如骨质疏松等），提高绝经期女性的生活质量，但HRT对慢性疾病的预防作用及其使用的安全性尚缺乏客观数据来证实。目前，HRT与乳腺癌发病率的关系是该领域最具争议的热点问题。HRT方案通常分为2种：一为针对子宫切除女性的单独雌激素治疗（estrogen therapy，ET）；二为针对子宫未切除女性的雌激素、孕激素联合治疗（estrogen-progestogen therapy，EPT）。据报道，子宫未切除的女性使用EPT可以预防长期单独使用雌激素导致的子宫内膜增生和癌变。

WHI项目于1993—1998年在美国40家临床医疗中心招募符合入组条件的绝经后健康女性，通过随机对照研究长期随访并监测其获益结果和损害结果（如乳腺癌等），为HRT对慢性疾病的预防作用和安全性提供了客观数据。本研究便是基于该项目的长期随访结果，报道了2种HRT方案与乳腺癌发病率和死亡率的关系。本研究是一项前瞻性、随机、双盲、安慰剂对照的临床研究，纳入的对象数量大且多样，入选前纳入对象均进行了乳房X线片筛查，干预、随访时间长，且随访期间纳入对象每年均行乳房X线片检查，乳腺癌的判定由临床医疗中心的专业人员判定。本研究观察到了HRT的远期安全性，丰富了业内对HRT临床应用价值的认识。

（二）对激素替代治疗的新认识

本研究的主要研究终点为乳腺癌的发病率，次要研究终点为乳腺癌的死亡率。本研究提供了以下新认识。

1. 单独雌激素治疗组的乳腺癌发病率下降、死亡率下降 本研究的结果表明，在HRT中，单独雌激素治疗不仅不会增加乳腺癌的发病率，反而使乳腺癌的发病率下降。该结果可能有以下2种解释：①有研究发现，HRT在WHI项目中的作用主要来源于其对隐匿性肿瘤的作用，与雌二醇的抗凋亡作用相比，WHI项目中使用的共轭马雌激素（conjugated equine estrogen，CEE）具有独特的促凋亡特性，这为CEE组乳腺癌发病率的降低提供了解释。②本研究纳入女性的平均年龄为63.2岁，从绝经到纳入研究经历了很长时间的体内雌激素空白期，当体内雌激素撤退，乳腺癌细胞会上调或下调大量基因，这种肿瘤的适应性变化导致了其对雌激素诱导的凋亡敏感。

本研究的结果虽然显示单独雌激素治疗降低了乳腺癌的发病率，但之前有多项研究（如百万女性研究、Nurse研究等）的结果却显示单独雌激素治疗会增加乳腺癌的发病率。2019年，*Lancet*上发表的一项荟萃分析也显示单独雌激素治疗会导致乳腺癌的发病率增加。由于上述研究未根据纳入对象是否切除子宫来进行分析，且Nurse研究更是排除了子宫切除女性作为研究对象，而本研究设置了子宫切除女性单独雌激素治疗组，结果对于子宫切除女性可能更具有参考意义。本研究提示，对于子宫切除女性的乳腺癌风险，雌激素可能有保护作用。但下结论尚需要更多的证据，对于单独应用雌激素的安全性，仍需要进一步探索。

在此之前，有学者提出，WHI项目中单独雌激素治疗（CEE）组乳腺癌的发病率降低，可能是因为雌激素导致乳房密度增加，从而降低了乳房X线片检查的敏感性，引起乳腺癌诊断延迟而形成"偶然性结果"。但本研究的数据显示，单独雌激素治疗（CEE）组乳腺癌死亡率的降低并不支持该假说，因为乳腺癌诊断延迟会导致乳腺癌死亡率增加而不是下降。在已证实的可以降低乳腺癌发病率的干预措施（如他莫昔芬、雷洛昔芬、芳香化酶抑制剂）中，尚没有证据表明这些药物干预可以降低乳腺癌的死亡率。本研究发现的单独雌激素治疗（CEE）组乳腺癌死亡率下降是仅有的与乳腺癌死亡率下降相关的药物干预结果，值得引起关注。

2. 雌激素、孕激素联合治疗组的乳腺癌发病率上升 在百万女性研究中，雌激素、孕激素联合治疗的乳腺癌发病*HR*为1.96（95%*CI* 1.90 ～ 2.02）；Nurse研究显示，雌激素、孕激素联合治疗的乳腺癌发病*HR*为1.59（95%*CI* 1.42 ～ 2.22）；E3N-EPIC研究显示，雌激素、孕激素联合治疗的乳腺癌发病*HR*为1.69（95%*CI* 1.50 ～ 1.91）。本研究也得出了相似的结果。

基本可以确定的是，雌激素、孕激素联合治疗会增加乳腺癌的发病率。这可能是因为某些合成孕激素对孕激素受体膜成分表达阳性的人乳腺癌细胞有明显的促增生作用，而孕激素诱导的乳腺上皮干细胞池的增加使乳腺癌的发病风险持续和长期增加。此外，醋酸甲羟孕酮（MPA）的抗感染作用可能中和了雌激素诱导的细胞凋亡。

3. 其他亚组结果 本研究的亚组分析结果显示：①单独雌激素治疗组中无一级亲属患乳腺癌和没有做过乳腺活检的女性，乳腺癌发病率较低。②单独雌激素治疗组中，雌激素受体（ER）阳性、孕激素受体（PR）阴性、淋巴结阴性及人表皮生长因子受体2（HER-2）阴性乳腺癌的发病率较低，且乳腺癌的死亡率较低。有前瞻性研究的结果显示，绝经后女性单独应用雌激素会增加ER阳性乳腺癌的发病风险，但该结果尚需要进一步验证。③雌激素、孕激素联合治疗组的局部/远处转移、淋巴结阳性乳腺癌的发病率较高，原因可能是孕激素是一种强烈的血管生成刺激剂，血管生成增加更有利于乳腺癌转移。

（三）对临床实践的意义

2002年，WHI项目首次发布了HRT研究的结果，报道了乳腺癌、心脏病、脑卒中及静脉血栓栓塞症的总体风险增加。其中，7年单独雌激素治疗（CEE）组乳腺癌的发病率低于安慰剂组，而5年雌激素、孕激素联合治疗（CEE＋MPA）组乳腺癌的发病率增加。这一结果引起了全球关注和震惊。上述结果发表后，HRT在美国的使用率下降了46%，在加拿大下降了28%，HRT的滥用情况大幅度降低。

对于本次发布的雌激素、孕激素联合治疗（CEE＋MPA）增加乳腺癌风险的解读，需要注意的是，结果报道的是相对风险比，其数值适用于研究，若要将其应用于临床实践，须先转换为绝对危险。若将雌激素、孕激素联合治疗（CEE＋MPA）与乳腺癌风险增加以绝对值计算，相当于每10 000例接受雌激素、孕激素联合治疗（CEE＋MPA）5年以上的女性中增加了9例乳腺癌。2017

年，北美绝经学会（North American Menopause Society，NAMS）颁布的《激素治疗立场声明》指出，本研究中接受雌激素、孕激素联合治疗（CEE＋MPA）的女性发生乳腺癌的归因危险度仅高于每天喝1杯啤酒，低于每天喝2杯啤酒，与肥胖和久坐的生活方式风险相似。因此，对待本研究的结果，不必太过“恐慌”。

HRT与乳腺癌的关系还取决于多种因素，包括治疗方案、给药方法、治疗持续时间、绝经与开始HRT的间隔时间、既往HRT使用史及患者个体因素。这些因素提示，在给予不能忍受更年期症状的女性HRT前，医师应了解其病史，完成体格检查和辅助检查，严格排除禁忌证，并根据个体情况评估HRT方案，权衡短期使用低剂量HRT的风险和益处。确定应用后，医师应告知患者相关风险，取得知情同意，并加强用药安全性和有效性的监督。

（四）局限性与未来的研究方向

虽然本研究为HRT的安全性提供了证据，但也存在一些局限性。

首先，本研究的研究对象年龄偏大（平均年龄为63.2岁），她们从绝经到接受HRT干预的间隔时间很长。NAMS建议女性在绝经后60岁前或绝经后10年内开始HRT，以获得激素治疗的最大获益。中国女性的乳腺癌发病特点与西方女性有所不同，发病高峰年龄在45～55岁，与围绝经期部分重叠，比西方女性提早了10～20年。因此，本研究的结果可能并不适用于中国女性。临床仍需要大样本的中国人群研究来探讨HRT在中国女性中的风险和益处。

其次，由于本研究的纳入对象与WHI项目中低脂饮食研究的纳入对象有部分重叠，使得本研究中肥胖女性的占比较高（约40%），而肥胖亦是乳腺癌的危险因素之一，这可能导致肥胖对研究结果产生混杂作用。

再次，本研究只比较了单独CEE与CEE＋MPA的给药方案，随着其他给药方案、给药方法的逐步普及，也需要有相应的研究证据。例如，本研究中使用的孕激素（MPA）为人工合成孕激素，而法国的E3N-EPIC研究发现雌激素与不同类型的孕激素合用，乳腺癌的发病率不同。天然孕激素对乳腺癌发病率的影响小于合成雌激素。该研究也显示，随着治疗时间的延长，天然孕激素同样会导致乳腺癌的发病率增加。随着女性更年期HRT的进展，不同给药方案/方法的安全性还需要更多的临床数据和进一步的研究验证。

最后，在WHI项目的纳入对象中，有26%的女性曾使用过激素，其中42%使用雌激素少于2年，36%使用雌激素超过4年。即使在进入研究前这些女性经历了3个月的清洗期，也不能完全消除既往HRT的影响。本研究未解释既往HRT对乳腺癌可能的累积作用。

综上所述，即便本研究存在一定的争议和局限性，但其结果依然具有启发性。本研究探索了2种HRT方案对乳腺癌发病率和死亡率的长期影响，进一步揭示了HRT长期使用对乳腺癌可能产生的远期风险，提高了医师对HRT的认识程度，使得医师对HRT的临床应用指征更加重视，并致力于探寻更加安全有效的HRT方案。

（复旦大学附属肿瘤医院　何雨莲　莫　森　郑　莹）

三、专家解读二

绝经的本质是卵巢衰竭。除了月经失调外，由于人体内雌激素水平降低，女性还会出现多种与绝经相关的症状，如因血管舒缩功能不稳定导致的潮热、出汗，以及骨质疏松、精神神经症状、心血管症状、泌尿生殖道症状等。HRT是通过弥补卵巢衰竭而采取的一种治疗措施，但目前绝经期使用HRT对于乳腺癌的影响仍存在争议。本研究是基于WHI项目的随机临床研究，通过分析2项临床随机对照研究的长期随访结果，得出结论：在已经切除子宫的女性中，单独雌激素治疗可降低22%的乳腺癌发病率并降低40%的乳腺癌死亡率；而在子宫未切除的女性中，雌激素、孕激素联合治疗会增加28%的乳腺癌发病率，且这种效应在药物干预结束至少10年后仍存在。上述结果不禁令人开始思考，乳腺癌风险的增加是否主要与孕激素相关，而雌激素则更多地起到保护作用？

2019年发表在*Lancet*上的一项关于绝经期HRT的类型和时机与乳腺癌发病率关系的荟萃分析则提出了不同的观点。该研究搜集了多项前瞻性研究中绝经期女性使用HRT的类型和时机等信息，纳入了53 072例从未使用HRT的女性和55 575例使用过HRT的女性。其结果发现，与不使用HRT的女性相比，在绝经期使用HRT的第1～4年，使用雌激素、孕激素联合治疗的人群患乳腺癌的相对危险度（relative risk，*RR*）为1.60（95%*CI* 1.52～1.69），而仅使用雌激素人群的*RR*为1.17（95%*CI* 1.10～1.26）；在绝经期使用HRT的第5～14年，使用雌激素、孕激素联合治疗的人群患乳腺癌的*RR*为2.08（95%*CI* 2.02～2.15），而仅使用雌激素人群的*RR*为1.33（95%*CI* 1.28～1.37），且雌激素联合每天孕激素治疗的女性比雌激素联合间歇孕激素治疗的女性*RR*更高（2.30 *vs.* 1.93，$P<0.0001$）；即使在停止使用HRT后，这些增加的风险也会持续10年以上。该研究认为，除阴道局部应用雌激素外，无论是哪种类型的HRT，都会增加乳腺癌的发病风险，只是雌激素、孕激素联合治疗的风险比单独雌激素更大。

本研究与其他观察性研究的结论之所以出现分歧，可能的原因有2个：一是本研究中随机试验的参与者平均年龄更大，从绝经到首次使用HRT的间隔时间更长。既往研究表明，雌激素剥夺一段时间后，人体内的适应性变化会导致肿瘤对雌激素诱导的凋亡敏感，也就是说，从绝经后到首次使用HRT的间隔时间越长，单独雌激素的预防作用可能就越显著。二是在很多观察性研究中，使用HRT的女性比不使用HRT的女性接受乳房X线片检查的次数更多，这可能导致乳腺癌的检出率更高。

除此之外，本研究也有很多局限性，如停药比例高，在单独雌激素治疗组和雌激素、孕激素联合治疗组中分别有54%和42%的患者停药。另外，本研究没有关于乳腺癌复发的信息，单一的药物剂量、给药途径及配方使得治疗方案缺乏普遍适用性，以及对卵巢切除术后或绝经后立即行单独雌激素对乳腺癌的影响没有进行足够的数据分析等，这些问题有待更多的临床研究来进一步探索。

那么，子宫已切除女性是否可以使用单独雌激素治疗来预防乳腺癌？答案是否定的。即使单独雌激素治疗在一些随机对照临床研究中显示出可以降低乳腺癌发病率和死亡率的潜力，但其结果与部分前瞻性观察性队列的结果相矛盾，且考虑老年女性使用雌激素可能带来的脑卒中风险，以及临床并不缺乏对乳腺癌发病率影响更大的其他预防性药物（如他莫昔芬和芳香化酶抑制剂等），故目前并不推荐将其作为预防乳腺癌的方式。

总之，在临床实践中，医师应谨慎使用HRT，需要根据患者的年龄、绝经时间、围绝经期症状的严重程度及乳腺癌的危险因素等，充分平衡风险和获益，与患者充分沟通后再共同做出决定。

（上海交通大学医学院附属仁济医院　陈心如　殷文瑾　陆劲松）

参考文献

[1] Kling，J. The strange case of premarin. Modern Drug Discovery，2000，3（8）：46-52.

[2] Anderson G，Lacroix A，Limacher M，et al. The 2010 North American Menopause Society position statement on hormone therapy goes beyond the available evidence. Menopause，2012，19（7）：835-837.

[3] Santen RJ，Yue W. Cause or prevention of breast cancer with estrogens：analysis from tumor biologic data，growth kinetic model and Women's Health Initiative study. Climacteric，2019，22（1）：3-12.

[4] Jordan VC. The 38th David A. Karnofsky lecture：the paradoxical actions of estrogen in breast cancer--Survival or death? J Clin Oncol，2008，

26（18）：3073-3082.

[5] Ellis MJ, Gao F, Dehdashti F, et al. Lower-dose vs high-dose oral estradiol therapy of hormone receptor-positive, aromatase inhibitor-resistant advanced breast cancer: a phase 2 randomized study. JAMA, 2009, 302（7）：774-780.

[6] Reeves GK, Beral V, Green J, et al. Hormonal therapy for menopause and breast-cancer risk by histological type: a cohort study and meta-analysis. Lancet Oncol, 2006, 7（11）：910-918.

[7] SAxena T, Lee E, Henderson KD, et al. Menopausal hormone therapy and subsequent risk of specific invasive breast cancer subtypes in the California Teachers study. Cancer Epidemiol Biomarkers Prev, 2010, 19（9）：2366-2378.

[8] Type and timing of menopausal hormone therapy and breast cancer risk: individual participant meta-analysis of the worldwide epidemiological evidence. Lancet, 2019, 394（10204）：1159-1168.

[9] Chlebowski RT. IBIS-I tamoxifen update: maturity brings questions. Lancet Oncol, 2015, 16（1）: 7-9.

[10] Fournier A, Berrino F, Riboli E, et al. Breast cancer risk in relation to different types of hormone replacement therapy in the E3N-EPIC cohort. Int J Cancer, 2005, 114（3）：448-454.

[11] Zhao Y, Ruan X, Wang H, et al. The presence of a membrane-bound progesterone receptor induces growth of breast cancer with norethisterone but not with progesterone: a xenograft model. Maturitas, 2017, 102: 26-33.

[12] Neubauer H, Ma Q, Zhou J, et al. Possible role of PGRMC1 in breast cancer development. Climacteric, 2013, 16（5）：509-513.

[13] Joshi PA, Goodwin PJ, Khokha R. Progesterone exposure and breast cancer risk: understanding the biological roots. JAMA Oncol, 2015, 1（3）：283-285.

[14] Abderrahman B, Jordan VC. The modulation of estrogen-induced apoptosis as an interpretation of the women's health initiative trials. Expert Rev Endocrinol Metab, 2016, 11（1）：81-86.

[15] Liang Y, Besch-Williford C, Brekken R A, et al. Progestin-dependent progression of human breast tumor xenografts: a novel model for evaluating antitumor therapeutics. Cancer Res, 2007, 67（20）：9929-9936.

[16] Rossouw JE, Anderson GL, Prentice RL, et al. Risks and benefits of estrogen plus progestin in healthy postmenopausal women: principal results From the Women's Health Initiative randomized controlled trial. JAMA, 2002, 288（3）：321-333.

[17] Chlebowski RT, Anderson GL. Changing concepts: menopausal hormone therapy and breast cancer. J Natl Cancer Inst, 2012, 104（7）：517-527.

[18] Guay MP, Dragomir A, Pilon D, et al. Changes in pattern of use, clinical characteristics and persistence rate of hormone replacement therapy among postmenopausal women after the WHI publication. Pharmacoepidemiol Drug Saf, 2007, 16（1）：17-27.

[19] The NAMS 2017 Hormone Therapy Position Statement Advisory Panel. The 2017 hormone therapy position statement of The North American Menopause Society. Menopause, 2017, 24（7）：728-753.

[20] Davey DA. Update: estrogen and estrogen plus progestin therapy in the care of women at and after the menopause. Womens Health（Lond）, 2012, 8（2）：169-189.

[21] Fan L, Strasser-Weippl K, Li JJ, et al. Breast cancer in China. Lancet Oncol, 2014, 15（7）: e279-e289.

[22] Shieh Y, Scott CG, Jensen MR, et al. Body mass index, mammographic density, and breast cancer risk by estrogen receptor subtype. Breast Cancer Res, 2019, 21（1）：48.

[23] Fournier A, Berrino F, Clavel-Chapelon F. Unequal risks for breast cancer associated with different hormone replacement therapies: results from the E3N cohort study. Breast Cancer Res Treat, 2008, 107（1）：103-111.

[24] FOurnier A, Fabre A, Mesrine S, et al. Use of different postmenopausal hormone therapies and risk of histology-and hormone receptor-defined invasive breast cancer. J Clin Oncol, 2008, 26（8）: 1260-1268.

[25] Anderson GL, Chlebowski RT, Rossouw JE, et al. Prior hormone therapy and breast cancer risk in the Women's Health Initiative randomized trial of estrogen plus progestin. Maturitas, 2006, 55（2）：103-115.

[26] Collaborative Group on Hormonal Factors in Breast Cancer. Type and timing of menopausal hormone therapy and breast cancer risk: individual participant meta-analysis of the worldwide epidemiological evidence. Lancet, 2019, 394（10204）：1159-1168.

SenoPIONEER研究：乳腺癌光声成像和灰阶超声成像的图像特征与其分子分型之间的相关性

第15章

一、概　　述

【文献来源】

Basak ED，Gisela LGM，Reni SB，et al．Optoacoustic imaging and gray-scale US features of breast cancers：correlation with molecular subtypes．Radiology，2019，292（3）：564-572.

【研究背景和目的】

光声成像是近年来发展起来的一种非侵入式和非电离式的新型生物医学成像方法，相对于灰阶超声成像，光声成像可提供关于病灶更多的生物学信息，并能实时定性评估病灶内血红蛋白的含量和血氧状态。有研究表明，光声成像有助有乳腺良恶性病变的鉴别诊断，对于其是否有助于三阴性乳腺癌/人表皮生长因子受体-2（HER-2）过表达型乳腺癌与管腔上皮（A/B）型乳腺癌的鉴别诊断目前尚不清楚。

【入组条件】

1. 纳入标准

（1）年龄≥18岁。

（2）灰阶超声成像-乳腺超声影像报告数据系统（breast imaging and reporting and data system，BI-RADS）划分为3～5级的乳腺实性或囊实性病灶。

2. 排除标准

（1）有同侧乳腺的乳腺癌病史。

（2）18个月内进行过同象限的乳腺良性肿瘤穿刺或手术病史。

（3）同一肿瘤近期进行过穿刺。

（4）同侧乳房乳腺炎或乳腺创伤后淤血。

（5）孕妇和哺乳期女性。

（6）有直径＞4.0 cm的病灶。

【试验设计】

1. 一项前瞻性、多中心临床研究。

2. 所有入组患者均进行了灰阶超声成像和光声成像检查，并在检查后45天内经手术或空芯针穿刺活检证实为浸润性乳腺癌。

3. 对于同时存在多个浸润性病灶的患者，由于不同的病灶可能会表现为不同的分子分型，本研究对每个病灶分别进行了分析。

【试验流程】

SenoPIONEER研究的试验流程见图15-1。

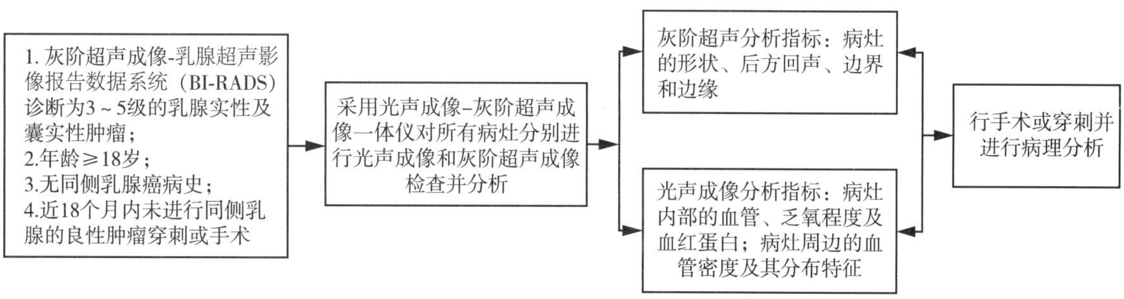

图15-1 SenoPIONEER研究的试验流程

注：①超声图像分析，由7名有经验的乳腺影像学专家进行单盲（不知晓病理报告）读片，并对光声成像和灰阶超声成像的特征参数进行评分；②病理读片，由1名有经验的乳腺病理专家进行单盲（不知晓影像学检查数据）读片；③病理分型、分级及预后相关因子的表达通过术前的空芯针穿刺标本或术后的标本进行分类和评估

【结果】

1. 穿刺前共有1972例患者进行了光声成像检查。其中，629例的653个病灶为浸润性癌，532个病灶有免疫组织化学结果［186个（35.0%）为管腔上皮A型，244个（45.9%）为管腔上皮B型，79个（14.8%）为三阴性，23个（4.3%）为HER-2过表达型］。

2. 管腔上皮（A/B）型乳腺癌平均总的外部光声成像特征评分高于三阴性乳腺癌和HER-2过表达型乳腺癌（$P < 0.05$），而其总的内部光声成像特征评分低于三阴性乳腺癌/HER-2过表达型乳腺癌（$P < 0.001$）。

3. 多因素Logistic回归分析显示，病灶内部的乏氧程度、血管及血红蛋白是将管腔上皮（A和B）型乳腺癌和三阴性乳腺癌/HER-2过表达型乳腺癌进行区别的独立预测因素。

4. 光声成像中病灶内部的血红蛋白、血管及总的内部评分和边缘区域的评分与Ki-67的高表达呈正相关；而病灶内部的乏氧程度、外周评分及总的外部评分与Ki-67的高表达呈负相关。

【结论】

乳腺癌光声成像联合灰阶超声成像的特征有助于三阴性乳腺癌/HER-2过表达型乳腺癌与管腔上皮（A/B）型乳腺癌的鉴别，且与Ki-67的增生指数有一定的相关性。

（上海交通大学医学院附属仁济医院　万财凤　陆劲松）

二、专家解读

目前，乳腺癌已成为全球女性发病率最高的恶性肿瘤，也是导致女性癌症相关死亡常见的原因之一。不同受体的表达对乳腺癌患者的治疗反应、疾病进展及优先转移的器官有不同的影响。因此，对于肿瘤内受体表达准确性的评估对于指导临床治疗有重要意义。

乳腺癌受体的表达主要依据术前的空芯针穿刺活检标本来判定。由于受体在肿瘤内的分布和表达是不均匀的，故单纯依靠活检标本来判定会存在一定的选择偏倚和误差。近年来，关于乳腺癌影像学特征的研究越来越多。影像学检查可重复使用且可多角度、多切面、多时段评估整个病灶。从影像学图像中提取关于病变诊断和预后相关信息的研究被称为放射组学研究。将肿瘤的影像学特征与基因谱相关联的研究被称为放射基因组学研究。目前，在乳腺癌中，绝大多数的放射组学研究和放射基因组学研究都是根据磁共振成像（MRI）的图像进行的，但MRI检查耗时较长，需要注入造影剂，部分患者可能会对造影剂过敏，且有幽闭恐惧症和内置金属物的患者不宜行MRI检查；灰阶超声成像具有方便、快捷、可反复检查等优势，是常用的乳腺病变检查方法之一，但其反映的多是病灶形态学方面的信息，在不同分子分型乳腺癌的鉴别诊断方面价值有限。

光声成像是一种新型生物医学成像方法，其基本原理为当脉冲激光照射到生物组织后，组织吸收光能量温度会升高，进而产生热膨胀，热膨胀的同时会产生超声波，超声波被超声换能器所接收，并以图像的形式反映在超声仪器的显示屏上。人体内的血红蛋白是进行光声成像最主要的内源性吸收体。在光声成像中，激光从手持双工探头中以2种不同波长（757 nm和1064 nm）且以检测到组织脱氧血红蛋白和氧合血红蛋白的激光传输到人体组织内。脱氧血红蛋白容易吸收757 nm的激光，而氧合血红蛋白更易吸收1064nm的激光。光声成像作为一种可以反映组织氧合状态的功能成像方法，联合灰阶超声成像能实时显示病灶的二维形态结构、血管分布、血红蛋白含量及相对氧合程度，具有无电离辐射和无须注射造影剂等优势。其产生的不同信号随后显示成彩色光声图像，红色和品红代表脱氧血红蛋白，绿色代表氧合血红蛋白。

Menezes等的研究表明，灰阶超声成像联合光声成像有助于放射科医师更好地区分乳腺良恶性病变，降低假阳性率，特别是在灰阶超声成像诊断为BI-RADS 4a级的病灶中。Neuschler等的研究表明，光声成像联合灰阶超声成像在不降低乳腺良恶性病灶鉴别诊断准确性的同时可提高诊断的特异性。光声成像不仅有助于乳腺良恶性病变的鉴别诊断，还在乳腺癌不同分子分型的鉴别诊断方面有一定价值。

本研究的作者根据之前的研究结果选取了5个比较有意义的定性特征，其中3个是病灶内部的信息（病灶内部的血管、氧合状态及血红蛋白），另外2个是关于肿瘤和周围组织边缘区域的血管信息及关于肿瘤周围放射状血管的分布信息。本研究由7名有经验的乳腺影像学专家进行单盲（不知晓病理报告）读片，并对光声成像和灰阶超声成像的特征参数进行评分。结果显示，三阴性乳腺癌和HER-2过表达型乳腺癌更容易表现为后方回声增强，内部缺氧血红蛋白的含量更高，周围放射状血管的分布更少；而管腔上皮（A/B）型乳腺癌的内部血管密度相对较低，周围更容易出现放射状血管的分布。提示，光声成像有助于侵袭性和非侵袭性分子分型乳腺癌的鉴别诊断。同类研究中，MAESTRO研究将乳腺癌的灰阶超声成像和光声成像特征与其组织病理学和组织病理学生物标志物进行了相关性分析，也得出光声成像联合灰阶超声成像的图像特征有助于影像科医师更好地区分乳腺癌不同分子分型的结论。组织病理学上，三阴性乳腺癌的血管增生率高于管腔上皮A型乳腺癌。表现出预后不良特征的乳腺癌，如雌激素受体（ER）阴性乳腺癌，其局部血液中平均氧溶解率较低，微环境中缺氧和低氧区域所占的比例较高。具有更强侵袭性分子分型（三阴性乳腺癌或HER-2过表达型）的乳腺癌与非侵袭性乳腺癌（管腔上皮A/B型）相比可能会有更高的内部缺氧率。肿瘤内缺氧的检测对于特定化疗药物的输送或放疗成功的预测可能会特别重要，这两者都依赖于肿瘤的氧合状态。而光声成像作为一种功能成像可实时反映病灶内的氧合状态，有可能会在治疗前和治疗期间及时而有效地评估肿瘤内部生物学标志物的变化。

目前，影像学检查获得的图像特征与组织病理学检查测定的分子分型不能完全吻合，故影像学检查暂时不能取代组织病理学检查作为初始治疗选择的依据，但医师可以将功能成像［如光声成像、MRI及正电子发射体层成像（PET）/计算机体层成像（CT）］反映的病灶生物学信息与组织病理学结果一起使用。为了更好地服务于临床，研究者们应该超越相对简单、以定性为主的研究，利用人工智能技术对光声信号进行定量分析，可能会为临床提供更多有价值的信息，也是今后进一步探索的焦点。

综上所述，乳腺癌各分子分型的光声成像特征与其氧合状态密切相关，管腔上皮（A/B）型乳腺癌和激素受体（HR）阴性乳腺癌的氧合状态是不同的。光声成像联合灰阶超声成像的图像特征有助于以影像学为基础的管腔上皮（A/B）型乳腺癌及三阴性乳腺癌/HER-2过表达型乳腺癌的鉴别诊断。

（上海交通大学医学院附属仁济医院　万财凤　陆劲松）

参考文献

［1］Siegel RL，Miller KD，Jemal A．Cancer statistics，2018．CA Cancer J Clin，2018，68（1）：7-30．

［2］Polyak K．Heterogeneity in breast cancer．J Clin Invest，2011，121（10）：3786-3788．

［3］Pinker K，Chin J，Melsaether AN，et al．Precision medicine and radiogenomics in breast cancer：new approaches toward diagnosis and treatment．Radiology，2018，287（3）：732-747．

［4］Valluru KS，Wilson KE，Willmann JK．Photoacoustic imaging in oncology：translational preclinical and early clinical experience．Radiology，2016，280（2）：332-349．

［5］Gisela LGM，Ruud MP，Carla M，et al．Downgrading of breast masses suspicious for cancer by using optoacoustic breast imaging．Radiology，2018，288（2）：355-365．

［6］Erin IN，Reni B，Catherine AY，et al．A pivotal study of optoacoustic imaging to diagnose benign and malignant breast masses：a new evaluation tool for radiologists．Radiology，2018，287（2）：398-412．

［7］Reni B，Philip TL，Lee TF，et al．Optoacoustic breast imaging：imaging-pathology correlation of optoacoustic features in benign and malignant breast masses．Am J Roentgenol，2018，211（5）：1155-1170．

［8］Gilkes DM，Semenza GL．Role of hypoxia-inducible factors in breast cancer metastasis．Future Oncol，2013，9（11）：1623-1636．

［9］Menezes GLG，Mann RM，Meeuwis C，et al．Optoacoustic imaging of the breast：correlation with histopathology and histopathologic biomarkers．Eur Radiol，2019，29（12）：6728-6740．

第16章 STIC CTC研究：基于循环肿瘤细胞的治疗决策对比基于临床医师个人经验的治疗决策在激素受体阳性、人表皮生长因子受体-2阴性转移性乳腺癌一线治疗中的效果

一、概　　述

【文献来源】

Bidard FC，Jacot W，Kiavue N，et al. Efficacy of circulating tumor cell count-driven vs clinician-driven first-line therapy choice in hormone receptor-positive，ErbB2-negative metastatic breast cancer：the STIC CTC randomized clinical trial. JAMA Oncol，2021，7（1）：34-41.

【研究背景和目的】

循环肿瘤细胞（circulating tumor cell，CTC）是存在于外周血中各类肿瘤细胞的统称。CTC检测可通过捕捉外周血中存在的CTC、监测CTC类型和数目变化的趋势，实时监测肿瘤动态、评估治疗效果，进而实现个体化治疗。在临床实践中，激素受体（HR）阳性、人表皮生长因子受体-2（HER-2）阴性转移性乳腺癌一线治疗选择化疗还是内分泌治疗的判断标准较为模糊，目前没有可靠的生物学指标。本研究旨在评估基于CTC检测结果的临床决策是否可以在不降低治疗效果的前提下降低HR阳性、HER-2阴性转移性乳腺癌一线使用化疗的比例。

【入组条件】

1. 年龄＞18岁。
2. HR阳性、HER-2阴性转移性乳腺癌。
3. 转移性疾病未接受过任何治疗。
4. 预期寿命＞3个月，美国东部肿瘤协作组（Eastern Cooperative Oncology Group，ECOG）评分≤3分。

5．一般状况允许接受化疗或内分泌治疗。

【试验设计】

1．一项多中心、开放、非劣效性、随机对照的Ⅲ期临床研究。

2．根据非劣效性假设，假设CTC组比医师决策组无进展生存（PFS）的风险比（*HR*）90%置信区间（*CI*）的上区间不得超过1.25。在此非劣效性边界的基础上随访2年，若一类错误率为5%，需要498例事件来获得80%的检验效能。考虑入组和失访，计划需要入组780例患者。

3．主要研究终点为PFS（定义为随机到疾病进展或全因死亡的时间），次要研究终点包括总生存（OS）、安全性、治疗改变率及接受内分泌治疗的比例。

【试验流程】

STIC CTC研究的试验流程见图16-1。

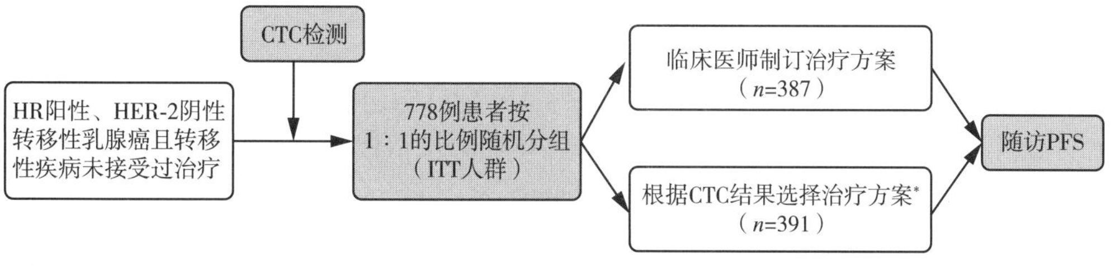

图16-1 STIC CTC研究的试验流程

注：*.7.5 ml外周血中，CTC计数≥5个的患者接受化疗，CTC计数＜5个的患者接受内分泌治疗，具体的化疗方案或内分泌治疗方案由临床医师决定。HR．激素受体；HER-2．人表皮生长因子受体-2；CTC．循环肿瘤细胞；ITT．意向性治疗；PFS．无进展生存

【结果】

1．PFS CTC组患者的中位PFS为15.5个月，医师决策组患者的中位PFS为13.9个月（*HR* 0.94，90%*CI* 0.81～1.09）。

2．OS CTC组患者的中位OS为47.3个月，医师决策组患者的中位OS为42.8个月（*HR* 0.91，90%*CI* 0.71～1.16）。

3．接受内分泌治疗的比例 CTC组患者接受内分泌治疗的比例为63%，医师决策组患者接受内分泌治疗的比例为73%。

4．不良反应 对于通用不良事件术语标准（common terminology criteria for adverse events，CTCAE）分级为3～4级的不良反应，2组相似；对于任何等级的不良反应，CTC组患者更多发生贫血、脱发及呕吐。

【结论】

对于HR阳性、HER-2阴性转移性乳腺癌，基于CTC检测结果的临床决策的治疗效果不劣于临床医师决策，但未能降低该类患者一线使用化疗的比例。对于HR阳性、HER-2阴性转移性乳腺癌患者，CTC检测作为一线治疗（内分泌治疗或化疗）的选择，依据是可靠的。

（上海交通大学医学院附属仁济医院 吴子平 陆劲松）

二、专家解读一

HR阳性、HER-2阴性转移性乳腺癌患者的预后较乳腺癌其他分子分型患者的预后更好。此外，氟维司群和细胞周期蛋白依赖性激酶4/6（CDK4/6）抑制剂新药的陆续出现，进一步显著提高了这类患者的预后。对于HR阳性晚期乳腺癌患者，国内外相关指南和共识均一致推荐，除非存在肿瘤内脏危象或疾病快速进展亟须迅速控制，否则应优先进行内分泌治疗。然而，临床实践中仍有15%～50%的HR阳性、HER-2阴性晚期乳腺癌患者由于存在内脏转移相关症状或疾病负担相对重，医师会考虑先给予化疗。目前，临床尚缺乏可用的生物标志物用于指导医师预测哪些患者从化疗或内分泌治疗中获益更佳。早在2004年，美国食品药品监督管理局（FDA）就批准了CTC计数作为转移性乳腺癌患者的预后标志物。那么，对于HR阳性、HER-2阴性乳腺癌患者，基线CTC计数是否可以作为辅助化疗和内分泌治疗的抉择?

STIC CTC研究旨在于HR阳性、HER-2阴性晚期乳腺癌患者中测试基于CTC计数的决策与基于临床医师经验的决策的非劣效性。该研究共入组778例患者，按照临床医师驱动治疗和CTC计数驱动治疗1∶1随机分配，378例患者被分配至由医师判断疾病风险高低的标准治疗组（医师决策组），377例患者被分配至根据CTC计数判断疾病风险高低的治疗组（CTC组）。医师根据临床指标（CTC计数除外）将所有患者区分为临床高风险和临床低风险。CTC计数高低标准采用美国FDA批准的Cell Search系统检测，以7.5 ml外周血中CTC计数5为高/低CTC的分界值。在医师决策组中，有275例（72.7%）临床低风险患者接受了内分泌治疗，103例（27.3%）临床高风险患者接受了化疗；在CTC组中，239例（63.4%）低CTC患者接受了内分泌治疗，138例（36.6%）高CTC患者接受了化疗。总体上，463例（61.3%）患者的临床风险与CTC风险评估是一致的，即临床低风险/低CTC（363例，78.4%）或临床高风险/高CTC（100例，21.6%）。另外，189例患者临床低风险/高CTC，103例患者临床高风险/低CTC。主要研究终点为PFS，次要研究终点包括OS、亚组PFS（CTC状态、患者特征）及不良反应。结果显示，CTC组的中位PFS为15.5个月，医师决策组的中位PFS为13.9个月（*HR* 0.94，90%*CI* 0.81～1.09），研究达到了PFS非劣效性的主要终点；OS也证实了CTC组治疗的非劣效性（*HR* 0.91，95%*CI* 0.71～1.16）。在临床低风险/高CTC患者中，CTC组的PFS显著长于医师决策组（15.6个月 *vs.* 10.5个月，*HR* 0.62，95%*CI* 0.45～0.84，*P*＝0.002），但OS没有显著差异；其他3组的PFS和OS均无显著差异。755例患者的预后分析表明，低CTC患者比高CTC患者的PFS和OS更长，Cox模型估计的*HR*分别为1.49（95%*CI* 1.27～1.76）和1.94（95%*CI* 1.52～2.49），证实了CTC计数在HR阳性转移性乳腺癌患者中的预后意义。此外，年龄（＞60岁）是CTC组延长PFS的唯一相关因子（*HR* 0.76，95%*CI* 0.61～0.94）。安全性分析的结果显示，CTC组化疗相关不良反应的发生率比医师决策组高，主要为贫血（20.4% *vs.* 14.6%）、脱发（15.1% *vs.* 10.6%）及呕吐（8.2% *vs.* 4.8%）。2个不一致亚组（临床低风险/高CTC亚组189例，临床高风险/低CTC亚组103例）共292例患者，一线化疗的PFS(*HR* 0.66,95%*CI* 0.51～0.85）和OS（*HR* 0.65，95%*CI* 0.43～0.98）明显优于一线内分泌治疗；对于2年OS率，行化疗的患者为82.9%，行内分泌治疗的患者为74.7%。但这一项分析是计划外的，医师应该谨慎对待，其表明预先化疗对估计为临床中风险的患者可能是有益的。

在类似的研究中，SWOG S0500研究是一项多中心的随机对照研究，主要纳入接受化疗的转移性乳腺癌患者，根据其CTC在治疗后的变化情况更换治疗方案并评估是否有生存获益。该研究入组的595例转移性乳腺癌患者在接受一线单药化疗后，研究者在基线和治疗后动态监测CTC。该研究将CTC在基线时较高（≥5个）且治疗1个周期后仍持续较高（≥5个）的患者（armC：123例）

随机分为2组，一组仍维持原治疗方案（armC1：64例），另一组则转换为新的化疗方案（armC2：59例）。生存期分析表明，2组的中位生存期无显著差异（12.5个月 *vs.* 10.7个月，$P=0.98$），更换治疗方案未显示出额外的生存获益。在STIC CTC研究中，CTC作为分子标志物预测出化疗对基线CTC计数水平高的患者可能是有益的。而SWOG S0500研究更换治疗方案未获益可能与化疗耐药有关或后续的治疗方案不足以改变患者的预后有关。

CirCe01研究是一项前瞻性、多中心的随机研究，旨在评估动态监测CTC是否可以指导化疗方案以得到显著的生存获益。该研究的假设是CTC分析将允许早期中断低效且高毒/昂贵的治疗方案。CirCe01研究与SWOG0500研究的不同之处在于入组人群是拟三线化疗且高CTC（7.5 ml外周血中CTC计数≥5个）的晚期乳腺癌患者。该研究将纳入的患者随机分为CTC驱动组和标准组。在CTC驱动组中，首个治疗周期进行CTC计数监测，CTC持续高的患者停止使用原方案化疗药物更换其他化疗方案，而CTC显著下降的患者将继续接受原方案治疗。该研究与SWOG S0500研究的另一个不同之处在于，CTC用于指导转移性患者的所有后续治疗方案（三线治疗及以上），而不仅仅是一线治疗方案。其结果提示，2组的OS率无显著差异。与SWOG S0500研究的结论相同，该研究未能证明CTC监测的临床指导治疗效用。

另一项旨在评估CTC状态是否可以预测早期乳腺癌患者放疗获益的研究入组了美国国家癌症数据库（NCDB）中$pT_{1\sim2}$和$pN_{0\sim1}$且CTC状态已知的患者，以及Ⅲ期多中心SUCCESS研究的患者。主要研究终点包括OS、无局部复发生存（local recurrence-free survival，LRFS）及无疾病生存（DFS）。在NCDB队列中，检出CTC的患者的放疗与OS延长有关；但在未检出CTC的患者中，放疗并不延长OS。在SUCCESS队列中，应用放疗的CTC阳性患者显示出更长的LRFS和OS。该研究的结果显示，在早期乳腺癌且可检出CTC的患者中，放疗与LRFS、DFS、OS的延长有关。该研究表明，CTC状态可有效指导患者能否从放疗中获益。

总体来说，STIC CTC研究意义重大，其根据简单的临床特征判断风险度，指导乳腺癌患者尤其是管腔上皮型乳腺癌患者的治疗策略，CTC作为一个分子标志物可以更加准确地判断哪些管腔上皮型乳腺癌患者更能从一线化疗中获益。该研究最大的局限性在于，其是在一线CDK4/6抑制剂的关键试验结果公布之前进行的。目前，联合CDK4/6抑制剂的治疗方案已经被证实优于单药内分泌治疗及传统化疗，并成为无内脏危象的HR阳性晚期乳腺癌患者的一线治疗方案，而化疗并不是临床医师的首选方案。该研究的结果存在2个问题：一是CTC检测的真实性和临床实用价值。在该研究中，CTC检测可能遗漏了间充质CTC，该方法目前还存在假阴性、价格高等问题，研究者应加强对间充质CTC的检测力度以增加真实性。二是该研究是一项非劣效性设计研究。临床高风险/低CTC亚组患者的治疗可从化疗降级为内分泌治疗，但临床低风险/高CTC亚组患者的治疗不得不升级为化疗。当CTC检测的结果指导治疗时，患者接受化疗的可能性要高出10%。那么，对于高CTC患者，是否一定是化疗的疗效优于内分泌治疗？未来的CTC检测技术可能在更深层次的个体化治疗中发挥作用，如使用CTC检测技术来识别分子靶点以指导精准治疗可能优于目前仅依据CTC计数来判断化疗和内分泌治疗的疗效。该研究的结果表明，临床低风险/低CTC亚组的患者（占研究人群的48.1%）预后良好，中位PFS为18个月，中位OS为50个月。对于这一人群的用药方案及顺序，未来还需要更多的临床研究进行探讨。

STIC CTC研究是迄今为止首项通过CTC计数区分HR阳性、HER-2阴性乳腺癌患者风险度并指导治疗决策的临床研究，且提示结合CTC计数为高危患者提供化疗的生存获益更明显。该研究强调，通过CTC计数可以有效完善临床预后的评估。然而，在CDK4/6抑制剂联合内分泌治疗的时代背景下，CTC计数也在Ⅲ期AMBRE研究中使用，主要评估HR阳性、HER-2阴性、内脏转移及高肿瘤负荷的晚期转移性乳腺癌患者进行一线化疗与芳香化酶抑制剂（AI）联合阿贝西利的疗效孰优孰劣。

（辽宁省肿瘤医院/中国医科大学肿瘤医院 孙 涛 杨 君 徐君南）

三、专家解读二

据统计，临床上2/3的转移性乳腺癌为HR阳性、HER-2阴性，对于此类患者，一线治疗是使用内分泌治疗还是化疗，目前的判断标准较为模糊。现有指南指出，对于存在内脏危象的乳腺癌患者，建议一线治疗使用解救化疗，但“内脏危象”这一词汇包含的临床情况多且复杂，包括疾病快速进展、疾病危及生命、患者一般情况较差等，需要临床医师结合患者的实际情况和自身经验进行判断，难以做到规范化和均一性。因此，STIC CTC研究的初衷就是寻找一种可以标准化HR阳性、HER-2阴性转移性乳腺癌一线治疗的生物标志物。

CTC是指从实体瘤原发灶中脱离出来进入外周循环系统或淋巴系统中的肿瘤细胞，可以较好地反映肿瘤负荷并预测患者的生存期，是一种公认的敏感性、特异性俱佳的生物标志物。CTC在外周血中含量极低，但对于肿瘤患者，即使是每7.5 ml外周血中检测出1个CTC，都可能预示着疾病复发/转移。既往研究的结果表明，CTC阳性是乳腺癌患者DFS和OS的不良预后因素，且CTC的预后预测价值在不同亚组的乳腺癌患者中并不一致。考虑CTC的这一特点，STIC CTC研究的作者希望通过CTC检测建立HR阳性、HER-2阴性转移性乳腺癌的一线治疗选择标准。

该研究入组初诊的HR阳性、HER-2阴性转移性乳腺癌患者，首先进行CTC检测，之后按1∶1的比例随机分组，一组根据医师的个人判断进行一线治疗（医师决策组），另一组则根据CTC检测的结果进行一线治疗（CTC组）。具体方案：对于7.5 ml外周血中CTC计数≥5个的患者，一线治疗给予化疗；对于7.5 ml外周血中CTC计数＜5个的患者，一线治疗给予内分泌治疗；具体的化疗或内分泌治疗方案由临床医师决定。结果显示，CTC组患者的中位PFS为15.5个月，而医师决策组患者的中位PFS为13.9个月（*HR* 0.94，90%*CI* 0.81～1.09）。由于试验设计是非劣效性的，故说明基于CTC检测结果的临床决策的疗效不劣于临床医师的决策。

然而，与研究者的预测不同，基于CTC检测结果的临床决策并没有降低整体患者接受化疗的比例；相反，CTC组接受化疗的患者比例为37%，而医师决策组中接受化疗的患者比例仅为27%。结果显示，提升的化疗比例似乎可以转换成少许的PFS获益（15.5个月 *vs.* 13.9个月），但考虑该研究为非劣效性设计且目前没有得到优效性*P*，故疗效提升的可信性有待后续试验结果的验证。但这提示医师，在各种一线解救内分泌治疗选择纷繁的今天，对于HR阳性、HER-2阴性转移性乳腺癌患者，化疗仍有一线使用价值，并可以延长患者的PFS。STIC CTC研究更重要的临床意义是给临床医师一个量化的决策依据，使得一线治疗的选择有明确指导，而非单纯依赖医师对“内脏危象”的个人理解和经验。

该研究也存在若干缺陷。首先，其作为一项非劣效性检验研究，作者的本意是在不降低疗效的同时降低晚期乳腺癌患者的痛苦、提高其生活质量。但结果却显示，在增加了CTC检测这一侵入性检测后，患者接受化疗的比例却提升了，不良反应也增加了，似乎并没有达到试验的初衷。那么问题就是，是否还需要耗费时间和金钱、增加创伤，令患者进行CTC检测？其次，该研究没有入组使用CKD4/6抑制剂的患者，与目前的临床实践相去甚远，此类患者的入组可能会大幅度提升内分泌治疗组的PFS，改变结果。最后，乳腺癌作为一种异质性疾病，目前存在大量的分子生物学预测工具，仅使用CTC作为单一生物标志物可能不够可靠。

（上海交通大学医学院附属仁济医院 吴子平 陆劲松）

参考文献

[1] Bidard FC, Jacot W, Kiavue N, et al. Efficacy of circulating tumor cell count-driven vs clinician-driven first-line therapy choice in hormone receptor-positive, ERBB2-negative metastatic breast cancer: the STIC CTC randomized clinical trial. JAMA Oncol, 2021, 7 (1): 34-41.

[2] Bidard FC, Jacot W, Kiavue N, et al. Efficacy of circulating tumor cell count-driven vs clinician-driven first-line therapy choice in hormone receptor-positive, ERBB2-negative metastatic breast cancer: the STIC CTC randomized clinical trial. JAMA Oncol, 2021, 7 (1): 34-41.

[3] Caldeira R, Scazafave M. Real-world treatment patterns for hormone receptor-positive, human epidermal growth factor receptor 2-negative advanced breast cancer in europe and the United States. Oncol Ther, 2016, 4 (2): 189-197.

[4] Cristofanilli M, Turner NC, Bondarenko I, et al. Fulvestrant plus palbociclib versus fulvestrant plus placebo for treatment of hormone-receptor-positive, HER2-negative metastatic breast cancer that progressed on previous endocrine therapy (PALOMA-3): final analysis of the multicentre, double-blind, phase 3 randomised controlled trial. Lancet Oncol, 2016, 17 (4): 425-439.

[5] Goetz MP, Toi M, Campone M, et al. MONARCH 3: abemaciclib as initial therapy for advanced breast cancer. J Clin Oncol, 2017, 35 (32): 3638-3646.

[6] Goodman CR, Seagle BL, Friedl TWP, et al. Association of circulating tumor cell status with benefit of radiotherapy and survival in early-stage breast cancer. JAMA Oncol, 2018, 4 (8): e180163.

[7] Janni WJ, Rack B, Terstappen LW, et al. Pooled analysis of the prognostic relevance of circulating tumor cells in primary breast cancer. Clin Cancer Res, 2016, 22 (10): 2583-2593.

[8] Lobbezoo DJ, van Kampen RJ, Voogd AC, et al. In real life, one-quarter of patients with hormone receptor-positive metastatic breast cancer receive chemotherapy as initial palliative therapy: a study of the Southeast Netherlands Breast Cancer Consortium. Ann Oncol, 2016, 27 (2): 256-262.

[9] Rack B, Schindlbeck C, Jückstock J, et al. Circulating tumor cells predict survival in early average-to-high risk breast cancer patients. J Natl Cancer Inst, 2014, 106 (5): 66.

[10] Sledge GW, Toi M, Neven P, et al. MONARCH 2: abemaciclib in combination with fulvestrant in women with HR+/HER2- advanced breast cancer who had progressed while receiving endocrine therapy. J Clin Oncol, 2017, 35 (25): 2875-2884.

[11] Smerage JB, Barlow WE, Hortobagyi GN, et al. Circulating tumor cells and response to chemotherapy in metastatic breast cancer: SWOG S0500. J Clin Oncol, 2014, 32 (31): 3483-2489.

SWOG S8814研究的探索性分析：淋巴结阳性乳腺癌患者的21基因复发风险评分与局部区域复发率的关系

第17章

一、概　　述

【文献来源】

Woodward WA，Barlow WE，Jagsi R，et al．Association between 21-gene assay recurrence score and locoregional recurrence rates in patients with node-positive breast cancer．JAMA Oncol，2020，6（4）：505-511．

【研究背景和目的】

既往SWOG S8814研究的结果表明，激素受体（HR）阳性、淋巴结阳性的绝经后乳腺癌患者接受CAF（环磷酰胺＋多柔比星＋5-氟尿嘧啶）方案化疗和他莫昔芬内分泌治疗较他莫昔芬单药治疗显著改善了患者的无疾病生存（DFS）。对于这类患者，21基因复发风险评分（RS）可作为乳腺癌特异性生存（BCSS）率和化疗结局的预后预测因素，但其识别局部区域复发（local region relapse，LRR）风险信息的能力仍然有限。本研究旨在分析SWOG S8814研究中患者的21基因复发风险评分与LRR的相关性，以指导临床医师给予放疗决策。

【入组条件】

1．母研究的纳入标准

（1）绝经后女性，病理分期$T_{1\sim3}N_{1\sim2}$，浸润性乳腺癌。

（2）生化检验显示，肿瘤为雌激素受体（ER）阳性或孕激素受体（PR）阳性或两者均阳性，或根据当地机构的标准确定免疫组织化学分类为阳性。

（3）氨基转移酶（如谷丙转氨酶、谷草转氨酶）、胸部X线片、对侧乳房X线片及骨扫描均未显示恶性肿瘤征象。

（4）局部治疗为改良根治术或肿块切除术（镜下切缘阴性）＋腋窝淋巴结清扫。

（5）若行保乳手术，必须进行放疗；若行乳房切除术，对于4枚及以上淋巴结转移、淋巴结外侵的患者，可选择放疗。

（6）左心室射血分数正常，肾、肝及骨髓功能正常。

2. 本研究的纳入标准 本研究纳入SWOG S8814研究中成功进行21基因复发风险评分的367例患者。

3. 本研究的排除标准 本研究排除SWOG S8814研究中接受乳房切除术和放疗（37例）、接受保乳手术但未放疗（9例）及手术方式不详（5例）的患者。

【试验设计】

1. 一项非盲、随机、对照、Ⅲ期临床研究的转化性研究。

2. 研究终点为LRR（定义为乳腺、胸壁或腋窝、锁骨下、锁骨上或内乳淋巴结的复发）。

3. LRR的Cox多因素模型中纳入的变量有21基因复发风险评分（低 *vs.* 中/高）、随机方案（化疗 *vs.* 不化疗）、阳性淋巴结数目（1～3枚 *vs.* ≥4枚）及手术方式。

【试验流程】

SWOG S8814研究（母研究）的试验流程见图17-1。

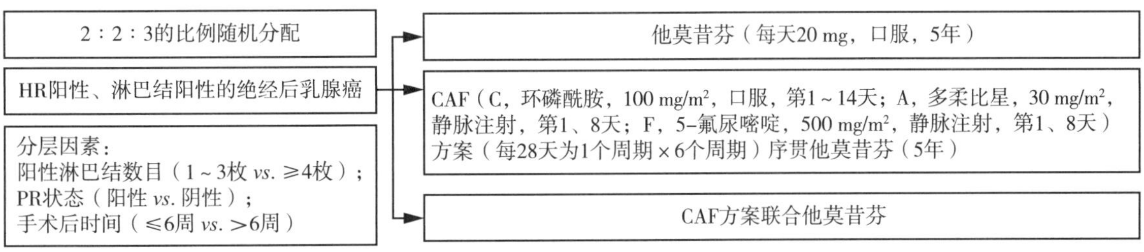

图17-1 SWOG S8814研究（母研究）的试验流程

注：HR. 激素受体；PR. 孕激素受体

本研究的试验流程见图17-2。

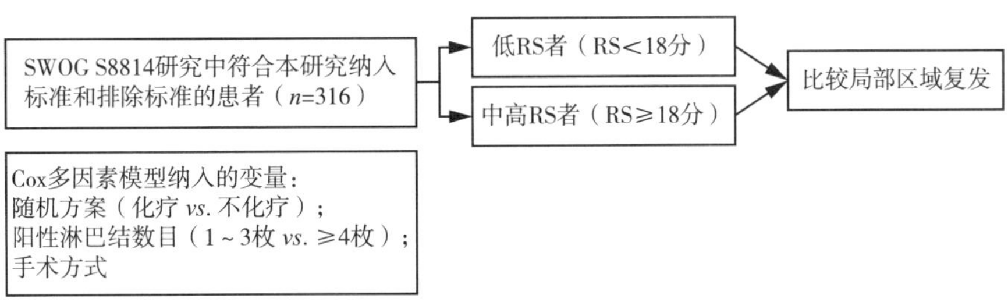

图17-2 本研究的试验流程

注：RS. 复发风险评分

【结果】

1. 中位随访时间 LRR者的平均随访时间为8.2年［标准差（standard deviation，SD）为2.66年］，无LRR者的中位随访时间为8.7年［四分位数间距（interquartile range，IQR）为7.0～10.2年］。

2. LRR率 低RS者的10年LRR率为9.7%，中高RS者的10年LRR率为16.5%（$P=0.02$）；1～3枚淋巴结阳性患者的LRR率为9.0%，有4枚或更多淋巴结受累患者的LRR率为24.4%（$P=0.002$）。

在接受乳房切除术但未放疗的患者（252例）中，低RS者的10年LRR率（7.7%）较低，中高RS者的10年LRR率（16.8%）较高（$P=0.03$）。

在有1～3枚阳性淋巴结且接受乳房切除术但未放疗的患者（165例）中，低RS者的10年LRR率为1.5%，中高RS者的10年LRR率为11.1%（$P=0.051$）。在有4枚或更多阳性淋巴结且接受乳房切除术但未放疗的患者中，10年LRR率在不同RS组之间没有差异（25.9% *vs*. 27.0%，$P=0.27$）。

3. 多因素分析 LRR的独立预后因素为中高RS（*HR* 2.36，95%*CI* 1.02～5.45，$P=0.04$）和4枚或更多淋巴结受累（*HR* 3.37，95%*CI* 1.69～6.72，$P=0.001$）。

【结论】

21基因复发风险评分是HR阳性、淋巴结阳性的绝经后乳腺癌患者LRR的独立预后预测因素，未来临床可能会将其纳入乳房切除术后的放疗决策中。

（上海交通大学医学院附属仁济医院 许雅芊 殷文瑾 陆劲松）

二、专家解读一

随着早期乳腺癌精准化治疗的发展，21基因复发风险评分正在被越来越广泛地应用于ER/PR阳性、淋巴结阴性或阳性的绝经后乳腺癌患者的辅助治疗决策中。一项回顾性研究（NSABP研究）探索了接受化疗和内分泌治疗的淋巴结阳性患者的LRR与RS的相关性，结果提示，在1～3枚淋巴结阳性的患者亚组中，RS较低与LRR率较低显著相关，且RS较高与LRR率较高显著相关。目前，21基因复发风险评分与放疗决策的相关性仍不明确。

2020年，*JAMA Oncology*发表了SWOG S8814研究的探索性分析。该研究纳入了1989年6月至1995年7月于北美临床中心进行21基因复发风险评分并接受辅助化疗序贯他莫昔芬治疗或他莫昔芬单药治疗的316例HR阳性、淋巴结阳性的绝经后早期乳腺癌患者。LRR定义为复发位于乳房、胸壁、腋窝或锁骨下或锁骨上或内乳淋巴结。纳入患者的平均年龄为60.4岁。无LRR患者的中位随访时间为8.7年（7.0～10.2年）。该研究的结果显示，在总人群中，低RS组患者的10年LRR率为9.7%，中高RS组患者的10年LRR率为16.5%（$P=0.02$）；在接受乳房切除术但未放疗的患者（$n=252$）中，低RS组的10年LRR率为7.7%，中高RS组的10年LRR率为16.8%（$P=0.03$）；在1～3枚阳性淋巴结且接受乳房切除术但未放疗的患者（165例）中,RS较低者的LRR率为1.5%，而中高RS者的LRR率为11.1%（$P=0.051$）。该研究通过Cox多因素模型校正了随机治疗方案、阳性淋巴结数目及手术类型等影响因素后发现，相较于低RS，中高RS可预示LRR风险增加2.36倍（95%*CI* 1.02～5.45，$P=0.04$），RS 18分是与LSS相关的最佳临界点。该研究表明，在校正了随机治疗方案、手术类型及阳性淋巴结数目等其他影响因素后，21基因复发风险评分可为LRR提供预后预测信息。对于1～3枚淋巴结阳性且接受乳房切除术但未放疗的患者，放疗决策时可将21基因复发风险评分与公认的临床变量共同用于评估绝经后乳腺癌患者的LRR风险，且低RS者有豁免放疗的机会。该研究首次探索了21基因复发风险评分与LRR的关系及其对放疗决策的影响，对既往1～3枚淋巴结受累且接受乳房切除术但未放疗的乳腺癌患者进行放疗评估时考虑的临床病理因素（如年龄、HR状态及淋巴结清扫数目等）进行了补充，并对LRR进行了预测。该研究的局限性包括证据级别较低、研究人群的时间较久远、可能与目前全身治疗和局部治疗的方案有一定差异。业内可以期待未来TailorRT研究的结果发表，其能为放疗降阶梯带来更多证据。

（复旦大学附属华东医院　葛　睿）

三、专家解读二

21基因复发风险评分是对乳腺癌肿瘤组织中*ER*、*PR*、*HER-2*、*Ki-67*、*CCNB1*等21个特定基因的表达进行检测，用于评估患者的预后和复发风险，进而指导个体化治疗。既往有研究表明，21基因复发风险评分可用于评估HR阳性、淋巴结阴性、行他莫昔芬治疗的乳腺癌患者的10年远处复发风险和辅助化疗的潜在获益。此外，乳房切除术或保乳手术后患者的LRR也与RS相关。在本研究中，研究者假设无论采用何种治疗方法，RS都与LRR相关，从而可以将RS作为一种临床工具，结合标准的临床风险因素，为SWOG S8814研究以外的患者提供局部治疗决策。

SWOG S8814研究是一项非盲、随机、对照的Ⅲ期临床研究，是本研究的母研究，入组了1558例HR阳性、淋巴结阳性的绝经后乳腺癌患者，按2∶2∶3的比例随机分配至CAF方案化疗序贯他莫昔芬（CAF-T）组、CAF方案化疗同时联合他莫昔芬（CAFT）组及他莫昔芬单药组，旨在评估这类患者接受辅助化疗是否延长了生存期及他莫昔芬的治疗时机。SWOG S8814研究表明，CAF方案联合他莫昔芬（CAFT或CAF-T）治疗能够较他莫昔芬单药显著延长患者的DFS（*HR* 0.76，95%*CI* 0.64～0.91，*P*＝0.002），延长总生存（OS）的数据具有临界统计学意义（*HR* 0.83，95%*CI* 0.68～1.01，*P*＝0.057）。此外，CAF-T可能略优于CAFT，对于DFS具有临界统计学意义（*HR* 0.84，95%*CI* 0.70～1.01，*P*＝0.061），但OS（*HR* 0.90，95%*CI* 0.73～1.10，*P*＝0.30）没有达到统计学差异。

为了进一步探究21基因复发风险评分是否能够指导放疗决策，SWOG S8814研究中肿瘤标本可以成功进行21基因复发风险评分且符合纳入标准和排除标准的316例患者进入本次探索性分析。其结果表明，21基因复发风险评分是LRR的独立预后预测因素（*HR* 2.36，95%*CI* 1.02～5.45，*P*＝0.04），尤其在接受乳房切除术但未放疗的患者中，RS＜18分者的LRR率显著低于RS≥18分者（7.7% *vs*. 16.8%，*P*＝0.03）。需要注意的是，1～3枚淋巴结阳性且接受乳房切除术但未放疗的患者在不同RS组之间的LRR率差异有临界统计学意义（1.5% *vs*. 11.1%，*P*＝0.051），而≥4枚淋巴结阳性且接受乳房切除术但未放疗的患者在不同RS组之间无明显差异（25.9% *vs*. 27.0%，*P*＝0.27）。这一数据提示，在接受乳房切除术但未放疗的患者中，1～3枚淋巴结阳性且RS＜18分者接受乳房切除术后可能不需要额外的放疗，但这个结论仍有待前瞻性大样本的临床研究进一步验证；对于4枚及以上淋巴结转移的患者，仍建议医师根据其临床风险进行综合评估并给予放疗决策。

探索HR阳性、淋巴结阳性乳腺癌中LRR与RS关系的同类研究还有Mamounas等对NSABP B-28研究的分析。该研究发现，1～3枚淋巴结阳性患者的RS与LRR无显著相关性；低RS组、中RS组、高RS组的10年LRR率分别为3.2%（95%*CI* 1.5%～5.9%）、5.1%（95%*CI* 2.8%～8.4%）及7.9%（95%*CI* 4.7%～12.1%）（*P*＝0.12）。但在4枚及以上淋巴结阳性的患者中，RS与LRR显著相关，低RS组、中RS组、高RS组的10年LRR率分别为3.5%（95%*CI* 1.1%～8.0%）、11.6%（95%*CI* 6.5%～18.4%）及20.3%（95%*CI* 13.2%～28.3%）（*P*＝0.001）。提示，≥4枚淋巴结阳性、HR阳性乳腺癌患者或可适当考虑为低RS者而免除放疗。但NSABP B-28研究纳入的患者既往均接受过化疗，而SWOG S8814研究纳入的患者除接受化疗的患者外，还有接受他莫昔芬单药治疗的患者，这就造成了SWOG S8814研究中患者的绝对LRR率略高于NSABP B-28研究中患者的绝对LRR

率，也可能造成RS在SWOG S8814研究≥4枚淋巴结阳性患者中失去对LRR的预测能力。因此，医师还应当综合考虑患者的病情、手术方式、辅助治疗策略及RS来给予放疗决策。

NSABP B-14研究和NSABP B-20研究的联合分析入组了HR阳性、淋巴结阴性的乳腺癌患者，探讨其接受化疗联合他莫昔芬治疗、他莫昔芬单药治疗及安慰剂治疗的LRR率。该研究的结果显示，3组的LRR率都与RS显著相关［化疗联合他莫昔芬组高RS（≥31分）、中RS（18～30分）、低RS（＜18分）患者的10年LRR率分别为7.8%、2.7%、1.6%（$P=0.028$），他莫昔芬单药组高RS、中RS、低RS患者的10年LRR率分别为15.8%、7.2%、4.3%（$P<0.001$），安慰剂组高RS、中RS、低RS患者的10年LRR率分别为18.4%、20.0%、10.8%（$P=0.022$）］。该结果也证明了21基因复发风险评分在HR阳性、淋巴结阴性乳腺癌患者术后局部治疗决策中的作用。

综上所述，21基因复发风险评分至少应当纳入HR阳性、淋巴结阴性或1～3枚淋巴结阳性且接受乳房切除术的绝经后乳腺癌患者的术后放疗决策中。此外，医师还要综合考虑患者的整体病情、手术方式及辅助治疗策略，绝不可以脱离这些患者具体的综合情况孤立地解读21基因复发风险评分。

（上海交通大学医学院附属仁济医院　许雅芊　殷文瑾　陆劲松）

参考文献

［1］Albain KS，Barlow WE，Ravdin PM，et al. Adjuvant chemotherapy and timing of tamoxifen in postmenopausal patients with endocrine-responsive，node-positive breast cancer：a phase 3，open-label，randomised controlled trial. The Lancet，2009，374（9707）：2055-2063.

［2］Woodward WA，Barlow WE，Jagsi R，et al. Association between 21-gene assay recurrence score and locoregional recurrence rates in patients with node-positive breast cancer. JAMA Oncol，2020，6（4）：505-511.

［3］Mamounas EP，Liu Q，Paik S，et al. 21-gene recurrence score and locoregional recurrence in node-positive/ER-positive breast cancer treated with chemo-endocrine therapy. J Natl Cancer Inst，2017，109（4）：259.

［4］Mamounas EP，Tang G，Fisher B，et al. Association between the 21-gene recurrence score assay and risk of locoregional recurrence in node-negative，estrogen receptor-positive breast cancer：results from NSABP B-14 and NSABP B-20. J Clin Oncol，2010，28（10）：1677-1683.

MINDACT研究的8年随访结果更新：70基因特征作为早期乳腺癌治疗决策的辅助手段之按年龄进行探索性分析

第18章

一、概　　述

【文献来源】

Piccart M，van ‘t Veer LJ，Poncet C，et al．70-gene signature as an aid for treatment decisions in early breast cancer：updated results of the phase 3 randomised MINDACT trial with an exploratory analysis by age．Lancet Oncol，2021，22（4）：476-488.

【研究背景和目的】

2016年，MINDACT研究的作者报道，临床高风险和基因低风险的乳腺癌患者未接受化疗的5年无远处转移生存（DMFS）率为94.7%（95%*CI* 92.5%～96.2%）。那么，长期随访结果如何？本文是MINDACT研究8年随访结果的更新，并按年龄进行了探索性分析。

【入组条件】

1. 纳入标准

（1）年龄18～70岁。

（2）组织学确诊为浸润性乳腺癌。

（3）T分期为T_1或T_2或可手术的T_3。

（4）试验开始时，要求入组患者淋巴结阴性；2009年8月后，标准扩大至≤3枚淋巴结阳性。

（5）无远处转移。

（6）美国东部肿瘤协作组（ECOG）评分0～1分。

2. 排除标准

（1）妊娠期或哺乳期乳腺癌。

（2）原发性乳腺癌患者入组前不能接受新辅助化疗或辅助化疗、内分泌治疗或放疗。

（3）随机分组后4周内不允许使用任何试验药物。

（4）在过去5年内并发或既往有浸润性癌症（乳腺癌除外）或任何严重心脏病或身体状况不合格。

【试验设计】

1. 一项多中心、随机的Ⅲ期临床研究。

2. 主要研究终点为DMFS（定义为从登记入组到首次发生远处转移/复发或因任何原因死亡的时间），次要研究终点包括总生存（OS）（定义为从入组到因任何原因死亡的时间）、无疾病生存（DFS）[定义为从入组到首次疾病进展（局部复发、远处复发、同侧或对侧浸润性乳腺癌、导管原位癌或浸润性第二原发癌）或因任何原因死亡的时间]和无远处转移间期（distance metastasis free interval，DMFI）（定义为从入组到首次发生远处转移/复发或因乳腺癌或不明原因死亡的时间）。

3. 进行统计假设。评估临床高风险、基因低风险且未进行术后辅助化疗的患者的5年DMFS率是否会达到92%或更高（非劣效性界值为92%，单侧α为0.025，预计至少纳入672例临床高风险、基因低风险且未进行术后辅助化疗的患者）。

【试验流程】

MINDACT研究的试验流程见图18-1。

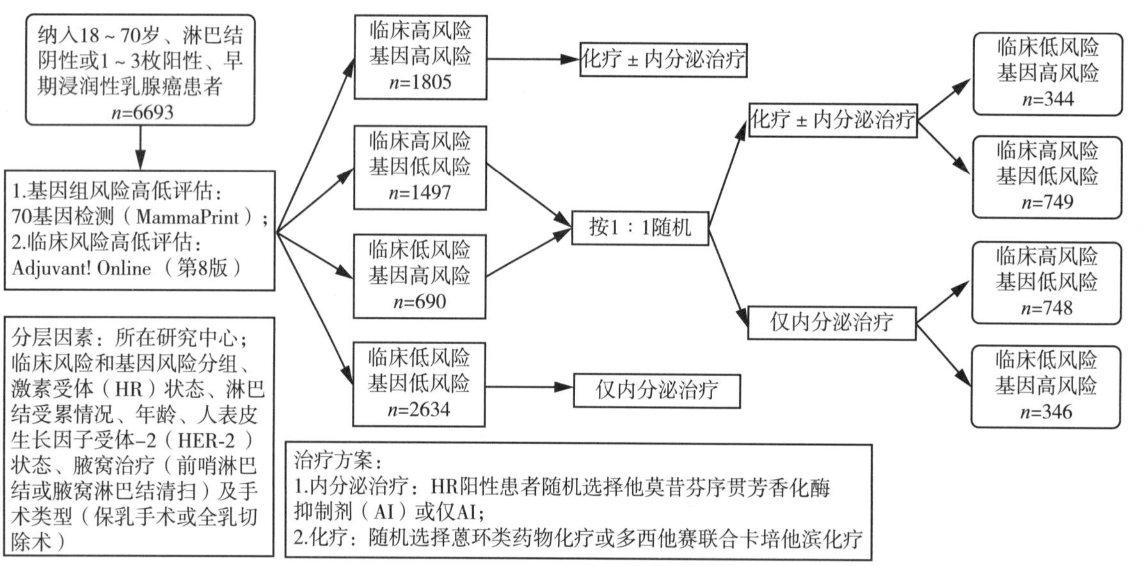

图18-1 MINDACT研究的试验流程

注：入组时间为2007年2月8日至2011年7月11日；试验开始时，要求入组患者淋巴结阴性，2009年8月后标准扩大至≤3枚淋巴结阳性；中位随访时间为8年

【结果】

1. 中位随访8年的结果显示，在临床高风险＋基因低风险组中，未接受化疗的患者的5年DMFS率为95.1%（95%*CI* 93.1%～96.6%）。

2. 在临床高风险＋基因低风险组中，化疗患者的8年DMFS率为92%，未化疗患者为89.4%（*HR* 0.66，95%*CI* 0.48～0.92）；化疗患者的8年DMFI率为93.1%，未化疗患者为90.7%（*HR* 0.66，95%*CI* 0.46～0.95）；化疗患者的8年DFS率为86.4%，未化疗患者为82.9%（*HR* 0.79，95%*CI*

0.62 ～ 1.02）；化疗患者的8年OS率为95.7%，未化疗患者为94.3%（*HR* 0.69，95%*CI* 0.45 ～ 1.05）。

3．在临床低风险＋基因高风险组中，化疗患者的8年DMFS率为92.3%，未化疗患者为90.8%（*HR* 0.85，95%*CI* 0.53 ～ 1.37）；化疗患者的8年DMFI率为95.4%，未化疗患者为92.4%（*HR* 0.61，95%*CI* 0.34 ～ 1.07）；化疗患者的8年DFS率为86.2%，未化疗患者为81.9%（*HR* 0.79，95%*CI* 0.55 ～ 1.13）；化疗患者的8年OS率为93.8%，未化疗患者为93.0%（*HR* 0.94，95%*CI* 0.54 ～ 1.67）。

4．在激素受体（HR）阳性、人表皮生长因子受体-2（HER-2）阴性、临床高风险＋基因低风险亚组中，探索性分析发现，在年龄≤50岁的患者中，化疗患者和未化疗患者的8年DMFS率分别为93.6%和88.6%，绝对差异为5.0%；而在年龄＞50岁的患者中，化疗患者和未化疗患者的8年DMFS率相似，分别为90.2%和90.0%，绝对差异仅0.2%。

5．在HR阳性、HER-2阴性、临床高风险＋基因低风险亚组中，探索性分析发现，在淋巴结阴性患者中，化疗患者和未化疗患者的8年DMFS率分别为91.7%和89.2%，绝对差异为2.5%；在淋巴结1 ～ 3枚转移的患者中，化疗患者和未化疗患者的8年DMFS率分别为91.2%和89.9%，绝对差异为1.3%。

【结论】

本研究的结果显示，临床高风险、70基因复发风险评分评估为低危的HR阳性、HER-2阴性、年龄＞50岁的患者可以豁免化疗。

（上海交通大学医学院附属仁济医院　严婷婷　陆劲松）

二、专家解读

随着多基因检测方法的进步，恶性肿瘤的治疗越来越趋向于个体化治疗。由于化疗药物具有短期、长期，甚至是危及生命的不良反应，故哪些乳腺癌患者能够豁免化疗是目前研究的热点之一。MINDACT研究对可手术的早期原发性浸润性乳腺癌患者进行传统的临床病理检测和70基因检测（MammaPrint），分别评估临床风险和基因风险，以期证明临床高风险、基因低风险患者可豁免术后辅助化疗。

MINDACT研究定义的临床高风险主要是指组织学分级1级、肿瘤直径＞3.0 cm且N_0或T_2N_1，2级肿瘤$T_2N_{0\sim1}$，3级肿瘤$T_{1c\sim2}N_{0\sim1}$。70基因检测则是通过二代测序技术对70个与乳腺癌细胞增生、侵袭、转移等生物学行为相关的基因进行检测，检测分数如果为正分，则为基因低风险；如果为负分，则为基因高风险。

MINDACT研究共纳入6693例18 ～ 70岁、淋巴结阴性或1 ～ 3枚阳性的早期浸润性乳腺癌患者，分别评估临床风险和基因风险后分为4组：临床高风险＋基因高风险组接受化疗；临床低风险＋基因低风险组未接受化疗；临床高风险＋基因低风险组和临床低风险＋基因高风险组分别按照1∶1的比例随机接受或未接受化疗。同时，给予所有HR阳性患者内分泌治疗。主要研究终点为临床高风险、基因低风险且未接受化疗的早期乳腺癌患者的5年DMFS率，统计假设认为当该亚组患者5年DMFS率的95%置信区间（*CI*）下限达到92%及以上则具有统计学意义，可验证假设——临床高风险、基因低风险患者可以豁免术后辅助化疗。

2016年，MINDACT研究首次报道临床高风险、基因低风险且未接受化疗的早期乳腺癌患者的5年DMFS率为94.7%（95%*CI* 92.5% ～ 96.2%），95%*CI*的下限为92.5%，超过统计假设界值92%，达到主要研究终点。在意向性治疗（ITT）人群中，临床高风险＋基因低风险组中接受化疗和未接受化疗患者的5年DMFS率分别为95.9%（95%*CI* 94.0% ～ 97.2%）和94.4%（95%*CI*

92.3% ~ 95.9%)(*HR* 0.78，95%*CI* 0.50 ~ 1.21)。鉴于以上结果，美国国家综合癌症网络（NCCN）的专家组在进行多基因检测以帮助评估复发风险时将70基因检测列为1类推荐。MINDACT研究证明，70基因检测能够确定临床高风险、基因低风险患者豁免化疗后无不利影响。

本文是MINDACT研究长期随访结果的更新。与母研究相同，主要研究终点仍是DMFS，但新增了次要研究终点DMFI。两者的主要区别是DMFI不纳入因其他原因（如心血管疾病、其他慢性疾病、第二原发癌等）导致的死亡事件。中位随访8年的结果显示，临床高风险＋基因低风险组中，未接受化疗的患者的5年DMFS率为95.1%(95%*CI* 93.1% ~ 96.6%)，依然超过了92%的界值，达到了预设的统计学要求。探索性的亚组分析的结果显示，在HR阳性、HER-2阴性、临床高风险＋基因低风险亚组中，在年龄＞50岁的患者中，化疗与未化疗患者的8年DMFS率相似，这部分人群可以豁免化疗；但在年龄≤50岁的患者中，未化疗患者的8年DMFS率比化疗患者低5%，提示年龄≤50岁的患者不能完全豁免化疗。

同类的TAILORx研究得到了相似的结果。TAILORx研究的目的在于进一步确认中复发风险的乳腺癌患者能否从化疗中获益。该研究共纳入了10 273例HR阳性、HER-2阴性、淋巴结阴性的可手术乳腺癌患者，进行21基因复发风险评分（RS）后共6711 例（69%）中复发风险（11分＜RS＜25分）的患者被随机分入化疗组和不化疗组。该研究以期验证对于中复发风险患者，就无侵袭性疾病生存期而言，单纯内分泌治疗的疗效不劣于化疗联合内分泌治疗。其结果发现，不化疗组和化疗组的9年无侵袭性疾病生存率相似，分别为83.3%和84.3%（*HR* 1.08，95%*CI* 0.94 ~ 1.24，*P*＝0.26），验证了假设。探索性分析显示，年龄≤50岁且RS 16 ~ 25分的绝经前患者的化疗获益明显，可能与化疗引起卵巢功能抑制所带来的获益有关。鉴于TAILORx研究探索性分析的结果，美国NCCN的专家组认为，可以考虑给予年龄≤50岁且21基因复发风险评分为16 ~ 25的乳腺癌患者辅助化疗。MINDACT研究和TAILORx研究均提示，乳腺癌患者能否豁免化疗不仅取决于多基因检测结果，还与患者的年龄有关。相较于TAILORx研究，MINDACT研究入组了淋巴结1 ~ 3枚转移的患者。因此，对于这类患者，美国临床肿瘤学会（ASCO）指南和美国NCCN指南均推荐使用MammaPrint作为70基因检测的工具。本研究的不足之处为70基因检测的费用和质量控制可能限制了其在临床中的普及。本研究中，绝经前患者使用卵巢功能抑制治疗的比例较少，使用靶向治疗的患者比例较低，这些可能对结果造成偏倚。

（上海交通大学医学院附属仁济医院　赵英莺　严婷婷　陆劲松）

参考文献

[1] Piccart M, van 't Veer LJ, Poncet C, et al. 70-gene signature as an aid for treatment decisions in early breast cancer: updated results of the phase 3 randomised MINDACT trial with an exploratory analysis by age. Lancet Oncol, 2021, 22 (4): 476-488.

[2] Sparano JA, Gray RJ, Makower DF, et al. Adjuvant chemotherapy guided by a 21-gene expression assay in breast cancer. N Engl J Med, 2018, 379 (2): 111-121.

第五篇

乳腺癌新辅助治疗

CME TEXTBOOKS NATIONAL PROJECT

TBCRC 031/INFORM研究：顺铂对比多柔比星联合环磷酰胺新辅助治疗胚系*BRCA*基因突变、人表皮生长因子受体-2阴性乳腺癌的临床研究

第19章

一、概　　述

【文献来源】

Tung N，Arun B，Hacker MR，et al．TBCRC 031：randomized phase Ⅱ study of neoadjuvant cisplatin versus doxorubicin-cyclophosphamide in germline BRCA carriers with HER2-negative breast cancer（the INFORM trial）．J Clin Oncol，2020，38（14）：1539-1548.

【研究背景和目的】

在携带胚系*BRCA*基因突变的乳腺癌患者中，有研究显示，铂类药物化疗在三阴性乳腺癌（TNBC）中反应率较高，但铂类药物对雌激素受体（ER）阳性乳腺癌的疗效尚不明确。在新近诊断的*BRCA*基因突变乳腺癌中，目前尚无随机的前瞻性研究比较铂类药物与蒽环类标准化疗方案的疗效。本研究旨在比较顺铂单药与多柔比星联合环磷酰胺（AC）方案对携带*BRCA*基因突变的人表皮生长因子受体-2（HER-2）阴性乳腺癌患者的新辅助治疗疗效。

【入组条件】

1. 纳入标准

（1）组织学确诊的原发性浸润性乳腺癌。

（2）病理分期为$T_{1\sim3}N_{0\sim2}$，且肿瘤直径＞1.5 cm（2017年12月起放宽至肿瘤直径≥1.0 cm）。

（3）HER-2阴性［定义为免疫组织化学（IHC）（0～＋），或IHC（＋＋），或未行IHC时HER-2/CEP17＜2.0］。

（4）胚系*BRCA1/2*基因致病性变异或疑似致病性变异（如基因突变）。

（5）若患者为多中心病灶或双侧乳腺癌，要求所有病灶为HER-2阴性，且至少1个病灶符合上

述（第1～4条）条件，即可入组。

（6）美国东部肿瘤协作组（Eastern Cooperative Oncology Group，ECOG）评分0～1分。

2. 排除标准

（1）排除转移性乳腺癌。

（2）排除既往接受过化疗者（2017年12月，修正方案允许既往接受过针对其他任何癌症的化疗患者入组，但既往接受过蒽环类药物或铂类药物化疗的患者仍不符合入组条件）。

（3）排除血液、肾功能、肝功能及心脏功能有明显异常者。

（4）排除孕妇。

（5）排除基线≥2级的神经病变。

【试验设计】

1. 一项Ⅱ期、前瞻性、多中心的随机临床研究。

2. 主要研究终点为病理完全缓解（pCR）（$ypT_{0/is}N_0$，乳腺癌原发灶无浸润性癌细胞成分，腋窝淋巴结无乳腺恶性肿瘤细胞），次要研究终点包括残留肿瘤负荷（residual cancer burden，RCB）0～1分的比例和不良反应。

3. 假设AC方案的pCR率为30%，顺铂方案的pCR率（50%）高于AC方案，需要170例受试者，允许10%脱落，提供80%的检验效能，双边α为0.1。2组分别有43例受试者完成试验后进行中期分析。O'Brien-Fleming序贯法用于确定中期分析中主要研究终点的双边α的终止边界。

4. 采用意向性治疗（ITT）分析。

【试验流程】

TBCRC 031/INFORM研究的试验流程见图19-1。

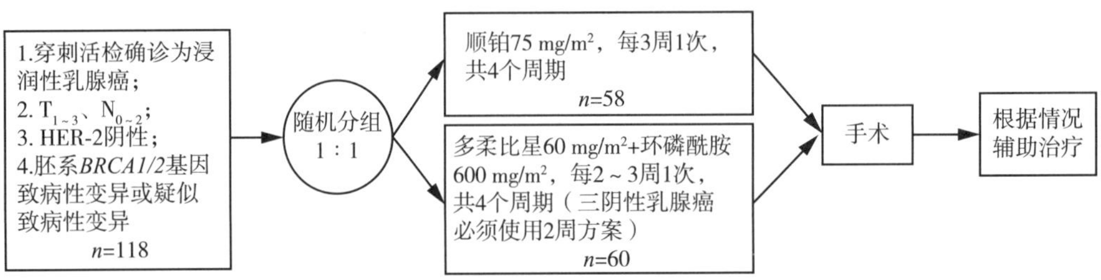

图19-1　TBCRC 031/INFORM研究的试验流程

注：2周方案必须使用生长因子，3周方案可选用。分层因素有雌激素受体（ER）状态（≥1% *vs*. ＜1%）和治疗中心。HER-2. 人表皮生长因子受体-2

【结果】

1. 2012年1月至2019年1月，共随机入组118例患者，随机接受顺铂单药（$n=58$）和AC方案（$n=60$）治疗，最终117例患者被纳入结果分析（AC组1例患者在化疗开始前退出）。

2. 顺铂组的pCR率（$ypT_{0/is}$、N_0）为18%，AC组为26%，相对危险度（*RR*）为0.7（90%*CI* 0.39～1.2）。

3. 顺铂组RCB 0～1分的比例为33%，AC组为46%（*RR* 0.73，90%*CI* 0.50～1.1）。

4. TNBC患者［ER和孕激素受体（PR）≤10%］中，顺铂组的pCR率为23%，AC组为29%；

顺铂组RCB 0～1分的比例为36%，AC组为47%。激素受体（HR）阳性、HER-2阴性患者中，顺铂组的pCR率为6%，AC组为21%；顺铂组RCB 0～1分的比例为25%，AC组为42%。

5. 在包括患者年龄、*BRCA*基因突变状态、T分期、淋巴结状态、临床分期、组织学分级、HR情况及淋巴细胞浸润等各类分层分析中，顺铂组的pCR率均低于AC组。在所有入组患者中，年龄＜40岁且携带胚系*BRCA*基因突变、T分期较高、淋巴结转移、ER或PR阳性、组织学分级较低或淋巴细胞浸润较少的患者行新辅助化疗的pCR率或RCB 0～1分的比例较低。

6. 117例患者对2种治疗方案耐受性均较好，且2种治疗方案均很少发生3级以上的不良反应。恶心和呕吐更多出现在顺铂组，骨髓抑制略多出现在AC组。

【结论】

对于携带胚系*BRCA*基因突变、HER-2阴性的Ⅰ～Ⅲ期乳腺癌患者，顺铂单药方案和AC方案的pCR率或RCB 0～1分的比例均无显著差异。

（上海交通大学医学院附属仁济医院 吴一凡 般文瑾 陆劲松）

二、专家解读一

（一）TBCRC 031研究的试验设计和亮点结果

该多中心、随机、对照、Ⅱ期临床研究（TBCRC 031研究）于2012年1月至2019年1月从13家医学中心入组118例Ⅰ～Ⅲ期（$cT_{1\sim3}$、$cN_{0\sim3}$、肿块直径≥1.5 cm）HER-2阴性、*BRCA*基因突变的乳腺癌患者（年龄在24～73岁，平均年龄为42岁；*BRCA1*基因突变者81例，*BRCA2*基因突变者35例，*BRCA1*基因和*BRCA2*基因同时突变者2例；Ⅰ期占19%，Ⅱ期占63%，Ⅲ期占18%；入组时淋巴结转移占45%，TNBC占70%），按1∶1的比例随机分入2组进行术前新辅助化疗，即顺铂单药组（75 mg/m^2，每3周1次，共4个周期，$n=58$）和AC组（多柔比星60 mg/m^2＋环磷酰胺600 mg/m^2，每2～3周1次，共4个周期，$n=60$），随后进行手术。2组患者的临床特征和肿瘤特征相似。该研究的主要研究终点为顺铂单药方案与AC方案相比，pCR（$ypT_{0/is}$、N_0）率提高至少20%；次要研究终点包括RCB 0～1分的比例和不良反应。其结果显示，顺铂单药方案和AC方案在pCR率（18% *vs*. 26%，*RR* 0.70，90%*CI* 0.39～1.2）或RCB 0～1分的比例（33% *vs*. 46%，*RR* 0.73，90%*CI* 0.50～1.1）上不存在显著差异；在TNBC亚组中，顺铂单药组的pCR率和RCB 0～1分的比例均低于AC组（pCR率：23% *vs*. 29%；RCB 0～1分的比例：36% *vs*. 47%）。提示，铂类药物单药在*BRCA1/2*基因突变人群中未优于传统的AC化疗方案。

（二）其他同类研究的对比

1. GeparSixto研究 该研究入组了初治的Ⅱ～Ⅲ期、三阴性乳腺癌或HER-2阳性乳腺癌患者共595例，所有患者均接受基于单周紫杉醇联合脂质体多柔比星的治疗，并按1∶1的比例随机添加卡铂进行新辅助化疗。同时，TNBC患者加用贝伐珠单抗，HER-2扩增的患者加用曲妥珠单抗联合拉帕替尼靶向治疗。主要研究终点为pCR率。在入组的315例TNBC患者中，分析数据显示，含卡铂治疗方案组的pCR率为56.8%，不含卡铂治疗方案组的pCR率为41.4%（$P=0.009$），说明铂类药物增加了总体的pCR率；在不含卡铂治疗方案组中，有*BRCA1*和*BRCA2*基因突变者的pCR率为66.7%，无*BRCA1*和*BRCA2*基因突变者的pCR率为36.4%（$P=0.008$），提示*BRCA1/2*基因突变者即使不加用卡铂，治疗效果也较好；有*BRCA1*和*BRCA2*基因突变且已获得高pCR率者加用卡铂后不能增加pCR率，仅增加了药物相关不良反应的发生率；对于无*BRCA1*和*BRCA2*基因突变者，加用卡铂可以增加pCR率和无疾病生存（DFS）率。上述结果提示，无*BRCA1*和*BRCA2*基因突变的TNBC患者加用卡铂能获得更高的pCR率和DFS率。

2. BrighTNess研究 多腺苷二磷酸核糖聚合酶（PARP）抑制剂通过阻碍肿瘤细胞DNA损伤的修复来促进肿瘤细胞凋亡，从而增强放化疗对肿瘤细胞的杀伤作用。该研究是一项多中心、随机、双盲、对照的Ⅲ期临床研究，主要评估PARP抑制剂是否可以进一步增强铂类药物的疗效。该研究入组了初治的Ⅱ～Ⅲ期、可手术治疗的TNBC患者共634例，按2∶1∶1的比例随机给予紫杉醇＋卡铂＋PARP抑制剂维拉帕利、紫杉醇＋卡铂＋安慰剂或紫杉醇＋安慰剂新辅助化疗，上述治疗结束后所有患者序贯多柔比星＋环磷酰胺新辅助化疗。主要研究终点为pCR率。在该研究中，相对于紫杉醇单药，加用卡铂可增加pCR率（紫杉醇＋安慰剂组的pCR率为31%，紫杉醇＋卡铂＋安慰剂组的pCR率为58%），但在紫杉醇＋卡铂的基础上加用维拉帕利未能进一步提高pCR率（紫杉醇＋卡铂＋PARP抑制剂维拉帕利组的pCR率为53%），提示卡铂和紫杉醇联用在TNBC中疗效较佳，但PARP抑制剂并未进一步提高铂类药物在TNBC中的新辅助治疗疗效。因此，研究者进一步进行了亚组分析。在*BRCA1/2*基因突变患者的亚组分析中，在紫杉醇的基础上添加铂类药物同样可以提高pCR率（紫杉醇＋安慰剂组的pCR率为41%，紫杉醇＋卡铂＋安慰剂组的pCR率为50%），当再添加PARP抑制剂后，pCR率进一步提高（紫杉醇＋卡铂＋PARP抑制剂维拉帕利组的pCR率为57%）。上述数据证实，铂类药物加入TNBC的新辅助治疗方案中有助于提高pCR率；在此基础上，对于*BRCA1/2*基因突变患者，PARP抑制剂可能可以进一步增强铂类药物的疗效。

3. TBCRC 030研究 该研究是一项前瞻性Ⅱ期随机临床研究，入组了初治的Ⅰ～Ⅲ期、可手术治疗的、胚系*BRCA1/2*野生型或状态未知的TNBC患者共139例，按1∶1的比例随机给予紫杉醇或顺铂新辅助化疗，并给予同源重组修复缺陷（homologous recombination repair deficiency，HRD）检测。同源重组修复是DNA损伤修复的重要机制，*BRCA*基因突变只是HRD中的一部分，对于非*BRCA1/2*基因突变人群，HRD可能筛查出对DNA损伤化疗敏感的乳腺癌患者。该研究旨在分析未发现*BRCA1/2*基因突变人群行顺铂单药或紫杉醇治疗时HRD与新辅助化疗疗效的关系，主要研究终点为RCB 0～1分。其结果显示，共88例（63.3%）患者在化疗12周后进行了手术，51例（36.7%）患者由于疗效不佳交叉到了另一个化疗方案；共104例（74.8%）患者检测到了HRD结果，其中74例（71.1%）为阳性。在所有入组患者中，顺铂组有19例（26.4%）达到了RCB 0～1分，紫杉醇组有15例（22.3%）达到了RCB 0～1分；在顺铂组（*OR* 2.22，95%*CI* 0.39～23.68）或紫杉醇组（*OR* 0.90，95%*CI* 0.19～4.95）中，均未发现HRD与新辅助治疗疗效有显著的相关性。该研究提示，在TNBC的新辅助化疗中，HRD并未被证实可以用于帮助选择铂类药物或紫杉类药物。

（三）TBCRC 031研究的重要临床意义

在该研究中，无论是顺铂单药还是AC方案，都不是目前HER-2阴性乳腺癌新辅助化疗的标准方案，结果虽然没有验证原来的设想，但也提示顺铂单药尚不能完全代替蒽环类药物的地位并填补*BRCA*基因突变的HR阳性、HER-2阴性乳腺癌新辅助化疗使用铂类药物与蒽环类药物对比的空白。而通过与相关研究的横向分析，发现在紫杉类药物及蒽环类药物的基础上联合铂类药物可以进一步提高TNBC新辅助化疗的pCR率。

（空军军医大学西京医院　武　赫　孟庆杰　吕勇刚　李南林）

三、专家解读二

DNA双链断裂是一种DNA损伤类型，主要的修复机制为同源重组修复，其中*BRCA1/2*基因起重要作用。*BRCA1/2*基因突变将导致同源重组修复缺陷，使肿瘤细胞的DNA修复能力受限。铂类药物是一类DNA损伤类化疗药物，前期研究表明，基于铂类药物的化疗对于胚系*BRCA*基因突变的乳腺癌有较良好的疗效。一项单臂研究纳入了107例Ⅰ～Ⅲ期、胚系*BRCA1*基因突变的浸润性乳腺癌患者，其中76.6%为TNBC，所有患者行顺铂（75mg/m^2）单药新辅助化疗，每3周1次，共4个周期。其结果显示，新辅助顺铂单药化疗的pCR率高达61%（65/107）。同样，具有DNA损伤作用的蒽环类药物也进行过类似的研究。在一项包含6903例乳腺癌患者的回顾性研究中，有102例为曾接受过新辅助化疗的*BRCA1*基因突变患者（在有免疫组织化学信息的患者人群中，大部分为HR阴性、HER-2阴性患者），其中51例曾接受过多柔比星＋环磷酰胺（AC）或5-氟尿嘧啶＋多柔比星＋环磷酰胺（FAC）方案化疗，结果发现，基于蒽环类药物的新辅助化疗的pCR率仅为22%。

那么，对于*BRCA1/2*基因突变患者，铂类药物是否优于蒽环类药物？在*BRCA1/2*基因突变患者中，目前尚无随机的前瞻性数据对基于铂类药物或蒽环类药物的化疗方案进行过比较。此外，也无明确的数据评估过铂类药物在HR阳性、*BRCA1/2*基因突变乳腺癌中的疗效。基于此，TBCRC 031/INFORM研究（一项头对头的Ⅱ期随机临床研究）“诞生”了，其旨在评估2个DNA损伤方案（顺铂单药方案与AC方案）新辅助治疗Ⅰ～Ⅲ期、HER-2阴性、胚系*BRCA1/2*基因突变乳腺癌患者的疗效。主要研究终点为pCR，虽然pCR在预后预测中有一定重要性，但由于HR阳性患者一般不易达到pCR，可能需要额外的生物学指标用于预后判断。新辅助治疗后的RCB对于预后也有重要的预测价值。2007年，美国安德森癌症研究中心提出了RCB评分，即通过测量新辅助化疗后残留病灶的多项指标进行评分，共分为0～3型共4个等级，其中0型被认为与pCR意义相同，且随着RCB等级的上升，复发风险相应提高。本研究正是运用这个评分系统，以RCB 0～1分的比例作为次要研究终点，观察不同化疗方案与RCB的关系。结果并未发现顺铂单药方案和AC方案在pCR率（18% *vs*. 26%，*RR* 0.70，90%*CI* 0.39～1.2）或RCB 0～1分的比例（33% *vs*. 46%，*RR* 0.73，90%*CI* 0.50～1.1）上存在显著差异。对于前期研究较多的TNBC（本研究设定为ER和PR≤10%）患者，顺铂单药组的pCR率和RCB 0～1分的比例均低于AC组（pCR率：23% *vs*. 29%；RCB 0～1分的比例：36% *vs*. 47%）。提示，铂类药物单药目前未能超越传统AC化疗方案的地位。

INFORM研究是目前唯一一项比较铂类药物和蒽环类药物新辅助治疗疗效的研究。INFORM研究要求患者在入组前行*BRCA*基因检测，但在实际开展时却无法保证患者及时行*BRCA*基因检测，因为很多患者在基因检测前已进行了手术或化疗，故没有按照计划入组足够的样本量，未来需要更大的样本量去进一步验证。若pCR率维持在AC组为26%、顺铂单药组为18%的水平，该研究的样本量需要增加到每组331例才有可能达到AC组统计学意义上更高的pCR率。因此，对于*BRCA1/2*基因突变的患者，究竟顺铂单药方案和AC方案孰优孰劣，扩大人群规模将有助于得到结论。

同类研究还有铂类药物和紫杉类药物之间的比较。紫杉类药物作为抗微管药物，可以有效阻断肿瘤细胞的有丝分裂进程。TNT研究比较了多西他赛和卡铂在晚期乳腺癌中的疗效，其将转移性TNBC患者随机分配到多西他赛（$n=188$）或卡铂（$n=188$）的一线治疗组。该研究的结果显示，在所有人群中，卡铂的客观缓解率（ORR）并未高于多西他赛（31.4% *vs*. 34.0%，$P=0.66$）；但在胚系*BRCA1/2*基因突变患者中，卡铂较非蒽环类药物多西他赛具有更好的ORR（68% *vs*. 33%，与胚系*BRCA*基因突变的交互作用$P=0.01$）和无进展生存（PFS）（6.8个月 *vs*. 4.4个月，$P=0.04$）。另外，GeparSixto研究探索了在脂质体多柔比星联合紫杉醇新辅助方案中加入铂类药物（TNBC

患者联用贝伐珠单抗）的疗效。其结果发现，在TNBC患者中，含卡铂治疗方案组相比于不含卡铂治疗方案组，pCR率显著提升（$P=0.005$）；同时，pCR的优势也转化为了DFS优势，生存结果显示含卡铂治疗方案组的DFS也显著优于不含卡铂治疗方案组（HR 0.56，95%CI 0.34～0.93，$P=0.022$）。该研究的结果提示，铂类药物与其他化疗药物的联用而非铂类药物单药或许可以改善TNBC患者的pCR率和DFS。笔者团队也曾发起一项关于单周紫杉醇联合顺铂新辅助化疗用于局部进展乳腺癌的临床研究，入组患者使用紫杉醇（80 mg/m^2，每周1次，共16次）联合顺铂［25 mg/m^2，每周1次，连用3周（第1、8、15天），每4周为1个周期］。其结果显示，34.4%的患者达到了乳房和腋窝淋巴结的pCR；在TNBC亚组中，pCR率达到64.7%，同样提示铂类药物与紫杉类药物的联用可以获得较好的pCR率。

目前，铂类药物已成为TNBC新辅助化疗的重要组成部分，如何找出能从铂类药物中受益的精准、优选人群是临床上的一个重要课题。

（上海交通大学医学院附属仁济医院　吴一凡　殷文瑾　陆劲松）

参考文献

［1］Byrski T，Gronwald J，Huzarski T，et al．Pathologic complete response rates in young women with BRCA1-positive breast cancers after neoadjuvant chemotherapy．J Clin Oncol，2010，28（3）：375-379.

［2］Byrski T，Huzarski T，Dent R，et al．Pathologic complete response to neoadjuvant cisplatin in BRCA1-positive breast cancer patients．Breast Cancer Res Treat，2014，147（2）：401-405.

［3］Hahnen E，Lederer B，Hauke J，et al．Germline mutation status，pathological complete response，and disease-free survival in triple-negative breast cancer：secondary analysis of the GeparSixto randomized clinical trial．JAMA Oncol，2017，3（10）：1378-1385.

［4］Zhou L，Xu S，Yin W，et al．Weekly paclitaxel and cisplatin as neoadjuvant chemotherapy with locally advanced breast cancer：a prospective，single arm，phase Ⅱ study．Oncotarget，2017，8（45）：79305-79314.

［5］Loibl S，O' Shaughnessy J，Untch M，et al．Addition of the PARP inhibitor veliparib plus carboplatin or carboplatin alone to standard neoadjuvant chemotherapy in triple-negative breast cancer（BrighTNess）：a randomised，phase 3 trial．Lancet Oncol，2018，19（4）：497-509.

［6］Loibl S，Weber KE，Timms KM，et al．Survival analysis of carboplatin added to an anthracycline/taxane-based neoadjuvant chemotherapy and HRD score as predictor of response-final results from GeparSixto．Ann Oncol，2018，29（12）：2341-2347.

［7］Mayer EL，Abramson V，Jankowitz R，et al．TBCRC 030：a phase Ⅱ study of preoperative cisplatin versus paclitaxel in triple-negative breast cancer：evaluating the homologous recombination deficiency（HRD）biomarker．Ann Oncol，2020，31（11）：1518-1525.

［8］Tung N，Arun B，Hacker MR，et al．TBCRC 031：randomized phase Ⅱ study of neoadjuvant cisplatin versus doxorubicin-cyclophosphamide in germline BRCA carriers with HER2-negative breast cancer（the INFORM trial）．J Clin Oncol，2020，38（14）：1539-1548.

［9］Tutt A，Tovey H，Cheang MCU，et al．Carboplatin in BRCA1/2-mutated and triple-negative breast cancer BRCAness subgroups：the TNT trial．Nat Med，2018，24（5）：628-637.

［10］von Minckwitz G，Schneeweiss A，Loibl S，et al．Neoadjuvant carboplatin in patients with triple-negative and HER2-positive early breast cancer（GeparSixto; GBG 66）：a randomised phase 2 trial．Lancet Oncol，2014，15（7）：747-756.

第20章 EA1131研究：在新辅助化疗后有残留病灶的三阴性乳腺癌患者中对比铂类药物与卡培他滨疗效的Ⅲ期随机临床研究

一、概　　述

【文献来源】

Ingrid AM，Fengmin Z，Carlos LA，et al．Randomized phase Ⅲ postoperative trial of platinum-based chemotherapy versus capecitabine in patients with residual triple-negative breast cancer following neoadjuvant chemotherapy：ECOG-ACRIN EA1131．J Clin Oncol，2021，39（23）：2539-2551．

【研究背景和目的】

完成新辅助化疗（neoadjuvant chemotherapy，NAC）后仍残留浸润性病灶（residual invasive disease，RD）的三阴性乳腺癌（TNBC）患者具有较高的复发风险。CREATE-X研究证实，术后行卡培他滨辅助化疗可显著减少三阴性乳腺癌的复发风险。临床前动物模型研究提示，基底细胞样TNBC对铂类药物敏感。因此，本研究旨在新辅助化疗后仍存在基底细胞样亚型残留的临床Ⅱ～Ⅲ期TNBC患者中对比辅助铂类药物治疗和卡培他滨治疗的疗效。

【入组条件】

1．确诊的Ⅱ～Ⅲ期TNBC［雌激素受体（ER）或孕激素受体（PR）阴性，经免疫组织化学（IHC）或荧光原位杂交（FISH）确认人表皮生长因子受体-2（HER-2）阴性］。

2．至少完成1个周期完整的紫杉类药物±蒽环类药物新辅助化疗。

3．双侧或多灶性乳腺癌，要求所有肿瘤均为三阴性，且至少有1个病灶符合所有入选条件。

4．在随机分组前24周内切除原发灶。

5．在研究前或研究后可行放疗。

6．乳房残留浸润性癌的连续病灶的直径≥1.0 cm，且≥20%的有核细胞为恶性［根据PAM50

（一种乳腺癌亚型的分类方式）确定］。

7．肝、肾及血液学指标良好。

8．术后未化疗，术前未行卡培他滨治疗或铂类药物治疗。

【试验设计】

1．一项多中心、随机、对照的Ⅲ期临床研究，纳入患者按1∶1的比例随机进入卡培他滨组和铂类药物组。

2．随机分层因素有临床分期（Ⅱ期或Ⅲ期）、新辅助化疗后残留病灶（ypT）的直径（1.0～3.0 cm或＞3.0 cm）、具体的铂类药物（顺铂或卡铂）、新辅助治疗方案是否含有蒽环类药物及是否放疗。

3．根据PAM50确定TNBC亚型（基底细胞样亚型和非基底细胞样亚型）。

4．主要研究终点为无侵袭性疾病生存（iDFS）［定义为基底细胞样亚型患者从随机分组到最早疾病复发（局部或远处）、对侧浸润性癌、第二原发癌或死亡的时间］，次要研究终点包括无复发生存（RFS）［定义为基底细胞样亚型患者从随机分组到最早疾病复发（局部或远处）、死亡的时间］、无进展生存（PFS）、总生存（OS）及安全性。

5．中位随访时间为20个月。

6．本研究同时检验非劣效性和优效性。基于CREATE-X研究，假定卡培他滨组的4年iDFS率为67%。本研究非劣效性分析中的零假设：铂类药物的疗效劣于卡培他滨，即铂类药物与卡培他滨的风险比（*HR*）为1.154（非劣效性边界），对应铂类药物组的4年iDFS率≤63%。本研究在4年内招募了775例患者（预计562例为基底细胞样亚型），经过3年随访，共发生196例iDFS事件。如果铂类药物治疗的4年iDFS率至少为74%（*HR* 0.754），本研究将有83%的效能拒绝铂类药物劣效于卡培他滨的原假设（单侧Ⅰ类错误率为2.5%）。

【试验流程】

EA1131研究的试验流程见图20-1。

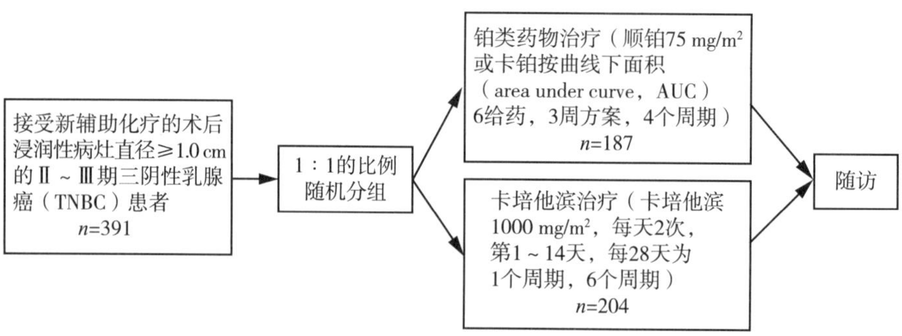

图20-1 EA1131研究的试验流程

【结果】

1. PAM50 基底细胞样亚型TNBC患者共计308例，其中接受铂类药物治疗的患者有148例，接受卡培他滨治疗的患者有160例。

2. iDFS 在基底细胞样亚型TNBC患者中，接受铂类药物治疗的患者的3年iDFS率为

42%（95%*CI* 30%～53%），接受卡培他滨治疗的患者的3年iDFS率为49%（95%*CI* 39%～59%），2组未见显著差异（*HR* 1.06，95%*CI* 0.62～1.81）。

3. PFS 在基底细胞样亚型TNBC患者中，接受铂类药物治疗的患者的3年PFS率为46%（95%*CI* 35%～57%），接受卡培他滨治疗的患者的3年PFS率为49%（95%*CI* 39%～59%），2组未见显著差异（*HR* 0.99，95%*CI* 0.67～1.45）。

4. OS 在基底细胞样亚型TNBC患者中，接受铂类药物治疗的患者的3年OS率为58%（95%*CI* 45%～68%），接受卡培他滨治疗的患者的3年OS率为66%（95%*CI* 56%～74%），2组未见显著差异（*HR* 1.13，95%*CI* 0.71～1.79）。

5. 安全性 卡培他滨的常见不良反应有骨髓抑制、恶心、腹泻及手足综合征，而铂类药物的常见不良反应有骨髓抑制和恶心，两者的周围神经毒性相当。铂类药物组3～4级不良反应（主要为贫血和白细胞减少）的发生率为26%（95%*CI* 20%～33%），卡培他滨组3～4级不良反应（主要为腹泻和手足综合征）的发生率为15%（95%*CI* 10%～21%），铂类药物组3～4级不良反应的发生率要高于卡培他滨组。

【结论】

在新辅助化疗后仍存在基底细胞样亚型残留的临床Ⅱ～Ⅲ期TNBC患者中，辅助铂类药物化疗并不能较卡培他滨治疗提高疗效，且严重不良反应的发生率显著升高。

（上海交通大学医学院附属仁济医院 袁陈伟 殷文瑾 陆劲松）

二、专家解读

TNBC是一种缺乏ER、PR、HER-2表达的乳腺癌亚型，占所有浸润性乳腺癌的15%～20%。与其他乳腺癌亚型相比，TNBC发生远处复发和死亡的可能性更高。尽管TNBC具有较高的侵袭性（恶性），但约40%的TNBC患者对化疗高度敏感，可在术前含蒽环类药物和紫杉烷类药物的新辅助化疗中取得病理完全缓解（pCR）。笔者单位开展了一项单周紫杉醇（P）联合顺铂（D）化疗方案新辅助治疗局部晚期乳腺癌患者的临床研究（NCT02199418研究），结果显示，该方案的总pCR率为44.3%，且该方案在TNBC患者（64.7%）中疗效尤为明显。然而，有研究报道，新辅助化疗后且术后有浸润性癌残留的TNBC患者更有可能复发并死于乳腺癌，其3年无事件生存（EFS）率为60%～70%。此外，TNBC与*BRCA1*基因突变乳腺癌存在一些相似之处，即两者都存在内在基因组的不稳定性，这可能是由DNA修复机制缺陷导致的，可能使这部分人群对铂类药物具有更高的敏感性。临床前研究也证实，基底细胞样亚型TNBC患者对铂类药物治疗尤为敏感。因此，在新辅助化疗后且术后有浸润性癌残留的TNBC患者中序贯应用铂类药物治疗有可能进一步提高其生存获益。CREATE-X研究在新辅助化疗后有残留病灶的TNBC患者中使用卡培他滨辅助治疗6～8个周期，发现这部分人群的iDFS和OS均显著改善，使卡培他滨辅助治疗成为标准的治疗方案。然而，在新辅助化疗后仍存在基底细胞样亚型残留的临床Ⅱ～Ⅲ期TNBC患者中辅助铂类药物化疗是否优于或不劣于卡培他滨治疗的疗效目前尚不清楚。

EA1131研究是一项多中心、随机、对照的Ⅲ期临床研究，所有纳入患者按1∶1的比例随机进入卡培他滨组和铂类药物组。结果发现，在基底细胞样亚型TNBC患者中，接受铂类药物治疗的患者的3年iDFS率、PFS率及OS率均较卡培他滨治疗未见明显差异，而接受铂类药物治疗的患者的3～4级不良反应发生率要高于接受卡培他滨治疗的患者。因此，该研究的安全监督委员会认为铂类药物治疗不太可能非劣效或优效于卡培他滨治疗，建议终止该研究。该研究出现阴性结果的原因值得进一步探索。

TNT研究是一项在晚期TNBC中对比多西他赛与卡铂疗效的Ⅲ期临床研究，结果发现，非*BRCA*基因突变患者对卡铂的反应率并没有优于多西他赛，提示铂类药物在转移性TNBC的治疗中并没有显示出优势。近期，一项研究对比了53例乳腺癌及其转移灶中40个抑癌基因的甲基化水平，结果发现，乳腺癌转移灶中包括*BRCA1/2*基因在内的21个抑癌基因的甲基化水平较原发灶显著降低，而*BRCA1/2*基因甲基化与同源重组修复缺陷密切相关。由此猜测，TNT研究的阴性结果可能是由TNBC转移灶中表观遗传修饰的改变（如*BRCA1/2*基因甲基化水平改变）引起的，而新辅助化疗后的残留病灶可能在基因组和表观基因组修饰上类同于转移灶，故铂类药物在新辅助化疗后残留病灶的TNBC患者的术后治疗中较其他药物未见优势。

CREATE-X研究一项多中心、随机、对照的Ⅲ期临床研究，入组完成新辅助化疗后乳房仍有病灶残留的HER-2阴性乳腺癌患者910例，按1∶1的比例随机分为卡培他滨强化辅助化疗6～8个周期组（卡培他滨强化组）和观察对照组（对照组）。结果显示，卡培他滨强化组的5年DFS率显著优于对照组（74.1% *vs*. 67.6%，*HR* 0.70，*P*＝0.01），卡培他滨强化组的5年OS率显著优于对照组（89.2% *vs*. 83.6%，*HR* 0.59，*P*＝0.01）。在TNBC亚组中，卡培他滨强化组的5年DFS率为69.8%，对照组为56.1%，两者的绝对差值达13.7%，具有显著差异（*HR* 0.58，95%*CI* 0.39～0.87）；卡培他滨强化组的5年OS率为78.8%，对照组为70.3%，两者的绝对差值为8.5%，具有显著差异（*HR* 0.52，95%*CI* 0.30～0.90）。

EA1131研究和CREATE-X研究结果之间的差异可能可以从以下几个方面解释：①入组人群不同。EA1131研究的入组人群70%为白种人、20%为黑种人、10%为西班牙裔，而CREATE-X研究的入组人群全为亚洲人，两者入组人群构成的差异会造成卡培他滨的药物代谢和耐受性差异。②2项研究的卡培他滨用药剂量及用药周期存在差异，可能会影响疗效。EA1131研究中，卡培他滨的给药方案为1000 mg/m^2，每天2次，第1～14天，每28天为1个周期，6个周期。而CREATE-X研究中，卡培他滨的给药方案为1250 mg/m^2，每天2次，第1～14天，每28天为1个周期，6～8个周期。③研究内药物应用时长不同，可能会影响疗效。EA1131研究中，铂类药物使用3周方案，应用4个周期，短于卡培他滨的使用时长（每28天为1个周期，6个周期）。

尽管是阴性结果，但EA1131研究对当前临床决策的确定仍具有重大价值，即新辅助化疗后仍存在基底细胞样亚型残留的临床Ⅱ～Ⅲ期TNBC患者可避免接受过量的铂类药物治疗。此外，本研究丰富的样本资源也为后续进行相关分子标志物、基因表达、基因突变、免疫标志物的研究提供了可能，有助于对高风险患者进行筛选。

（上海交通大学医学院附属仁济医院　袁陈伟　殷文瑾　陆劲松）

参考文献

[1] Zhou L，Xu S，Yin W，et al. Weekly paclitaxel and cisplatin as neoadjuvant chemotherapy with locally advanced breast cancer：a prospective，single arm，phase Ⅱ study. Oncotarget，2017，8（45）：79305-79314.

[2] Liedtke C，Mazouni C，Hess KR，et al. Response to neoadjuvant therapy and long-term survival in patients with triple-negative breast cancer. J Clin Oncol，2008，26（8）：1275-1281.

[3] Masuda N，Lee SJ，Ohtani S，et al. Adjuvant capecitabine for breast cancer after preoperative chemotherapy. N Engl J Med，2017，376（22）：2147-2159.

[4] Lehmann B，Bauer J，Chen X，et al. Identification of human triple-negative breast cancer subtypes and preclinical models for selection of targeted therapies. J Clin Invest，2011，121（7）：2750-2767.

[5] Andrew T，Holly T，Maggie CUC，et al. Carboplatin in BRCA1/2-mutated and triple-negative breast cancer BRCAness subgroups：the TNT trial. Nat Med，2018，24（5）：628-637.

[6] Willemijne AMES，Laura SJ，PaulJVD，et al. Promoter hypermethylation profiling of distant breast cancer metastases. Breast Cancer Res Treat，2015，151（1）：41-55.

[7] Panagiotis AK，Raphael C，Geoffrey IS，et al. Homologous recombination deficiency：exploiting the fundamental vulnerability of ovarian cancer. Cancer Discov，2015，5（11）：1137-1154.

第21章 I-SPY2系列研究之一：泛蛋白激酶B抑制剂MK-2206联合标准新辅助化疗改善人表皮生长因子受体-2阳性和（或）激素受体阴性乳腺癌患者的疗效

一、概　　述

【文献来源】

Chien AJ，Tripathy D，Albain KS，et al．MK-2206 and standard neoadjuvant chemotherapy improves response in patients with human epidermal growth factor receptor 2-positive and/or hormone receptor-negative breast cancers in the I-SPY2 trial．J Clin Oncol，2020，38（10）：1059-1069．

【研究背景和目的】

磷脂酰肌醇3激酶（PI3K）/蛋白激酶B（AKT）/哺乳动物雷帕霉素靶蛋白（mTOR）是乳腺癌患者生存和耐药的关键通路。本研究评估了泛AKT抑制剂MK-2206联合标准新辅助治疗对早期高危乳腺癌患者的疗效和安全性。

【入组条件】

1．纳入标准

（1）年龄≥18岁。

（2）Ⅱ或Ⅲ期乳腺癌患者，且既往未接受过乳腺癌手术或全身治疗。

（3）通过影像学检查或体格检查，肿瘤直径必须≥2.5 cm，并通过70基因检测（MammaPrint）分析。

（4）糖化血红蛋白（glycosylated hemoglobin，HbA1c）≤8%。

（5）同意接受研究活检和系列乳腺磁共振成像（MRI）。

2. 排除标准

（1）激素受体（HR）阳性、人表皮生长因子受体-2（HER-2）阴性。

（2）70基因检测（MammaPrint）提示低风险的乳腺癌患者。

【试验设计】

1. I-SPY2是一个正在进行临床试验的多中心、随机、开放、适应性的Ⅱ期平台，使用主方案框架，同时测试几个试验药物或联合方案对比一个常用的对照组。

2. 根据HR状态、HER-2状态和70基因检测（MammaPrint）评分，将患者分为8个亚型，并根据这些亚型定义了10个生物标志物。亚型之间随机使用一种自适应算法。患者优先接受更有可能提高其特定生物标志物亚型病理完全缓解（pCR）率的治疗，20%的患者被分配到对照组。

3. 主要研究终点为pCR（定义为手术时乳房和淋巴结没有浸润性肿瘤残留）。MK-2206组不断对每一个可能的生物标志物进行评估，如果在10个预先定义的生物标志物中有任何一个显示出pCR率的统计优势，则进行升级评估。升级成功定义为在300例具有相应生物标志物的患者中进行的模拟Ⅲ期1∶1随机新辅助试验的贝叶斯预测成功率≥85%。

【试验流程】

本研究的试验流程见图21-1。

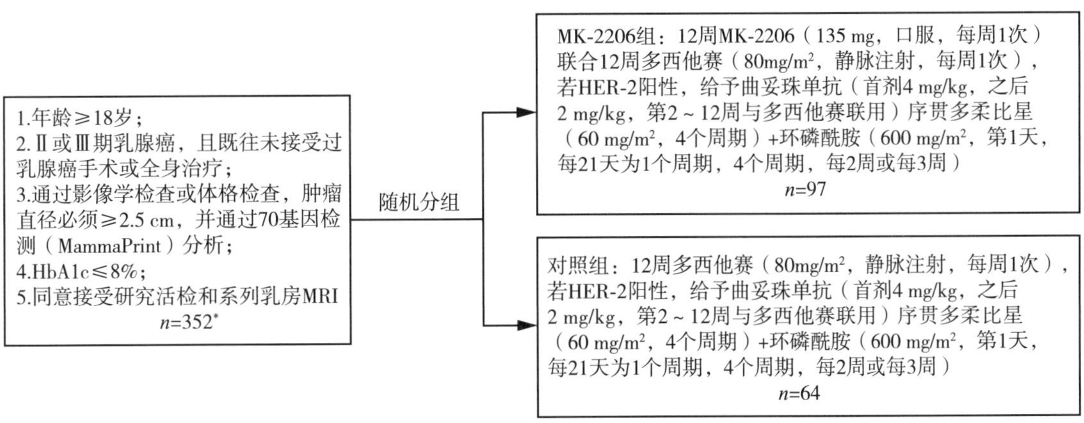

图21-1 本研究的试验流程

注：*.352例患者中191例随机分到其他组。HER-2．人表皮生长因子受体-2；HbA1c．糖化血红蛋白；MRI．磁共振成像

【结果】

1. 基本情况 352例患者被随机分组。97例随机分到MK-2206组（94例中，60例HER-2阴性，34例HER-2阳性），191例随机分到其他组，64例随机分到对照组。94例接受MK-2206治疗的患者被纳入主要安全性和有效性分析。在对照组的64例患者中，57例接受了标准治疗并可评估pCR（47例HER-2阴性，10例HER-2阳性）。

2. 主要研究终点

（1）全部HER-2阳性患者，在MK-2206组中估计pCR率为48%，在对照组中估计pCR率为29%。对于HER-2阳性患者，MK-2206组优于对照组的概率为94%。预计在一项纳入300例患者的随机Ⅲ期新辅助治疗试验中，MK-2206组的成功率为76%。

在HER-2阳性患者中看到优势主要集中在HR阴性、HER-2阳性患者上，其中MK-2206组和对照组的估计pCR率分别为62%和35%，Ⅲ期试验的成功率为84.9%。

（2）全部HR阴性患者，MK-2206组和对照组的估计pCR率分别为46.0%和25.8%，预测Ⅲ期试验的成功率为81.7%。在HR阴性人群中，无论是HER-2阴性还是HER-2阳性，MK-2206均显示出优势。

（3）HR阳性、HER-2阴性患者几乎没有获益。在MK-2206组和对照组中，估计pCR率分别为17%和13%。

（4）MK-2206在HR阴性、HER-2阳性、HR阴性且HER-2阳性这3类亚型中有最高的成功率。同时，这3种亚型患者加用MK-2206可能改善无事件生存（EFS）。

3. 安全性 与MK-2206相关最常见的≥3级非血液系统的不良反应是皮疹（主要有2种：斑丘疹和痤疮样皮疹）。50%的患者在MK-2206组报告斑丘疹（14%达3级），而对照组为21%（全部为1或2级）；36%的患者在MK-2206组报告痤疮样皮疹（8.6%达3级），而对照组为23%（全部为1或2级）。据报道，3级及以上的皮疹可能与MK-2206有关。与MK-2206相关的皮疹通常在治疗的前4周出现，通过停药、局部类固醇治疗和（或）短期口服类固醇迅速缓解。据报道，85%的患者在最初出现皮疹后成功地再次接受了MK-2206治疗。

【结论】

泛AKT抑制剂MK-2206联合标准新辅助治疗可以提高HR阴性、HER-2阳性乳腺癌患者的pCR率。虽然目前MK-2206没有进一步被开发，但这类药物仍具有临床价值。

（上海交通大学医学院附属仁济医院 王耀辉 殷文瑾 陆劲松）

二、专家解读

I-SPY2是一个采用贝叶斯理论基础上适应性设计的乳腺癌新辅助治疗试验平台。贝叶斯分析方法是将未知参数的先验信息与样本信息综合，根据贝叶斯公式，得出后验信息，然后根据后验信息去推断未知参数的一种计算假设概率的方法。而适应性设计是指在临床研究开始后，根据研究中已经积累的信息，允许动态修改研究规则和（或）统计规则，在保证研究顺利进行的同时，又不破坏研究的有效性、科学性及完整性。I-SPY2引入这种适应性试验设计的新模式可以采用最小的样本量和最短的试验时间，科学高效地预测并验证药物的治疗效果，为下一步的Ⅲ期研究提供敏感人群、可行性及安全性数据。

本研究也是I-SPY2临床试验平台的一部分，主要探讨泛AKT抑制剂MK-2206联合标准治疗在不同分子分型早期高危乳腺癌新辅助化疗中的疗效。PI3K/AKT/mTOR信号通路在乳腺癌的发生、发展及耐药中所起的作用越来越受到学者们的重视，但到目前为止，也只有mTOR抑制剂依维莫司和PI3K抑制剂阿培司利（alpelisib）在HR阳性、HER-2阴性晚期乳腺癌中得到了临床批准应用，而本研究也看到了泛AKT抑制剂在HER-2阳性及HR阴性乳腺癌中显示出较佳的效果。

本研究根据前期结果筛选出3个分型标志物（HR阴性、HER-2阳性及HR阴性且HER-2阳性）进行适应性随机，对照组接受单周多西他赛12个周期序贯2周或3周多柔比星＋环磷酰胺（若为HER-2阳性，则在多西他赛阶段加入抗HER-2治疗），MK-2206组在此基础上应用口服MK-2206联合多西他赛共12周，新辅助治疗结束后进行手术治疗，其主要研究终点为pCR率（乳腺及腋窝没有浸润性癌成分残留）。最终结果显示，加入泛AKT抑制剂MK-2206后，3个分型的pCR率都有不同程度的提高，HR阴性从26%提高至46%，HER-2阳性为从29%提高至48%，HR阴性、HER-2阳性从35%提高至62%。本研究突出的亮点是通过贝叶斯概率计算出MK-2206组优于对照组的可能性及300例患者Ⅲ期临床试验得出阳性结果的概率，如HR阴性MK-2206组能优于对照组的可能性为99%，Ⅲ期临床试验得出阳性结果的概率为82%，HER-2阳性的这2个数据分别为94%和76%，HR阴性、HER-2阳性的这2个数据分别为97%和85%，HR阴性，HER-2阳性也达到了预设的85%的预测Ⅲ期临床试验得出阳性结果的概率。

对于HER-2阳性早期高危乳腺癌患者，PI3K/AKT/mTOR信号通路相关蛋白的研究较少。本研究也首次证明了泛AKT抑制剂MK-2206能提高HER-2阳性乳腺癌的pCR率，特别是HR阴性、HER-2阳性这一亚型，也希望上述结果能够对抗HER-2治疗耐药起到逆转作用。而且，对于HER-2阳性的部分低危患者，可以考虑单纯应用针对特定通路的靶向治疗，从而豁免化疗。

除了pCR率，临床医师应更关注患者的长期生存。与以往的临床研究相似，本研究达到pCR的患者的长期生存有明显改善，MK-2206组的EFS在数值上也高于对照组。但遗憾的是，因为本研究入组的患者比较少，故统计学效能不足以得出长期生存获益的结论。

另外，本研究也有一些缺陷，如对照组和MK-2206组药物减量和早期中断试验的比例都比较高，其中MK-2206组中断试验的主要原因为药物引起的皮疹，但这些皮疹通常都是自限性的，且通过预防性应用肾上腺糖皮质激素能够得到相应缓解。

总体来说，I-SPY2平台通过适应性试验设计优化了在研药物的临床试验实施。对于需要新辅助治疗的乳腺癌患者，精准医学/转化医学中获得的生物标志物可以进一步帮助临床研究去预先设计出潜在的获益人群。正如I-SPY2平台将70基因测序工具MammaPrint（是预测乳腺癌预后的一个多基因检测产品）判断为高危作为新辅助治疗的指标之一，选择能够从化疗±免疫治疗中获益的潜在人群，进而探索新辅助治疗人群的优化治疗方案。对于新药研发，I-SPY2平台将Ⅱ期临床研究的结果作为依据，评估其Ⅲ期研究成功的可能性，这样的研究目标设定能够提升科学研究（简称科研）的转化效率，加速科研成果的产出，值得临床科研工作者借鉴。

（哈尔滨医科大学附属肿瘤医院　王劲松）

参考文献

[1] Wang H, Yee D. I-SPY 2: a neoadjuvant adaptive clinical trial designed to improve outcomes in high-risk breast cancer. Curr Breast Cancer Rep, 2019, 11 (4): 303-310.

[2] Chien AJ, Tripathy D, Albain KS, et al. MK-2206 and standard neoadjuvant chemotherapy improves response in patients with human epidermal growth factor receptor 2-positive and/or hormone receptor-negative breast cancers in the I-SPY2 trial. J Clin Oncol, 2020, 38 (10): 1059-1069.

[3] Jerusalem G, de Boer RH, Hurvitz S, et al. Everolimus plus exemestane vs everolimus or capecitabine monotherapy for estrogen receptor-positive, HER2-negative advanced breast cancer: the BOLERO-6 randomized clinical trial. JAMA Oncol, 2018, 4 (10): 1367-1374.

[4] Royce M, Bachelot T, Villanueva C, et al. Everolimus plus endocrine therapy for postmenopausal women with estrogen receptor-positive, human epidermal growth factor receptor 2-negative advanced breast cancer: a clinical trial. JAMA Oncol, 2018, 4 (7): 977-984.

[5] Hortobagyi GN, Chen D, Piccart M, et al. Correlative analysis of genetic alterations and everolimus benefit in hormone receptor-positive, human epidermal growth factor receptor 2-negative advanced breast cancer: results from BOLERO-2. J Clin Oncol, 2016, 34 (5): 419-426.

[6] Hurvitz SA, Andre F, Jiang Z, et al. Combination of everolimus with trastuzumab plus paclitaxel as first-line treatment for patients with HER2-positive advanced breast cancer (BOLERO-1): a phase 3, randomised, double-blind, multicentre trial. Lancet Oncol, 2015, 16 (7): 816-829.

[7] Rugo HS, Lerebours F, Ciruelos E, et al. Alpelisib plus fulvestrant in PIK3CA-mutated, hor-

mone receptor-positive advanced breast cancer after a CDK4/6 inhibitor (BYLieve): one cohort of a phase 2, multicentre, open-label, non-comparative study. Lancet Oncol, 2021, 22 (4): 489-498.

[8] Cardoso F, van't Veer LJ, Bogaerts J, et al. 70-gene signature as an aid to treatment decisions in early-stage breast cancer. N Engl J Med, 2016, 375 (8): 717-729.

CME TEXTBOOKS NATIONAL PROJECT

第22章 新辅助治疗人表皮生长因子受体-2乳腺癌的异质性研究：评估人表皮生长因子受体-2异质性对人表皮生长因子受体-2阳性早期乳腺癌治疗反应的影响的Ⅱ期新辅助临床研究

一、概　　述

【文献来源】

Filho OM，Viale G，Stein S，et al. Impact of HER2 heterogeneity on treatment response of early-stage HER2-positive breast cancer：phase Ⅱ neoadjuvant clinical trial of T-DM1 combined with pertuzumab. Cancer Discov，2021，11（10）：2474-2487.

【研究背景和目的】

靶向治疗单药或抗体-药物偶联物（ADC）类药物可以改善乳腺癌患者的生存结局，它们相比于传统的化疗药物毒性较小。因此，靶向治疗单药或ADC类药物的临床应用日益广泛，也使传统化疗药物的使用逐渐减少。T-DM1就是其中一个代表，它是由曲妥珠单抗和抗微管细胞毒性药物DM1通过连接子偶联而成的ADC类药物。然而，靶向治疗耐药常会发生，其中一个可能机制是肿瘤内治疗靶点的异质性表达。近年来，随着人表皮生长因子受体-2（HER-2）检测的广泛应用，一些回顾性研究报道了HER-2异质性，但尚未有前瞻性研究评估过其与临床结果的关联。目前，HER-2阳性早期乳腺癌患者更加依赖靶向治疗，故明确HER-2异质性对靶向治疗反应的影响十分重要。本研究旨在前瞻性地评估HER-2异质性对HER-2阳性早期乳腺癌行T-DM1联合帕妥珠单抗靶向治疗反应的影响。

【入组条件】

1. 病理诊断为HER-2阳性的早期乳腺癌，即免疫组织化学（IHC）显示HER-2（＋＋＋）或荧光原位杂交（FISH）显示*HER-2*基因扩增（HER-2/CEP17≥2或*HER-2*基因拷贝数≥6）。

2. 体格检查或影像学检查显示肿块的最大径≥2.0 cm（肿块大小和腋窝淋巴结状态无上限）。

3. 愿意在治疗开始前接受研究性活检（同一肿瘤取2个不同位置活检）。

4. 造血功能和肝功能良好，左心室射血分数（LVEF）≥55%。

【试验设计】

1. 一项国际、单臂、多中心的Ⅱ期临床研究。

2. 主要研究终点为评估*HER-2*基因扩增的肿瘤内病理学异质性［以美国临床肿瘤学会（ASCO）/美国病理学家学会（CAP）指南为标准，定义为2个活检点共6个区域中的至少一个区域经FISH检测发现在＞5%和＜50%的肿瘤细胞中*HER-2*基因扩增或一个区域显示*HER-2*基因扩增阴性］与病理完全缓解（pCR）［定义为新辅助治疗完成后切除的乳腺标本和所有同侧淋巴结没有残留的浸润性癌（$ypT_{0/is}ypN_0$）］之间的关系，次要研究终点包括安全性和连续性变量［包括香农均度指数（Shannon equitability index，SHEI）（是一个在癌生物学中评估异质性的指标，范围在0～1，SHEI越大，代表在该评估方法下肿瘤异质性越高）、基尼系数（来源于经济学，用于评估国家或地区居民收入差距的指标，本研究的作者用类似的计算方法将其用于评估肿瘤异质性，范围在0～1，基尼系数越大，代表在该评估方法下肿瘤异质性越高）、*HER-2*基因未扩增细胞分数（定义为*HER-2*基因未扩增细胞占所有细胞的百分数）及*HER-2*基因拷贝数（以中位HER-2/CEP17为代表）］在单细胞水平评估的肿瘤内异质性与pCR之间的关系。

【试验流程】

本研究的试验流程见图22-1。

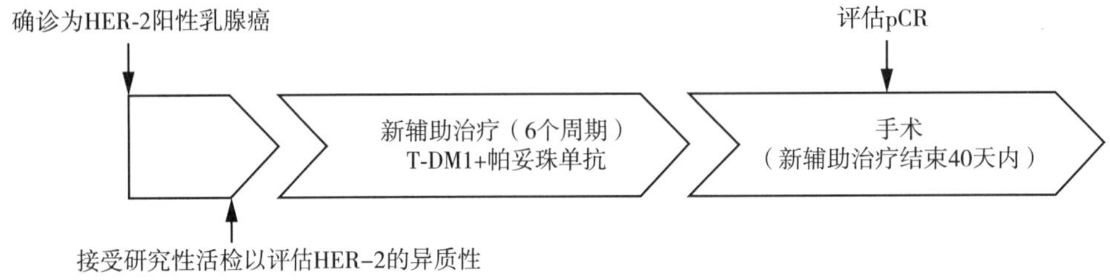

图22-1 本研究的试验流程

注：T-DM1. 曲妥珠单抗-美坦新偶联物；HER-2. 人表皮生长因子受体-2；pCR. 病理完全缓解

【结果】

1. 基本情况 2015年1月至2018年1月共入组164例患者，其中1例患者撤回知情同意，5例患者由于研究性活检没有取到侵袭性标本而异质性评估失败。

2. 安全性 轻度疲劳是最常见的不良反应（67%），3级及以上不良反应很少见。本研究中，95%的患者完成了6个周期的靶向治疗，11%的患者T-DM1使用减量，2例患者由于不良反应未完成全部治疗。

3. HER-2异质性和IHC 根据ASCO/CAP指南，157例患者中有16例被评估为HER-2异质性。这16例患者中，81%（3/16）为HR阴性，19%（13/16）为HR阳性；75%（12/16）IHC结果为HER-2（++），25%（4/16）IHC结果为HER-2（+++）。

4. 主要研究终点 非HER-2异质性组的pCR率为55%（77/141），显著高于HER-2异质性组的pCR率0（0/16）（$P=0.0001$）。对于残留肿瘤负荷（RCB）0～1分的比例，非HER-2异质性组也显著高于HER-2异质性组（$P=0.002$）。HR阴性组的pCR率显著高于HR阳性组（65% *vs.* 42%，$P=0.016$）。

5. SHEI　在单细胞水平评估肿瘤内异质性与pCR的关系，pCR组的SHEI高于非pCR组（$P=0.0032$）；SHEI与*HER-2*基因未扩增细胞分数呈负相关（$R^2-0.64$，$P<0.001$）；病理学异质性（ASCO/CAP指南）患者的SHEI相对较低（$P<0.001$），而*HER-2*基因未扩增细胞分数相对较高（$P<0.001$）。

6. 基尼系数　在单细胞水平评估肿瘤内异质性与pCR的关系，pCR组与非pCR组的基尼系数无显著性差异，故基尼系数不是个良好的预测治疗反应的指标。

7. *HER-2*基因未扩增细胞分数　在单细胞水平评估肿瘤内异质性与pCR的关系，非pCR组的*HER-2*基因未扩增细胞分数显著高于pCR组（$P=0.0064$）；在HR阴性患者中，非pCR人群的*HER-2*基因未扩增细胞分数显著高于pCR人群（$P=0.0029$）；在HR阳性患者中，非pCR人群的*HER-2*基因未扩增细胞分数高于pCR人群（$P=0.061$）；将每例患者的6个活检区域的*HER-2*基因未扩增细胞分数纳入计算，pCR与*HER-2*基因未扩增细胞分数呈显著负相关（HR阴性组：$P=0.0045$；HR阳性组：$P=0.017$）。

8. *HER-2*基因拷贝数　在单细胞水平评估肿瘤内异质性与pCR的关系，pCR组的中位HER-2/CEP17显著高于非pCR组（$P=0.048$）；在HR阴性患者中，pCR人群的中位HER-2/CEP17显著高于非pCR人群（$P=0.028$）；在HR阳性患者中，pCR人群的中位HER-2/CEP17与非pCR人群的中位HER-2/CEP17无统计学差异（$P=0.15$）；单独计算每例患者6个活检区域的中位HER-2/CEP17，发现pCR与中位HER-2/CEP17呈正相关关系（HR阴性组：$P=0.09$；HR阳性组：$P=0.081$）。

9. 建立pCR预测模型　最佳预测模型的参数为*HER-2*基因未扩增细胞分数＋HR状态，曲线下面积（AUC）＝0.70，当敏感性高于0.3时，特异性高于0.9，或敏感性高于0.5时，特异性高于0.75；而病理学HER-2异质性（ASCO/CAP指南）的特异性为1，敏感性仅为0.162，则本研究的pCR预测模型优于临床HER-2异质性预测的pCR；2次活检并不会提高预测的准确性；相比于3个区域，只取1个区域增加了预测准确性的变异性。

【结论】

HER-2异质性与靶向治疗耐药显著相关。相比于ASCO/CAP指南推荐的病理学HER-2异质性的检测方法，使用*HER-2*基因未扩增细胞分数预测患者pCR的模型可以在不降低特异性的情况下实现更高的预测敏感性。

（上海交通大学医学院附属仁济医院　李　烨　殷文瑾　陆劲松）

二、专家解读

恶性肿瘤是由累积的遗传和表观遗传改变引起的，这也暗示了肿瘤内异质性的存在。目前，恶性肿瘤的治疗方法从化疗逐渐发展到靶向治疗，但肿瘤异质性带来的靶向治疗耐药问题却不可忽视。因此，研究药物靶点的异质性如何影响靶向治疗的反应也变得越来越重要。

本研究是一项国际、单臂、多中心的Ⅱ期临床研究，共纳入157例病理诊断为HER-2阳性早期乳腺癌的患者，并根据ASCO/CAP指南进行研究性活检以评估HER-2的异质性。所有患者均接受6个周期的T-DM1＋帕妥珠单抗新辅助治疗，并在新辅助治疗结束的40天内进行手术，术后评估pCR的情况，旨在评估HER-2异质性对靶向治疗反应的影响。结果显示，非HER-2异质性组的pCR

率显著高于HER-2异质性组，达到了主要研究终点，即HER-2异质性与pCR显著相关。而将RCB 0～1分的比例均视作病理缓解时，非HER-2异质性组的病理缓解率仍显著高于HER-2异质性组。

为了在更细微的水平上探究HER-2空间异质性与靶向治疗反应之间的关系，本研究的作者分别用SHEI、基尼系数、*HER-2*基因未扩增细胞分数、*HER-2*基因拷贝数在单细胞水平上评估了HER-2异质性与pCR的关系，并用这些参数和HR状态、临床病理学HER-2异质性等参数建立了几个pCR预测模型。最终发现，最佳预测模型的参数为*HER-2*基因未扩增细胞分数＋HR状态，相比于ASCO/CAP指南推荐的HER-2异质性的检测方法，使用*HER-2*基因未扩增细胞分数＋HR状态预测患者pCR的模型可以在不降低特异性的情况下实现更高的预测敏感性。

本研究是首个前瞻性评估肿瘤内HER-2异质性对靶向治疗反应影响的临床研究。但本研究仍有一些不足。例如，本研究是一项单臂研究，患者仅接受T-DM1＋帕妥珠单抗治疗，该方案是一种HER-2靶向治疗和化疗的混合方案，缺少一个HER-2靶向治疗＋传统化疗的对照组。该对照组可以帮助研究者探究增加化疗是否能让HER-2异质性肿瘤亚组受益。此外，增加一个仅含HER-2靶向治疗药物的试验组（如不含细胞毒性药物成分）或许可以带来更多信息。

关于HER-2异质性对治疗反应影响的同类研究还有KRISTINE研究的回顾性研究。KRISTINE研究是一项随机、开放标签的Ⅲ期临床研究，共纳入444例HER-2阳性的Ⅱ～Ⅲ期可手术乳腺癌患者，按1∶1的比例随机分为2组：A组接受多西他赛＋卡铂＋曲妥珠单抗＋帕妥珠单抗新辅助治疗，手术后接受曲妥珠单抗＋帕托珠单抗辅助治疗；B组接受T-DM1＋帕妥珠单抗新辅助治疗，术后继续接受T-DM1＋帕妥珠单抗辅助治疗。其回顾性分析显示，仅B组中有15例患者术前发生了局部区域进展，其中46.7%（7/15）的患者为HER-2局灶染色（定义为＜30%的细胞HER-2 IHC染色阳性），33.3%（5/15）的患者为HER-2异质性染色（定义为≥30%且≤79%的细胞HER-2 IHC染色阳性），显著高于术前未发生局部区域进展亚组患者的HER-2局灶染色率4.3%（9/208）和HER-2异质性染色率10.6%（22/208）（$P<0.05$）。笔者团队进行的一项回顾性研究纳入了2项新辅助临床研究（以紫杉醇联合顺铂周疗为基础的化疗）中行HER-2 IHC和FISH检测的局部晚期乳腺癌患者共103例，其中45例为HER-2阳性，旨在评估*HER*-2基因拷贝数与新辅助靶向治疗反应的关系。其结果显示，无论单因素Logistic回归还是多因素Logistic回归，都显示HER-2/CEP17越大、*HER*-2基因拷贝数越多，pCR率越高（*OR* 1.827，$P=0.008$，95%*CI* 1.176～2.851；*OR* 2.110，$P=0.005$，95%*CI* 1.266～3.861）。通过受试者操作特征（receiver operator characteristic，ROC）分析发现，HER-2/CEP17的最佳临界值为4.5。这与本研究中以*HER-2*基因拷贝数在单细胞水平评估肿瘤内异质性与pCR的关系的结果非常一致。

尽管以上几项研究判定HER-2异质性的方法不同，却都提示肿瘤HER-2异质性对靶向治疗反应具有显著影响。因此，研发新型的可以靶向HER-2异质性肿瘤的靶向药物十分重要。例如，临床前研究和临床实践均表明了曲妥珠单抗德鲁替康对HER-2异质性肿瘤的有效性。总体来说，评估肿瘤的HER-2异质性可能有助于为早期HER-2阳性乳腺癌患者制订最佳的治疗方案。

（上海交通大学医学院附属仁济医院 李 烨 殷文瑾 陆劲松）

参考文献

[1] Hurvitz SA，Martin M，Symmans WF，et al. Neoadjuvant trastuzumab，pertuzumab，and chemotherapy versus trastuzumab emtansine plus pertuzumab in patients with HER2-positive breast cancer（KRISTINE）：a randomised，open-label，multicentre，phase 3 trial. Lancet Oncol，2018，19（1）：115-126.

[2] Hurvitz SA，Martin M，Jung KH，et al. Neo-

adjuvant trastuzumab emtansine and pertuzumab in human epidermal growth factor receptor 2-positive breast cancer: three-year outcomes from the phase Ⅲ KRISTINE study. J Clin Oncol, 2019, 37 (25): 2206-2216.

[3] Wu Z, Xu S, Zhou L, et al. Clinical significance of quantitative HER2 gene amplification as related to its predictive value in breast cancer patients in neoadjuvant setting. Onco Targets and Therapy, 2018, 11: 801-808.

第六篇

乳腺癌辅助化疗

BIG2-98研究的转化性研究：基线体重指数预测早期乳腺癌多西他赛辅助化疗的获益

第23章

一、概　　述

【文献来源】

Desmedt C，Fornili M，Clatot F，et al. Differential benefit of adjuvant docetaxel-based chemotherapy in patients with early breast cancer according to baseline body mass index. J Clin Oncol，2020，38（25）：2883-2891.

【研究背景和目的】

亲脂性药物［如多西他赛（多西紫杉醇）和紫杉醇］庞大的环状结构导致其难以与水形成氢键，故往往需要在药物中添加大量的表面活性剂或助溶剂。有研究表明，亲脂性药物在胖瘦不同的人群中具有不同的药代动力学。那么，体重指数（body mass index，BMI）不同的患者是否会在含此类药物治疗方案的临床研究中表现出不同的结果呢？这一问题尚未在随机临床研究中得到证实。本研究旨在Ⅲ期随机临床研究BIG2-98研究的基础上，回顾性探究不同BMI乳腺癌患者行含紫杉类药物化疗方案和不含紫杉类药物化疗方案的获益是否有差异。

【入组条件】

1. BIG2-98研究的入组条件

（1）纳入标准

1）年龄18～70岁。

2）可手术，$T_{1\sim3}$的浸润性乳腺癌。

3）术后病理显示腋窝淋巴结至少1枚阳性（要求切除的总淋巴结数至少为8枚）。

4）其他脏器（如心、肝、肾）功能可以耐受化疗。

（2）排除标准

1）锁骨上淋巴结阳性，远处转移者。

2）既往有恶性肿瘤病史。

3）≥2级的药物性神经病变。

2. 本研究的入组条件 因为BIG2-98研究中低体重的患者数量少（n＝48），且既往研究提示过低体重的乳腺癌患者预后较差，故本研究将低体重［体重指数（BMI）＜18.5 kg/m^2］患者排除。

【试验设计】

1. BIG 2-98研究是一项Ⅲ期、多中心、非盲、随机的临床研究。主要研究终点为对比含与不含多西他赛化疗方案的无疾病生存（DFS），次要研究终点为对比序贯多西他赛方案与联合多西他赛方案的DFS。

2. 本研究将纳入患者根据BMI分类，采用世界卫生组织（WHO）标准，即低体重（BMI＜18.5 kg/m^2）、正常体重（BMI 18.5～25.0 kg/m^2）、超重（BMI 25.0～30.0 kg/m^2）、肥胖（BMI＞30.0 kg/m^2）。BIG2-98研究中的治疗方案被分为含多西他赛方案［多柔比星（A）→多西他赛（T）→环磷酰胺＋甲氨蝶呤＋5-氟尿嘧啶（CMF）和AT→CMF］和不含多西他赛方案（A→CMF和AC→CMF）。本研究回顾性地采用单因素和多因素Cox回归及Log-rank检验分析BMI对含或不含多西他赛方案辅助化疗的获益的影响。

3. 分层因素包括参与临床研究的不同医学中心、淋巴结阳性枚数（1～3枚 *vs.* ≥4枚）及年龄（＜50岁 *vs.* ≥50岁）。

【试验流程】

BIG 2-98研究的试验流程见图23-1。

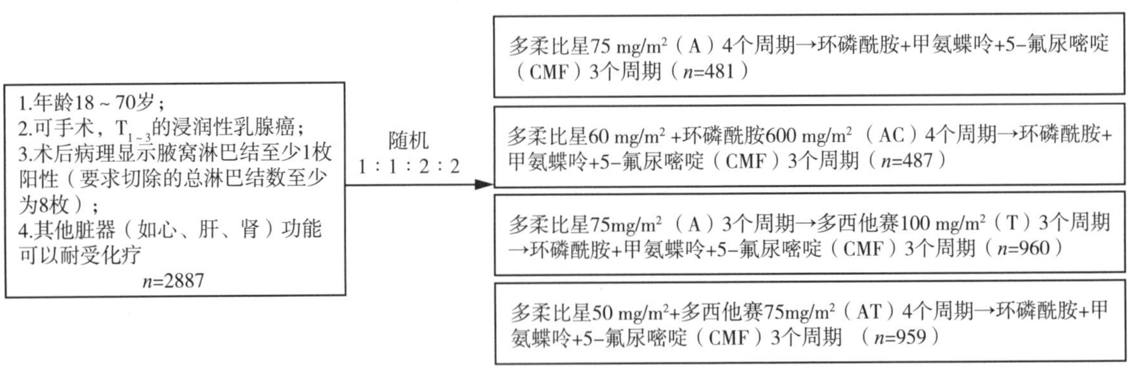

图23-1 BIG2-98研究的试验流程

【结果】

1. 在全部入组患者中，含多西他赛组的DFS和总生存（OS）与BMI（分为肥胖、超重及正常体重）有关，肥胖者和超重者比正常体重者预后更差。

（1）肥胖者和超重者比正常体重者DFS单因素Cox回归P＝0.003，多因素Cox回归P＝0.03，Log-rank检验P＝0.024。其中，超重者比正常体重者单因素Cox回归*HR* 1.16（95%*CI* 0.98～1.38，P＝0.09），多因素Cox回归*HR* 1.12（95%*CI* 0.98～1.50，P＝0.21）；肥胖者比正常体重者单因素Cox回归*HR* 1.46（95%*CI* 1.16～1.72，P＝0.0006），多因素Cox回归*HR* 1.32（95%*CI* 1.08～1.62，

$P=0.007$）。

（2）肥胖者和超重者比正常体重者OS单因素Cox回归$P<0.0001$，多因素Cox回归$P=0.0006$。其中，超重者比正常体重者单因素Cox回归*HR* 1.31（95%*CI* 1.05～1.64，$P=0.02$），多因素Cox回归*HR* 1.27（95%*CI* 1.01～1.60，$P=0.04$）；肥胖者比正常体重者单因素Cox回归*HR* 1.79（95%*CI* 1.4～2.28，$P<0.0001$），多因素Cox回归*HR* 1.63（95%*CI* 1.27～2.09，$P=0.0001$）。

2. 在全部入组患者中，不含多西他赛组的DFS和OS与BMI无关。

（1）肥胖者和超重者比正常体重者DFS单因素Cox回归$P=0.29$，多因素Cox回归$P=0.74$，Log-rank检验$P=0.28$。其中，超重者比正常体重者单因素Cox回归*HR* 1.15（95%*CI* 0.91～1.46，$P=0.25$），多因素Cox回归*HR* 1.07（95%*CI* 0.85～1.36，$P=0.56$）；肥胖者比正常体重者单因素Cox回归*HR* 1.23（95%*CI* 0.93～1.62，$P=0.15$），多因素Cox回归*HR* 1.11（95%*CI* 0.83～1.47，$P=0.49$）。

（2）肥胖者和超重者比正常体重者OS单因素Cox回归$P=0.44$，多因素Cox回归$P=0.76$，Log-rank检验$P=0.44$。其中，超重者比正常体重者单因素*HR* 1.04（95%*CI* 0.77～1.39，$P=0.80$），多因素*HR* 0.96（95%*CI* 0.71～1.29，$P=0.78$）；肥胖者比正常体重者单因素Cox回归*HR* 1.24（95%*CI* 0.89～1.72，$P=0.21$），多因素Cox回归*HR* 1.10（95%*CI* 0.78～1.54，$P=0.59$）。

3. 雌激素受体（ER）阴性患者中，含多西他赛组的DFS、OS与BMI有关（DFS Log-rank $P=0.0052$，OS Log-rank $P=0.0011$）。ER阳性患者中，含多西他赛组的DFS、OS和远处转移与BMI有关（DFS Log-rank $P=0.036$，OS Log-rank $P=0.0015$）。在ER阴性和ER阳性组中，不含多西他赛组的DFS、OS和远处转移与BMI无关。

4. 多西他赛相对剂量强度是指实际给药剂量强度与标准剂量强度之比，反映了预期剂量强度的实施情况。在相对剂量强度不低于85%的亚组中，含多西他赛组的OS与BMI有关（单因素Cox回归$P=0.0003$，多因素Cox回归$P=0.006$）。其中，超重者比正常体重者单因素Cox回归*HR* 1.33（95%*CI* 1.05～1.67，$P=0.02$），多因素Cox回归*HR* 1.27（95%*CI* 1.00～1.61，$P=0.05$）；肥胖者比正常体重者单因素Cox回归*HR* 1.69（95%*CI* 1.31～2.20，$P<0.0001$），多因素Cox回归*HR* 1.53（95%*CI* 1.17～2.0，$P=0.002$）。

【结论】

含多西他赛的乳腺癌化疗方案的获益在高BMI患者中较BMI正常患者更差。

（上海交通大学医学院附属仁济医院　盛小楠　殷文瑾　陆劲松）

二、专家解读

亲脂性药物在不同胖瘦的人群中具有不同的药代动力学。有研究表明，肥胖人群的肝脏中有脂肪沉积，这可能导致亲脂性药物在肥胖患者中有更高的比例积聚于肝脏，并在肝脏中经过第一相反应（氧化还原反应）和第二相反应（与相关基团结合）转化为水溶性产物，这些产物主要经过肾脏排泄，完成整个清除过程。目前，常用的计算化疗药物剂量的方法多以体表面积（body surface area，BSA）为基础，为了平衡疗效与不良反应，对于BSA过高的肥胖人群，有研究人员提出应该设定BSA上限（如2.0 m^2），但由于肥胖患者的药物清除率上升，故也有研究人员认为肥胖患者无须减少用药剂量。近年来，肥胖与乳腺癌的关系不断被揭示，虽然有研究发现亲脂性药物在胖瘦程度不同的患者中具有不同的药代动力学，但亲脂性药物在不同BMI组中的疗效尚未在大型临床研究中得到验证，对于肥胖患者的用药究竟该如何调整，仍需要随机临床研究进行探索。

BIG2-98研究是一项探究在淋巴结阳性、$T_{1\sim3}$乳腺癌中对比术后多柔比星序贯环磷酰胺+甲氨蝶呤+5-氟尿嘧啶（A-CMF）、多柔比星+环磷酰胺序贯环磷酰胺+甲氨蝶呤+5-氟尿嘧啶（AC-CMF）、多柔比星序贯多西他赛序贯环磷酰胺+甲氨蝶呤+5-氟尿嘧啶（A-T-CMF）、多柔比星+多西他赛序贯环磷酰胺+甲氨蝶呤+5-氟尿嘧啶（AT-CMF）辅助化疗疗效的研究。其主要研究终点DFS显示，在淋巴结阳性、$T_{1\sim3}$乳腺癌的辅助化疗中，含多西他赛方案的疗效略优于不含多西他赛方案（*HR* 0.86，95%*CI* 0.74～1.00，*P*＝0.051）；另外，序贯多西他赛组的DFS较序贯对照组（A-CMF）更优（*HR* 0.79，95%*CI* 0.64～0.98，*P*＝0.035）。

本研究基于BIG2-98研究，回顾性地分析了多西他赛这一亲脂性药物在不同BMI分组中的获益是否存在差异。结果发现，在含多西他赛的化疗方案中，超重者或肥胖者的预后较正常BMI者更差，但在不含多西他赛的化疗方案中，不同BMI组别和预后则没有明显的关联。另外，BMI与接受含多西他赛方案化疗患者的预后关系在多西他赛相对剂量强度≥85%的患者中也同样得到了验证。

虽然肥胖患者化疗的特殊性被许多研究人员提到，但目前的大多数临床研究对于不同BMI者仍采用相同的治疗。据报道，BMI较高的患者在多项乳腺癌临床研究中被证实疗效更差。内分泌治疗方面：ABCSG 12研究显示，在接受阿那曲唑治疗的患者中，BMI≥25 kg/m^{2}的患者较BMI＜25 kg/m^{2}的患者复发风险更高（*HR* 1.60，95%*CI* 1.06～2.41），但在他莫昔芬组中则未表现出明显的相关性；ATAC研究采用他莫昔芬或阿那曲唑或两者联合的方案，结果显示，BMI≥35 kg/m^{2}的患者较BMI＜23 kg/m^{2}的患者复发风险更高（*HR* 1.39，95%*CI* 1.06～1.82）。化疗方面：除了本研究揭示了多西他赛方案的获益与BMI的关系外，E1199研究表明，在行多柔比星联合环磷酰胺和紫杉醇方案治疗的激素受体（HR）阳性患者中，BMI≥30 kg/m^{2}的患者较BMI＜30 kg/m^{2}的患者复发风险升高（*HR* 1.24，95%*CI* 1.06～1.46），死亡风险也升高（*HR* 1.37，95%*CI* 1.13～1.67）；ADEBAR研究则发现，CEF方案和EC序贯T方案中BMI≥30 kg/m^{2}的患者较BMI 25～30 kg/m^{2}的患者DFS明显更差（*P*＝0.0075）。这一系列随机临床研究和本研究都验证了不同BMI患者对于相同的治疗可能会有不同的获益情况。这一点对于未来的临床研究尤其是亲脂性药物相关研究的设计有很重要的提示意义，即对于入组患者，可能需要更重视BMI及其分组分析，以更好地揭示研究结果的本质，更精准地为患者提供个性化的治疗。对于超重或肥胖患者，是否采用非亲脂性药物或系统的体重管理措施可以提高这类患者的生存等问题，也亟待更多临床研究的数据来探索和验证。

（上海交通大学医学院附属仁济医院　盛小楠　殷文瑾　陆劲松）

参考文献

[1] Desmedt C，Fornili M，Clatot F，et al. Differential benefit of adjuvant docetaxel-based chemotherapy in patients with early breast cancer according to baseline body mass index. J Clin Oncol，2020，38（25）：2883-2891.

[2] Leykin Y，Miotto L，Pellis T. Pharmacokinetic considerations in the obese. Best Pract Res Clin Anaesthesiol，2011，25（1）：27-36.

[3] Sparreboom A，Wolff AC，Mathijssen RH，et al. Evaluation of alternate size descriptors for dose calculation of anticancer drugs in the obese. J Clin Oncol，2007，25（30）：4707-4713.

第24章 EORTC 10041/BIG 3-04 MINDACT研究的二次分析：在早期临床高风险和（或）基因高风险的乳腺癌患者中比较含蒽环类药物的标准化疗方案和多西他赛联合卡培他滨方案疗效的Ⅲ期临床研究

一、概　　述

【文献来源】

1．Delaloge S，Piccart M，Rutgers E，et al．Standard anthracycline based versus docetaxel-capecitabine in early high clinical and/or genomic risk breast cancer in the EORTC 10041/BIG 3-04 MINDACT phase Ⅲ trial．J Clin Oncol，2020，38（11）：1186-1197.

2．Cardoso F，van't Veer LJ，Bogaerts J，et al．70-gene signature as an aid to treatment decisions in early-stage breast cancer．N Engl J Med，2016，375（8）：717-729.

【研究背景和目的】

EORTC 10041/BIG 3-04 MINDACT研究（MINDACT研究）的结果显示，46%经70基因检测（MammaPrint）评估为临床高风险但基因低风险的早期乳腺癌患者可以避免辅助化疗。MINDACT研究的二次分析旨在评估多西他赛联合卡培他滨方案较含蒽环类药物的标准辅助化疗方案对于临床高风险和（或）基因高风险的早期乳腺癌患者是否疗效更好、不良反应更小。

【入组条件】

1．年龄18～70岁的女性。

2．组织学证实的原发性浸润性乳腺癌（分期$T_{1\sim2}$或可手术的T_3），无远处转移（M_0）。

3．0～3枚腋窝淋巴结阳性。

4．临床病理和70基因检测都评估为高复发风险（这类患者均接受辅助化疗，化疗方案随机为多西他赛联合卡培他滨方案或含蒽环类药物的方案）。

5．临床病理评估为高复发风险、70基因检测评估为低复发风险者，或临床病理评估为低复发风险、70基因检测评估为高复发风险者，按1∶1的比例随机接受化疗或不化疗。其中，随机至化疗组的患者进行二次随机（多西他赛联合卡培他滨方案或含蒽环类药物的方案）。

6．世界卫生组织（WHO）评分0～1分。

7．心脏功能正常。

8．手术至化疗开始不超过120天。

【试验设计】

1．一项随机、双臂、前瞻性、多中心的Ⅲ期临床研究。

2．主要研究终点为无疾病生存（DFS）（定义为自手术至局部区域复发、远处转移、同侧或对侧浸润性乳腺癌、导管内癌、第二原发浸润性癌、任何原因死亡的时间），次要研究终点包括无远处转移生存（DMFS）、总生存（OS）及安全性。

3．统计分析采用优效性假设检验，假设对照组的5年DFS率为86%，多西他赛联合卡培他滨组为89.2%，风险比（*HR*）为0.76，检验效能为80%时，需要422例DFS事件数。

【试验流程】

MINDACT研究及其二次分析的试验流程见图24-1。

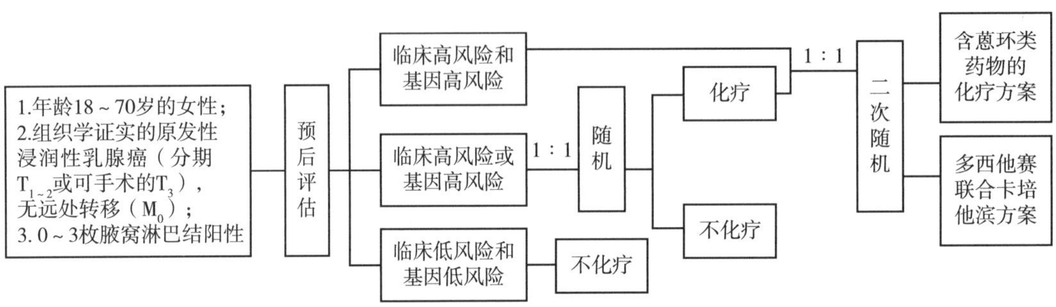

图24-1 MINDACT研究及其二次分析的试验流程

注：在含蒽环类药物的化疗方案中，若淋巴结阴性，则99.5%不含紫杉类药物，包括FAC/CAF（F，5-氟尿嘧啶；A，多柔比星；C，环磷酰胺）方案或FEC（F，5-氟尿嘧啶；E，表柔比星；C，环磷酰胺）方案或E（表柔比星）×4-CMF（C，环磷酰胺；M，甲氨蝶呤；F，5-氟尿嘧啶）×4方案；若淋巴结阳性，97.4%接受FEC×3-T×3方案。在多西他赛联合卡培他滨方案中，多西他赛75 mg/m^2，静脉滴注，每3周1次；卡培他滨825 mg/m^2，每天2次，口服，第1～14天，每21天为1个周期，共6个周期

【结果】

1．患者特征 MINDACT研究中，有2832例患者接受了化疗，其中1301例（45.9%）患者进行了二次随机分组（二次分析）。在1301例患者中，787例（60.5%）评估为临床高风险和基因高风险，351例（27.0%）评估为临床高风险或基因低风险，137例（10.5%）评估为临床低风险或基因高风险，26例（2.0%）评估为临床低风险和基因低风险。

2．主要研究终点 在接受二次随机分组的化疗患者中，共有148例患者出现了复发，多西他赛联合卡培他滨组有67例DFS事件数，对照组有81例DFS事件数。大多数患者的首次复发事件为远处转移（66/148，44.6%），其他的首次复发事件包括第二原发癌（52/148，35.1%）和局部复发（22/148，14.9%）。有8例患者未出现复发而死亡。

经过5年的中位随访，多西他赛联合卡培他滨组（652例）和对照组（649例）之间的DFS无显著差异（90.7% *vs.* 88.8%，*HR* 0.83，95%*CI* 0.60～1.15，*P*＝0.26）。亚组分析的结果显示，在临床高风险和基因高风险的患者中，多西他赛联合卡培他滨组和对照组之间的DFS也无显著差异（88.1% *vs.* 86.1%，*HR* 0.83，95%*CI* 0.58～1.21）。

3. 次要研究终点 70例患者在随访中出现了远处转移，多西他赛联合卡培他滨组有34例，对照组有36例。有22例患者死亡且未出现远处转移。多西他赛联合卡培他滨组和对照组之间的5年DMFS率无显著差异（94.4% *vs.* 93.5%，*HR* 0.89，95%*CI* 0.59～1.34，*P*＝0.58）。在随访的截止时间，有57例患者死亡，其中多西他赛联合卡培他滨组有27例，对照组有30例；患者死亡的主要原因为疾病进展（36/57，63.2%）。多西他赛联合卡培他滨组和对照组之间的5年OS率也无显著差异（96.3% *vs.* 96.2%，*HR* 0.91，95%*CI* 0.54～1.53，*P*＝0.72）。

4. 安全性 与对照组相比，多西他赛联合卡培他滨组最常见的不良反应是2级手足综合征（3.3% *vs.* 28.5%）、2级腹泻（5.8% *vs.* 13.7%）和1级周围神经病变（11.2% *vs.* 27.1%）。2级贫血（14.2% *vs.* 5.1%）、4级中性粒细胞减少（24.6% *vs.* 20.5%）在对照组中更常见。9例患者发生了严重的心脏事件，包括对照组有1例患者发生了心力衰竭，多西他赛联合卡培他滨组有1例患者发生了心搏骤停。有53例患者发生了第二原发癌（对照组32例，多西他赛联合卡培他滨组21例），其中，对照组有2例患者发生了白血病，多西他赛联合卡培他滨组有1例患者发生了白血病。对照组中发生了2例与化疗相关的死亡（分别为骨髓增生异常综合征和心肌梗死导致的死亡），多西他赛联合卡培他滨组中发生了3例与化疗相关的死亡（心搏骤停1例，不明原因死亡2例）。

【结论】

MINDACT研究的二次分析的结果显示，对于临床高风险和（或）基因高风险的早期乳腺癌患者，多西他赛联合卡培他滨方案与含蒽环类药物的化疗方案相比，在疗效和安全性上未显示出优势。

（上海交通大学医学院附属仁济医院 杜跃耀 殷文瑾 陆劲松）

二、专家解读一

针对早期中高复发风险乳腺癌的化疗方案经过了化疗与不化疗、蒽环类药物“异军突起”、紫杉类药物“如虎添翼”、蒽环类药物和紫杉类药物“珠联璧合”的历程。看似“完美”的蒽环类药物序贯紫杉类药物的方案尽管带来了可靠的长期生存获益，但很多患者的最终死亡原因与辅助治疗累积的药物毒性直接相关。例如，对于长期使用蒽环类药物的患者，继发性白血病和心脏毒性是肿瘤科医师考量患者个体风险与收益比时尤为关注的方面。因此，围绕“去蒽环类药物”方案的尝试成了近年来探讨最优化疗方案组合中的热点问题。ABC联合分析、Plan-B研究及SUCCESS研究等就是几项最初试图回答“蒽环类药物联合紫杉类药物方案”与“留紫杉类药物去蒽环类药物方案”孰优孰劣的临床研究。从这几项研究的结果来看，对于淋巴结阴性且激素受体（HR）阳性乳腺癌患者的化疗方案，在综合个体的复发风险、内分泌治疗的敏感性及化疗的可耐受性因素后，可考虑“去蒽环类药物”。

卡培他滨作为一种5-氟尿嘧啶的衍生物，不但在晚期乳腺癌的临床应用中与紫杉类药物配伍效果较佳，且在新辅助治疗后的辅助加强治疗及高危患者的辅助治疗中都取得了良好的生存获益结局。同时，卡培他滨与紫杉类药物的联合使用能否与经典的蒽环类药物联合紫杉类药物方案在生存获益和安全性方面“一决高下”，结果令人期待。

2020年2月，*JCO*发表了MINDACT研究的二次分析结果。MINDACT研究是一项国际、前瞻性、随机的Ⅲ期临床研究。以往的结果首次提供了关于70基因检测（MammaPrint）临床用途的1A级证据。二次分析旨在评估多西他赛联合卡培他滨方案较含蒽环类药物的标准辅助化疗方案对于临床高风险和（或）基因高风险的早期乳腺癌患者是否疗效更好、不良反应更小。主要研究终点为DFS，次要研究终点包括DMFS、OS及安全性。二次分析将MINDACT研究化疗组（1301例）的患者按1∶1的比例随机分为对照组（标准蒽环类药物加或不加紫杉类药物）和多西他赛联合卡培他滨组（多西他赛75 mg/m^2，卡培他滨825 mg/m^2，每天2次，共14天，每3周为1个周期，共6个周期）。

MINDACT研究中，有2832例患者接受了化疗，其中1301（45.9%）例患者进行了二次随机分组（二次分析），随机分配的符合率为97%。在对照组中，29.6%的患者仅接受了紫杉类药物治疗（0.5%的N_0患者）。由于入组率和事件率均低于预期，故DFS事件（$n=148$）远低于要求（$n=422$）。中位随访5年时，多西他赛联合卡培他滨组（$n=652$）和对照组（$n=649$）之间的DFS率无显著差异（90.7% *vs.* 88.8%，*HR* 0.83，95%*CI* 0.60～1.15，$P=0.26$）；2组中临床高风险和基因高风险患者的OS（*HR* 0.91，95%*CI* 0.54～1.53）和DFS（86.1% *vs.* 88.1%，HR 0.83，95%*CI* 0.58～1.21）相似。安全性方面，多西他赛联合卡培他滨导致了更多的1级周围神经病变（27.1% *vs.* 11.2%）、2级手足综合征（28.5% *vs.* 3.3%）及2级腹泻（13.7% *vs.* 5.8%）。2组共发生严重心脏事件9例（对照组4例，多西他赛联合卡培他滨组5例）、继发性癌症53例（对照组32例，多西他赛联合卡培他滨组21例；其中，对于白血病，对照组2例，多西他赛联合卡培他滨组组1例）及5例与治疗相关的死亡（对照组2，多西他赛联合卡培他滨组3例）。尽管统计学效力不足，但MINDACT研究的二次分析的结果提示，与使用蒽环类药物为基础的化疗方案相比，多西他赛联合卡培他滨方案并没有显示出任何生存改善或安全性方面的优势。

目前，蒽环类药物联合紫杉类药物的化疗方案被认为是乳腺癌辅助治疗的标准化疗方案，但蒽环类药物的2个不可忽视的长期毒性作用包括心脏毒性和血液系统恶性肿瘤。因此，找到一种毒性更小的替代化疗方案是增加辅助化疗个体风险/受益比的另一种选择。一项使用多西他赛联合卡培他滨方案作为转移性乳腺癌患者一线治疗方案的Ⅲ期研究的结果表明，该方案有希望成为更安全和（或）更有效的蒽环类药物的替代方案。但在MINDACT研究的二次分析中，对于早期临床高风险和（或）基因高风险的乳腺癌患者，在5年DFS方面，并没有发现非蒽环类药物方案比以蒽环类药物为基础的辅助化疗方案更具有优越性。此外，多西他赛联合卡培他滨方案在安全性上也并不比含蒽环类药物的方案更佳。多西他赛联合卡培他滨方案最常见的不良反应是周围神经病变、手足综合征及腹泻，但可以控制，也几乎不会导致药物剂量减少或治疗中断。

MINDACT研究也有一定局限性：①因为其入组率远低于预期，故评估2组之间显著差异的能力低于预期。②尽管患者被归类为高风险患者，但其预后非常好，2组患者的5年DFS率分别为88.8%和90.7%，5年DMFS率分别为93.5%和94.4%。很明显，最终入组到该研究的患者未必为真正的高复发风险人群。因此，在这种情况下证明特定化疗方案优越性的可能性很低。③在对照组中，70%的患者没有接受紫杉类药物治疗，故不能认为是标准的辅助化疗方案。④入组患者的分子分型也不同，若是具体对某一个特定的分子分型进行研究，似乎更有希望得到理想结果。

总之，MINDACT研究的二次分析的结果首次尝试回答传统的含蒽环类药物和紫杉类药物的化疗方案能否被紫杉类药物联合卡培他滨所替代的临床问题。对于MINDACT研究纳入的临床高风险和（或）基因高风险患者，与基于蒽环类药物的辅助化疗方案相比，紫杉类药物联合卡培他滨的辅助化疗方案并没有显示出明显的优势，安全性也并不理想，故其结果提示，现阶段不建议将此方案作为主要的辅助化疗选择。未来如果想要更好地回答这一临床问题，研究者应更重视更精准的分子分型和更高危的患者群体等入组条件。就目前的临床现状而言，医师可以得到的参考答案是：若患者有蒽环类药物的使用禁忌，紫杉类药物联合卡培他滨方案不失为一种可选的替代治疗方案。

（大连医科大学附属第二医院　王心怡　王　嘉）

三、专家解读二

随着乳腺癌患者生存的改善，治疗相关的不良反应越来越受到关注。尽管蒽环类药物联合紫杉类药物的方案已成为乳腺癌辅助化疗的标准方案，但其在某些亚组患者中获益很小。在中复发风险的患者中，含蒽环类药物的化疗方案有2个长期毒性作用尤其值得关注，即血液系统恶性肿瘤（继发性白血病）和心脏毒性。研究者们认为，临床可选择毒性更小的药物来增加个体辅助化疗的风险/获益比。因此，卡培他滨作为口服化疗药物而备受关注。既往有Ⅲ期临床研究已经证实多西他赛联合卡培他滨方案对于既往行蒽环类药物治疗的转移性乳腺癌是可以选择的治疗方案。

MINDACT研究是一项国际、前瞻性、随机的临床研究，目的是评估70基因检测或标准临床病理在判断患者是否需要辅助化疗中的作用。而MINDACT研究的二次分析旨在评估多西他赛联合卡培他滨方案较含蒽环类药物的标准辅助化疗方案对于临床高风险和（或）基因高风险的早期乳腺癌患者是否疗效更好、不良反应更小。二次分析的结果显示，多西他赛联合卡培他滨组和对照组之间的5年DFS率无显著差异。亚组分析的结果显示，在临床高风险和基因高风险患者中，多西他赛联合卡培他滨组和对照组之间的DFS率也无显著差异。

MINDACT研究的二次分析在早期乳腺癌中评估了卡培他滨是否可以替代蒽环类药物，且既往也有一些研究评估了卡培他滨在早期乳腺癌中的疗效，但试验设计不完全相同，结果也不一致。早在2012年，笔者团队曾在高复发风险的早期乳腺癌患者中对在蒽环类药物和紫杉类药物的基础上联合卡培他滨方案的疗效进行荟萃分析，结果显示，加用卡培他滨可以显著提高患者的DFS和OS。CREATE-X研究在接受新辅助化疗后有浸润性癌残留的人表皮生长因子受体-2（HER-2）阴性乳腺癌患者中评估在辅助化疗中加用卡培他滨的疗效，结果显示，卡培他滨组的DFS率（74.1% *vs.* 67.6%）和OS率（89.2% *vs.* 83.6%）都优于对照组，且三阴性乳腺癌的获益更明显。TACT2研究是一项多中心、开放、随机、对照的Ⅲ期临床研究，结果显示，在淋巴结阳性或淋巴结阴性、高危的乳腺癌中，卡培他滨组［E（表柔比星）×4-X（卡培他滨）×3］与对照组［E×4-CMF（C，环磷酰胺；M，甲氨蝶呤；5-氟尿嘧啶）×4］相比，疗效无显著差异，但卡培他滨组患者的生活质量有改善。GEICAM/2003-10研究是一项多中心、开放、随机的Ⅲ期临床研究，在淋巴结阳性的早期乳腺癌中对比EC-T（E，表柔比星；C，环磷酰胺；T，多西他赛）方案与ET-X（E，表柔比星；T，多西他赛；X，卡培他滨）方案辅助化疗的疗效。其中位随访6.6年的结果显示，EC-T组的无侵袭性疾病生存（iDFS）优于ET-X组，2组间的OS无显著差异。CIBOMA研究是一项开放、随机的Ⅲ期研究，在早期三阴性乳腺癌中探索完成标准化疗后继续行卡培他滨辅助治疗的疗效。其结果显示，中位随访7.3年时，卡培他滨组与对照组的DFS无显著差异。综合以上各项临床研究的结果，发现卡培他滨在早期乳腺癌的辅助治疗中可能有一定作用，但要考虑使用人群、用法用量及时长，尤其是三阴性乳腺癌。

从治疗的安全性来看，多西他赛联合卡培他滨组与对照组相比也没有优势。2组均有患者发生了严重的心脏事件和化疗相关的死亡。在第二原发癌方面，对照组有2例患者发生白血病，多西他赛联合卡培他滨组有1例患者发生白血病。

MINDACT研究的二次分析的结果表明，对于临床高风险和（或）基因高风险的早期乳腺癌患者，多西他赛联合卡培他滨方案与含蒽环类药物的化疗方案相比，在疗效和安全性上未显示出优势，多西他赛联合卡培他滨方案目前尚无法代替含蒽环类药物的辅助治疗方案。卡培他滨在早期乳腺癌辅助治疗中的应用及具体受益的患者仍有待更多大型、前瞻性的临床研究进行探索。

（上海交通大学医学院附属仁济医院 杜跃耀 殷文瑾 陆劲松）

参考文献

[1] O'Shaughnessy J，Miles D，Vukelja S，et al. Superior survival with capecitabine plus docetaxel combination therapy in anthracycline-pretreated patients with advanced breast cancer：phase Ⅲ trial results. J Clin Oncol，2002，20（12）：2812-2823.

[2] Jiang Y，Yin W，Zhou L，et al. First efficacy results of capecitabine with anthracycline-and taxane-based adjuvant therapy in high-risk early breast cancer：a meta-analysis. PLoS One，2012，7（3）：e32474.

[3] Masuda N，Lee SJ，Ohtani S，et al. Adjuvant capecitabine for breast cancer after preoperative chemotherapy. N Engl J Med，2017，376（22）：2147-2159.

[4] Cameron D，Morden JP，Canney P，et al. Accelerated versus standard epirubicin followed by cyclophosphamide，methotrexate，and fluorouracil or capecitabine as adjuvant therapy for breast cancer in the randomised UK TACT2 trial（CRUK/05/19）：a multicentre，phase 3，open-label，randomised，controlled trial. Lancet Oncol，2017，18（7）：929-945.

[5] Martin M，Ruiz SA，Ruiz BM，et al. Epirubicin plus cyclophosphamide followed by docetaxel versus epirubicin plus docetaxel followed by capecitabine as adjuvant therapy for node-positive early breast cancer：results from the GEICAM/2003-10 study. J Clin Oncol，2015，33（32）：3788-3795.

[6] Lluch A，Barrios CH，Torrecillas L，et al. Phase Ⅲ trial of adjuvant capecitabine after standard neo-/adjuvant chemotherapy in patients with early triple-negative breast cancer（GEICAM/2003-11_CIBOMA/2004-01）. J Clin Oncol，2020，38（3）：203-213.

第25章 SYSUCC-001研究：低剂量、高频率卡培他滨维持治疗对接受标准治疗的早期三阴性乳腺癌患者无疾病生存率影响的Ⅲ期、随机、多中心临床研究

一、概　　述

【文献来源】

Wang X，Wang SS，Huang H，et al. Effect of capecitabine maintenance therapy using lower dosage and higher frequency vs observation on disease-free survival among patients with early-stage triple-negative breast cancer who had received standard treatment：the SYSUCC-001 randomized clinical trial. JAMA，2021，325（1）：50-58.

【研究背景和目的】

三阴性乳腺癌（TNBC）的复发风险高，化疗是其唯一的辅助治疗选择，且其术后缺乏有效的维持治疗手段以降低复发风险。低剂量、高频率的化疗能通过抗肿瘤血管生成和抗肿瘤免疫逃逸2种机制抑制肿瘤转移，故三阴性乳腺癌有可能从低剂量、高频率的化疗中获益。

SYSUCC-001研究旨在评估低剂量、高频率的卡培他滨维持治疗在接受标准治疗的早期三阴性乳腺癌患者中是否可以降低复发风险和死亡风险。

【入组条件】

1. 纳入标准

（1）女性，病理确认浸润性导管癌。

（2）激素受体（HR）阴性、人表皮生长因子受体-2（HER-2）阴性。

（3）$T_{1b\sim3}N_{0\sim3}cM_0$，但没有锁骨上淋巴结及内乳淋巴结转移［根据《美国癌症联合会（AJCC）癌症分期手册》（第8版）的分期标准］。

（4）根据相关指南接受标准治疗，包括改良根治术或保乳手术、新辅助/辅助放化疗。

2. 排除标准

（1）炎性或双侧乳腺癌。

（2）既往有浸润性乳腺癌或其他恶性肿瘤病史。

（3）接受过其他生物治疗或免疫治疗。

（4）哺乳期或妊娠期。

（5）合并严重疾病。

【试验设计】

1. 一项Ⅲ期、随机、多中心、开放的临床研究。

2. 主要研究终点为5年无疾病生存（DFS），次要研究终点包括无远处疾病生存（DDFS）、总生存（OS）、无局部复发生存（LRFS）及不良反应。

3. 假设三阴性乳腺癌患者的估计5年DFS率为68%，为了达到12%的5年DFS率绝对改善（卡培他滨组为80.0%，而对照组为68.0%），需要有109例DFS事件，双边检验显著性水平为5%才能达到80%的效能。入组时间和随访时间估计分别为60个月和36个月。考虑9%的退出率，约需要入组424例患者（每组212例）。本研究最初计划的脱落率为20%，才能达到90%的效能，需要入组684例患者。但实际脱落率低于预期，且80%的效能也是可以接受的，故独立数据监察委员会推荐样本量按上述计算修订。

【试验流程】

SYSUCC-001研究的试验流程见图25-1。

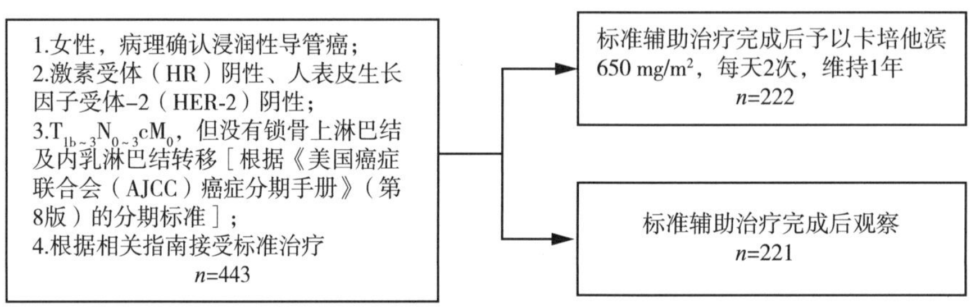

图25-1　SYSUCC-001研究的试验流程

【结果】

1. 5年DFS率　中位随访61个月，共观察到94例DFS事件数。卡培他滨组的5年DFS率为82.8%，观察组为73%，2组存在显著差异（*HR* 0.64，95%*CI* 0.42～0.95，P=0.03）。

2. 5年OS率　卡培他滨组的5年OS率为85.5%，观察组为81.3%，2组无显著差异（*HR* 0.75，95%*CI* 0.47～1.19，P=0.22）。

3. 5年DDFS率　卡培他滨组的5年DDFS率为85.8%，观察组为75.8%，2组存在显著差异（*HR* 0.60，95%*CI* 0.38～0.92，P=0.02）。

4. 不良反应　卡培他滨组中，手足综合征是最常见的不良反应，发生率为（100/222，45.2%），其中3级及以上占7.7%。其他不良反应包括白细胞减少（23.5%）、胆红素升高（23.5%）

等，均为1级或2级不良反应。

【结论】

在接受标准辅助治疗后予以低剂量、高频率的卡培他滨维持治疗可以较单纯观察提高早期三阴性乳腺癌患者的5年DFS率。

（上海交通大学医学院附属仁济医院 王耀辉 陆劲松）

二、专家解读一

三阴性乳腺癌是复发率和死亡率最高的一类乳腺癌亚型，预防三阴性乳腺癌的复发、提高三阴性乳腺癌的长期生存已成为该领域亟待解决的关键问题。SYSUCC-001研究设计的理论基础为节拍化疗具有抑制血管生成和免疫调节的作用，其作用机制对应恶性肿瘤转移的2个关键环节，故推测节拍化疗可能对易远处转移的三阴性乳腺癌有效。卡培他滨是一种临床使用多年的经典化疗药物，其低剂量、持续口服的“节拍式”给药方法在晚期恶性肿瘤中有良好的有效性和安全性。因此，有学者设计了SYSUCC-001研究以探讨卡培他滨节拍化疗作为早期三阴性乳腺癌维持治疗的有效性和安全性。

SYSUCC-001研究是国际上首项将节拍化疗用于三阴性乳腺癌标准治疗后的维持治疗并取得阳性结果的大型Ⅲ期临床研究。其结果在2020年的美国临床肿瘤学会（ASCO）大会上汇报，并以原创研究形式将全文发表于*JAMA*，标志着其创新性、严谨性及有效性得到了国际权威医学组织的高度认可。该研究纳入了424例符合标准的三阴性乳腺癌患者，中位随访时间为5年。结果显示，卡培他滨节拍维持化疗将早期三阴性乳腺癌的复发风险降低了1/3以上，将患者的5年DFS率从73.0%提高至82.8%。提示，节拍化疗的安全性良好，83%的患者可以顺利完成全程治疗而没有严重的不良反应。

SYSUCC-001研究的入组人群多是未行新辅助化疗的患者。相关指南推荐，肿块直径＞2.0 cm的三阴性乳腺癌患者可行新辅助化疗，术后非病理完全缓解（pCR）的乳腺癌患者可行卡培他滨常规剂量强化治疗6～8个周期。由此看来，本研究结果的适用人群有限，但事实并非如此，因为临床实践与指南推荐差距较大，即临床实践中尚有大量患者未进行新辅助化疗。可见，对于未行新辅助化疗、术后分期为$pT_{1b\sim3}N_{0\sim3a}$的患者，采用卡培他滨节拍维持治疗可显著降低复发风险。考虑CREATE-X研究的结果，新辅助化疗后非pCR的患者使用卡培他滨节拍维持治疗是否有效值得进一步探讨。

（中山大学肿瘤防治中心 袁中玉）

三、专家解读二

对于HR阳性乳腺癌及HER-2阳性乳腺癌来说，在标准的辅助化疗后，分别有辅助内分泌治疗和辅助抗HER-2靶向维持治疗可以控制未来的复发/转移风险。那么，对于复发风险高、预后差的三阴性乳腺癌来说，在标准的辅助化疗后序贯卡培他滨维持治疗是否可以进一步改善这类患者的生存，一直是研究者们关注的焦点。

新辅助治疗可以有效筛选出高风险人群。对于新辅助治疗后未达pCR的三阴性乳腺癌患者，术后予以卡培他滨维持治疗6～8个周期于近年来被各大治疗指南推荐（表25-1）。支撑该方案纳入指南的循证医学证据主要来自CREATE-X研究。CREATE-X研究是一项全球、多中心的随机对照研究，共纳入910例HER-2阴性且接受含蒽环类药物和（或）紫杉类药物新辅助化疗后仍有肿瘤残留的患者，一组予以卡培他滨治疗（卡培他滨1000～1250 mg/㎡，口服，每天2次，第1～14天，每21天为1个周期，6～8个周期），另一组单纯观察。其结果发现，无论HR状态（阴性或阳性）如何，在整体HER-2阴性人群中，卡培他滨的后续维持治疗显著提高了这部分患者的DFS（*HR* 0.70，95%*CI* 0.53～0.92，*P*＝0.01）和OS（*HR* 0.59，95%*CI* 0.39～0.90，*P*＝0.01），特别是三阴性乳腺癌患者，5年DFS率卡培他滨治疗组较单纯观察组显著提高了13.7%（*HR* 0.58，95%*CI* 0.39～0.87），5年OS率显著提高了8.5%（*HR* 0.52，95%*CI* 0.30～0.90）。

表25-1 各大指南有关三阴性乳腺癌辅助阶段卡培他滨的使用建议

相关指南	推荐	证据级别
ASCO指南（2018）	早期HER-2阴性乳腺癌患者在接受新辅助含蒽环类药物和（或）紫杉类药物化疗后仍有肿瘤残留，可行6～8个周期的辅助卡培他滨治疗	中
美国NCCN指南（第1版）（2021）	如果三阴性乳腺癌患者在接受含蒽环类药物、紫杉类药物、烷化剂的新辅助治疗方案后有肿瘤残留，辅助治疗建议使用卡培他滨（1000～1250 mg/m^2，口服，每天2次，第1～14天，每21天为1个周期，6～8个周期）	2A
AGO指南（第1版）（2019）	在未达病理缓解的患者中，新辅助治疗后给予含卡培他滨的方案（至多8个周期）	GoR-
《St. Gallen国际乳腺癌专家共识》（2019）	三阴性乳腺癌患者在新辅助治疗后有肿瘤残留，建议在辅助治疗阶段考虑使用卡培他滨	-

注："-"表示本项无内容；"GoR-"表示这种诊断或治疗干预可能对患者不利，可能无法进行。HER-2. 人表皮生长因子受体-2；ASCO. 美国临床肿瘤学会；NCCN. 国家综合癌症网络；AGO. 德国妇科肿瘤小组

笔者团队早在2012年就针对卡培他滨辅助阶段的治疗作用进行文献荟萃分析，首次证明了高风险乳腺癌人群在接受蒽环类药物和（或）紫杉类药物化疗的基础上联合卡培他滨可以显著改善这部分人群的DFS（*HR* 0.83，95%*CI* 0.71～0.98，*P*＝0.027）和OS（*HR* 0.71，95% *CI* 0.57～0.88，*P*＝0.002）。而对于可手术的三阴性乳腺癌患者，标准辅助化疗之后是否应该序贯卡培他滨维持治疗以期改善这部分人群的预后似乎令人困惑。CIBOMA/2004-01研究主要纳入可手术、淋巴结阳性或淋巴结阴性同时原发性肿瘤直径≥1.0 cm、接受过蒽环类药物±紫杉类药物化疗的三阴性乳腺癌患者876例，一组予以卡培他滨（1000 mg/m^{2}口服，每天2次，第1～14天，每21天为1个周期，8个周期）治疗，一组予以观察。但令人遗憾的是，CIBOMA/2004-01研究并未达到其预设的主要研究终点，即卡培他滨组并没有较观察组显著提高患者的DFS（*HR* 0.82，95%*CI* 0.63～1.06，*P*＝0.136）。此外，Cochrane系统综述数据库中最新的有关卡培他滨治疗的高质量meta分析（纳入CIBOMA/2004-01研究、CREATE-X研究及TACT2研究）显示，对于三阴性乳腺癌患者，在辅助治疗阶段给予卡培他滨单药对比单纯观察/化疗，并未提高DFS（*HR* 0.85，95%*CI* 0.71～1.01，*P*＝0.06）和OS（仅纳入CIBOMA/2004-01研究和CREATE-X研究；*HR* 0.79，95%*CI* 0.59～1.05，*P*＝0.10）。

SYSUCC-001研究创新地将低剂量、高频率的"节拍化疗"策略运用于早期三阴性乳腺癌的维持治疗中，并成功发现在早期三阴性乳腺癌患者完成标准治疗后予以1年的卡培他滨维持治疗可显著提高这部分人群的5年DFS率（*HR* 0.64，95%*CI* 0.42～0.95，*P*＝0.03）。与CICOMA/2004-01研究、CREATE-X研究不同，SYSUCC-001研究中卡培他滨的用法为650 mg/m^2、每天2次、连续服用1年。既往有研究表明，低剂量、持续、长时间的节拍化疗具有低毒且有效率高的特点，这在SYSUCC-001研究中也有非常好的体现。SYSUCC-001研究显示，在小剂量卡培他滨的维持治疗中，

3级及以上手足综合征的发生率为7.7%，其他不良反应均控制在1～2级；正因为其低毒且患者耐受性良好的特点，超过80%的患者完成了1年的有效治疗，无须中断，故添加卡培他滨的真实获益也较好地体现了出来。进一步的探索性分析发现，肿块直径≤2.0 cm且淋巴结阴性的患者加用卡培他滨1年维持治疗后有更显著的改善。另外，虽然CIBOMA/2004-01研究的总体人群并未从卡培他滨的治疗中获益，但非基底细胞样三阴性乳腺癌亚组在添加了卡培他滨后无论是DFS（*HR* 0.53，95%*CI* 0.31～0.91，$P=0.022$）还是OS（*HR* 0.42，95%*CI* 0.21～0.81，$P=0.0095$）都有显著获益。因此，可手术的三阴性乳腺癌患者在完成标准的辅助治疗后，到底哪一亚型患者更适合使用卡培他滨持续治疗及治疗时长仍是未来需要探讨的方向。

（上海交通大学医学院附属仁济医院　王耀辉　陆劲松）

参考文献

[1] Masuda N，Lee SJ，Ohtani S，et al. Adjuvant capecitabine for breast cancer after preoperative chemotherapy. N Engl J Med，2017，376（22）：2147-2159.

[2] Furlanetto J，Loibl S. Optimal systemic treatment for early triple-negative breast cancer. Breast Care（Basel），2020，15（3）：217-226.

[3] Denduluri N，Somerfield MR，Giordano SH. Selection of optimal adjuvant chemotherapy and targeted therapy for early breast cancer：ASCO clinical practice guideline focused update summary. J Oncol Pract，2018，14（8）：508-510.

[4] Burstein HJ，Curigliano G，Loibl S，et al. Estimating the benefits of therapy for early-stage breast cancer：the St. Gallen International Consensus Guidelines for the primary therapy of early breast cancer 2019. Ann Oncol，2019，30（10）：1541-1557.

[5] Jiang Y，Yin W，Zhou L，et al. First efficacy results of capecitabine with anthracycline-and taxane-based adjuvant therapy in high-risk early breast cancer：a meta-analysis. PLoS One，2012，7（3）：e32474.

[6] Lluch A，Barrios CH，Torrecillas L，et al. Phase Ⅲ trial of adjuvant capecitabine after standard neo-/adjuvant chemotherapy in patients with early triple-negative breast cancer（GEICAM/2003-11_CIBOMA/2004-01）. J Clin Oncol，2020，38（3）：203-213.

[7] Hoon SN，Lau PK，White AM，et al. Capecitabine for hormone receptor-positive versus hormone receptor-negative breast cancer. Cochrane Database Syst Rev，2021，5：CD011220.

[8] Wang X，Wang SS，Huang H，et al. Effect of capecitabine maintenance therapy using lower dosage and higher frequency vs observation on disease-free survival among patients with early-stage triple-negative breast cancer who had received standard treatment：the SYSUCC-001 randomized clinical trial. JAMA，2021，325（1）：50-58.

第26章

POTENT研究：在激素受体阳性、人表皮生长因子受体-2阴性原发性乳腺癌患者的辅助治疗中使用S-1联合内分泌治疗的一项多中心、开放、随机、对照、Ⅲ期研究

一、概　　述

【文献来源】

Toi M，Imoto S，Ishida T，et al．Adjuvant S-1 plus endocrine therapy for oestrogen receptor-positive，HER2-negative，primary breast cancer：a multicentre，open-label，randomised，controlled，phase 3 trial．Lancet Oncol，2021，22（1）：74-84.

【研究背景和目的】

口服氟尿嘧啶（如S-1）已被证明在控制转移性乳腺癌的疾病进展中起重要作用，但其在辅助治疗中的地位尚不明确。POTENT研究旨在评估在激素受体（HR）阳性、人表皮生长因子受体-2（HER-2）阴性乳腺癌患者的辅助治疗中运用S-1＋内分泌治疗是否可减少疾病复发风险和死亡风险。

【入组条件】

1. 纳入标准

（1）20～75岁的女性，浸润性乳腺癌。

（2）初诊Ⅰ～Ⅲb期。

（3）具有中高复发风险。

（4）美国东部肿瘤协作组（ECOG）评分0～1分。

（5）雌激素受体（ER）阳性（≥1%）、HER-2阴性［0或＋，或荧光原位杂交（FISH）

＜1.8]。

（6）放疗后2周以上。

（7）术后1年以内，开始辅助内分泌治疗6个月内。

2.排除标准

（1）活动性第二原发癌。

（2）双侧乳腺癌。

（3）炎性乳腺癌。

（4）既往口服过2周以上的氟尿嘧啶。

（5）临床有严重的并发症（包括未控制的糖尿病、未控制的高血压、需要治疗的不稳定型心绞痛和心律失常、肝硬化和肝衰竭、间质性肺炎、肺纤维化和肺气肿、活动性感染及其他严重并发症）或严重疾病史（包括6个月内心肌梗死、间质性肺炎、对氟尿嘧啶过敏）。

【试验设计】

1. 一项Ⅲ期、多中心、开放、随机、对照的临床研究。

2. 主要研究终点为研究者评估的5年无侵袭性疾病生存（iDFS），次要研究终点包括无远处疾病生存（DDFS）、总生存（OS）、无疾病生存（DFS）、肿瘤生长因子和生物标志物与S-1抑制恶性肿瘤复发的关系及不良反应。

3. 该研究为优效性设计，假设单纯内分泌治疗组的5年iDFS率为83.0%，若风险比（*HR*）为0.70，则S-1＋内分泌治疗组的5年iDFS率为87.8%。假设检验的效能为90%，随访期为5年，双边$\alpha = 0.05$，$\beta = 0.1$，则所需样本量为每组915例患者；考虑患者的退出情况，目标样本量设定为每组930例（总样本量为1860例）。当观察到验证主要研究终点所需的事件数（332例事件）约2/3时，计划进行一项中期分析，以确定本研究是否应因疗效差或无效而提前终止。因此，中期分析是在收集了235例事件后进行的。

【试验流程】

POTENT研究的试验流程见图26-1。

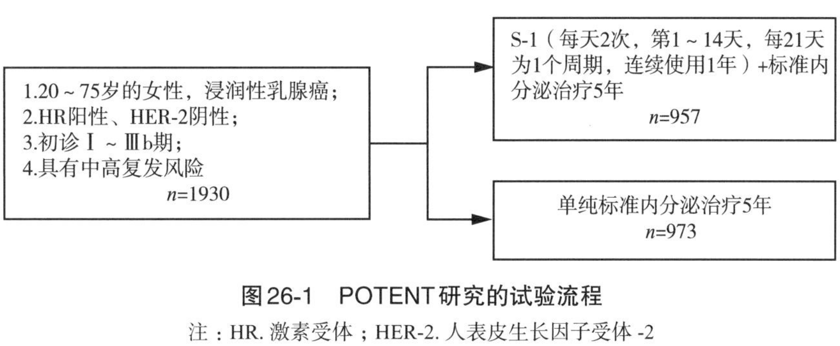

图26-1 POTENT研究的试验流程

注：HR. 激素受体；HER-2. 人表皮生长因子受体-2

【结果】

1. 基线情况 2012年2月至2016年2月，共1959例患者进行随机分组，中位随访时间为52.2个月（42.1～58.9个月）。

2. 5年iDFS S-1＋内分泌治疗组共有101例事件数（82%），单纯内分泌组有155例事件数（87%），S-1＋内分泌治疗显著改善了患者的5年iDFS（*HR* 0.63，95%*CI* 0.49～0.81，*P*＝0.003）。

3. 5年OS S-1＋内分泌治疗组与单纯内分泌治疗组之间的5年OS没有显著的统计学差异（*HR*＝0.90，95%*CI* 0.56～1.44）。

4. 不良反应 常见的3级以上不良反应包括中性粒细胞减少［S-1＋内分泌治疗组954例患者中有72例，单纯内分泌治疗组970例患者中有7例］、腹泻［S-1＋内分泌治疗组954例患者中有18例，单纯内分泌治疗组970例患者中无］、白细胞减少［S-1＋内分泌治疗组954例患者中有15例，单纯内分泌治疗组970例患者中有2例］及疲劳［S-1＋内分泌治疗组954例患者中有6例，单纯内分泌治疗组970例患者中无］。单纯内分泌治疗组970例患者中有9例报告了严重不良反应，S-1＋内分泌治疗组954例患者中有25例报告了严重不良反应。

【结论】

S-1与内分泌治疗的结合可能是HR阳性、HER-2阴性原发性乳腺癌患者这一中高风险人群的潜在治疗选择。

（上海交通大学医学院附属仁济医院 王耀辉 陆劲松）

二、专家解读

5-氟尿嘧啶（5-Fu）是一种常用的化疗药物，由于其不能口服给药、半衰期短、需要静脉持续输注，故各种口服氟尿嘧啶类药物被研发上市，以解决5-Fu临床使用不便的问题。口服氟尿嘧啶类药物的研发历程经历了以下常用药物：替加氟（5-Fu的前体药物）、替加氟尿嘧啶（替加氟联合氟尿嘧啶，模拟5-Fu持续给药）、替吉奥（S-1）、卡培他滨（5-Fu的前体药物，在恶性肿瘤组织中转化为5-Fu）等。

S-1是一种口服氟尿嘧啶衍生物，广泛用于治疗胃癌、胰腺癌、肺癌及乳腺癌等。其主要由3种组分组成，即替加氟、吉美嘧啶及奥替拉西。其中，替加氟是一种5-Fu的前体药物，能在人体内转化为5-Fu；吉美嘧啶可以抑制二氢嘧啶脱氢酶的活性，从而抑制替加氟释放出的5-Fu的分解代谢，维持血药浓度，模拟5-Fu持续给药；而奥替拉西是一种消化道黏膜保护剂，用于降低5-Fu的胃肠道毒性。

在晚期乳腺癌中，一项有关S-1单药的单臂Ⅱ期研究共入组111例晚期乳腺癌患者，结果显示，接受S-1治疗的患者的临床获益率（CBR）为45.3%，客观缓解率（ORR）为41.7%。另外，SELECT BC研究提示，在HER-2阴性晚期乳腺癌的一线治疗中，S-1单药组（中位OS为35个月）的疗效不劣于紫杉类药物单药组（中位OS为37.2个月）（*HR* 1.05，95%*CI* 0.86～1.27），但S-1单药组的不良反应及生活质量评分均优于紫杉类药物单药组。因此认为，S-1是晚期乳腺癌的一种有效选择。

那么，S-1在乳腺癌辅助治疗领域中地位如何？

POTENT研究针对的是中高复发风险的HR阳性、HER-2阴性早期乳腺癌患者，评估辅助内分泌治疗阶段加用S-1是否能较单纯辅助内分泌治疗提高疗效。该研究还是S-1在乳腺癌辅助治疗领域中首项公布结果的大型随机对照研究，令人可喜的是，加入S-1显著改善了中高复发风险HR阳性患者的5年iDFS率（87% *vs.* 82%，*HR* 0.63，95%*CI* 0.49～0.81，*P*＝0.003）；同时，这部分患者耐受性良好、不良反应可控，S-1＋内分泌治疗组常见的3级以上不良反应的发生率较低，主要是中性粒细胞减少、腹泻、白细胞减少及疲劳等。

另一个重要的氟尿嘧啶类药物是卡培他滨，之前有研究已证实HER-2阴性新辅助治疗后未达病理完全缓解（pCR）的患者在辅助阶段行卡培他滨维持治疗可显著提高DFS（*HR* 0.70，95%*CI* 0.53～0.92，*P*=0.01）和OS（*HR* 0.59，95%*CI* 0.39～0.90，*P*=0.01）；但对于HR阳性亚组，卡培他滨的加入并未得到显著获益。而Cochrane系统综述数据库中最新的对比HR阳性和HR阴性患者使用卡培他滨疗效的高质量meta分析显示，卡培他滨的加入仍在晚期HR阳性乳腺癌患者中显著延长了无进展生存（PFS）（*HR* 0.82，95%*CI* 0.73～0.91，7项研究，1594例受试者）。同时，在辅助治疗阶段，与S-1不同，卡培他滨的主要获益人群为HR阴性乳腺癌患者，无论是DFS（*HR* 0.74，95%*CI* 0.64～0.86，7 项研究，3307例受试者）还是OS（*HR* 0.72，95%*CI* 0.59～0.89，5 项研究，3432 例受试者），卡培他滨的加入都给HR阴性患者带来了显著获益。

综上所述，S-1及其他口服氟尿嘧啶类药物在乳腺癌辅助治疗领域中的作用，特别是在中高复发风险人群中的作用，相关证据越来越丰富。未来，对于中高复发风险的HR阳性、HER-2阴性乳腺癌患者到底是选择细胞周期蛋白依赖性激酶4/6（CDK4/6）抑制剂联合内分泌治疗还是选择口服氟尿嘧啶类药物联合内分泌治疗，仍需要进一步探索。同时，S-1在三阴性乳腺癌的辅助治疗中是否有临床意义也值得进一步探究。

（上海交通大学医学院附属仁济医院　王耀辉　陆劲松）

参考文献

[1] Saek T，Takashima S，Sano M，et al. A phase Ⅱ study of S-1 in patients with metastatic breast cancer-A Japanese trial by the S-1 Cooperative Study Group，Breast Cancer Working Group. Breast Cancer，2004，11（2）：194-202.

[2] Takashima T，Mukai H，Hara F，et al. Taxanes versus S-1 as the first-line chemotherapy for metastatic breast cancer（SELECT BC）：an open-label，non-inferiority，randomised phase 3 trial. Lancet Oncol，2016，17（1）：90-98.

[3] Toi M，Imoto S，Ishida T，et al. Adjuvant S-1 plus endocrine therapy for oestrogen receptor-positive，HER2-negative，primary breast cancer：a multicentre，open-label，randomised，controlled，phase 3 trial. Lancet Oncol，2021，22（1）：74-84.

[4] Hoon SN，Lau PK，White AM，et al. Capecitabine for hormone receptor-positive versus hormone receptor-negative breast cancer. Cochrane Database Syst Rev，2021，5：CD011220.

第七篇

乳腺癌辅助内分泌治疗和靶向治疗

Penelope-B研究：哌柏西利治疗新辅助化疗后浸润性癌残留的高危激素受体阳性、人表皮生长因子受体-2阴性早期乳腺癌的Ⅲ期临床研究

第27章

一、概　　述

【文献来源】

Loibl S，Marme F，Martin M，et al．Palbociclib for residual high-risk invasive HR-positive and HER2-negative early breast cancer-The Penelope-B trial．J Clin Oncol，2021，39（14）：1518-1530.

【研究背景和目的】

激素受体（HR）阳性、人表皮生长因子受体-2（HER-2）阴性乳腺癌患者新辅助化疗后若有浸润性癌残留，在接受辅助内分泌治疗时约有1/3会出现复发，可能需要强化治疗。细胞周期蛋白依赖性激酶4/6（CDK4/6）抑制剂哌柏西利联合内分泌治疗对于HR阳性、HER-2阴性晚期乳腺癌是有效的。本研究旨在评估新辅助化疗后有浸润性癌残留的高危HR阳性、HER-2阴性早期乳腺癌患者行哌柏西利（1年）联合内分泌辅助治疗的疗效。

【入组条件】

1. 纳入标准

（1）年龄≥18岁的女性患者，新辅助化疗后乳腺或淋巴结有浸润性癌残留。

（2）中心评估为雌激素受体（ER）阳性和（或）孕激素受体（PR）阳性、HER-2阴性，且具有中心评估的Ki-67状态（最好评估新辅助化疗后乳房残留浸润性癌病灶，如果不能获得，则评估残留的淋巴结浸润性病灶或空芯针活检的病灶）。

（3）CPS-EG［临床前分期（C）、术后病理分期（PS）、ER状态（E）、肿瘤分级（G）］评分≥3分，或CPS-EP评分为2分且ypN＋。

（4）患者必须接受至少16周的新辅助化疗（包括6周紫杉类药物），然后进行规范的手术治

疗（包括切除临床明显的浸润性病灶和同侧腋窝淋巴结清扫或前哨淋巴结活检），并根据相应指南进行放疗。

2. 排除标准 从最终手术日起超过16周或从完成放疗后超过10周的患者不能被纳入。

【试验设计】

1. 一项前瞻性、多中心、随机、双盲、安慰剂对照的Ⅲ期临床研究。

2. 主要研究终点为无侵袭性疾病生存（iDFS）（定义为自随机后出现同侧乳房内浸润性病灶或局部区域复发、远处转移、对侧乳腺浸润性癌、非乳腺的第二原发浸润性癌或任何原因导致死亡的时间），次要研究终点有不包括非乳腺第二原发浸润性癌的iDFS、无远处疾病生存（DDFS）、总生存（OS）及无局部区域复发间期（local region recurrence-free interval，LRRFI）。

3. 统计分析采用优效性假设检验，预设2次中期分析，假设哌柏西利治疗组的3年iDFS率为83.6%，对照组的3年iDFS率为77%，风险比（*HR*）为0.685；采用双边Log-rank检验，检验效能为85%，样本量为1250例，需要290例iDFS事件。

【试验流程】

Penelope-B研究的试验流程见图27-1。

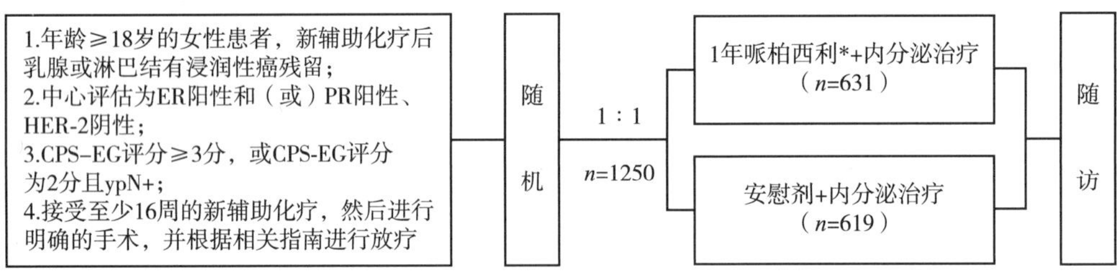

图27-1 Penelope-B研究的试验流程

注：*. 哌柏西利125 mg，口服，第1～21天，每28天为1个周期，共13个周期。ER. 雌激素受体；PR. 孕激素受体；HER-2. 人表皮生长因子受体-2

【结果】

1. 患者特征 2组间患者的基线特征是均衡的。患者的中位年龄为49（19～79）岁，195例（15.6%）患者的年龄＜40岁。59.4%患者的CPS-EG评分≥3分，74.5%患者的Ki-67≤15%。几乎所有患者已接受过含蒽环类药物和紫杉类药物的化疗（98.6%）和辅助放疗（98.8%），且在入组前已开始内分泌治疗（89.4%）。初始内分泌治疗接受他莫昔芬（49.8%）或芳香化酶抑制剂（AI）（50.2%）的患者在2组间是均衡的，但2组患者在月经状态方面（绝经前和绝经后患者的构成）存在差异。绝经前患者的内分泌治疗首选他莫昔芬（85.4%），绝经后患者的内分泌治疗首选AI（84.9%）。203例（33.0%）绝经前患者接受了卵巢切除术。

2. 主要研究终点 中位随访42.8个月时，2组共发生308例iDFS事件，其中152例（24.1%）事件在哌柏西利治疗组，156例（25.2%）事件在对照组。227例（73.7%）iDFS事件为远处转移，48例（15.6%）为局部区域复发。哌柏西利治疗组和对照组的3年iDFS率分别为81.2%（77.8%～84.1%）和77.7%（74.1%～80.9%），无显著差异（*HR* 0.93，95%*CI* 0.74～1.17，*P*＝0.525）。此外，亚组分析并没有发现可以从哌柏西利治疗中获益的人群。2组间不包括非乳腺第二原发浸润性癌的iDFS无显著差异（*HR* 0.93，95%*CI* 0.74 ～ 1.16，*P*＝0.501）。

3. 次要研究终点　哌柏西利治疗组和对照组的3年局部区域复发累计发病率分别为3.7%（95%*CI* 2.4% ～ 5.4%）和4.6%（95%*CI* 3.1% ～ 6.5%），无显著差异（*HR* 0.83，95%*CI* 0.49 ～ 1.39，*P*＝0.514）。新辅助化疗后疾病稳定或疾病进展的患者可能可以从哌柏西利联合内分泌辅助治疗中获得更长的LRRFI（*HR* 0.20，95%*CI* 0.04 ～ 0.95，*P*＝0.043）。在进行iDFS中期分析时，也进行了OS的中期分析，共有131例患者死亡。哌柏西利治疗组和对照组的3年OS率分别为93.6%（91.3% ～ 95.3%）和90.5%（87.8% ～ 92.6%），无显著差异（*HR* 0.87，95%*CI* 0.61 ～ 1.23，*P*＝0.420）。

4. 安全性　在1244例参加治疗的患者中，哌柏西利治疗组633例，对照组611例。哌柏西利治疗组至少有一个3 ～ 4级不良反应的发生率比对照组高（79.6% *vs.* 20.1%）。2组间3 ～ 4级非血液学不良反应的发生率无显著差异（19.9% *vs.* 19.0%），而哌柏西利治疗组3 ～ 4级血液学不良反应的发生率显著高于对照组（73.1% *vs.* 1.3%）。对于一些常见不良反应的发生率，哌柏西利治疗组较对照组高，包括中性粒细胞减少（95.7% *vs.* 23.4%）[3 ～ 4级中性粒细胞减少（70.0% *vs.* 1.0%）]、白细胞减少（99.2% *vs.* 69.9%）[3 ～ 4级白细胞减少（56.1% *vs.* 0.7%）]、血小板减少（56.6% *vs.* 16.2%）、贫血（73.9% *vs.* 30.3%）、低钾血症（35.2% *vs.* 24.4%）、乏力（66.4% *vs.* 51.1%）、口腔炎（27.5% *vs.* 8.7%）、便秘（22.1% *vs.* 13.7%）、咳嗽（20.9% *vs.* 16.2%）及感染（59.9% *vs.* 51.1%）。此外，哌柏西利治疗组关节痛（41.2% *vs.* 46.8%）和潮热（43.8% *vs.* 50.9%）的发生率较对照组低。1244例患者中有113例（9.1%）发生了严重不良反应，但2组间没有显著差异。其中，8例因严重不良反应而死亡[哌柏西利治疗组2例（心源性休克和流行性感冒，均与治疗药物无关），对照组6例（4例为白血病、粒细胞性白血病、肝肾衰竭、肺栓塞，2例原因不明）]。

【结论】

在辅助内分泌治疗的基础上联合1年哌柏西利治疗不能改善新辅助化疗后有浸润性癌残留的高危HR阳性、HER-2阴性早期乳腺癌患者的iDFS。

（上海交通大学医学院附属仁济医院　杜跃耀　殷文瑾　陆劲松）

二、专家解读

HR阳性、HER-2阴性且初始接受新辅助化疗的乳腺癌患者复发风险较高。对于HR阳性、HER-2阴性新辅助化疗后有浸润性癌残留的乳腺癌患者，即使接受辅助内分泌治疗，仍有约1/3出现复发。据报道，CDK4/6抑制剂哌柏西利联合内分泌治疗对于HR阳性、HER-2阴性晚期乳腺癌是有效的。继PALOMA-1研究之后，一项Ⅲ期临床研究的结果显示，CDK4/6抑制剂在绝经前后的一线治疗或既往治疗过的晚期乳腺癌中可以改善无进展生存（PFS）和OS。

Penelope-B研究是一项前瞻性、多中心、随机、双盲、安慰剂对照的Ⅲ期临床研究，旨在新辅助化疗后有浸润性癌残留的高危HR阳性、HER-2阴性早期乳腺癌患者中评估哌柏西利（1年）联合内分泌治疗的疗效。其纳入的患者都是高危且接受了新辅助化疗的患者，几乎所有患者都接受了辅助放疗，突出了这部分患者为高危患者的特点。中位随访42.8个月后，结果显示，哌柏西利治疗组和对照组的3年iDFS率分别为81.2%和77.7%，绝对差异为3.5%，但无统计学意义（*P*＝0.525）；而随访2年时，2组间iDFS率的绝对差异为4.3%。2组患者发生的大部分iDFS事件为远处转移。亚组分析也未能发现可以从哌柏西利治疗中获益的患者。哌柏西利治疗组和对照组的3年OS率也无显著差异。值得注意的是，次要研究终点LRRFI的亚组分析显示，新辅助化疗后疾病稳定或疾病进展的患者可能可以从哌柏西利联合内分泌辅助治疗中获得更长的LRRFI（*HR* 0.20，95%*CI* 0.04～0.95，*P*＝0.043）。这一结果提示，对新辅助化疗不敏感、预后不佳的乳腺癌患者可能是哌柏西利辅助治疗的潜在获益人群。这也说明尽管2组间的iDFS差异没有统计学意义，但应进一步随访和进行敏感性生物标志物的研究以分析CDK4/6抑制剂治疗的潜在疗效和可能的受益人群。有关CDK4/6抑制剂疗效的其他临床研究的长期随访结果将揭示是否如Penelope-B研究所推测的CDK4/6抑制剂具有时间依赖性的疗效，同时HR阳性乳腺癌患者的术后复发也具有时间依赖性，存在5年后的后期复发，故哌柏西利的治疗时长也需要考虑，1年哌柏西利治疗可能太短，CDK4/6抑制剂可能需要2年或更长时间才能表现出明显的疗效。

在Penelope-B研究中，有20%的患者没有完成13个周期的哌柏西利治疗而提前退出，稍低于之前哌柏西利辅助治疗可行性研究中提前终止治疗的患者比例（37%）。在PALLAS研究中，42%的患者没有完成2年的哌柏西利辅助治疗。在monarchE研究中，16%的患者由于不良反应停用了阿贝西利。尽管Penelope-B研究的入组患者是高危患者，且在解救治疗中已经证明CDK4/6抑制剂的是有效的，但在辅助治疗中坚持用药的患者比例却低于行解救治疗的患者，这也可能是造成Penelope-B研究结果总人群疗效不明显的一个原因。另一个造成Penelope-B研究结果阴性的原因可能是大部分患者术后Ki-67较低。Penelope-B研究中，Ki-67＞15%的患者占25.5%，Ki-67＞25%的患者仅占14%，而这些患者在化疗前首次空芯针穿刺诊断明确时达3/4 Ki-67很高，但化疗后残留的是Ki-67较低的肿瘤细胞，可能造成了2组间Ki-67不平衡，导致选择偏倚。

从治疗的安全性来看，结果和预期一致。哌柏西利治疗组患者更年期症状（潮热和关节痛）的发生率低，这在其他CDK4/6抑制剂的临床研究中也有报道。

其他一些在HR阳性、HER-2阴性乳腺癌新辅助化疗后的患者中开展的临床研究也得到了阴性的结果。CREATE-X研究纳入的患者是接受新辅助化疗后有浸润性癌残留的Ⅰ～ⅢB期HER-2阴性乳腺癌患者，随机接受标准术后辅助治疗或标准术后辅助治疗＋卡培他滨治疗。其结果显示，卡培他滨辅助治疗可以改善HER-2阴性新辅助化疗后有浸润性癌残留患者的DFS和OS；进一步的亚组分析显示，三阴性乳腺癌患者的生存获益显著，而HR阳性、HER-2阴性亚组患者无明显的生存获益。NATAN研究是一项随机、对照的Ⅲ期临床研究，在新辅助化疗后有浸润性癌残留的患者中评估辅助治疗中接受唑来膦酸治疗的疗效。其结果显示，新辅助化疗后有浸润性癌残留的患者接受5年的唑来膦酸治疗不改善DFS。

除了Penelope-B研究，另有2项探究CDK4/6抑制剂在辅助治疗中疗效的大型临床研究。PALLAS研究是一项多中心、开放、随机的Ⅲ期临床研究，在HR阳性、HER-2阴性早期乳腺癌患者中评估2年哌柏西利治疗联合标准内分泌治疗的疗效。其结果显示，2年哌柏西利治疗联合标准内分泌治疗不能改善HR阳性、HER-2阴性早期乳腺癌患者的iDFS。monarchE研究是一项多中心、开放、随机的Ⅲ期临床研究，在HR阳性、HER-2阴性早期乳腺癌患者中评估2年阿贝西利治疗联合标准内分泌治疗的疗效。与PALLAS研究的结果不同，monarchE研究的结果显示，2年阿贝西利治疗联合标准内分泌治疗对比内分泌治疗可改善HR阳性、HER-2阴性早期乳腺癌患者的iDFS。与PALLAS研究相比，monarchE研究入组的是更高危的患者，其中73.8%的患者为Ⅲ期患者，而PALLAS研究中仅48.8%的患者为Ⅲ期。

Penelope-B研究的试验设计中有安慰剂对照，研究假设也很清晰，HER-2、HR及Ki-67的状态都是中心评估的，随访时间达到了43个月，这些都是该研究的优点。此外，Penelope-B研究的随访完成情况达92%，故随访数据的质量和稳定性都很高。但其结果未能显示在辅助内分泌治疗的基础上联合1年哌柏西利治疗可以改善新辅助化疗后有浸润性癌残留的高危HR阳性、HER-2阴性早期乳腺癌患者的iDFS。因此，CDK4/6抑制剂是否可以改善早期HR阳性、HER-2阴性且具有高复发风险乳腺癌患者的生存还有待更多大型、前瞻性临床研究的结果来验证。

（上海交通大学医学院附属仁济医院 杜跃耀 殷文瑾 陆劲松）

参考文献

[1] Mayer EL, Dueck AC, Martin M, et al. Palbociclib with adjuvant endocrine therapy in early breast cancer (PALLAS): interim analysis of a multicentre, open-label, randomised, phase 3 study. Lancet Oncol, 2021, 22 (2): 212-222.

[2] Johnston SRD, Harbeck N, Hegg R, et al. Abemaciclib combined with endocrine therapy for the adjuvant treatment of HR+, HER2-, node-positive, high-risk, early breast cancer (monarchE). J Clin Oncol, 2020, 38 (34): 3987-3998.

[3] Masuda N, Lee SJ, Ohtani S, et al. Adjuvant capecitabine for breast cancer after preoperative chemotherapy. N Engl J Med, 2017, 376 (22): 2147-2159.

[4] von Minckwitz G, Rezai M, Tesch H, et al. Zoledronate for patients with invasive residual disease after anthracyclines-taxane-based chemotherapy for early breast cancer-The Phase Ⅲ NeoAdjuvant Trial Add-oN (NaTaN) study (GBG 36/ABCSG 29). Eur J Cancer, 2016, 64: 12-21.

PALLAS研究：早期乳腺癌辅助使用哌柏西利联合内分泌治疗的多中心、开放、随机、Ⅲ期临床研究的中期分析

第28章

一、概　述

【文献来源】

Mayer EL，Dueck AC，Martin M，et al. Palbociclib with adjuvant endocrine therapy in early breast cancer（PALLAS）：interim analysis of a multicentre，open-label，randomised，phase 3 study. Lancet Oncol，2021，22（2）：212-222.

【研究背景和目的】

激素受体（HR）阳性乳腺癌患者在绝经前加用黄体生成素释放激素（luteinizing hormone releasing hormone，LHRH）激动剂、绝经后延长芳香化酶抑制剂（AI）的使用时间，可在一定程度上降低乳腺癌的复发风险和死亡风险，但如何进一步降低复发风险和死亡风险仍在继续研究中。近年来，有临床研究显示，细胞周期蛋白依赖性激酶4/6（CDK4/6）抑制剂联合内分泌治疗应用于转移性乳腺癌取得了较好的疗效，且安全性和耐受性好，但辅助治疗阶段是否推荐使用CDK4/6抑制剂目前还没有足够的数据支持。本研究的目的在于明确哌柏西利联合辅助内分泌治疗是否较内分泌治疗单药提高了HR阳性、人表皮生长因子受体-2（HER-2）阴性早期乳腺癌患者的生存获益。

【入组条件】

1. 纳入标准

（1）年龄≥18岁，组织学证实的Ⅱ～Ⅲ期HR阳性、HER-2阴性浸润性乳腺癌［《美国癌症联合会（AJCC）癌症分期手册》（第7版）］。

（2）已完成乳房手术，以及辅助/新辅助化疗或放疗（若有需要）。

（3）允许6个月内接受过内分泌治疗的患者入组。

（4）12个月内病理确诊为乳腺癌。

（5）若组织病理学证实符合HR阳性、HER-2阴性浸润性乳腺癌，允许多灶和（或）多中心

和（或）双侧乳腺癌患者入组。

（6）美国东部肿瘤协作组（ECOG）评分0～1分。

2. 排除标准

（1）其他恶性肿瘤病史、孕妇或计划妊娠、慢性肝病史。

（2）曾使用过任何CDK4/6抑制剂治疗。

（3）本次恶性肿瘤诊断之前的5年内使用过内分泌治疗药物。

（4）同期还在使用外源性激素治疗（允许使用阴道局部激素治疗的患者入组）。

【试验设计】

1. 一项前瞻性、随机、多中心、开放的Ⅲ期临床研究。

2. 主要研究终点为包含非乳腺来源第二原发癌的无侵袭性疾病生存（iDFS）（从随机开始到第1次发生同侧局部区域浸润性乳腺癌、对侧浸润性乳腺癌、远处复发、非乳腺来源的第二原发浸润性癌或任何原因导致死亡的时间），次要研究终点有不包含非乳腺来源第二原发癌的iDFS（从随机开始到第1次发生同侧局部区域浸润性乳腺癌、对侧浸润性乳腺癌、远处复发或任何原因导致死亡的时间）、无远处复发生存（DRFS）（从随机到远处复发或任何原因导致死亡的时间）、无局部区域复发生存（local region relapse free survival，LRRFS）（从随机到局部区域复发、对侧浸润性乳腺癌或任何原因导致死亡的时间）、总生存（OS）（从随机到死亡的时间）及安全性等。

【试验流程】

PALLAS研究的试验流程见图28-1。

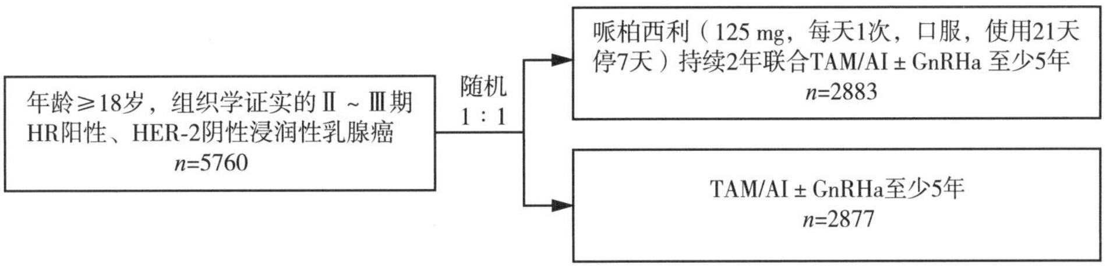

图28-1 PALLAS研究的试验流程

注：HR. 激素受体；HER-2. 人表皮生长因子受体-2；TAM. 他莫昔芬；AI. 芳香化酶抑制剂；GnRHa. 促性腺激素释放激素激动剂

【结果】

1. iDFS 中位随访23.7个月时，哌柏西利＋内分泌治疗组和单纯内分泌治疗组的3年iDFS率分别为88.2%和88.5%（*HR* 0.93，95%*CI* 0.76～1.15，*P*＝0.51）。

2. DRFS 哌柏西利＋内分泌治疗组和单纯内分泌治疗组的3年DRFS率分别为89.3%和90.7%（*HR* 1.00，95%*CI* 0.79～1.27，*P*＝0.9997）。

3. 不良反应 哌柏西利＋内分泌治疗组的不良反应主要为血液系统毒性。哌柏西利＋内分泌治疗组和单纯内分泌治疗组的3～4级不良反应有中性粒细胞减少（61.3% *vs.* 0.30%）、白细胞减少（30.2% *vs.* 0.10%）及疲劳（2.10% *vs.* 0.30%）。哌柏西利＋内分泌治疗组有1199例患者提前停药，其中770例因不能耐受不良反应提前停药。

【结论】

目前，本研究的结果尚不支持在辅助治疗阶段联用哌柏西利和内分泌治疗，且长期随访结果及相关分析还有待进一步探索。

（上海交通大学医学院附属仁济医院　马嘉忆　陆劲松）

二、专家解读一

既往PALOMA系列研究的结果提示，哌柏西利联合内分泌治疗在HR阳性、HER-2阴性转移性乳腺癌中可提高无进展生存（PFS）率。因此，PALLAS研究的目的是，以在辅助治疗阶段的乳腺癌患者为研究对象，探索在辅助内分泌治疗中加入2年哌柏西利治疗是否比单纯内分泌治疗能提高iDFS率。

PALLAS研究在全球招募了5760例已完成手术的、±化疗、放疗且在诊断后12个月内接受辅助性内分泌治疗6个月内的Ⅱ～Ⅲ期HR阳性、HER-2阴性乳腺癌患者。一组的给药方案是哌柏西利（125 mg，每天1次，口服，使用21天停7天，持续2年）联合内分泌治疗（哌柏西利＋内分泌治疗组），另一组行单纯内分泌治疗（单纯内分泌治疗组）。内分泌治疗的方案为芳香化酶抑制剂或他莫昔芬（TAM）± LHRH激动剂。主要研究终点为iDFS。2021年，PALLAS研究的第2次中期分析结果显示，在平均随访23.7［四分位数间距（IQR）16.9～29.2］个月时，2883例接受哌柏西利联合内分泌治疗的患者中有170例发生侵袭性疾病事件，2877例接受单纯内分泌治疗的患者中有181例发生侵袭性疾病事件；哌柏西利＋内分泌治疗组的3年iDFS率为88.2%，单纯内分泌治疗组的3年iDFS率为88.5%，2组无显著差异（*HR* 0.93，95%*CI* 0.76～1.15，*P*＝0.51）。提示，与单纯辅助内分泌治疗相比，在辅助内分泌治疗中加入2年哌柏西利治疗并不能提高iDFS率。因此，该联合方案尚不推荐用于辅助治疗。由于PALLAS研究比较各组间iDFS率的检验统计量越过了预先规定的无效界限，故独立数据监测委员会建议仍在接受哌柏西利联合内分泌治疗的患者停用哌柏西利。

对比同样使用CDK4/6抑制剂联合辅助内分泌治疗的monarchE研究，发现其与PALLAS研究结果不同。monarchE研究的结果显示，在5637例入组患者中，阿贝西利联合内分泌治疗对比单纯内分泌治疗可显著改善iDFS（*HR* 0.75，95%*CI* 0.60～0.93，*P*＝0.01）。因此，下文将着重分析导致PALLAS研究与monarchE研究结果不同的原因，并讨论CDK4/6抑制剂在辅助治疗阶段的“去留”问题。

（一）入组人群的特征

1. 临床分期　PALLA研究入组的是组织学证实的Ⅱ～Ⅲ期乳腺癌患者，其中ⅡA期患者约占18%、ⅡB期患者约占33%、Ⅲ期患者约占49%。monarchE研究中，ⅡA期患者约占12%，ⅡB期患者约占14%，Ⅲ期患者约占74%。可以看出，PALLAS研究入组患者的临床分期更早一些。

2. 淋巴结转移数目　PALLAS研究中，$N_{2\sim3}$、淋巴结转移数目≥4枚的患者占37%，而monarchE研究中则占59%。

3. N_1患者的高危因素　PALLAS研究中，约50%的患者为N_1，且约40%的N_1患者肿瘤直径≥5.0 cm和（或）组织学分级为3级。monarchE研究中，约40%的患者为N_1，且8.9%的N_1患者肿瘤直径≥5.0 cm，22.4%的N_1患者组织学分级为3级，7.7%的N_1患者Ki-67≥20%。

4. 既往化疗　PALLAS研究中，80%以上的患者既往接受过新辅助或辅助化疗。monarchE研究中，约95%的患者既往接受过新辅助或辅助化疗。

（二）给药方案

1. CDK4/6抑制剂治疗方案 PALLAS研究采用哌柏西利（125 mg，每天1次，连续给药21天，停用7天）连续2年的方案。monarchE研究采用阿贝西利（150 mg，每天2次）连续给药但不超过2年的方案。从给药方案上看，PALLAS研究的药物剂量强度低于monarchE研究。

2. 内分泌治疗方案 PALLAS研究中，32%患者的初始辅助内分泌治疗为他莫昔芬，68%为芳香化酶抑制剂，其中约20%的患者同时辅助使用LHRH激动剂。monarchE研究中，约31%的患者使用他莫昔芬或托瑞米芬（其中6.9%联合卵巢功能抑制），约69%的患者使用芳香化酶抑制剂（其中14.7%联合卵巢功能抑制）。PALLAS研究中，更多的患者使用卵巢功能抑制。

（三）不良反应

1. 不良反应的发生率 PALLAS研究中，哌柏西利＋内分泌治疗组不良反应的发生率为99.4%，而单纯内分泌治疗组为88.6%；哌柏西利＋内分泌治疗组3～4级中性粒细胞减少的发生率显著高于单纯内分泌治疗组（61.3% *vs.* 0.4%），但哌柏西利＋内分泌治疗组发热性中性粒细胞减少的发生率极低（1.0%）；哌柏西利＋内分泌治疗组其他更常见的所有级别不良反应包括疲乏、上呼吸道感染、恶心/腹泻及脱发。monarchE研究中，阿贝西利＋内分泌治疗组发生腹泻、中性粒细胞减少及白细胞减少的比例分别为82%、45%及37%；单纯内分泌治疗组发生腹泻、中性粒细胞减少及白细胞减少的比例分别7%、5%及6%。

2. 因不良反应停用CDK4/6抑制剂的概率 PALLAS研究中，42.2%的患者早期停用哌柏西利，在早期停用哌柏西利的患者中，64.2%与不良反应有关；内分泌治疗的停药率约为6.5%。monarchE研究中，仅463例（16.6%）患者停用阿贝西利（其中306例停用阿贝西利后保持内分泌治疗），单纯内分泌治疗组有21例（0.8%）患者因不良反应停止内分泌治疗。因此，PALLAS研究的CDK4/6抑制剂早期停药率高于monarchE研究。

3. 用药减量患者的比例 PALLAS研究中，2年内55.4%患者的哌柏西利用量减少至100 mg，34.3%减少至75mg。monanchE研究中，68.1%的患者因不良反应调整了阿贝西利的使用剂量，其中41.2%的患者出现剂量减少。

PALLAS研究的高停药率说明早期乳腺癌患者在不良反应的耐受性上是不佳的。早期乳腺癌患者难以接受以降低生活质量达到远期预防的目的。高停药率和高减量率使哌柏西利的疗效大大降低。而monarchE研究的脱落率更低，可能与纳入患者多是高危患者有关，高危患者与普通早期患者相比，对疾病的重视度更高，用药依从性更好；同时，药物的毒性谱不同可能也是导致患者依从性不同的原因之一。

（四）随访时间和事件数

1. 随访时间 PALLAS研究中，哌柏西利的治疗时间限定为2年，32.3%的患者完成了方案规定的2年治疗，且25.5%的患者仍在接受哌柏西利治疗，第2次中期分析的中位随访时间为23.7个月。monarchE研究中，阿贝西利的治疗时间是也是2年。目前，12.5%的患者完成了2年的治疗，超过70%的患者仍在2年治疗期中，停药率为16.6%。中期分析时，中位随访时间为15.5个月。因此，对比monarchE研究，PALLAS研究的中位随访时间更长。

2. 随访事件数 PALLAS研究中，哌柏西利＋内分泌治疗组2883例患者中有170例发生了iDFS事件，单纯内分泌治疗组2877例患者中有181例发生了iDFS事件。哌柏西利＋内分泌治疗组的3年iDFS率为88.2%，单纯内分泌治疗组的3年iDFS率为88.5%，2组无显著差异（*HR* 0.93，95%*CI* 0.76～1.15，*P*＝0.51）。monarchE研究中，阿贝西利＋内分泌治疗组有136例（4.8%）患者发生了iDFS事件，对照组有187例（6.6%）患者发生了iDFS事件。阿贝西利＋内分泌治疗组的2年iDFS率为92.2%，单纯内分泌治疗组的2年iDFS率为88.7%（*HR* 0.75，95%*CI* 0.60～0.93）。

据报道，PALLAS研究中单纯内分泌治疗组3年随访的iDFS率与monarchE研究中单纯内分泌治疗组2年随访的iDFS率差不多，分别为88.5%和88.7%，提示PALLAS研究中早期低危患者更多，其3年iDFS率和monarchE研究中高危患者的2年iDFS率相差无几。而monarchE研究中阿贝西利＋内分泌治疗组的2年iDFS率为92.2%，高于PALLAS研究中哌柏西利＋内分泌治疗组的3年iDFS率88.2%，提示随着随访时间的延长，monarchE研究可能发生更多的iDFS事件。

（五）细胞周期蛋白依赖性激酶4/6抑制剂的作用机制

哌柏西利是全球首个高特异性的CDK4/6抑制剂，主要通过抑制CDK4/6的活性阻滞细胞周期从G_1期过渡到S期。阿贝西利具有泛CDK抑制作用，可抑制CDK4/6及其以外的激酶，包括CDK2-cyclinA/E、CDK1-cyclin B等，这些激酶涉及对CDK4/6抑制剂的耐药性。阿贝西利也是上市的CDK4/6抑制剂中对CDK4/6最有效的抑制剂，对哌柏西利不能抑制或仅微弱抑制的多种激酶也有活性。阿贝西利在细胞周期的G_1期和G_2期都会引起细胞阻滞，尤其对pRB缺陷细胞仍有抑制作用。阿贝西利具有剂量依赖性，在高浓度时具有细胞毒性作用，可直接杀伤细胞。因此，monarchE研究中阿贝西利＋内分泌治疗组的2年iDFS率高于PALLAS研究中哌柏西利＋内分泌治疗组的3年iDFS率，也可能与阿贝西利更强的作用机制有关。

（湖南省肿瘤医院乳　胡哲煜　欧阳取长）

三、专家解读二

HR阳性是乳腺癌的一大分子分型，即使内分泌治疗药物一再“升级”，且已有芳香化酶抑制剂延长使用时间及加用卵巢功能抑制等有效措施，但其复发/转移问题并没有得到完全解决。令人欣喜的是，CDK4/6抑制剂的出现给这个问题带来了新的解决机会。CDK4/6抑制剂在晚期乳腺癌一线治疗中的地位已在之前的MONALEESA系列研究、PALOMA系列研究及MONARCH系列研究中得到巩固，但其在早期和局部晚期乳腺癌中的有效性仍有待进一步确认。目前，monarchE研究、PALLAS研究及尚未发表的NATALEE研究就是在HR阳性早期乳腺癌患者中探究辅助治疗加用不同的CDK4/6抑制剂能否改善这部分人群预后的临床研究。

PALLAS研究探索的CDK4/6抑制剂是哌柏西利，中期分析得到的是阴性结果。而类似的monarchE研究的中期分析得到了阳性结果。monarchE研究也是针对Ⅱ～Ⅲ期HR阳性乳腺癌标准内分泌治疗加或不加CDK4/6抑制剂的Ⅲ期临床研究，使用的CDK4/6抑制剂是阿贝西利。monarchE研究共纳入5637例患者，按1∶1的比例随机分组，2808例采用阿贝西利＋内分泌治疗，2829例采用单纯内分泌治疗。其结果显示，阿贝西利＋内分泌治疗组的2年iDFS率优于单独内分泌治疗（92.2% *vs*. 88.7%，*HR* 0.75，95%*CI* 0.60～0.93，*P*＝0.01），阿贝西利＋内分泌治疗组的2年DRFS率也明显优于单纯内分泌治疗组（93.6% *vs*. 90.3%，*HR* 0.72，95%*CI* 0.56～0.92，*P*＝0.01）。

PALLAS研究的试验设计虽然与monarchE研究相似，但部分细节仍存在差异。

首先，monarchE研究在早期乳腺癌中筛选复发/转移风险更高的人群，要求入组患者≥4枚腋窝淋巴结病理阳性或1～3枚腋窝淋巴结病理阳性＋以下任意一条：①肿瘤直径≥5.0 cm；②组织学分级3级；③中心评估的Ki-67≥20%。PALLAS研究入组患者的复发/转移风险明显低于

monarchE研究。PALLAS研究中Ⅲ期患者占48.8%，monarchE研究中Ⅲ期患者占73.8%（33.9%为Ⅲc期）；N_2在PALLAS研究和monarchE研究中分别占37.8%和59.6%，且接受过化疗的比例分别82.5%和95.6%。提示，PALLAS研究有可能因入组人群的复发/转移风险不够高导致哌柏西利在辅助治疗阶段获益不明显。但把阴性结果的原因归结于入组患者的复发/转移风险相对低可能还太早。在PALLAS研究的亚组分析中，对于Ⅱ期和Ⅲ期，以及T、N分期，并未见到分期更高者更倾向于哌柏西利＋内分泌治疗。其次，对于PALLAS研究来说，阴性结果还有可能是停药比例过高导致的，哌柏西利处理粒细胞缺乏的方式主要为减量和停药，PALLAS研究允许哌柏西利的剂量从125 mg减到100 mg和75mg，如果再减量则停药，＞2次的减量或中断＞4周也需要停药。而monarchE研究使用的阿贝西利的主要不良反应不是血液系统毒性而是腹泻（级别主要为2～3级），且因腹泻停药的比例只有4.8%，故阿贝西利＋内分泌治疗组真正用药的比例显然高于PALLAS研究，这也可能是导致两者结果不同的原因，说明针对患者不良反应的管理和患者教育在临床实践中也非常重要。

此外，同为CDK4/6抑制剂，导致不同药物疗效和不良反应差异的原因还有药物靶点。阿贝西利和另2个CDK抑制剂的最大区别在于其对cyclinD1/CDK4的抑制作用是cyclinD3/CDK6的14倍，且其是一个泛CDK抑制剂，对于CDK2-cyclin、CDK1-cyclin、CDK7-cyclin及CDK9-cyclin等复合物也有一定的抑制作用。

目前，哌柏西利联合内分泌治疗在晚期乳腺癌一线治疗中的地位仍不可动摇，且PALOMA-2研究的结果也为该方案的疗效“锦上添花”。该研究将1430例晚期一线治疗的HR阳性、HER-2阴性乳腺癌患者随机分为哌柏西利＋来曲唑组（$n=772$）和来曲唑单药组（$n=698$），经过中位24.2个月的随访，哌柏西利＋来曲唑组和来曲唑单药组的PFS分别20.0个月和11.9个月（*HR* 0.58，95%*CI* 0.49～0.69，$P<0.0001$）；哌柏西利＋来曲唑组未达到中位OS，而来曲唑单药组的中位OS为43.1个月（*HR* 0.66，95%*CI* 0.53～0.82，$P=0.0002$）。PALOMA-2研究证实了哌柏西利联合内分泌治疗的OS获益。但CDK4/6抑制剂在辅助治疗和解救治疗策略上的差异还有待进一步明确，CDK4/6抑制剂有效的生物标志物及其药物作用和耐药相关的机制还有待更多的探索。同时，业内也期待瑞博西利在NATALEE研究辅助治疗中的结果发表。

（上海交通大学医学院附属仁济医院　李兴睿　陆劲松）

参考文献

[1] Johnston SRD, Harbeck N, Hegg R, et al. Abemaciclib combined with endocrine therapy for the adjuvant treatment of HR＋, HER2-, node-positive, high-risk, early breast cancer (monarchE). J Clin Oncol, 2020, 38 (34): 3987-3998.

[2] Chong QY, Kok ZH, Bui NL, et al. A unique CDK4/6 inhibitor: current and future therapeutic strategies of abemaciclib. Pharmacol Res, 2020, 156: 104686.

[3] DeMichele A, Cristofanilli M, Brufsky A, et al. Comparative effectiveness of first-line palbociclib plus letrozole versus letrozole alone for HR＋/HER2- metastatic breast cancer in US real-world clinical practice. Breast Cancer Res, 2021, 23 (1): 37.

CME TEXTBOOKS NATIONAL PROJECT

第29章 monarchE研究：阿贝西利联合内分泌治疗辅助治疗激素受体阳性、人表皮生长因子受体-2阴性、淋巴结阳性、高危早期乳腺癌

一、概　　述

【文献来源】

Johnston SRD，Harbeck N，Hegg R，et al．Abemaciclib combined with endocrine therapy for the adjuvant treatment of HR＋，HER2-，node-positive，high-risk，early breast cancer（monarchE）．J Clin Oncol，2020，38（34）：3987-3998.

【研究背景和目的】

激素受体（HR）阳性、人表皮生长因子受体-2（HER-2）阴性高危早期乳腺癌患者约在术后2年达到复发高峰。为避免早期复发/转移，这部分患者的辅助治疗方案还有待进一步优化。阿贝西利是一种口服、持续给药的细胞周期蛋白依赖性激酶4/6（CDK4/6）抑制剂。据报道，阿贝西利联合氟维司群用于HR阳性、HER-2阴性晚期乳腺癌，无进展生存（PFS）和总生存（OS）均获得了明显改善。此外，阿贝西利联合非甾体芳香化酶抑制剂时，PFS也取得了显著获益，但其是否也可改善早期乳腺癌患者的预后目前尚不明确。因此，本研究的目的是探索阿贝西利联合内分泌治疗是否可以优化HR阳性、HER-2阴性高危早期乳腺癌患者的辅助治疗方案，并降低早期尤其是术后前5年的复发风险。

【入组条件】

1. 纳入标准

（1）年龄≥18岁，任何月经状态，HR阳性、HER-2阴性，临床高危的女性或男性乳腺癌患者（高危定义为≥4枚腋窝淋巴结病理阳性或1～3枚腋窝淋巴结病理阳性＋以下任意一条：①肿瘤直径≥5.0cm；②组织学分级3级；③中心评估的Ki-67≥20%）。

（2）在随机前允许非内分泌治疗（手术、化疗、放疗）结束后接受过最长12周的内分泌治疗。

（3）乳腺癌术后16个月内进行随机。

（4）允许放疗、辅助化疗和新辅助化疗。

2. 排除标准

（1）隐匿性、转移性、淋巴结阴性或炎性乳腺癌。

（2）使用过内分泌治疗（他莫昔芬或芳香化酶抑制剂）预防乳腺癌，使用过雷洛昔芬和（或）一种小分子CDK4/6抑制剂。

（3）有静脉血栓栓塞症病史。

【试验设计】

1. 一项全球、前瞻性、随机、开放的Ⅲ期临床研究。

2. 主要研究终点为无侵袭性疾病生存（iDFS），次要研究终点包括无远处复发生存（DRFS）、OS、安全性、药代动力学及患者报告结局。

3. 分层因素包括既往化疗（新辅助化疗、辅助化疗或无）、月经状态（以诊断为乳腺癌的时间为准）及地域（北美洲/欧洲、亚洲、其他）。

【试验流程】

monarchE研究的试验流程见图29-1。

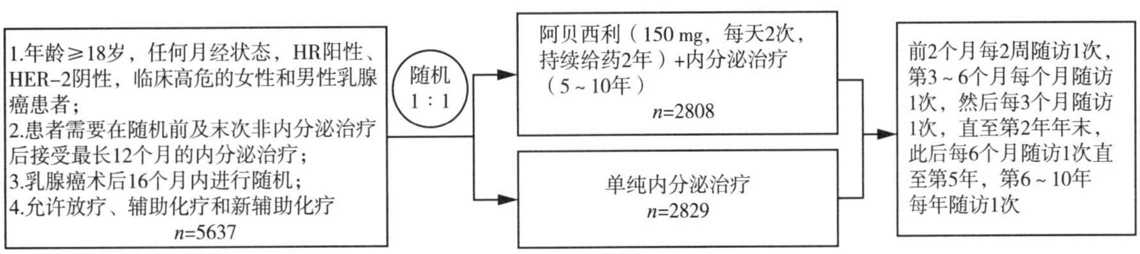

图29-1 monarchE研究的试验流程

【结果】

1. 随访 截至2020年3月16日，707例患者完成了2年治疗，中位随访时间为15.5个月。

2. iDFS 阿贝西利＋内分泌治疗组的iDFS率优于单纯内分泌治疗组，2年iDFS率分别92.2%和88.7%（*HR* 0.75，95%*CI* 0.60～0.93，*P*＝0.01）。

3. DRFS 阿贝西利＋内分泌治疗组的DRFS率明显优于单纯内分泌治疗组，2年DRFS率分别为93.6%和90.3%（*HR* 0.72，95%*CI* 0.56～0.92，*P*＝0.01）。

4. 不良反应 阿贝西利＋内分泌治疗组常见的不良反应包括腹泻（82.2%）、中性粒细胞减少（44.6%）及乏力（38.4%）。单纯内分泌治疗组常见的不良反应包括关节痛（31.3%）、潮热（21.0%）及乏力（15.5%）。阿贝西利＋内分泌治疗组有2.7%（0.3%为3级）的患者发生了间质性肺疾病，单纯内分泌治疗组为1.2%（1例3级）。阿贝西利＋内分泌治疗组有63例（2.3%）患者发生了静脉血栓栓塞症，单纯内分泌治疗组为14例（0.5%）。阿贝西利＋内分泌治疗组有45.9%的患者发生了≥3级的不良反应，单纯内分泌治疗组为12.9%。阿贝西利＋内分泌治疗组有12.3%的患者发生了严重不良反应，单纯内分泌治疗组为7.2%。2组最常见的严重不良反应是肺炎。

【结论】

对于HR阳性、HER-2阴性、淋巴结阳性、高危的男性或女性早期乳腺癌患者，阿贝西利＋内分泌治疗较单纯使用内分泌治疗获益明显。

（上海交通大学医学院附属仁济医院　马嘉忆　殷文瑾　陆劲松）

二、专家解读

阿贝西利是一种小分子CDK4/6抑制剂，不同于哌柏西利和瑞博西利，其对cyclinD1/CDK4的抑制作用是对cyclinD3/CDK6的14倍，通过抑制CDK4/6的活性阻断Rb蛋白磷酸化，使下游的转录因子E2F无法释放，从而使细胞周期停滞在G_1期，阻碍细胞增生。

MONARCH系列研究在乳腺癌中探索了阿贝西利联合内分泌治疗的疗效和安全性。其中，MONARCH1研究、MONARCH2研究和MONARCH3研究的纳入对象是晚期乳腺癌患者，而本研究的纳入对象是早期乳腺癌患者。

MONARCH1研究是一项针对HR阳性、HER-2阴性晚期乳腺癌的Ⅱ期临床研究，用药方案为阿贝西利（200 mg，每天2次，持续给药）联合氟维司群。其结果显示，中位应答持续时间为8.6个月，研究者评估的总反应率为19.7%，临床获益率（CBR）为42.4%。MONARCH2研究（Ⅲ期）纳入了与MONARCH1研究相似的人群，按2∶1的比例随机分入试验组［阿贝西利（150 mg，每天2次，持续给药）联合氟维司群］和安慰剂组（氟维司群联合安慰剂）。其结果显示，试验组的中位PFS比安慰剂组延长了7.1个月（16.4个月 *vs*. 9.3个月，*HR* 0.553，$P<0.001$），试验组的客观缓解率（ORR）较安慰剂组显著提高（48.1% *vs*. 21.3%）；阿贝西利带来的不良反应主要有腹泻、中性粒细胞减少及乏力。MONARCH 3研究也是一项针对HR阳性、HER-2阴性晚期乳腺癌的Ⅲ期临床研究，将纳入患者随机分入阿贝西利组［阿贝西利（150 mg，每天2次，持续给药）联合阿那曲唑］和安慰剂组（安慰剂联合阿那曲唑）。其结果显示，研究者评估的中位PFS在阿贝西利组中明显延长（*HR* 0.54，95%*CI* 0.41～0.72，$P=0.000\ 21$），阿贝西利组的ORR为59%，安慰剂组为44%（$P=0.004$）；阿贝西利组主要的不良反应为腹泻。

目前，对于临床高风险的HR阳性、HER-2阴性早期乳腺癌患者，术后2年为复发高峰，故monarchE研究根据肿块大小和腋窝淋巴结等病理特征锚定了一部分HR阳性、HER-2阴性高危早期乳腺癌患者，探究了阿贝西利2年＋内分泌治疗5～10年和单纯内分泌治疗5～10年的疗效差异。中期分析显示，阿贝西利＋内分泌治疗组的iDFS和DRFS明显优于单纯内分泌治疗组；腹泻是阿贝西利的主要不良反应，其次是血液系统毒性，但因腹泻停药的患者仅占4.8%，故安全性还是较为可靠的。另外，芳香化酶抑制剂带来的关节痛和潮热在阿贝西利＋内分泌治疗组中也有减少，该情况在一些CDK4/6抑制剂的研究中也有体现。本研究为CDK4/6抑制剂在早期乳腺癌患者中的疗效和安全性提供了可靠的证据。

正在同时进行的使用CDK4/6抑制剂治疗HR阳性、HER-2阴性高危早期乳腺癌相关的研究还有PALLAS研究和NATALEE研究，分别探索哌柏西利和瑞博西利联合内分泌治疗在早期乳腺癌中的疗效和安全性。

目前，PALLAS研究的结果暂时没有看到统计学差异，其试验设计与monarchE研究相仿，比较了内分泌治疗联合/不联合哌柏西利（125 mg，连续21天后停7天，每28天为1个周期）在早期HR阳性、HER-2阴性Ⅱ/Ⅲ期乳腺癌患者中的疗效。但中期分析显示，其并未达到原本计划的5年绝对iDFS获益率4.4%，3年iDFS率在哌柏西利＋内分泌治疗组和单纯内分泌治疗组中分别为

88.2%和88.5%。PALLAS研究和monarhE研究的结果差异可能与入组人群不同有关，monarchE研究中Ⅲ期患者的比例明显高于PALLAS研究（74.1% *vs.* 48.9%），具有更高的复发风险，故可能更容易体现出CDK4/6抑制剂的疗效。另外，这2种药物（阿贝西利和哌柏西利）的不良反应也可能是结果的影响因素之一，哌柏西利的主要不良反应是血液学毒性，而阿贝西利主要是腹泻。PALLAS研究中停用哌柏西利的患者比例远高于monarchE研究中停用阿贝西利的患者比例（42.0% *vs.* 16.6%），这也可能是PALLAS研究未达到预期结果的原因之一。

NATALEE研究是一项多中心、随机、开放的Ⅲ期临床研究，试验组使用瑞博西利（400 mg，连续21天后停7天，每28天为1个周期）联合内分泌治疗，对照组使用单纯内分泌治疗。该研究从2018年12月开始入组，中期分析尚未发表。期待NATALEE研究和PALLAS研究进一步随访的结果，也期待这3种CDK4/6抑制剂（阿贝西利、哌柏西利、瑞博西利）头对头研究的结果。

（上海交通大学医学院附属仁济医院　马嘉忆　陆劲松）

参考文献

[1] Dickler MN, Tolaney SM, Rugo HS, et al. MONARCH 1, a phase Ⅱ study of abemaciclib, a CDK4 and CDK6 inhibitor, as a single agent, in patients with refractory HR（+）/HER2（-）metastatic breast cancer. Clin Cancer Res, 2017, 23（17）: 5218-5224.

[2] Sledge GW, Toi M, Neven P, et al. MONARCH 2: abemaciclib in combination with fulvestrant in women with HR+/HER2- advanced breast cancer who had progressed while receiving endocrine therapy. J Clin Oncol, 2017, 35（25）: 2875-2884.

[3] Goetz MP, Toi M, Campone M, et al. MONARCH 3: abemaciclib as initial therapy for advanced breast cancer. J Clin Oncol, 2017, 35(32): 3638-3646.

[4] Johnston SRD, Harbeck N, Hegg R, et al. Abemaciclib combined with endocrine therapy for the adjuvant treatment of HR+, HER2-, node-positive, highrisk, early breast cancer（monarchE）. J Clin Oncol, 2020, 38（34）: 3987-3998.

[5] Di Cosimo S, Porcu L, Cardoso F. CDK 4/6 inhibitors mired in uncertainty in HR positive and HER2 negative early breast cancer. Breast, 2020, 55: 75-78.

第八篇

乳腺癌辅助抗人表皮生长因子受体-2靶向治疗

第30章 FeDeriCa研究：帕妥珠单抗＋曲妥珠单抗联合化疗皮下注射对比静脉注射治疗人表皮生长因子受体-2阳性早期乳腺癌的多中心、随机、开放、非劣效性Ⅲ期临床研究

一、概　　述

【文献来源】

Tan AR，Im SA，Mattar A，et al. Fixed-dose combination of pertuzumab and trastuzumab for subcutaneous injection plus chemotherapy in HER2-positive early breast cancer（FeDeriCa）：a randomised，open-label，multicentre，non-inferiority，phase 3 study. Lancet Oncol，2021，22（1）：85-97.

【研究背景和目的】

基于CLEOPATRA研究、NeoSphere研究及APHINITY研究的结果，帕妥珠单抗＋曲妥珠单抗＋化疗已成为人表皮生长因子受体-2（HER-2）阳性乳腺癌的标准治疗方案。且新辅助HannaH研究证明了曲妥珠单抗皮下注射制剂与静脉注射制剂的临床等效性。此外，静脉注射帕妥珠单抗、曲妥珠单抗，每次分别需要30～60分钟、30～90分钟，而加入透明质酸酶的皮下注射制剂可将注射时间减少至5～8分钟。2020年6月29日，美国食品药品监督管理局（FDA）批准了固定剂量的帕妥珠单抗＋曲妥珠单抗＋透明质酸酶三合一皮下注射制剂（商品名：PHESGO）用于HER-2阳性乳腺癌的早期新辅助治疗、辅助治疗及晚期转移治疗。本研究旨在评估新辅助治疗中与静脉注射制剂相比皮下注射制剂治疗HER-2阳性早期乳腺癌患者的药代动力学、有效性及安全性。

【入组条件】

1. 纳入标准

（1）年龄≥18岁。

（2）HER-2阳性、可手术的（Ⅱ～Ⅲ期）或炎性局部晚期乳腺癌。

（3）原发性肿瘤直径＞2.0 cm或淋巴结阳性。

（4）美国东部肿瘤协作组（ECOG）评分0～1分（0分指个体活动能力完全正常，1分指个体能自由走动及从事轻体力活动但不能从事较重的体力活动）。

（5）左心室射血分数（LVEF）≥55%

2. 排除标准

（1）接受过预防乳腺癌的治疗或针对乳腺癌的系统治疗或放疗。

（2）严重心功能不全。

（3）肝功能不全（血肌酐超过正常值上限的1.5倍，谷丙转氨酶或谷草转氨酶超过正常值上限的1.25倍，白蛋白水平＜25 g/L）。

（4）肾功能不全（血肌酐超过正常值上限的1.5倍）。

（5）骨髓（造血）功能不全（中心粒细胞的绝对值＜1.5×10^9/L，血小板计数＜100×10^9/L，血红蛋白水平＜9 g/dl）。

【试验设计】

1. 一项国际、多中心、随机、开放的非劣效性Ⅲ期临床研究。

2. 主要研究终点为第7个周期后皮下注射组相较于静脉注射组血清帕妥珠单抗谷浓度的非劣效性［皮下注射组与静脉注射组帕妥珠单抗谷浓度的几何平均比的90%置信区间（*CI*）下限≥0.8表示皮下注射组不劣于静脉注射组］，次要研究终点为第7个周期后皮下注射组相较于静脉注射组血清曲妥珠单抗谷浓度的非劣效性。

3. 分层因素包括激素受体（HR）状态［雌激素受体（ER）/孕激素受体（PR）阳性或阴性］、肿瘤分期（Ⅱ～Ⅲa或Ⅲb～Ⅲc）及化疗方案［剂量密集多柔比星＋环磷酰胺每2周（×4）序贯紫杉醇每周（×12）或多柔比星＋环磷酰胺每3周（×4）序贯多西他赛每3周（×4）］。

【试验流程】

FeDeriCa研究的试验流程见图30-1。

【结果】

1. 药代动力学 皮下注射组与静脉注射组治疗第7个周期后血清帕妥珠单抗谷浓度的几何平均比为1.22（90%*CI* 1.14～1.31），达到主要研究终点。皮下注射组与静脉注射组治疗第7个周期后血清曲妥珠单抗谷浓度的几何平均比为1.33（90%*CI* 1.24～1.43），达到了次要研究终点。

2. 有效性 静脉注射组与皮下注射组的病理完全缓解（pCR）率无差异［150/252（60%，95%*CI* 53%～66%）*vs*. 148/248（60%，95%*CI* 53%～66%）］。

3. 安全性 2组的安全性总体相似，除了一些由于给药途径不同导致的不良反应（如注射部位反应和输液相关反应）外，2组常见的不良反应包括脱发、恶心及腹泻等；2组最常见的3～4级不良反应为中性粒细胞减少（13% *vs*. 14%）；2组最常见的HER-2靶向治疗相关3～4级不良反应为腹泻（5% *vs*. 7%）；2组治疗相关严重不良反应的发生率均为10%；2组各有1例致死不良事件（静脉注射组尿毒症1例，皮下注射组急性心肌梗死1例），死亡均与HER-2靶向治疗无关。

【结论】

在HER-2阳性乳腺癌的术前新辅助化疗中，帕妥珠单抗＋曲妥珠单抗皮下注射制剂不劣于静

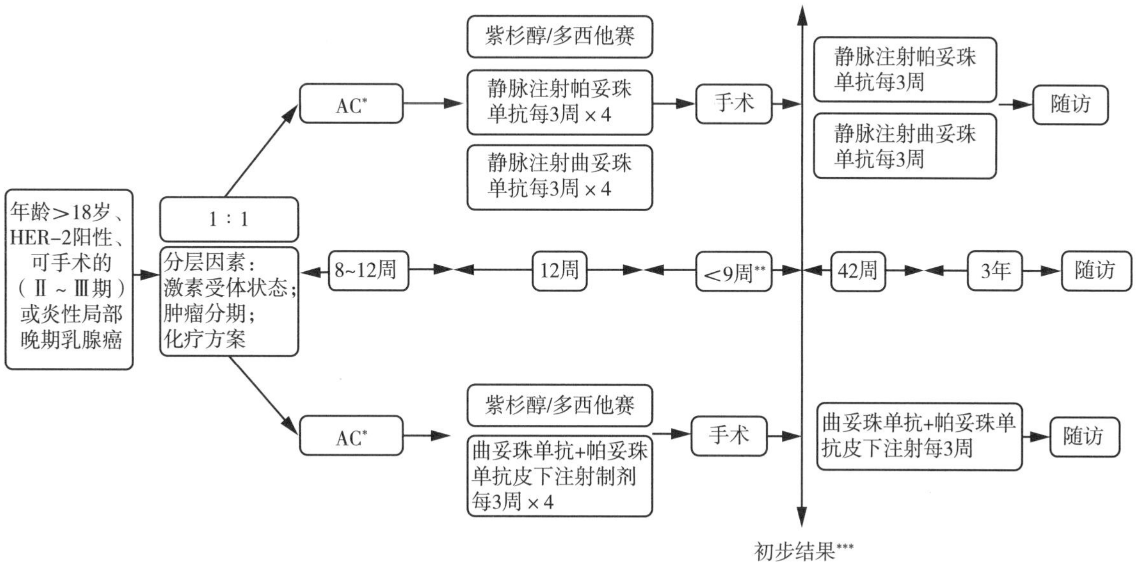

图30-1 FeDeriCa研究的试验流程

注：*.2种化疗方案为剂量密集多柔比星＋环磷酰胺每2周（×4）序贯紫杉醇每周（×12）和多柔比星＋环磷酰胺每3周（×4）序贯多西他赛每3周（×4）；**. 手术前最后一次和手术后首次曲妥珠单抗＋帕妥珠单抗的治疗时间间隔必须＜9周；***. 本次报道初步结果，即曲妥珠单抗＋帕妥珠单抗治疗第7个周期后，皮下注射组相较于静脉注射组药物谷浓度的非劣效性。HER-2. 人表皮生长因子受体-2

脉注射制剂，且pCR率相似、安全性相似。

（上海交通大学医学院附属仁济医院 李 烨 殷文瑾 陆劲松）

二、专家解读

乳腺癌的治疗除了改善患者的预后外，提高患者的生活质量也十分重要。帕妥珠单抗＋曲妥珠单抗联合化疗是HER-2阳性乳腺癌的标准治疗方案，已经被CLEOPATRA、NeoSphere、APHINITY等大型前瞻性随机对照研究验证。目前，该治疗方案以静脉给药为主。新药PHESGO是一种固定剂量的帕妥珠单抗＋曲妥珠单抗＋透明质酸酶三合一皮下注射制剂，于2020年6月29日由美国FDA批准上市，用于HER-2阳性乳腺癌的早期新辅助治疗、晚期辅助治疗及晚期转移治疗。与静脉注射制剂相比，皮下注射制剂有许多优势，如大大缩短了治疗时间、使用便利及节约医疗资源等。那么皮下注射制剂的疗效是否与静脉注射制剂相似呢？

HannaH研究是一项前瞻性、多中心、开放标签、随机对照的Ⅲ期非劣效性新辅助治疗临床研究（$n=596$）。其结果显示，曲妥珠单抗皮下注射组与静脉注射组术前8个周期治疗后血药谷浓度的几何平均比为1.33，pCR率分别为40.7%和45.4%，6年无事件生存（EFS）率（均为65%）和总生存（OS）率（均为84%）均无差异，且安全性相当。该研究为皮下注射曲妥珠单抗新辅助治疗的长期疗效和安全性提供了依据。但帕妥珠单抗＋曲妥珠单抗皮下注射制剂在新辅助治疗中的疗效和安全性目前尚不得知。

FeDeriCa研究是一项国际、多中心、随机、开放的非劣效性Ⅲ期临床研究，共入组500例患者，旨在评估新辅助治疗中与帕妥珠单抗＋曲妥珠单抗静脉注射制剂相比于皮下注射制剂治疗HER-2阳性早期乳腺癌患者的药代动力学、有效性及安全性。其结果显示，皮下注射组与静脉注射组治疗第7个周期后血清帕妥珠单抗谷浓度的几何平均比为1.22，达到了主要研究终点；2组的pCR率相似，安全性总体相似。因此认为，曲妥珠单抗＋帕妥珠单抗皮下注射制剂不仅大大减少了治疗时间，且给药更方便、侵入性更小，与静脉注射制剂同样有效。但FeDeriCa研究仍有一些不足。例如，目前暂无术后阶段药代动力学、疗效及安全性的结果，也没有长期随访资料。除此之外，FeDeriCa研究没有提供患者满意度和生活质量相关的信息，患者的满意度和偏好也是选择用药的重要考量因素。关于患者的满意度和偏好，PHranceSCa研究进行了探讨，其是一项Ⅱ期、随机、交叉研究。该研究共入组160例完成术前新辅助治疗（曲妥珠单抗＋帕妥珠单抗＋化疗）和手术的患者，按1∶1的比例随机分组进入术后辅助交叉治疗阶段，即3个周期曲妥珠单抗＋帕妥珠单抗静脉给药治疗序贯3个周期曲妥珠单抗＋帕妥珠单抗皮下注射治疗或3个周期曲妥珠单抗＋帕妥珠单抗皮下注射治疗序贯3个周期曲妥珠单抗＋帕妥珠单抗静脉注射治疗。随后，这些患者进入持续治疗阶段，在此期间，患者自主在皮下给药和静脉给药中选择一种治疗方案，完成18个周期的辅助治疗。所有患者填写偏好调查问卷，结果显示，85%的患者倾向于选择皮下给药，其中节省时间是患者偏好皮下给药的主要原因。但PHranceSCa研究与FeDeriCa研究的试验设计不尽相同。PHranceSCa研究是辅助治疗研究而非新辅助治疗研究，且PHranceSCa研究仅使用了单克隆抗体治疗，而FeDeriCa研究使用了单克隆抗体联合化疗。因此，PHranceSCa研究的结果并不能完全代表FeDeriCa研究。

另一个值得注意的问题是，虽然皮下注射制剂的使用更节省时间，但对于很多患者来说，比起耗时，经济困难可能是癌症治疗首先考虑的问题。在被纳入医保前的时间里，注射制剂很可能不会成为大多数患者的选择。

总体来说，PHESGO是一种侵入性更小、更方便省时的有效治疗选择，且优化了医疗资源的使用。尽管其新辅助治疗的长期疗效和安全性还有待验证，但业内仍可以期待其在被纳入医保后进一步减轻乳腺癌患者的负担。

（上海交通大学医学院附属仁济医院　李　烨　殷文瑾　陆劲松）

参考文献

[1] Swain SM, Miles D, Kim SB, et al. Pertuzumab, trastuzumab, and docetaxel for HER2-positive metastatic breast cancer (CLEOPATRA): end-of-study results from a double-blind, randomised, placebo-controlled, phase 3 study. The Lancet Oncology, 2020, 21 (4): 519-530.

[2] Gianni L, Pienkowski T, Im YH, et al. Efficacy and safety of neoadjuvant pertuzumab and trastuzumab in women with locally advanced, inflammatory, or early HER2-positive breast cancer (NeoSphere): a randomised multicentre, open-label, phase 2 trial. The Lancet Oncology, 2012, 13 (1): 25-32.

[3] von Minckwitz G, Procter M, de Azambuja E, et al. Adjuvant pertuzumab and trastuzumab in early HER2-positive breast cancer. The New England Journal of Medicine, 2017, 377 (2): 122-131.

[4] Ismael G, Hegg R, Muehlbauer S, et al. Subcutaneous versus intravenous administration of (neo) adjuvant trastuzumab in patients with HER2-positive, clinical stage Ⅰ－Ⅲ breast cancer (HannaH study): a phase 3, open-label, multicentre, randomised trial. The Lancet Oncology, 2012, 13 (9): 869-878.

[5] O'Shaughnessy J, Sousa S, Cruz J, et al. 165MO patient (pt) preference for the pertuzumab-trastuzumab fixed-dose combination for subcutaneous use (PH FDC SC) in HER2-positive early breast cancer (EBC): primary analysis of the open-label, randomised crossover PHranceSCa study. Annals of Oncology, 2020, 31: S306-S307.

APHINITY研究的6年随访结果：帕妥珠单抗联合曲妥珠单抗辅助治疗人表皮生长因子受体-2阳性早期乳腺癌

第31章

一、概　　述

【文献来源】

Piccart M，Procter M，Fumagalli D，et al．Adjuvant pertuzumab and trastuzumab in early HER2-positive breast cancer in the APHINITY trial：6 years' follow-up．J Clin Oncol，2021，39（13）：1448-1457.

【研究背景和目的】

APHINITY研究报道，在中位随访45个月时，对于人表皮生长因子受体-2（HER-2）阳性早期乳腺癌患者，尤其是淋巴结阳性或激素受体（HR）阴性患者，在曲妥珠单抗＋化疗的辅助治疗中加入帕妥珠单抗，显著提高了患者的无侵袭性疾病生存（iDFS）率。本次报道APHINITY研究的6年随访结果。

【入组条件】

1．纳入标准

（1）非转移性、充分切除且无乳腺癌残留的、组织学证实的HER-2阳性浸润性乳腺癌患者。

（2）HER-2阳性的判定需要经中心确认定义为超过10%组织的免疫组织化学检测（＋＋＋）或荧光原位杂交（FISH）显示*HER-2*基因扩增）。

（3）同时双侧乳腺存在浸润性病变的患者，如果2个病灶均为HER-2阳性，则符合条件。

（4）淋巴结阳性，或淋巴结阴性但肿瘤直径＞1.0 cm，或淋巴结阴性、肿瘤直径0.5～1.0 cm且至少符合以下1个标准：①病理学分级为3级；②雌激素受体（ER）和孕激素受体（PR）阴性；③年龄＜35岁（此为方案A）。APHINITY研究在入组3655例患者后，为保证试验设计的淋巴结阳性/阴性的基线分布状态，提出方案B（之后仅纳入淋巴结阳性患者，不再纳入淋巴结阴性患者）。

（5）基线左心室射血分数（LVEF）≥55%。

2. 排除标准

（1）既往有浸润性乳腺癌病史。

（2）随机入组前5年内有其他非乳腺恶性肿瘤病史（子宫颈原位癌、结肠原位癌、原位恶性黑色素瘤、皮肤基底细胞癌或鳞状细胞癌除外）。

（3）曾经接受过针对肿瘤的化疗或放疗。

（4）既往接受过任何抗HER-2治疗或其他抗癌生物治疗或免疫治疗。

（5）并发严重疾病，特别是严重的心脏/心血管疾病或严重的肺部疾病。

【试验设计】

1. 一项全球、多中心、随机、双盲、安慰剂对照的Ⅲ期临床研究。

2. 主要研究终点为无侵袭性疾病生存（iDFS）[定义为从随机化到第1次发生以下情况的时间（同侧浸润性乳腺癌复发、同侧局部区域浸润性乳腺癌复发、远处复发、对侧浸润性乳腺癌或任何原因的死亡），不包括第二原发非乳腺癌事件]，次要研究终点包括总生存（OS）、无疾病生存率（DFS）、包括第二原发非乳腺癌事件的iDFS、无复发间期、无远处转移间期、无疾病间期、安全性、心脏安全性及健康相关生活质量。

3. 根据BCIRG 006研究的结果，假设3年iDFS率安慰剂组为89.2%，帕妥珠单抗组为91.8%，风险比（*HR*）为0.75，检验效能为80%，双边α＝5%，初步分析时需要379例事件和4800例患者。最终分析需要在出现640例死亡事件时进行。

【试验流程】

APHINITY研究的试验流程见图31-1。

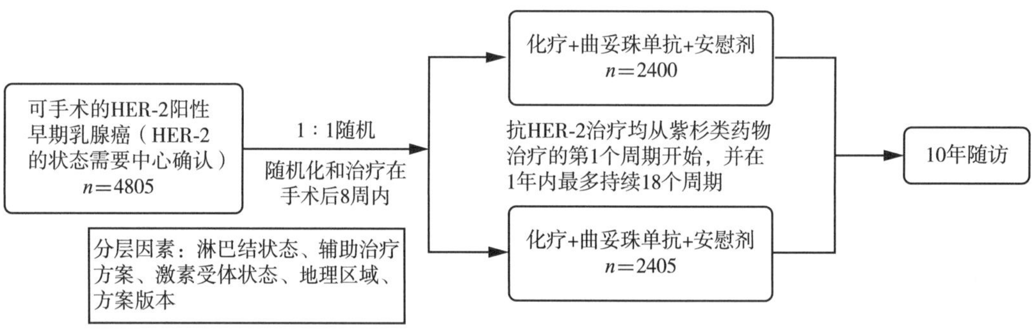

图31-1 APHINITY研究的试验流程

注：化疗方案为标准的蒽环类药物序贯紫杉类药物或多西他赛＋卡铂；帕妥珠单抗，首次840 mg静脉滴注，之后420 mg静脉滴注，每3周1次；曲妥珠单抗，首次8 mg/kg静脉滴注，之后6 mg/kg静脉滴注，每3周1次。HR阳性乳腺癌患者从化疗结束时开始接受标准内分泌治疗（计划至少持续5年），且化疗结束时根据相关指南行放疗，同时行抗HER-2治疗。方案A纳入3655例患者（淋巴结阳性或高危淋巴结阴性），按1∶1的比例随机分组；方案B纳入1149例患者（仅淋巴结阳性），按1∶1的比例随机分组；按方案版本进行分层分析时，分别在A、B 2个方案人群中研究帕妥珠单抗相比于安慰剂的作用。HER-2. 人表皮生长因子受体-2

【结果】

1. 意向性治疗（ITT）人群中，6年iDFS率帕妥珠单抗组为90.6%，安慰剂组为87.8%（*HR*

0.76，95%*CI* 0.64 ～ 0.91），绝对获益为2.8%。

2．亚组分析显示，在淋巴结阳性人群中，6年iDFS率帕妥珠单抗组为87.9%，安慰剂组为83.4%（*HR* 0.72，95%*CI* 0.59 ～ 0.87），绝对获益为4.5%。在淋巴结阴性人群中，2组的6年iDFS率相似（95.0% *vs*. 94.9%）。

3．中位随访74个月的结果显示，6年OS率帕妥珠单抗组为94.8%，安慰剂组为93.9%（*HR* 0.85，95%*CI* 0.67 ～ 1.07，*P*＝0.17），2组无显著差异。

4．在HR阴性人群中，6年iDFS率帕妥珠单抗组为89.5%，安慰剂组为87%（*HR* 0.83，95%*CI* 0.63 ～ 1.10），绝对获益为2.5%。在HR阳性人群中，6年iDFS率帕妥珠单抗组为91.2%，安慰剂组为88.2%（*HR* 0.73，95%*CI* 0.59 ～ 092），绝对获益为3.0%。

5．安全性方面，帕妥珠单抗并不增加不良反应的发生率。

【结论】

无论HR状态（阴性或阳性），辅助治疗中加入帕妥珠单抗可以改善淋巴结阳性、HER-2阳性早期乳腺癌患者的iDFS，且有很好的安全性。

（上海交通大学医学院附属仁济医院　赵英莺　严婷婷　陆劲松）

二、专家解读

APHINITY研究在HER-2阳性早期乳腺癌患者中评估在曲妥珠单抗＋化疗的辅助治疗中加入帕妥珠单抗是否可以改善这部分人群的预后。2017年，该研究中位随访45个月的结果显示，辅助化疗联合曲妥珠单抗和帕妥珠单抗可以显著提高淋巴结阳性或HR阴性、HER-2阳性乳腺癌患者的iDFS。以下是该研究6年随访结果的更新。

中位随访74个月的结果显示，6年OS率帕妥珠单抗组为94.8%，安慰剂组为93.9%，无显著差异（*HR* 0.85，95%*CI* 0.67 ～ 1.07，*P*＝0.170）。但主要研究终点iDFS的数据取得了进展，即随着随访时间的延长，帕妥珠单抗组相较于安慰剂组进一步提高了ITT人群的iDFS，绝对获益由0.9%提高到2.8%；且淋巴结阳性患者的iDFS获益依旧存在，绝对获益从2.2%提高到4.5%，达2倍。与中位随访45个月时的结果一样，中位随访74个月时的结果也提示帕妥珠单抗可以提高HR阴性人群的iDFS。对于HR阳性人群，第1次分析并未发现帕妥珠单抗的获益，但随着随访时间的延长，本次分析的结果显示，辅助治疗中加入帕妥珠单抗可以提高HR阳性人群的iDFS，绝对获益为3.0%，这可能与HR阳性乳腺癌的复发高峰在3年后相关，随着随访时间的延长，帕妥珠单抗的疗效才凸显出来。在安全性方面，帕妥珠单抗的使用并未增加患者不良反应的发生率。因此，美国国家综合癌症网络（NCCN）专家组认为，若患者未接受帕妥珠单抗作为新辅助治疗的一部分，在辅助治疗中加用帕妥珠单抗是合理的。

目前，曲妥珠单抗和帕妥珠单抗靶向HER-2的联合治疗在解救治疗中取得了较好的疗效。CLEOPATRA研究（Ⅲ期）比较了曲妥珠单抗联合多西他赛±帕妥珠单抗一线治疗HER-2阳性晚期乳腺癌的疗效，共纳入808例HER-2阳性转移性乳腺癌患者并随机分组，其中402例接受曲妥珠单抗＋多西他赛＋帕妥珠单抗治疗（帕妥珠单抗组），406例接受曲妥珠单抗＋多西他赛＋安慰剂治疗（安慰剂组）。中位随访19个月时发现，帕妥珠单抗组相比于安慰剂组可以显著延长无进展生存（PFS），帕妥珠单抗组的PFS为18.5个月，安慰剂组为12.4个月（*HR* 0.62，95%*CI* 0.51 ～ 0.75，*P*＜0.001）。中位随访30个月时发现，加入帕妥珠单抗可以显著降低死亡风险（*HR* 0.66，95%*CI* 0.52 ～ 0.84，*P*＝0.0008）。鉴于该研究的结果，美国NCCN专家组推荐将帕妥珠单抗＋曲妥珠单抗联合一种紫杉类药物作为HER-2阳性转移性乳腺癌患者一线治疗的首选方案，且帕妥珠单抗+曲妥珠单抗联合多西他赛作为美国NCCN 指南的1类推荐。CLEOPATRA研究中位随访8年的结果显示，帕妥珠单抗组的中位OS为57.1个月（OS率为37%），安慰剂组为40.8个月（OS率为23%）（*HR* 0.69，95%*CI* 0.58～0.82，*P*＜0.0001），证实3药联合显著改善了HER-2阳性晚期乳腺癌患者的预后。

Neosphere研究（Ⅱ期）比较了多西他赛+曲妥珠单抗联合或不联合帕妥珠单抗新辅助治疗局部晚期、炎性或早期HER-2阳性乳腺癌的疗效，共纳入417例患者，按1∶1∶1∶1的比例随机分为曲妥珠单抗+多西他赛组、帕妥珠单抗+曲妥珠单抗+多西他赛组、帕妥珠单抗+曲妥珠单抗组及帕妥珠单抗+多西他赛组。结果发现，4组的病理完全缓解（pCR）率分别为29.0%、45.8%、16.8%及24.0%，提示双靶向治疗较单靶向治疗明显提高了pCR率。2013年，美国食品药品监督管理局（FDA）加速批准帕妥珠单抗在新辅助治疗中与曲妥珠单抗和紫杉类药物化疗联合使用以提高患者的pCR率，且美国NCCN专家组支持美国FDA批准的指征，即含帕妥珠单抗的方案可在术前用于≥T_2或≥N_1的HER-2阳性早期乳腺癌患者。Neosphere研究的5年随访结果显示，双靶向治疗有改善患者DFS的趋势。

由于帕妥珠单抗在解救治疗中对HER-2阳性转移性乳腺癌患者OS的巨大改善和在新辅助治疗中对pCR率的显著改善，美国NCCN专家组认为，若患者未接受帕妥珠单抗作为新辅助治疗的一部分，则在辅助治疗中加用帕妥珠单抗是合理的。更强有力的证据有赖于APHINITY研究的进一步探索。

对于HER-2阳性乳腺癌，随着抗HER-2药物的研发和治疗策略的进一步提出，其预后可以得到进一步改善，如在抗体靶向治疗完成后再序贯小分子抗HER-2酪氨酸激酶抑制剂治疗1年可以进一步提高临床获益。奈拉替尼是一种口服的、不可逆的泛小分子酪氨酸激酶抑制剂。ExteNET研究的结果显示，Ⅱ～Ⅲc期HER-2阳性乳腺癌患者在完成1年曲妥珠单抗治疗后序贯奈拉替尼1年治疗可以显著改善iDFS，且在曲妥珠单抗治疗后1年内开始使用奈拉替尼的患者获益最明显。ExteNET研究（Ⅲ期）纳入了2840例术后且已完成辅助化疗和1年曲妥珠单抗治疗的患者，包括新辅助化疗后+术后的患者，按1∶1的比例随机分组后分别接受1年奈拉替尼治疗或安慰剂治疗。其结果发现，奈拉替尼组的5年iDFS率为90.2%，安慰剂组为 87.7%（*P*＝0.008）；进一步的亚组分析显示，额外1年的奈拉替尼治疗显著延长了HR阳性患者的iDFS，但这在HR阴性患者中则不明显。鉴于上述结果，美国NCCN指南建议高复发风险的HR阳性、HER-2阳性早期乳腺癌患者可考虑在含曲妥珠单抗的辅助治疗后加用1年奈拉替尼强化辅助治疗。

那么，曲妥珠单抗联合帕妥珠单抗和曲妥珠单抗序贯小分子酪氨酸激酶抑制剂分别更适合哪些亚组人群？在辅助治疗中两者联合、前期曲妥珠单抗+帕妥珠单抗联合治疗后序贯奈拉替尼强化治疗的疗效是否可以进一步提高？需要进一步探究。

APHINITY研究是最早在HER-2阳性乳腺癌的辅助治疗中应用帕妥珠单抗和曲妥珠单抗的研究，为双靶向治疗药物用于辅助治疗奠定了基础。但本次分析时死亡事件数为272例，尚未达到预先设定的640例，故OS数据尚未成熟，可以期待其最终结果的发表，以确定帕妥珠单抗能否给HER-2阳性乳腺癌患者带来OS获益。

目前，帕妥珠单抗的最佳使用时长尚未明确，未来需要设计更多的临床研究来探讨双靶向治疗的最佳时长。

（上海交通大学医学院附属仁济医院　赵英莺　严婷婷　陆劲松）

参考文献

[1] von Minckwitz G, Procter M, de Azambuja E, et al. Adjuvant pertuzumab and trastuzumab in early HER2-positive breast cancer. N Engl J Med, 2017, 377 (2): 122-131.

[2] Piccart M, Procter M, Fumagalli D, et al. Adjuvant pertuzumab and trastuzumab in early HER2-positive breast cancer in the APHINITY trial: 6 years' follow-up. J Clin Oncol, 2021, 39 (13): 1448-1457.

[3] Swain SM, Miles D, Kim SB, et al. Pertuzumab, trastuzumab, and docetaxel for HER2-positive metastatic breast cancer (CLEOPATRA): end-of-study results from a double-blind, randomised, placebo-controlled, phase 3 study. Lancet Oncol, 2020, 21 (4): 519-530.

[4] Gianni L, Pienkowski T, Im YH, et al. 5-year analysis of neoadjuvant pertuzumab and trastuzumab in patients with locally advanced, inflammatory, or early-stage HER2-positive breast cancer (NeoSphere): a multicentre, open-label, phase 2 randomised trial. Lancet Oncol, 2016, 17 (6): 791-800.

[5] Chan A, Moy B, Mansi J, et al. Final efficacy results of neratinib in HER2-positive hormone receptor-positive early-stage breast cancer from the phase Ⅲ ExteNET trial. Clin Breast Cancer, 2021, 21 (1): 80-91.

第32章 ExteNET研究：奈拉替尼用于激素受体阳性、人表皮生长因子受体-2阳性早期乳腺癌的最终疗效

一、概　　述

【文献来源】

Chan A，Moy B，Mansi J，et al. Final efficacy results of neratinib in HER2-positive hormone receptor-positive early-stage breast cancer from the phase Ⅲ ExteNET trial. Clin Breast Cancer，2020，21（1）：80-91.

【研究背景和目的】

奈拉替尼是一种口服泛-ErbB家族受体酪氨酸激酶抑制剂（TKI），能不可逆地阻断人表皮生长因子受体（HER）家族［包括表皮生长因子受体（epidermal growth factor receptor，EGFR）、HER-2及HER-4］及其下游信号通路的转导，发挥抗肿瘤作用。2017年，ExteNET研究报道，术后辅助化疗联合1年曲妥珠单抗治疗后增加1年奈拉替尼治疗可降低乳腺癌患者的复发风险；亚组分析发现，激素受体（HR）阳性且曲妥珠单抗治疗完成后1年内开始延长辅助治疗（≤1年）的亚组患者更能从奈拉替尼的治疗中获益。2020年10月，本研究的终期结果发表，分析了奈拉替尼对于HR阳性、HER-2阳性且曲妥珠单抗治疗完成后1年内接受奈拉替尼治疗亚组（缩写为HR阳性、HER-2阳性/≤1年）患者的最终疗效。

【入组条件】

1. 18岁及以上（日本为20岁及以上）人群。
2. 组织学确认的Ⅱ～Ⅲc期（初始为Ⅰ～Ⅲc期，2010年2月起调整为Ⅱ～Ⅲc期）。
3. $N_{1\sim3}$或N_0时T_{1c}以上者。
4. HER-2阳性［经中心实验室的荧光原位杂交（FISH）检测确认］。
5. 可手术的乳腺癌患者。
6. 影像学检查证实无远处转移者。

7．完成1年曲妥珠单抗治疗（包括新辅助治疗及辅助治疗）者。

8．美国东部肿瘤协作组（ECOG）评分0～1分、器官功能正常、左心室射血分数（LVEF）在正常范围内者。

9．排除临床上存在明显的心脏疾病、胃肠道疾病及精神疾病患者。

10．排除无法服用口服药物者。

【试验设计】

1．一项Ⅲ期、前瞻性、多中心、随机、安慰剂对照的临床研究。

2．主要研究终点为无侵袭性疾病生存（iDFS）（定义为从随机分组到首次发生侵袭性同侧肿瘤复发、侵袭性对侧乳腺癌、局部区域侵袭性癌复发、远处复发或任何原因死亡的时间），次要研究终点包括无疾病生存（DFS）、远处转移、无远处疾病生存（DDFS）、中枢神经系统作为第一转移部位的累积发生率、总生存（OS）及安全性。

3．计划双边α为5%，检验效能为90%，风险比（*HR*）为0.7，计算需要入组3850例。2年后调整为双边α为5%，检验效能为88%，*HR*为0.667，计算需要入组2840例。

4．采用意向性治疗（ITT）分析。

【试验流程】

ExteNET研究的试验流程见图32-1。

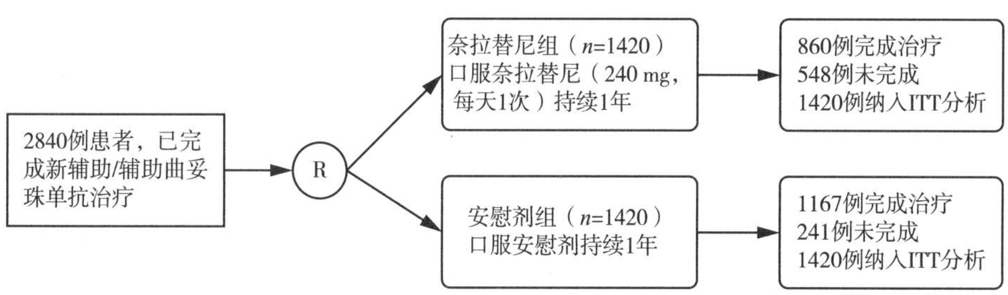

图32-1　ExteNET研究的试验流程

注：ITT．意向性治疗

【结果】

1．2009年7月至2011年10月，共随机入组2840例患者，按1∶1的比例随机分配到奈拉替尼组（*n*＝1420）和安慰剂组（*n*＝1420）。

2．2840例患者中，1631例（1631/2840，57%）患者为HR阳性乳腺癌患者。其中，1334例（1334/1631，82%）患者在曲妥珠单抗治疗完成后1年内（这类患者缩写为HR阳性/≤1年）开始延长治疗。

3．在HR阳性/≤1年人群中，奈拉替尼组和安慰剂组的2年iDFS率分别为95.3%（95%*CI* 93.1%～96.7%）和90.8%（95%*CI* 88.2%～92.9%），绝对获益为4.5%（*HR* 0.49，95%*CI* 0.30～0.78）；5年iDFS率分别为90.8%（95%*CI* 88.1%～93.0%）和85.7%（95%*CI* 82.6%～88.3%），绝对获益为5.1%（*HR* 0.58，95%*CI* 0.41～0.82）。

4．在HR阳性/≤1年人群中，奈拉替尼组的中枢神经系统作为第一转移部位的累积发生率低于对照组（0.7% *vs*. 2.1%）；奈拉替尼组的无中枢神经系统转移生存率优于安慰剂组（98.4% *vs*.

95.7%，*HR* 0.41，95%*CI* 0.18 ～ 0.85）。

5．在HR阳性/≤1年人群中，经过中位8年的随访，奈拉替尼组死亡53例（7.9%），安慰剂组死亡68例（10.2%）（*HR* 0.79，95%*CI* 0.55 ～ 1.13）。

6．对于HR阳性/≤1年人群，根据淋巴结分级、曲妥珠单抗和化疗的治疗顺序、是否行新辅助治疗及新辅助治疗后有无残留病灶进行亚组分组，结果发现，在新辅助治疗后存在残留病灶［非病理完全缓解（pCR）］（*n*＝295）的患者中，奈拉替尼组和安慰剂组的8年OS率分别为91.3%（95%*CI* 84.4% ～ 95.2%）和82.2%（95%*CI* 75.1% ～ 87.4%），绝对获益为9.1%（*HR* 0.47，95%*CI* 0.23 ～ 0.92）。

7．在HR阳性/≤1年人群中，最常见的不良反应为腹泻。奈拉替尼组1、2、3级不良反应的发生率分别为23%、32%、39%，无证据表明奈拉替尼存在造血、肺或心脏毒性，以及使第二恶性肿瘤的发生风险增加。

【结论】

曲妥珠单抗治疗完成后使用奈拉替尼延长辅助治疗1年可显著降低乳腺癌患者的复发风险。曲妥珠单抗治疗完成后1年内开始使用奈拉替尼的HR阳性乳腺癌患者的生存获益更明显。

（上海交通大学医学院附属仁济医院　吴一凡　殷文瑾　陆劲松）

二、专家解读

HER-2阳性乳腺癌占所有乳腺癌的20% ～ 30%。在靶向治疗问世之前，这类患者相对于非HER-2阳性乳腺癌患者预后较差。曲妥珠单抗的出现大大降低了HER-2阳性乳腺癌患者的复发风险，四大研究（NSABP B-31研究、NCCTG N9831研究、BCIRG 006研究及HERA研究）证实了曲妥珠单抗在HER-2阳性乳腺癌患者中的卓越疗效。但HERA研究显示，经过11年的随访，仍有24%的HER-2阳性乳腺癌患者出现复发。因此，为进一步改善HER-2阳性乳腺癌患者的预后，基于曲妥珠单抗靶向治疗的升级治疗研究势在必行。

ExteNET研究是对抗HER-2升级治疗的尝试，是一项多中心、双盲、随机的Ⅲ期临床研究，探索了HER-2阳性早期乳腺癌患者术后辅助化疗联合1年曲妥珠单抗治疗完成后增加1年奈拉替尼治疗可否获益。奈拉替尼是一类口服泛-ErbB家族酪氨酸激酶抑制剂，其作用靶点广泛，通过竞争性占据受体胞内位点，不可逆地阻断HER家族蛋白激酶（EGFR、HER-2及HER-4）及其下游信号通路的转导，发挥抗肿瘤作用。奈拉替尼的常见同类药物包括拉帕替尼、吡咯替尼等。本研究2017年发表的结果证实，经过中位5.3年的随访，奈拉替尼组与安慰剂组相比，相对降低了27%的浸润性疾病复发风险（事件数116 *vs.* 163，*HR* 0.73，95%*CI* 0.57 ～ 0.92，*P*＝0.0083），提示奈拉替尼延长治疗可使HER-2阳性早期乳腺癌患者获益；亚组分析显示，在HR阳性患者中，奈拉替尼组的5年iDFS绝对获益达到4.4%，HR阳性患者（*HR* 0.60，95%*CI* 0.43 ～ 0.83）比HR阴性患者（*HR* 0.95，95%*CI* 0.66 ～ 1.35）从奈拉替尼中获益更多；同时，完成曲妥珠单抗1年治疗后的1年内行奈拉替尼延长治疗的患者（*n*＝2297，*HR* 0.70，95%*CI* 0.54 ～ 0.90）比1年后行延长治疗的患者（*n*＝543，*HR* 1.00，95%*CI* 0.51 ～ 1.94）更能从奈拉替尼中获益。为了对优势亚组进行进一步的研究，随访了HR阳性/≤1年人群的最终生存结果。

ExteNET研究的主要研究终点为iDFS，结果显示，在HR阳性/≤1年人群中，奈拉替尼组的2年iDFS率（95.3% *vs.* 90.8%，*HR* 0.49，95%*CI* 0.30 ～ 0.78） 和5年iDFS率（90.8% *vs.* 85.7%，*HR* 0.58，95%*CI* 041 ～ 0.82）皆优于安慰剂组。次要研究终点的结果同样提示，HR阳性/≤1年

人群可从奈拉替尼的治疗中获益，奈拉替尼主要降低了其远处复发风险：奈拉替尼组的5年DDFS率（92.4% *vs.* 87.7%，*HR* 0.57，95%*CI* 0.39～0.83）和无中枢神经系统转移生存率（98.4% *vs.* 95.7%，*HR* 0.41，95%*CI* 0.18～0.85）均显著高于安慰剂组。值得注意的是，中枢神经系统是HER-2阳性乳腺癌患者的常见转移部位，30%～55%的HER-2阳性乳腺癌患者发生了中枢神经系统转移，奈拉替尼组和安慰剂组在中枢神经系统转移疗效方面的差异可能与药物的分子量大小有关，曲妥珠单抗和普通化疗药物分子量较大，通常被认为难以穿透血脑屏障，而奈拉替尼有小分子的特性，可部分穿透血脑屏障，在一定程度上可对抗中枢神经系统的转移灶并可抑制休眠肿瘤细胞。另外，亚组分析的结果显示，新辅助治疗后有残留病灶（高复发风险）的乳腺癌患者获益更多，但由于达到pCR的患者数量较少（$n=38$），故可能存在一定偏倚，对于这一部分患者，可考虑进一步扩大样本量开展研究以期验证这个趋势。

ExteNET研究提示，强化抗HER-2治疗可能使HER-2阳性患者进一步获益，这与乳腺癌的复发动力学有潜在且密切的关系。笔者团队曾发现，HER-2阳性乳腺癌患者在随访过程中总体呈较高的复发风险，主要的复发高峰在术后1～2年，且后续仍持续处于高位。与生存密切相关的内脏转移同样也长期处于高位。因此认为，需要对HER-2阳性乳腺癌患者进行长期的复发风险监测或抗HER-2延长治疗或强化升级治疗。ExteNET研究的结果也支持这个结论。

目前，业内对HER-2阳性乳腺癌的延长强化治疗有不少探索，最早的是HERA研究，其纳入5102例HER-2阳性、已完成手术及放化疗的早期乳腺癌患者，进行的是治疗时长的强化，比较2年曲妥珠单抗治疗和1年曲妥珠单抗治疗之间的疗效。其结果显示，经过中位11年的随访，用药2年组较用药1年组无额外的DFS获益（*HR* 1.02，95%*CI* 0.89～1.17）。APHINITY研究入组了4805例HER-2阳性早期乳腺癌患者，探索在曲妥珠单抗＋化疗的辅助治疗中加入帕妥珠单抗的疗效，进行的是双靶向治疗空间上的强化靶向治疗。其结果发现，双靶向治疗组的iDFS更优（90.6% *vs.* 87.8%，*HR* 0.76，95%*CI* 0.64～0.91），尤其是淋巴结阳性患者获益更多（87.9% *vs.* 83.4%，*HR* 0.72，95%*CI* 0.59～0.87）。因此，美国国家综合癌症网络（NCCN）指南在淋巴结阳性、HER-2阳性患者的辅助治疗中增加了化疗联合曲妥珠单抗和帕妥珠单抗双靶向治疗的推荐。ExteNET研究则采取了另一种策略，在大分子单克隆抗体的标准治疗1年后序贯1年小分子TKI的延长辅助治疗，得到了阳性结果。基于ExteNET研究的结果，美国NCCN指南将奈拉替尼写入早期乳腺癌辅助治疗的推荐：对于复发风险较高的HR阳性、HER-2阳性乳腺癌患者，接受含曲妥珠单抗的辅助治疗后，可以考虑使用奈拉替尼延长辅助治疗。综上所述，额外的抗HER-2治疗可能使这部分患者获益。笔者团队目前正在开展一项针对高危乳腺癌患者新辅助治疗后辅助曲妥珠单抗序贯或不序贯吡咯替尼延长治疗的随机、多中心、Ⅲ期临床研究，期待其最终结果的发表。

ExteNET研究中，奈拉替尼在早期乳腺癌患者的延长辅助治疗中获得了较好的疗效；同样，在晚期乳腺癌患者的解救治疗中，奈拉替尼也有不错的疗效。NALA研究是一项分析奈拉替尼联合卡培他滨对比拉帕替尼联合卡培他滨在HER-2阳性晚期乳腺癌患者中疗效的Ⅲ期、多中心、随机对照、临床研究，共入组618例行三线及以上抗HER-2治疗的晚期HER-2阳性乳腺癌患者。其结果显示，奈拉替尼组的中位PFS达8.8个月，相对降低了24%的PFS风险（8.8个月 *vs.* 6.6个月，*HR* 0.76，95%*CI* 0.63～0.93，$P=0.0003$），OS也有1.8个月的绝对获益（24.0个月 *vs.* 22.2个月，*HR* 0.881，95%*CI* 0.72～1.07，$P=0.2086$）。NALA研究中，奈拉替尼对于预防和延缓脑转移优势明显，显著延长了脑转移的干预时间（干预率22.8% *vs.* 29.2%，*HR* 0.78，95%*CI* 0.6～1.01，$P=0.043$）。2种TKI导致的疗效差异一方面可能与药物与其激酶的结合能力有关，其中拉帕替尼是可逆性TKI，而奈拉替尼的抑制作用是不可逆的。另一方面，有研究显示，TKI具有小分子特性，可部分穿透血脑屏障，干扰血肿瘤屏障的功能。有限的数据认为，奈拉替尼的穿透能力可能略强于拉帕替尼，但研究者们仍需要进一步研究以确定两者在穿透血脑屏障能力上的差异。

ExteNET研究证实，HR阳性、HER-2阳性且完成曲妥珠单抗治疗后1年内开始延长辅助治疗的患者是奈拉替尼的获益优势人群，这可能与雌激素受体（ER）和ErbB的受体酪氨酸激酶（receptor tyrosine kinase，RTK）通路之间存在相互作用有关。RTK通路是细胞信号传导通路中重要的组成部分，参与细胞的增生和分化，与乳腺癌的发生、发展相关。内分泌治疗药物在阻断ER通路时可能会激活ErbB的RTK通路，故额外的ErbB抑制可以使该部分患者获益更多。期待未来有更多相关研究问世，可以综合患者的病理信息，筛选出潜在的获益人群，给予患者个体化治疗。

（上海交通大学医学院附属仁济医院　吴一凡　殷文瑾　陆劲松）

参考文献

[1] Perez EA, Reinholz MM, Hillman DW, et al. HER2 and chromosome 17 effect on patient outcome in the N9831 adjuvant trastuzumab trial. J Clin Oncol, 2010, 28 (28): 4307-4315.

[2] Cameron D, Piccart-Gebhart MJ, Gelber RD, et al. 11 years' follow-up of trastuzumab after adjuvant chemotherapy in HER2-positive early breast cancer: final analysis of the HERceptin Adjuvant (HERA) trial. Lancet, 2017, 389 (10075): 1195-1205.

[3] Chumsri S, Li Z, Serie DJ, et al. Incidence of late relapses in patients with HER2-positive breast cancer receiving adjuvant trastuzumab: combined analysis of NCCTG N9831 (Alliance) and NRG Oncology/NSABP B-31. J Clin Oncol, 2019, 37 (35): 3425-3435.

[4] Martin M, Holmes FA, Ejlertsen B, et al. Neratinib after trastuzumab-based adjuvant therapy in HER2-positive breast cancer (ExteNET): 5-year analysis of a randomised, double-blind, placebo-controlled, phase 3 trial. Lancet Oncol, 2017, 18 (12): 1688-1700.

[5] Yin W, Di G, Zhou L, et al. Time-varying pattern of recurrence risk for Chinese breast cancer patients. Breast Cancer Res Treat, 2009, 114 (3): 527-535.

[6] Piccart M, Procter M, Fumagalli D, et al. Adjuvant pertuzumab and trastuzumab in early HER2-positive breast cancer in the APHINITY trial: 6 years' follow-up. J Clin Oncol, 2021, 39 (13): 1448-1457.

[7] Soffietti R, Ahluwalia M, Lin N, et al. Management of brain metastases according to molecular subtypes. Nat Rev Neurol, 2020, 16 (10): 557-574.

[8] Sudhan DR, Schwarz LJ, Guerrero-Zotano A, et al. Extended adjuvant therapy with neratinib plus fulvestrant blocks ER/HER2 crosstalk and maintains complete responses of ER (+) /HER2 (+) breast cancers: implications to the ExteNET trial. Clin Cancer Res, 2019, 25 (2): 771-783.

[9] Yarden Y, Pines G. The ERBB network: at last, cancer therapy meets systems biology. Nature Reviews Cancer, 2012, 12 (8): 553-563.

[10] Arpino G, Wiechmann L, Osborne CK, et al. Crosstalk between the estrogen receptor and the HER tyrosine kinase receptor family: molecular mechanism and clinical implications for endocrine therapy resistance. Endocr Rev, 2008, 29 (2): 217-233.

第九篇

人表皮生长因子受体 -2 阳性转移性乳腺癌靶向解救治疗

CME | TEXTBOOKS NATIONAL PROJECT

PHOEBE研究：吡咯替尼联合卡培他滨对比拉帕替尼联合卡培他滨治疗人表皮生长因子受体-2阳性转移性乳腺癌的多中心、开放、随机、对照Ⅲ期临床研究

第33章

一、概　　述

【文献来源】

Xu B，Yan M，Ma F，et al．Pyrotinib plus capecitabine versus lapatinib plus capecitabine for the treatment of HER2-positive metastatic breast cancer（PHOEBE）：a multicentre，open-label，randomised，controlled，phase 3 trial．Lancet Oncol，2021，22（3）：351-360.

【研究背景和目的】

人表皮生长因子受体-2（HER-2）阳性乳腺癌占所有乳腺癌的20%～30%，抗HER-2治疗是HER-2阳性乳腺癌治疗中最重要的一环。目前，对于HER-2阳性转移性乳腺癌，曲妥珠单抗＋帕妥珠单抗联合多西他赛仍是标准的一线解救治疗方案。但由于HER-2靶点通路自身的突变，或由于磷脂酰肌醇3激酶（PI3K）/蛋白激酶B（AKT）/哺乳动物雷帕霉素靶蛋白（mTOR）等旁路的信号激活，HER-2阳性晚期乳腺癌患者不可避免地会对曲妥珠单抗产生耐药，最终导致疾病进展。目前，抗HER-2治疗的药物种类选择依旧有限，故开发新型的抗HER-2药物或治疗方案是当务之急。

吡咯替尼作为第2代小分子酪氨酸激酶抑制剂（TKI），作用靶点为HER-1、HER-2及HER-4。一项前期、开放标签、随机、对照的Ⅱ期临床研究显示，吡咯替尼联合卡培他滨相较于拉帕替尼联合卡培他滨显著提高了HER-2阳性晚期乳腺癌患者的无疾病生存（DFS）（*HR* 0.36，95%*CI* 0.23～0.58，$P < 0.001$），且吡咯替尼联合卡培他滨组患者的耐受性良好。PHOEBE研究在上述Ⅱ期研究的基础上，进一步扩大了样本量，探索吡咯替尼联合卡培他滨在接受过曲妥珠单抗和紫杉醇治疗的HER-2阳性晚期乳腺癌患者中的疗效。

【入组条件】

1. 纳入标准

（1）18～70岁，病理检查确诊的HER-2阳性转移性乳腺癌患者，曾接受过曲妥珠单抗和紫杉醇治疗（接受过蒽环类药物治疗的患者也可入组）。

（2）针对转移灶，允许接受至多二线化疗。

（3）RECIST 1.1标准下存在可测量的病灶。

（4）美国东部肿瘤协作组（ECOG）评分0～1分。

（5）预期寿命至少＞12周。

（6）正常的骨髓、肝、肾、心脏功能。

2. 排除标准

（1）有脑转移史。

（2）入组前4周内接受过任何抗肿瘤治疗。

（3）曾使用过任何靶向HER-2的酪氨酸激酶抑制剂（TKI）类药物。

（4）针对转移灶曾使用过卡培他滨，或在新辅助治疗阶段/辅助治疗阶段使用过卡培他滨（随机前6个月使用卡培他滨的患者可入组），或使用卡培他滨治疗失败（使用卡培他滨治疗期间疾病进展或完成治疗后3个月内疾病进展）的患者，或对卡培他滨不耐受（出现≥4级的血液学毒性反应，或≥3级的非血液学毒性反应，或≥2级的心脏、肝、肾等重要脏器损伤）的患者。

【试验设计】

1. 一项多中心、开放、随机对照的Ⅲ期临床研究。

2. 主要研究终点为无进展生存（PFS）（定义为由独立中心复核的、从随机分组到首次影像学检查评估为疾病进展的时间，或任何原因引起死亡的时间），次要研究终点包括总生存（OS）（定义为从随机分组到任何原因死亡的时间）、客观缓解率（ORR）[定义为完全缓解（CR）和部分缓解（PR）的患者比例]、疾病进展时间（time to progression，TTP）（定义为随机分组至首次发现疾病进展的时间）、缓解持续时间（duration of response，DoR）（定义为从评估为CR或PR的时间至死亡或复发的时间）、临床获益率（CBR）[定义为CR、PR及疾病稳定（SD）＞24周的患者比例之和]及安全性。

3. 分层因素包括激素受体（hormone receptor）状态（阳性 *vs.* 阴性）、转移性疾病治疗线数（≤一线 *vs.* 二线）、疾病晚期阶段曲妥珠单抗的治疗时长（＜3个月 *vs.* 3～6个月 *vs.* ≥6个月）、是否发生曲妥珠单抗耐药（是 *vs.* 否）；病理学分级（Ⅱ级 *vs.* Ⅱ级 *vs.* 未知）、转移部位（内脏转移 *vs.* 非内脏转移）及ECOG评分（0分 *vs.* 1分）。

4. 根据既往临床研究的结果，预估拉帕替尼联合卡培他滨组的中位PFS为7.0个月，吡咯替尼联合卡培他滨组的中位PFS为10.5个月，需要入组240例患者，需要192例疾病进展或死亡事件（统计学效能为80%，单边$\alpha = 0.025$）。

5. 预设的中期分析，计划出现60%的PFS事件，中期分析的显著性阈值$P \leq 0.0066$。

【试验流程】

PHOEBE研究的试验流程见图33-1。

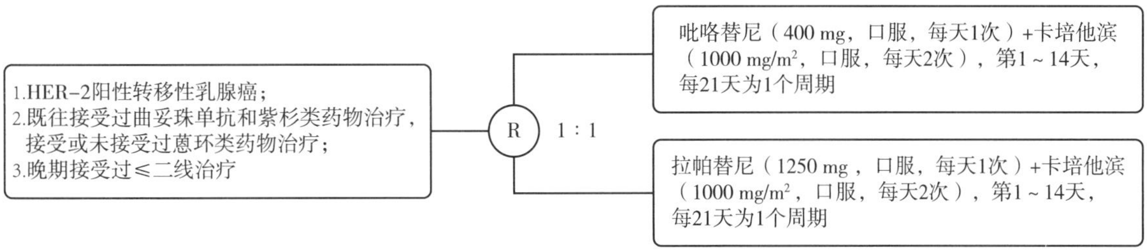

图33-1 PHOEBE研究的试验流程

【结果】

1. 2017年7月31日至2018年10月30日，PHOEBE研究共纳入267例患者。最终分析时，吡咯替尼＋卡培他滨组入组134例，拉帕替尼＋卡培他滨组入组132例。

2. 吡咯替尼＋卡培他滨组与拉帕替尼＋卡培他滨组相比，中位PFS分别为12.5个月和6.8个月（*HR* 0.39，95%*CI* 0.27～0.56，单边$P < 0.0001$），吡咯替尼＋卡培他滨组尚未达到PFS终点。

3. 吡咯替尼＋卡培他滨组的ORR为67%，拉帕替尼＋卡培他滨组为52%；吡咯替尼＋卡培他滨组的CBR为73%，拉帕替尼＋卡培他滨组为59%；吡咯替尼＋卡培他滨组的疗效持续时间为11.1个月，拉帕替尼＋卡培他滨组为7.0个月。

4. 生存分析数据截至2020年3月31日，吡咯替尼＋卡培他滨组的1年OS率为90.9%，拉帕替尼＋卡培他滨组为80.1%；吡咯替尼＋卡培他滨组的中位OS为26.8个月，拉帕替尼＋卡培他滨组未达到。

5. 吡咯替尼＋卡培他滨组因不良反应的停药率为3%，拉帕替尼＋卡培他滨组为2%。腹泻主要出现在治疗的第1～3个周期，吡咯替尼＋卡培他滨组腹泻的发生率为19%，拉帕替尼＋卡培他滨组为4%。

【结论】

对于既往接受过曲妥珠单抗和紫杉类药物化疗的HER-2阳性晚期乳腺癌患者，行吡咯替尼联合卡培他滨治疗较拉帕替尼联合卡培他滨治疗能显著延长PFS；腹泻是吡咯替尼治疗的主要不良反应，总体发生早、持续时间短，及时处理可有效控制。

（上海交通大学医学院附属仁济医院　周伟航　殷文瑾　陆劲松）

二、专家解读一

（一）人表皮生长因子受体-2阳性晚期乳腺癌的治疗现状

HER-2阳性乳腺癌占所有乳腺癌的20%～30%，其预后欠佳、复发风险高、患者较易产生耐药。有研究表明，未行抗HER-2治疗的HER-2阳性乳腺癌患者的5年生存率（13.2%）显著低于HER-2阴性乳腺癌患者。抗HER-2治疗是HER-2阳性晚期乳腺癌患者治疗中不可或缺的重要组成部分，其主要目的包括改善患者的临床症状、提高患者的生活质量及延长患者的生存期。临床上，医师需要根据患者的身体状态、既往用药情况、HR表达情况及药物的可及性等选择合适的抗HER-2靶向联合治疗方案。目前，新的抗HER-2靶向治疗药物不断更新换代，包括特异性单克隆抗体、TKI及抗体-药物偶联物（ADC），为HER-2阳性晚期乳腺癌患者的治疗提供了更多选择。

CLEOPATRA研究证实，多西他赛联合曲妥珠单抗＋帕妥珠单抗双靶向治疗与多西他赛联合曲妥珠单抗单靶向治疗相比，可以显著延长PFS和OS，且OS提高近16个月，该方案目前已成为HER-2阳性晚期乳腺癌患者一线治疗的首选。尽管标准一线治疗显著改善了HER-2阳性晚期乳腺癌患者的预后，但由于受体或PI3K/AKT/mTOR信号通路的相关改变，这部分患者常会出现治疗耐药，约50%曲妥珠单抗解救治疗后的乳腺癌患者在1年内出现疾病进展，故绝大部分HER-2阳性晚期乳腺癌患者需要接受二线及后线治疗。EMILIA研究的结果显示，相比于拉帕替尼联合卡培他滨，单药T-DM1治疗显著提高了纳入患者的PFS和OS（中位PFS和OS为9.6个月和29.9个月）。《中国临床肿瘤学会（CSCO）乳腺癌诊疗指南2020》推荐将T-DM1用于HER-2阳性晚期乳腺癌的二线治疗。但考虑患者的经济条件和药物的可及性问题，HER-2阳性乳腺癌患者仍迫切需要更多的二线治疗选择。

（二）Ⅰ～Ⅲ期临床研究证实了吡咯替尼的疗效和安全性

吡咯替尼是我国自主研发的口服、多靶点、TKI类药物，同时具有抗HER-1、HER-2及HER-4活性的作用，可以不可逆地结合于3个靶点胞内激酶区的腺苷三磷酸（ATP）结合位点，从而阻断下游信号通路的激活，抑制肿瘤细胞生长。一项Ⅰ期研究共纳入38例HER-2阳性转移性乳腺癌患者，应用吡咯替尼治疗，剂量从80 mg爬坡至480 mg，最终确定为400 mg。该研究显示，安全性方面，吡咯替尼最常见的不良反应为腹泻（44.7%），有2例480 mg剂量组的患者因出现较严重的腹泻而停止治疗。同时，该研究对吡咯替尼的有效性进行了初步探索，结果显示，ORR达50%，中位PFS为35.4周；亚组分析显示，既往未经曲妥珠单抗治疗的患者的疗效比接受曲妥珠单抗治疗的患者明显提高，ORR分别为83.3%（10/12）和33.3%（8/24）。随后，一项Ⅱ期临床研究纳入了128例既往接受过蒽环类药物/紫杉类药物治疗的患者，随机分为吡咯替尼＋卡培他滨组或拉帕替尼＋卡培他滨组。其结果证实，吡咯替尼＋卡培他滨组较拉帕替尼＋卡培他滨组ORR(78. 5% *vs*. 57. 1%）和PFS（12.6个月 *vs*. 5.6个月）显著提高。一项Ⅲ期临床研究（PHENIX研究）共入组279例患者，随机分为吡咯替尼组（$n=185$）和安慰剂组（$n=94$），分别接受口服吡咯替尼（400 mg，每天1次）或安慰剂联合卡培他滨治疗。其结果显示，吡咯替尼组与安慰剂组相比，PFS显著延长（11.1个月 *vs*. 4.1个月），ORR显著提高（68.6% *vs*. 16%）。另外，安慰剂组中有71例患者在疾病进展后接受了吡咯替尼治疗，结果显示，ORR达38%，中位PFS达5.5个月。该研究基于当时的中国国情和医疗背景，安慰剂组仅行卡培他滨单药治疗，而非标准的国际二线方案，故在试验设计上受到了一定“挑战”。

PHOEBE研究是一项联合国内29家医院进行的多中心、随机、对照、Ⅲ期临床研究，主要目的是评估吡咯替尼联合卡培他滨对比拉帕替尼联合卡培他滨治疗HER-2阳性晚期乳腺癌的疗效和安全性。其共纳入既往接受过曲妥珠单抗和紫杉类药物治疗的HER-2阳性转移性乳腺癌患者267例，治疗线数为既往接受过≤二线化疗，入组患者被随机分配至吡咯替尼＋卡培他滨组（吡咯替尼400 mg，每天1次；卡培他滨1000 mg/m^2，每天2次；第1～14天，每21天为1个周期）及拉帕替尼＋卡培他滨组（拉帕替尼1250 mg，每天1次；卡培他滨1000 mg/m^2，每天2次；第1～14天，每21天为1个周期）。其结果证实，吡咯替尼＋卡培他滨组较拉帕替尼＋卡培他滨组显著改善了晚期二线患者的中位PFS（12.5个月 *vs*. 6.8个月）；且吡咯替尼＋卡培他滨组的ORR、CBR均显著高于拉帕替尼＋卡培他滨组（ORR：67.2% *vs*. 51.5%；CBR：73.1% *vs*. 59.1%）。亚组分析显示，对于曲妥珠单抗耐药的患者，吡咯替尼同样可以显著延长其PFS（12.5个月 *vs*. 6.9个月）。安全性方面，吡咯替尼＋卡培他滨组最常见的不良反应为腹泻和手足综合征，3级及以上腹泻的发生率为30.6%（拉帕替尼＋卡培他滨组为8.3%），3级及以上手足综合征的发生率为16.4%（拉帕替尼＋卡培他滨组为15.2%）。PHOEBE研究证实，吡咯替尼联合卡培他滨在PFS、ORR方面显著优于既往的标准二线方案（拉帕替尼联合卡培他滨），不良反应可控，但由于随访时间不足，尚未观察到OS的优势。

（三）吡咯替尼联合卡培他滨可作为我国人表皮生长因子受体-2晚期乳腺癌患者的标准二线治疗方案

PHOEBE研究的结果证实，吡咯替尼联合卡培他滨方案用于HER-2阳性晚期乳腺癌患者二线治疗的临床疗效和安全性均较好。2018年8月，我国国家药品监督管理局（National Medical Products Administration，NMPA）批准将吡咯替尼联合卡培他滨用于既往接受过蒽环类药物或紫杉类药物化疗的HER-2阳性晚期/转移性乳腺癌患者。在《中国临床肿瘤学会（CSCO）乳腺癌诊疗指南2019》中，吡咯替尼以2A类证据级别被推荐用于HER-2阳性晚期乳腺癌患者的二线治疗。基于PHENIX研究和PHOEBE研究的结果，吡咯替尼用于HER-2阳性晚期乳腺癌的临床证据逐渐丰富，并被纳入国家社会医疗保险（简称医保）。在《中国临床肿瘤学会（CSCO）乳腺癌诊疗指南2021》中，对于曲妥珠单抗治疗失败的患者，吡咯替尼以ⅠA类证据级别被推荐，且吡咯替尼＋卡培他滨可作为我国HER-2阳性晚期乳腺癌患者的标准二线治疗方案。

目前，业内仍缺少吡咯替尼与曲妥珠单抗、帕妥珠单抗及T-DM1等之间的头对头研究。一项小样本回顾性研究的结果表明，对于曲妥珠单抗、拉帕替尼治疗失败的HER-2阳性晚期乳腺癌患者，吡咯替尼与T-DM1相比，PFS显著延长。进一步的亚组分析显示，未出现肝转移的患者、既往行拉帕替尼治疗获益的患者应用吡咯替尼获益更明显，为后续研究提供了思路和方向。目前，多项吡咯替尼相关临床研究正在进行中，旨在拓宽其适用范围、寻找更精准的治疗人群，期待更新的研究结果指导临床诊疗。

（中国医学科学院肿瘤医院　袁　芃）

三、专家解读二

抗HER-2治疗药物主要有大分子单抗（如曲妥珠单抗、帕妥珠单抗）、ADC（如T-DM1）及小分子TKI类药物（如拉帕替尼、吡咯替尼等），且越来越多的分子靶向药物不断出现，可供患者选择。吡咯替尼是我国自主研发的小分子TKI，其靶点为HER-1、HER-2及HER-4，通过与受体的胞内段腺苷三磷酸位点不可逆地结合，抑制其磷酸化及导致下游信号通路被抑制，进而起到抗肿瘤增生效应。

2017年，吡咯替尼在Ⅰb期临床研究中确立了最大的耐受剂量，同时在HER-2阳性转移性乳腺癌中展现了良好的抗肿瘤活性和可接受的耐受性。2019年，一项吡咯替尼的Ⅱ期临床研究共纳入128例患者，结果显示，在既往接受过紫杉类药物、蒽环类药物和（或）曲妥珠单抗治疗的HER-2阳性转移性乳腺癌患者中，吡咯替尼联合卡培他滨的总体缓解率（78.5% *vs.* 57.1%，$P=0.01$）和中位PFS（18.1个月 *vs.* 7.0个月，*HR* 0.36，$P<0.001$）均要优于拉帕替尼联合卡培他滨。在吡咯替尼Ⅰ期和Ⅱ期临床研究的基础上，Ⅲ期PHOEBE研究进一步扩大了样本量，结果再次显示，吡咯替尼联合卡培他滨的疗效要显著优于拉帕替尼联合卡培他滨，并成功挑战了后者在HER-2阳性转移性乳腺癌中二线治疗的标准地位。

目前，HER-2阳性转移性乳腺癌的标准一线治疗方案为曲妥珠单抗＋帕妥珠单抗联合多西他赛，但HER-2阳性转移性乳腺癌患者最终可能会对曲妥珠单抗耐药。曲妥珠单抗耐药的定义为曲妥珠辅助治疗期间或停药6个月内疾病进展，或曲妥珠单抗治疗期间3个月内进展。值得注意的是，

PHEOBE研究中，在曲妥珠单抗耐药亚组和非耐药亚组中，吡咯替尼联合卡培他滨的中位PFS均为12.5个月。Ⅲ期PHNIEX研究纳入了既往接受过曲妥珠单抗和紫杉类药物治疗的HER-2阳性转移性乳腺癌患者，按2∶1的比例随机分为吡咯替尼＋卡培他滨组或安慰剂＋卡培他滨组，结果显示，无论曲妥珠单抗是否耐药，吡咯替尼联合卡培他滨的疗效均要优于卡培他滨单药。从机制上看，曲妥珠单抗的结合位点为HER-2胞外段，患者可能会由于HER-2胞外段的缺失、HER-2结合位点的突变及其他旁路信号通路的激活等因素发生耐药。吡咯替尼作为小分子TKI，结合位点在HER-2胞内段，有别于曲妥珠单抗、帕妥珠单抗或T-DM1，故患者曲妥珠单抗耐药后使用吡咯替尼依旧有效是有可能的。当然，这一结论需要进一步积累临床研究的数据来证实。目前，一项Ⅱ期临床研究（NCT04001621研究）正在评估吡咯替尼联合卡培他滨在曲妥珠单抗耐药患者中的疗效。

脑转移一直是HER-2阳性转移性乳腺癌中的一大难题，小分子TKI类药物由于其分子的理化特性，大多可穿透血脑屏障，为脑转移患者带来一线希望。PHOEBE研究并未纳入脑转移患者，对于脑转移的数据仅限于探索性分析中的至脑转移时间。PHOEBE研究的中期分析显示，吡咯替尼＋卡培他滨组有3例患者发生脑转移（3例的至脑转移时间为5.3个月、9.7个月、11.5个月），拉帕替尼＋卡培他滨组也有3例患者发生脑转移（3例的至脑转移时间为5.7个月、9.7个月、14.0个月），故吡咯替尼能否减少乳腺癌脑转移的发生率还有待进一步探索。PHENIX研究的亚组分析显示，在基线有脑转移的患者中，吡咯替尼组相较于安慰剂组，中位PFS可延长2.7个月（6.9个月*vs.* 4.2个月，*HR* 0.32，单边$P=0.011$）；吡咯替尼组脑转移进展的患者更少（73.3% *vs.* 87.5%）；吡咯替尼组相较于安慰剂组，延长了至脑转移时间（168天 *vs.* 127天）。在基线无脑转移的患者中，吡咯替尼组相较于安慰剂组，延长了中位脑转移时间（397.5天 *vs.* 132.0天）。目前，NCT03933982、NCT03691051、NCT04303988等多项吡咯替尼治疗HER-2阳性乳腺癌脑转移患者的临床研究正在进行中。

临床研究的最终目的是指导临床实践。在我国，吡咯替尼联合卡培他滨作为HER-2阳性转移性乳腺癌患者标准二线治疗的地位已经确立。目前，抗HER-2治疗依旧任重道远，还有很多未知值得探索。例如，小分子TKI联合大分子单抗能否增加抗HER-2治疗的疗效，给患者带来生存上的获益？吡咯替尼在新辅助、辅助强化等阶段，能否带来更多突破？期望未来能有更多、更优化的方案供选择。

（上海交通大学医学院附属仁济医院　周伟航　殷文瑾　陆劲松）

参考文献

[1] Xu B，Yan M，Ma F，et al. Pyrotinib plus capecitabine versus lapatinib plus capecitabine for the treatment of HER2-positive metastatic breast cancer（PHOEBE）: a multicentre，open-label，randomised，controlled，phase 3 trial. Lancet Oncol，2021，22（3）: 351-360.

[2] Ma F，Ouyang Q，Li W，et al. Pyrotinib or lapatinib combined with capecitabine in HER2-positive metastatic breast cancer with prior taxanes，anthracyclines，and/or trastuzumab: a randomized，phase Ⅱ study. J Clin Oncol，2019，37（29）: 2610-2619.

[3] Ma F，Li Q，Chen S，et al. Phase Ⅰ study and biomarker analysis of pyrotinib，a novel irreversible Pan-ErbB receptor tyrosine kinase inhibitor，in patients with human epidermal growth factor receptor 2-positive metastatic breast cancer. J Clin Oncol，2017，35（27）: 3105-3112.

[4] Swain SM，Kim SB，Cortés J，et al. Pertuzumab，trastuzumab，and docetaxel for HER2-positive metastatic breast cancer（CLEOPATRA study）: overall survival results from a randomised，double-blind，placebo-controlled，phase 3 study. Lancet Oncol，2013，14: 461-471.

[5] Slamon DJ, Godolphin W, Jones LA, et al. Studies of the HER-2/neu proto-oncogene in human breast and ovarian cancer. Science, 1989, 244: 707-712.

[6] Baselga J, Cortés J, Kim SB, et al. Pertuzumab plus trastuzumab plus docetaxel for metastatic breast cancer. N Engl J Med, 2012, 366: 109-119.

[7] Diéras V, Miles D, Verma S, et al. Trastuzumab emtansine versus capecitabine plus lapatinib in patients with previously treated HER2-positive advanced breast cancer (EMILIA): a descriptive analysis of final overall survival results from a randomised, open-label, phase 3 trial. Lancet Oncol, 2017, 18: 732-742.

[8] Min Y, Li B, Hu XC, et al. Pyrotinib plus capecitabine for human epidermal factor receptor 2-positive metastatic breast cancer after trastuzumab and taxanes (PHENIX): a randomized, double-blind, placebo-controlled phase 3 study. Transl Breast Cancer Res, 2020, 1: 13.

[9] Waks AG, Winer EP. Breast cancer treatment: a review. JAMA, 2019, 321 (3): 288-300.

[10] Dawood S, Broglio K, Buzdar AU, et al. Prognosis of women with metastatic breast cancer by HER2 status and trastuzumab treatment: an institutional-based review. J Clin Oncol, 2010, 28 (1): 92-98.

[11] 中国抗癌协会乳腺癌专业委员会. 中国抗癌协会乳腺癌诊治指南与规范（2019年版）. 中国癌症杂志，2019，29（8）：609-679.

[12] Swain SM, Baselga J, Kim SB, et al. Pertuzumab, trastuzumab, and docetaxel in HER2-positive metastatic breast cancer. New England Journal of Medicine, 2015, 372 (8): 724-734.

[13] Diera S, Miles D, Verma S, et al. Trastuzumab emtansine versus capecitabine plus lapatinib in patients with previously treated HER-2 positive advanced breast cancer (EMILIA): a descriptive analysis of final overall survival results from a randomized, open-label, phase 3 trial. The Lancet Oncology, 2017, 18 (6): 732-742.

[14] Verma S, Miles D, Gianni L, et al. Trastuzumab emtansine for HER2-positive advanced breast cancer. New England Journal of Medicine, 2012, 367 (19): 1783-1791.

[15] Li F, Xu F, Li J, et al. Pyrotinib versus trastuzumab emtansine for HER2-positive metastatic breast cancer after previous trastuzumab and lapatinib treatment: a real-world study. Ann Transl Med, 2021, 9 (2): 103.

第34章 PHENIX研究：在人表皮生长因子受体-2阳性转移性乳腺癌中对比吡咯替尼联合卡培他滨和卡培他滨疗效的随机、双盲、安慰剂对照、Ⅲ期临床研究

一、概　　述

【文献来源】

Yan M，Bian L，Hu X，et al. Pyrotinib plus capecitabine for human epidermal factor receptor 2-positive metastatic breast cancer after trastuzumab and taxanes（PHENIX）：a randomized，double-blind，placebo-controlled phase 3 study. Transl Breast Cancer Res，2020，1：13.

【研究背景和目的】

吡咯替尼作为一种不可逆的泛-ErbB家族受体酪氨酸激酶抑制剂，在Ⅰ期和Ⅱ期临床研究中展现了有效的抗乳腺癌活性。本研究旨在此基础上评估吡咯替尼联合卡培他滨在既往接受过曲妥珠单抗和紫杉类药物治疗的人表皮生长因子受体-2（HER-2）阳性转移性乳腺癌患者中的疗效和安全性。

【入组条件】

1. 年龄18～75岁。
2. 组织学确诊的HER-2阳性局部复发/转移性乳腺癌。
3. 既往接受过曲妥珠单抗和紫杉类药物治疗。
4. 复发/转移性疾病最多接受过二线化疗。

【试验设计】

1. 一项多中心、双盲、随机、安慰剂对照的Ⅲ期临床研究。

2. 假设安慰剂组的中位无进展生存（PFS）为4.5个月，吡咯替尼组为6.5个月，预计需要262例PFS事件以获得80%的检验效能来区分PFS差异，此时风险比（*HR*）为0.69；考虑患者的脱落及无法评估，计划入组350例患者。

3. 主要研究终点为独立评审委员会（Independent Review Committee，IRC）评估的PFS，次要研究终点包括研究者评估的PFS、IRC或研究者评估的客观缓解率（ORR）、疾病控制率（DCR）、临床获益率（CBR）、缓解持续时间（DoR）、总生存（OS）及安全性。

【试验流程】

PHENIX研究的试验流程见图34-1。

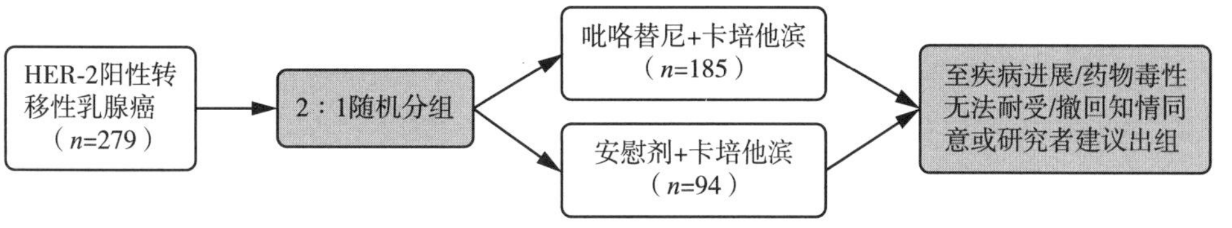

图34-1 PHENIX研究的试验流程

注：吡咯替尼 / 安慰剂 400 mg，每天 1 次，第 1 ～ 21 天，每 21 天为 1 个周期；卡培他滨 1000 mg/m^2，每天 2 次，第 1 ～ 14 天，每 21 天为 1 个周期；为控制药物毒性，给药推迟最多 2 周；允许药物减量。HER-2．人表皮生长因子受体 -2

【结果】

1. IRC评估的PFS 吡咯替尼组IRC评估的PFS为11.1个月，安慰剂组为7.0个月（*HR* 0.18，95%*CI* 0.13 ～ 0.26，单边$P < 0.001$）。

2. PFS的亚组分析 71例安慰剂组患者在疾病进展后被研究者评估可接受单药吡咯替尼治疗，其中43例（60.6%）出现疾病进展或死亡，研究者评估的中位PFS为5.5个月（95%*CI* 4.1 ～ 6.9）。无论患者的激素受体（HR）状态（阳性或阴性）、美国东部肿瘤协作组（ECOG）评分、是否有内脏转移、是否有脑转移、既往解救治疗的线数、既往曲妥珠单抗治疗的场景或是否存在曲妥珠单抗耐药，都可以从吡咯替尼联合卡培他滨方案中获益。

3. ORR 吡咯替尼组的ORR为68.6%（95%*CI* 61.4% ～ 75.3%），安慰剂组为16.0%（95% *CI* 9.2% ～ 25.0%）（$P < 0.001$）。

4. 安全性 吡咯替尼组中所有3 ～ 4级治疗相关不良反应的发生率为55.1%，安慰剂组为25.5%；最常见的3 ～ 4级治疗相关不良反应在2组中均为腹泻，发生率分别为30.8%（吡咯替尼组）和12.8%（安慰剂组）。

【结论】

对于既往接受过曲妥珠单抗和紫杉类药物治疗的HER-2阳性转移性乳腺癌患者，吡咯替尼联合卡培他滨治疗展现了优异的PFS获益，且吡咯替尼单药治疗也展现了潜在的抗肿瘤活性。

（上海交通大学医学院附属仁济医院 吴子平 殷文瑾 陆劲松）

二、专家解读一

人表皮生长因子受体（HER）的家族成员包括HER-1、HER-2、HER-3及HER-4，是一类大分子跨膜蛋白，其胞内段具有酪氨酸激酶活性，与表皮生长因子结合可以激活细胞的分裂增生。目前，乳腺癌中研究得较为透彻的HER-2分子是一种185 kDa单体蛋白，表达在约25%的乳腺癌患者中，是预后不良的独立预后因素。针对该分子的靶向治疗是近十余年来乳腺癌治疗研究的热点之一，目前已有多种成熟药物应用于临床，提高了该类患者的生存。目前，抗HER-2治疗是HER-2阳性乳腺癌患者辅助治疗和解救治疗的标准治疗手段之一。当HER-2阳性乳腺癌患者接受曲妥珠单抗辅助治疗时，10年生存率可从75.2%提高到84.0%。吡咯替尼是我国自主研发的一种不可逆、泛-ErbB家族受体的口服小分子靶向药物，其抑制位点为HER-1、HER-2、HER-3的胞内酪氨酸激酶区。前期开展的一项Ⅰ期临床研究入组了38例HER-2阳性转移性乳腺癌患者，进行吡咯替尼单药治疗，最终总反应率为50%，CBR（定义为完全缓解＋部分缓解＋疾病稳定超过24周的比例）达61.6%。一项Ⅱ期临床研究则入组了128例HER-2阳性转移性乳腺癌患者，按1∶1的比例随机接受吡咯替尼联合卡培他滨治疗（试验组）或拉帕替尼联合卡培他滨治疗（对照组）。其结果发现，在HER-2阳性晚期乳腺癌患者的二线解救治疗中，试验组的ORR为78.5%，而对照组的ORR为57.1%，前者与后者相比ORR增加了21.3%（95%*CI* 4.0%～38.7%，$P=0.01$）；试验组的中位PFS为18.1个月，对照组为7.0个月，绝对获益为11.1个月（*HR* 0.36，95%*CI* 0.23～0.58，$P<0.001$）。

上述Ⅰ、Ⅱ期研究观察到的卓越效果亟须Ⅲ期研究来验证。PHENIX研究为一项多中心、双盲、随机、安慰剂对照的Ⅲ期临床研究，入组了既往接受过曲妥珠单抗和紫杉类药物治疗的HER-2阳性晚期乳腺癌患者，转移性疾病至多接受过二线化疗。所有纳入患者随机接受吡咯替尼联合卡培他滨或安慰剂联合卡培他滨治疗。其结果显示，吡咯替尼滨组的中位PFS为11.1个月，安慰剂组为7.0个月，联合用药将患者的中位PFS延长了4.1个月（*HR* 0.18，95%*CI* 0.13～0.26，单边$P<0.001$）。

扩大样本量、随机、对照、双盲的Ⅲ期临床研究验证了Ⅱ期临床研究的结果。与Ⅱ期临床研究中54%的患者既往未接受过抗HER-2治疗相比，Ⅲ期PHENIX研究入组的患者全部都接受过曲妥珠单抗治疗。其突出特点是：患者构成更接近曲妥珠单抗已普及的治疗环境，更接近真实世界复发转移性患者的病情。同时，PHENIX研究提示临床医师，对于曲妥珠单抗耐药的患者，使用吡咯替尼仍是有效的，对指导临床实践有重要意义。

PHENIX研究中，对于使用安慰剂联合卡培他滨治疗后疾病进展的患者，允许更换至使用吡咯替尼单药治疗。这部分患者使用吡咯替尼单药治疗的中位PFS仍可达5.5个月。一方面，说明吡咯替尼单药治疗对于化疗后耐药的HER-2阳性转移性乳腺癌患者仍有一定疗效；另一方面，也让医师开始反思临床用药的顺序和策略。

同类型的EMILIA研究入组了HER-2阳性局部晚期或转移性乳腺癌患者（既往接受过曲妥珠单抗和紫杉类药物治疗）共991例，按1∶1的比例随机接受T-DM1或拉帕替尼联合卡培他滨治疗。其结果显示，T-DM1组的中位PFS为9.6个月，拉帕替尼组为6.4个月。虽然与PHENIX研究入组患者的构成不尽相同，但从2组PFS数据的间接比较中可以部分看出吡咯替尼联合卡培他滨在HER-2阳性晚期乳腺癌中的客观疗效。就在PHENIX研究发表后的1年，PHOEBE研究发表，进一步验证了吡咯替尼联合卡培他滨治疗在HER-2阳性晚期乳腺癌中的价值。PHOEBE研究入组了267例HER-2阳性转移性乳腺癌患者（既往接受过曲妥珠单抗和紫杉类药物治疗），按1∶1的比例随机接受吡咯替尼联合卡培他滨治疗或拉帕替尼联合卡培他滨治疗，结果显示，吡咯替尼＋卡培他滨组与拉帕替尼＋卡培他滨组相比，中位PFS延长了5.7个月（12.5个月 *vs*. 6.8个月）。这一PFS数据甚至超过了EMILIA研究中T-DM1的中位PFS，虽然只是间接比较，但结果仍然振奋人心。

PHENIX研究的生存数据尚不成熟，虽然不是主要研究终点，但依然是临床医师十分关注的评估指标之一。因此，期待后续PHENIX研究更新OS数据（包括PHOEBE研究更新其OS数据），让临床医师对吡咯替尼联合卡培他滨在既往接受过曲妥珠单抗和紫杉类药物治疗的HER-2阳性晚期乳腺癌患者中的疗效有更直观的认识。

（上海交通大学医学院附属仁济医院　吴子平　殷文瑾　陆劲松）

三、专家解读二

临床上，20% ～ 30%的乳腺癌患者存在HER-2过表达情况。因为观察到HER-2阳性乳腺癌具有较强的侵袭性，故以往的观点认为HER-2阳性乳腺癌患者预后较差。随着越来越多靶向药物问世，HER-2阳性乳腺癌患者的生存得到了显著改善；其中，酪氨酸激酶抑制剂（TKI）承担了重要作用。

吡咯替尼是一种小分子、不可逆的泛-ErbB家族受体TKI，作用靶点包括HER-1、HER-2及HER-4。发表于*JCO*的Ⅰ期研究证实了吡咯替尼单药400 mg剂量的安全性，且其总体ORR达87.5%。

一项Ⅱ期临床研究的结果于2017年在圣安东尼奥乳腺癌大会上公布并后续发表于*JCO*，结果显示，吡咯替尼联合卡培他滨相较于拉帕替尼联合卡培他滨显著提高了中位PFS（18.1个月*vs.* 7个月，$P < 0.001$），且安全性可控。

PHENIX研究是基于吡咯替尼在上述Ⅰ期、Ⅱ期临床研究中取得优秀表现的基础上，开展的一项随机、双盲、安慰剂对照的Ⅲ期临床研究，旨在评估吡咯替尼联合卡培他滨和卡培他滨单药治疗HER-2阳性局部复发或转移性乳腺癌的疗效和安全性。入组患者按2∶1的比例随机接受吡咯替尼＋卡培他滨或安慰剂＋卡培他滨，疾病进展后揭盲为安慰剂组的患者可序贯接受吡咯替尼单药治疗。入组患者既往可以在解救治疗阶段接受过二线以内的化疗。主要研究终点为IRC评估的PFS，次要研究终点包括ORR、DoR、DCR、CBR、OS及安全性。PHENIX研究的结果已在2019年的美国临床肿瘤学会（ASCO）大会上报道，并于2020年在*Translational Breast Cancer Research*上发表。

PHENIX研究共筛选了357例患者，其中279例接受随机分组。结果显示，吡咯替尼组IRC评估的中位PFS较安慰剂组延长了7个月（11.1个月*vs.* 4.1个月，$P < 0.001$），疾病进展或死亡风险降低了82%（*HR* 0.18，95%*CI* 0.13 ～ 0.26，$P < 0.001$）；研究者评估的PFS与IRC评估的PFS十分接近，吡咯替尼组的中位PFS为10.9个月，安慰剂组为4.1个月（$P < 0.001$）；吡咯替尼组和安慰剂组的ORR分别为68.6%和16.0%（$P < 0.001$），DoR分别为12.2个月和4.2个月（$P < 0.001$），DCR分别为91.9%和64.9%（$P < 0.001$），CBR分别为76.8%和22.3%（$P < 0.001$）。由此可见，吡咯替尼联合卡培他滨疗效肯定。值得一提的是，安慰剂组患者疾病进展后有71例选择继续使用吡咯替尼单药治疗，IRC评估这部分患者的中位PFS达5.5个月，吡咯替尼单药治疗的ORR为38%、DCR为80.3%、CBR为42.3%，提示吡咯替尼单药治疗可以为部分患者带来生存获益。

PHENIX研究中，有31例患者基线时存在脑转移。亚组分析的结果显示，对于基线时存在脑转移的患者，吡咯替尼组和安慰剂滨组的中位PFS分别为6.9个月和4.2个月（$P < 0.001$）；对于基线时无脑转移的患者，吡咯替尼组和安慰剂组的中位PFS分别为11.1个月和4.1个月（$P < 0.001$）；此外，吡咯替尼组相比于安慰剂组，新发脑转移更少（1.2% *vs.* 3.6%），至新发脑转移的时间也更长（397.5天 *vs.* 132.0天）。上述结果提示，吡咯替尼＋卡培他滨方案可以作为HER-2阳性乳腺癌脑转移患者的治疗方案，且可以有效预防脑转移的发生。

安全性上，吡咯替尼联合卡培他滨的不良反应与Ⅱ期临床研究基本一致。吡咯替尼组≥3级不良反应的发生率高于安慰剂组（55.1% *vs.* 25.5%），2组均未有治疗相关的死亡事件。2组最常见的治疗相关≥3级的不良反应为腹泻（30.8% *vs.* 12.8%）和手足综合征（15.7% *vs.* 5.3%）。

PHENIX研究证实，吡咯替尼联合卡培他滨方案可以显著提高既往接受过曲妥珠单治疗的HER-2阳性局部复发或转移性乳腺癌患者的疗效，安全性可靠，且为HER-2阳性乳腺癌脑转移的治疗和预防带来曙光，同时验证了吡咯替尼单药的疗效。

Ⅲ期PHOEBE研究发表于*The Lancet Oncology*，再次证实了吡咯替尼联合卡培他滨对比拉帕替尼联合卡培他滨的疗效优越性（中位PFS 12.5个月*vs*. 6.8个月，$P < 0.0001$）。因此，吡咯替尼获得了中国国家药品监督管理局（NMPA）的上市批准，且吡咯替尼联合卡培他滨方案也凭借ⅠA类证据成为《中国晚期乳腺癌规范诊疗指南（2020版）》和《中国临床肿瘤学会（CSCO）乳腺癌诊疗指南2020》中HER-2阳性晚期乳腺癌二线首推的治疗方案，令人振奋。

尽管吡咯替尼联合卡培他滨与现有的国际标准二线治疗方案T-DM1并无直接对比的研究，但两者的PFS数据相似，且吡咯替尼已于2020年进入国家医保，在药物可及性和患者经济负担上拥有优势。对于疗效数据更好的DS-8201等新型ADC类药物，医师也期待其在中国的进一步验证和上市。

随着辅助治疗、新辅助治疗及晚期一线治疗临床研究的开展，相信吡咯替尼的疗效会得到更广泛的验证。

（复旦大学附属肿瘤医院　谢一兆　王碧芸）

参考文献

[1] Waks AG, Winer EP. Breast cancer treatment: a review. JAMA, 2019, 321(3): 288-300.

[2] Ma F, Li Q, Chen SS, et al. Phase Ⅰ study and biomarker analysis of pyrotinib, a novel irreversible pan-ErbB receptor tyrosine kinase inhibitor, in patients with human epidermal growth factor receptor 2-positive metastatic breast cancer. J Clin Oncol, 2017, 35(27): 3105-3112.

[3] Ma F, Ouyang Q, Li W, et al. Pyrotinib or lapatinib combined with capecitabine in HER2-positive metastatic breast cancer with prior taxanes, anthracyclines, and/or trastuzumab: a randomized, phase Ⅱ study. J Clin Oncol, 2019, 37(29): 2610-2619.

[4] Yan M, Bian L, Hu X, et al. Pyrotinib plus capecitabine for human epidermal growth factor receptor 2-positive metastatic breast cancer after trastuzumab and taxanes (PHENIX): a randomized, double-blind, placebo-controlled phase 3 study. Translational Breast Cancer Research, 2020, 1: 13.

[5] Xu BH, Yan M, Ma F, et al. Pyrotinib plus capecitabine versus lapatinib plus capecitabine for the treatment of HER2-positive metastatic breast cancer (PHOEBE): a multicentre, open-label, randomised, controlled, phase 3 trial. Lancet Oncol, 2021, 22(3): 351-360.

第35章 NALA研究：在既往接受过≥2种抗人表皮生长因子受体-2治疗方案的人表皮生长因子受体-2阳性转移性乳腺癌中对比奈拉替尼联合卡培他滨和拉帕替尼联合卡培他滨疗效的Ⅲ期临床研究

一、概　　述

【文献来源】

Saura C，Oliveira M，Feng YH，et al. Neratinib plus capecitabine versus lapatinib plus capecitabine in HER2-positive metastatic breast cancer previously treated with ≥2 HER2-directed regimens：phase Ⅲ NALA trial. J Clin Oncol，2020，38（27）：3138-3149.

【研究背景和目的】

奈拉替尼是一种不可逆的泛-ErbB家族受体酪氨酸激酶抑制剂（TKI），针对人表皮生长因子受体（HER）-1、HER-2、HER-4等靶点。ExteNET研究证实，在术后的强化辅助治疗中，奈拉替尼可显著降低HER-2阳性早期乳腺癌患者的无侵袭性疾病生存（iDFS）事件风险。NEfERT-T研究的结果显示，奈拉替尼联合紫杉醇延缓了HER-2阳性乳腺癌脑转移患者的中枢神经系统（central nervous system，CNS）病灶进展。拉帕替尼也是小分子TKI类药物。EGF100151研究证实，曲妥珠单抗治疗失败后拉帕替尼联合卡培他滨的疗效显著优于卡培他滨单药。而奈拉替尼和拉帕替尼在解救治疗中哪个疗效更优，目前尚不清楚。本研究旨在既往接受≥2种抗HER-2治疗方案的HER-2阳性转移性乳腺癌中对比奈拉替尼联合卡培他滨和拉帕替尼联合卡培他滨的疗效，包括对无症状CNS转移患者的疗效。

【入组条件】

1. 年龄≥18岁。

2. 组织学确诊的Ⅳ期乳腺癌。

3. 美国东部肿瘤协作组（ECOG）评分0～1分。

4. 中心确认的HER-2阳性转移性乳腺癌［免疫组织化学检测（+++）或（++）伴荧光原位杂交（FISH）（+）］。

5. 接受过至少2种针对转移性乳腺癌的抗HER-2治疗方案。

6. 脑转移可以入组，但需要排除有症状或不稳定的脑转移。

【试验设计】

1. 一项随机、对照、开放标签的Ⅲ期临床研究。

2. 共同主要研究终点包括中心评估的无进展生存（PFS）（从随机至RECIST 1.1标准证实的疾病进展或任何原因死亡的首发时间）和总生存（OS）（从随机至任何原因死亡的时间），次要研究终点包括研究者评估的PFS、客观缓解率（ORR）、缓解持续时间（DoR）、临床获益率（CBR）、至CNS转移需要干预治疗（包括放疗、手术或针对CNS的药物治疗）的时间及安全性等。基线脑转移状态的磁共振成像（MRI）评估并不是必需的。

3. 分层因素包括激素受体（HR）状态（阳性 *vs.* 阴性）、既往针对转移性乳腺癌的抗HER-2治疗方案数（2个 *vs.* ≥3个）、地区（北美洲或欧洲 *vs.* 其他地区）及内脏转移（是 *vs.* 否）。

【试验流程】

NALA研究的试验流程见图35-1。

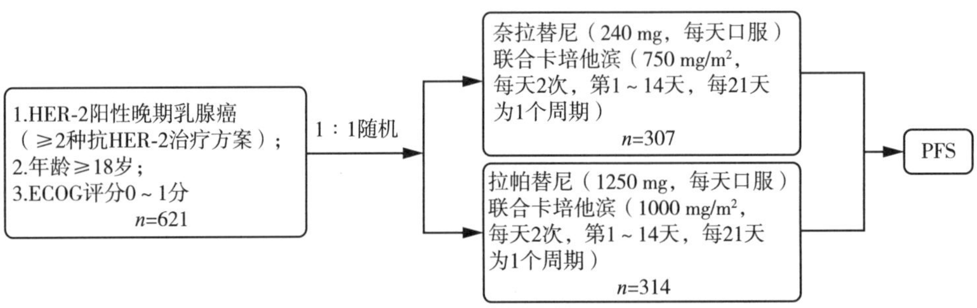

图35-1 NALA研究的试验流程

注：HER-2．人表皮生长因子受体-2；ECOG．美国东部肿瘤协作组；PFS．无进展生存

【结果】

1. 入组情况 2013年5月29日至2017年7月21日，共有来自28个国家的621例患者被随机分配到奈拉替尼+卡培他滨（N+C）组（n=307）和拉帕替尼+卡培他滨（L+C）组（n=314）。

2. 主要研究终点 截至本次分析，共发生433例PFS事件，410例死亡事件，中位随访时间为29.9个月［四分位距数间距（IQR）21.9～40.6个月］；N+C组对比L+C组，PFS（中心评估）得到显著改善（*HR* 0.76，95%*CI* 0.63～0.93，P=0.0059）。OS方面，虽然N+C组在数值上有所获益，但2组的差异无统计学意义（*HR* 0.88，95%*CI* 0.72～1.07，P=0.2086）。

3. CNS转移干预治疗的总体累积发生率 N＋C组的CNS转移干预治疗的总体累积发生率显著低于L＋C组（22.8% *vs*. 29.2%，*P*＝0.043）。621例患者中有130例（55例为N＋C组，75例为L＋C组）接受了CNS转移的干预治疗。

4. 次要研究终点 N＋C组较L＋C组在ORR（32.8% *vs*. 26.7%，*P*＝0.1201）、CBR（45% *vs*. 36%；*P*＝0.0328）及DoR（8.5个月 *vs*. 5.6个月，*P*＝0.0004）上均有不同程度的改善。

5. 不良反应 2组患者在接受治疗的过程中最常见的不良反应为腹泻（N＋C组83.2%，L＋C组66.2%）和恶心（N＋C组53.1%，L＋C组42.4%）。2组患者的停药率和生活质量相似。

【结论】

NALA研究的结果显示，在既往接受过≥2种抗HER-2治疗方案的转移性乳腺癌患者中，奈拉替尼联合卡培他滨的疗效优于拉帕替尼联合卡培他滨。

（上海交通大学医学院附属仁济医院　盛小楠　林燕苹　殷文瑾　陆劲松）

二、专家解读一

乳腺癌是最常见的恶性肿瘤，也是全球女性癌症相关死亡的首要原因。HER-2阳性乳腺癌占所有乳腺癌的20%～30%，且具有全身转移和脑转移风险增加及总体生存率差的特点。据报道，转移性乳腺癌（MBC）患者发生脑转移的概率为10%～16%，而HER-2阳性转移性乳腺癌患者中有34%～37%的患者发生了CNS转移。随着抗HER-2治疗药物的临床应用，HER-2阳性乳腺癌患者的预后显著改善。目前，针对HER-2阳性转移性乳腺癌的治疗选择大致分为3类，即大分子单克隆抗体（如曲妥珠单抗、帕妥珠单抗）、抗体-药物偶联物（ADC）及小分子TKI。

曲妥珠单抗是首个靶向抗HER-2治疗的单克隆抗体，能识别并特异性结合HER-2胞外配体结合结构域Ⅳ，具有直接抗HER-2的作用和抗体依赖细胞介导的细胞毒性作用（ADCC）效应等，已于1998年获得美国食品药品监督管理局（FDA）批准用于HER-2阳性乳腺癌。马吉妥昔单抗（margetuximab）是Fc段改构的单克隆抗体，能有效增加结合域变异造成的曲妥珠单抗耐药。伊尼妥单抗是我国自主研发的抗HER-2单克隆抗体，Fc改构较曲妥珠单抗增效1.1倍。帕妥珠单抗是一种作用于结构域Ⅱ段的抗HER-2重组单克隆抗体，能阻止HER-2同源二聚体和HER-2/HER-3异源二聚化形成。

T-DM1是首个抗体-药物偶联物，由曲妥珠单抗和强效微管抑制剂DM1组成，在结合HER-2时，细胞毒性成分被选择性地递送至HER-2阳性细胞，并在细胞内释放。T-DM1适用于既往接受过曲妥珠单抗和一种紫杉烷类单药治疗或联用的HER-2阳性转移性乳腺癌患者。DS-8201a也是一种ADC，由曲妥珠单抗和拓扑异构酶Ⅰ抑制剂依沙替康（exatecan）的衍生物（DX-8951f）组成，被批准用于已接受2种或更多种既往行HER-2靶向治疗方案的HER-2阳性转移性乳腺癌患者，并拓展应用于HER-2低表达患者。

目前，在临床实践中应用的新型TKI包括拉帕替尼、吡咯替尼、奈拉替尼及图卡替尼等。吡咯替尼联合卡培他滨在国内获批用于曲妥珠单抗耐药或未使用过曲妥珠单抗的患者。图卡替尼于2020年4月被批准与曲妥珠单抗和卡培他滨联合用于治疗既往接受过一种或更多种HER-2靶向治疗方案的HER-2阳性转移性乳腺癌患者，包括脑转移患者。奈拉替尼是一种抑制表皮生长因子受体（EGFR）、HER-2及HER-4的不可逆抑制剂，与吡咯替尼的作用机制相似。基于Ⅲ期ExteNET研究的结果，奈拉替尼已获得美国FDA批准，用于既往接受过曲妥珠单抗治疗后HER-2阳性乳腺癌患者的辅助强化治疗。

在HER-2阳性乳腺癌中，CNS转移一直是治疗难点，给患者的生存造成了巨大威胁。小分子TKI在穿透血脑屏障方面较大分子单克隆单抗具有一定优势。目前，拉帕替尼显示出了对于乳腺癌脑转移具有一定的客观反应率和控制率。奈拉替尼是一种全新的抗HER-2的TKI，在既往的研究中已被证实对HER-2阳性乳腺癌患者的脑转移灶有效，尤其是奈拉替尼的Ⅱ期TBCRC 022研究提示，既往未接受过拉帕替尼治疗的乳腺癌脑转移患者行奈拉替尼联合卡培他滨治疗的总体反应率为49%，且对拉帕替尼耐药的患者依然可以从奈拉替尼联合卡培他滨中取得高达33%的反应率。因此，有必要进一步启动Ⅲ期NALA研究来比较奈拉替尼联合卡培他滨和拉帕替尼联合卡培他滨的疗效和安全性。

NALA研究（NCT01808573研究）是一项全球、多中心、随机、开放的Ⅲ期临床研究，于2013年开始启动，旨在既往接受过≥2种抗HER-2治疗方案的HER-2阳性转移性乳腺癌中评估奈拉替尼联合卡培他滨对比拉帕替尼联合卡培他滨的疗效和安全性。NALA研究于2013年5月29日至2017年7月21日共入组621例患者，入组标准为既往接受过≥2种抗HER-2靶向治疗方案的HER-2阳性转移性乳腺癌患者，随机分为2组，一组给予奈拉替尼（240 mg，每天1次，口服）＋卡培他滨（750 mg/m^2，每天2次，口服）（N＋C组），另一组给予拉帕替尼（1250 mg，每天1次，口服）＋卡培他滨（1000 mg/m^2，每天2次，口服）（L＋C组）。主要研究终点包括PFS和OS，次要研究终点包括研究者评估的PFS、ORR、DoR、CBR、至CNS转移需要干预治疗的时间及安全性等。分层因素包括HR状态、既往针对转移性乳腺癌的抗HER-2治疗方案数、地区及内脏转移。

NALA研究的结果显示，N＋C组对比L＋C组，疾病进展风险降低24%（*HR* 0.76，P＝0.0059）；ORR分别为32.8%和26.7%（P＝0.1201）；6个月和12个月的PFS率分别为47.2%、37.8%和28.8%、14.8%；6个月和12个月的OS率分别为90.2%、87.5%和72.5%、66.7%。其中，只有PFS具有统计学差异（2.2个月，95%*CI* 1.0～3.3），OS和ORR无统计学差异。2组治疗相关不良反应的发生率相似。腹泻是2组最常见的不良反应，N＋C组有83%的患者发生了腹泻，而L＋C组有66%的患者发生了腹泻。使用洛哌丁胺和其他止泻药物可以很好地控制腹泻，故很少有患者因腹泻而停止治疗（N＋C组为2.6%，L＋C组为2.3%）。L＋C组的手足综合征更常见（56%，N＋C组为 46%），可能是因为与拉帕替尼联合使用的卡培他滨剂量更高。N＋C组的其他常见不良反应包括恶心（53.1%）、呕吐（45.5%）及食欲缺乏（35.3%）等。随着时间的推移，2组间的平均生活质量核心量表（QLQ-C30）总分和全球健康状况/生活质量（QoL）分量表评分相似。因此，奈拉替尼联合卡培他滨相关的腹泻似乎不会影响患者的生活质量。

NALA研究的PFS亚组分析显示，在大多数亚组中，奈拉替尼有益，尤其是患有非内脏疾病的患者（*HR* 0.44，95%*CI* 0.26～0.73，P＝0.007）和HR阴性患者（*HR* 0.42，95%*CI* 0.31～0.57，P＜0.001）。在NALA研究的HR亚组中，HR阴性患者从N＋C组中获得了最大的PFS益处，与I-SPY研究（NCT01042379研究）一致，但与ExteNET研究相反，ExteNET研究显示HR阳性患者获益更大，原因可能是ExteNET研究在早期疾病环境中允许HR阳性患者行内分泌治疗，而NALA研究和I-SPY研究均为奈拉替尼与化疗药物的联合使用，故不包括针对HR阳性的内分泌治疗。

NALA研究的结果表明，对有症状的CNS转移进行干预的时间也被推迟，N＋C组相较于L＋C组能延迟出现有症状的CNS转移的时间（总体发生率分别为22.8%和 29.2%），表明奈拉替尼可以预防或延迟CNS转移的发展，预示HER-2阳性转移性乳腺癌的治疗策略将进一步发生演变。随着奈拉替尼的作用不断被挖掘，目前其已在美国国家综合癌症网络（NCCN）指南等行业标准中被推荐用于早期强化辅助治疗和晚期CNS转移患者的治疗，并获得了早期适应证的批准。

在新辅助治疗方面，I-SPY2是一个多中心、开放标签、适应性的Ⅱ期试验平台，具有多个试验组，用于评估新药联合标准新辅助治疗用于高复发风险乳腺癌患者的疗效。将试验组与普通对照组进行比较，主要研究终点为病理完全缓解（pCR）（定义为手术时乳腺或淋巴结中无残留肿瘤）。其结果显示，奈拉替尼联合化疗对比曲妥珠单抗联合化疗，前者获得了更高的pCR率（56% *vs*. 33%）。

在HER-2阳性转移性乳腺癌的治疗方面，Ⅱ期TBCRC 022研究的结果证实奈拉替尼联合卡培他滨对HER-2阳性乳腺癌脑转移有效。奈拉替尼对既往未接受过拉帕替尼治疗和既往接受过拉帕替尼治疗患者的CNS转移的ORR分别为49%和33%，中位PFS分别为5.5个月和3.1个月。该研究同时证实了奈拉替尼在CNS中的渗透率很低，这表明需要联合治疗来最大限度地发挥奈拉替尼在CNS中的潜在益处。进而，NEfERT-T研究的结果提示，奈拉替尼联合紫杉醇延缓了HER-2阳性乳腺癌脑转移患者的CNS进展；奈拉替尼联合紫杉醇组的中位PFS为12.9个月，曲妥珠单抗联合紫杉醇组的中位PFS亦为12.9个月，可见奈拉替尼联合紫杉醇在PFS方面并不优于曲妥珠单抗联合紫杉醇；但奈拉替尼联合紫杉醇组的CNS复发率较低（*HR* 0.48，95%*CI* 0.29～0.79，$P=0.002$），且发生CNS转移的时间也有所延迟（*HR* 0.45，95%*CI* 0.26～0.78，$P=0.0004$）。ExteNET研究的结果显示，奈拉替尼显著降低了HER-2阳性早期乳腺癌患者的iDFS事件风险；奈拉替尼组5年时首次CNS的累积复发率为0.7%，而安慰剂组为2.1%；在5年的治疗中，奈拉替尼组中有98.4%（95%*CI* 96.8%～99.1%）的患者仍存活，安慰剂组为95.7%（95%*CI* 93.6%～97.2%），且没有出现CNS复发（*HR* 0.41，95%*CI* 0.18～0.85）。KATHERINE研究将抗HER-2新辅助治疗后未达pCR的患者随机分配至辅助治疗阶段接受T-DM1或曲妥珠单抗，结果提示，2组的3年iDFS率分别为88.3%和77.0%（*HR* 0.50，$P<0.0001$）。基于该研究，美国FDA于2019年5月3日批准T-DM1用于既往接受过紫杉类药物化疗和曲妥珠单抗新辅助治疗后有残留浸润性病灶的HER-2阳性早期乳腺癌患者的辅助治疗。该研究还显示，T-DM1组有10.5%的患者存在疾病复发，约60%存在脑转移，提示T-DM1的入脑效果欠佳。

目前，临床正不断涌现出越来越多的抗HER-2新型药物，正不断改变着HER-2阳性乳腺癌患者的预后。在脑转移的治疗方面，小分子TKI在穿透血脑屏障方面更有优势。NALA研究中的奈拉替尼、PHENIX研究中的吡咯替尼及HER2CLIMB研究中的图卡替尼，都凸显了小分子TKI对于CNS病灶具有更强的抑制作用。NALA研究的重要意义在于证实了奈拉替尼联合卡培他滨的疗效，尤其是成功地将脑转移的累积干预率从29.2%降到22.8%。NALA研究的结果显示，奈拉替尼联合卡培他滨可以作为HER-2阳性转移性乳腺癌可选的重要方案之一。

（辽宁省肿瘤医院　孙　涛　马艺文）

三、专家解读二

近年来，HER-2阳性转移性乳腺癌的治疗已取得了重大进步。2019年，CLEOPATRA研究的结果显示，经过中位99个月的随访，帕妥珠单抗的获益仍持续存在，肯定了帕妥珠单抗和曲妥珠单抗双靶向方案是目前治疗HER-2阳性转移性乳腺癌的首选方案。EMILIA研究则奠定了T-DM1（一种ADC）在HER-2阳性转移性乳腺癌中的二线治疗地位。抗HER-2药物中的另一类药物是小分子TKI，其直接作用于HER-2分子胞内段的酪氨酸激酶区，包括拉帕替尼、奈拉替尼及吡咯替尼等，在HER-2阳性乳腺癌中应用广泛。EGF100151研究证实，曲妥珠单抗治疗失败后，拉帕替尼联合卡培他滨的疗效显著优于卡培他滨单药。奈拉替尼是一种不可逆的泛-ErbB家族受体TKI，针对HER-1、HER-2及HER-4等靶点。ExteNET研究证实，术后强化辅助治疗后，奈拉替尼可显著降低HER-2阳性早期乳腺癌患者的iDFS事件风险。NEfERT-T研究的结果显示，奈拉替尼联合紫杉醇延缓了HER-2阳性乳腺癌脑转移患者的CNS病灶进展。因此，对于既往接受过曲妥珠单抗、帕妥珠单抗和（或）T-DM1等二/三线治疗的HER-2阳性晚期乳腺癌患者，同为小分子TKI的奈拉替尼和拉帕替尼孰优孰劣这个临床重要课题尚没有数据，这也正是进行NALA研究的目的所在。

奈拉替尼对乳腺癌脑转移的预防和治疗作用在既往的研究中也有所体现，但主要通过回顾性分析数据得到。NALA研究首次将脑转移的干预率作为次要研究终点进行前瞻性观察，结果显示，奈拉替尼将脑转移的累积干预率从29.2%降到22.8%，证明其对预防和延缓脑转移优势明显。

据报道，奈拉替尼对乳腺癌脑转移的预防作用优于曲妥珠单抗。NEfERT-T研究将479例未经治疗的HER-2阳性复发和（或）转移性乳腺癌患者随机分配至奈拉替尼联合紫杉醇组（$n=242$）和曲妥珠单抗联合紫杉醇组（$n=237$）。其结果显示，奈拉替尼联合紫杉醇组相比于曲妥珠单抗联合紫杉醇组，PFS无显著差异（*HR* 1.02，95%*CI* 0.81～1.27，$P=0.89$）。但奈拉替尼联合紫杉醇组的CNS复发率更低（*HR* 0.48，95%*CI* 0.29～0.79，$P=0.002$），且至CNS转移的时间延长（*HR* 0.45，95%*CI* 0.26～0.78，$P=0.004$）。该研究的结果肯定了奈拉替尼在减少乳腺癌脑转移中的积极作用。

目前，虽然没有研究在乳腺癌脑转移中对比T-DM1与奈拉替尼的疗效，但有研究对比了拉帕替尼和T-DM1对乳腺癌脑转移的疗效。EMILIA研究是一项T-DM1对比拉帕替尼联合卡培他滨用于既往接受过至少2种抗HER-2靶向治疗方案的晚期乳腺癌的研究，共纳入991例患者。其结果显示，T-DM1较拉帕替尼联合卡培他滨延长了中位PFS达3.2个月（9.6个月 *vs.* 6.4个月，*HR* 0.65，95%*CI* 0.55～0.77，$P<0.001$）和延长了OS达5.8个月（30.9个月 *vs.* 25.1个月，*HR* 0.68，95%*CI* 0.55～0.85，$P<0.001$）。在EMILIA研究入组的95例乳腺癌脑转移患者中，T-DM1组和拉帕替尼联合卡培他滨组的中位OS分别为26.8个月和12.9个月（*HR* 0.38，95%*CI* 0.18～0.8，$P=0.008$），提示T-DM1显著改善了乳腺癌脑转移患者的OS。以上结果表明，目前抗HER-2治疗的不同药物在乳腺癌脑转移中的具体应用仍有待进一步完善和对比。

NALA研究的不足之处包括：①N＋C组中卡培他滨的用量相对较低（750 mg/m^2），而L＋C组为1000 mg/m^2，治疗剂量的不对等是否会影响最终疗效目前尚不明确。②入组条件与真实世界可能存在较大差异，总体治疗人群中仅有35%既往接受过曲妥珠单抗、帕妥珠单抗及T-DM1治疗。另外，在临床实践中，未接受卡培他滨治疗的晚期乳腺癌患者比例较少。③基线脑转移的确认并非通过MRI统一评估，这可能给乳腺癌脑转移的干预选择带来了一定偏倚。

目前，对于TKI的研究在乳腺癌中备受关注。吡咯替尼是我国自主研发的TKI，PHOEBE研究比较了吡咯替尼联合卡培他滨与拉帕替尼联合卡培他滨在HER-2阳性晚期乳腺癌二线治疗中的疗效。结果显示，吡咯替尼联合卡培他滨对比拉帕替尼联合卡培他滨显著延长了患者的中位PFS（12.5个月 *vs.* 6.8个月），同时显著提高了ORR（67.2% *vs.* 51.5%）。吡咯替尼对HER-2阳性乳腺癌脑转移的预防和治疗作用尚待研究，且其疗效与奈拉替尼相比孰优孰劣等问题的结果也十分令人期待。此外，随着双靶向治疗在早期乳腺癌中的应用越来越广泛，对于既往接受过双靶向新辅助治疗或辅助治疗的HER-2阳性乳腺癌患者出现复发后，一线治疗应用TKI的效果及其在脑转移预防方面效果如何？或选择一种大分子单克隆抗体联合TKI的疗效如何？这些问题还有待更多的临床研究来解决。

（上海交通大学医学院附属仁济医院　盛小楠　林燕苹　陆劲松）

参考文献

[1] Saura C，Oliveira M，Feng YH，et al. Neratinib plus capecitabine versus lapatinib plus capecitabine in HER2-positive metastatic breast cancer previously treated with ≥2 HER2-directed regimens：phase Ⅲ NALA trial. Journal of Clinical Oncology，2020，38（27）：3138-3149.

[2] Martin M，Holmes FA，Ejlertsen B，et al. Neratinib after trastuzumab-based adjuvant therapy in HER2-positive breast cancer（ExteNET）：5-year analysis of a randomised，double-blind，placebo-controlled，phase 3 trial. The Lancet Oncology，2017，18（12）：1688-1700.

[3] Awada A，Colomer R，Inoue K，et al. Neratinib plus paclitaxel vs trastuzumab plus paclitaxel in previously untreated metastatic ERBB2-positive breast cancer：the NEfERT-T randomized clinical trial. JAMA Oncology，2016，2（12）：1557-1564.

[4] Geyer CE，Forster J，Lindquist D，et al. Lapatinib plus capecitabine for HER2-positive advanced breast cancer. The New England Journal of Medicine，2006，355（26）：2733-2743.

[5] Swain SM，Miles D，Kim SB，et al. Pertuzumab，trastuzumab，and docetaxel for HER2-positive metastatic breast cancer（CLEOPATRA）：end-of-study results from a double-blind，randomised，placebo-controlled，phase 3 study. The Lancet Oncology，2020，21（4）：519-530.

[6] Diéras V，Miles D，Verma S，et al. Trastuzumab emtansine versus capecitabine plus lapatinib in patients with previously treated HER2-positive advanced breast cancer（EMILIA）：a descriptive analysis of final overall survival results from a randomised，open-label，phase 3 trial. The Lancet Oncology，2017，18（6）：732-742.

CME TEXTBOOKS NATIONAL PROJECT

SOLTI-1303/PATRICIA（Ⅱ期）研究：哌柏西利联合曲妥珠单抗治疗人表皮生长因子受体-2阳性晚期乳腺癌

第36章

一、概　　述

【文献来源】

Ciruelos E，Villagrasa P，Pascual T，et al. Palbociclib and trastuzumab in HER2-positive advanced breast cancer：results from the phase Ⅱ SOLTI-1303 PATRICIA trial. Clin Cancer Res，2020，26（22）：5820-5829.

【研究背景和目的】

随着帕妥珠单抗、曲妥珠单抗及T-DM1的出现，人表皮生长因子受体-2（HER-2）阳性乳腺癌患者的预后得到了显著改善，但HER-2阳性转移性乳腺癌对患者生命的威胁并没有完全解决，故新的治疗策略和更佳的分子生物标志物还有待发掘。

细胞周期蛋白依赖性激酶4/6（CDK4/6）抑制剂在激素受体（HR）阳性、HER-2阴性乳腺癌的解救治疗中取得了令人瞩目的效果，但其在HR阳性、HER-2阳性乳腺癌中联合抗HER-2治疗是否有效尚有待验证。本研究旨在评估哌柏西利联合曲妥珠单抗治疗绝经后经治HER-2阳性转移性乳腺癌的疗效和安全性，并通过PAM50（一种乳腺癌亚型的分类方式）来寻找获益最大的亚组人群。

【入组条件】

1. 纳入标准

（1）年龄＞18岁的绝经后女性。

（2）无法切除的HER-2阳性转移性乳腺癌。

（3）晚期经过二至四线治疗，其中至少一线包含曲妥珠单抗。

（4）根据美国临床肿瘤学会（ASCO）/美国病理学家学会（CAP）标准，原发灶或转移灶需要经过中心实验室证实为HER-2过表达。

（5）RECIST 1.1标准评估的不可测量的病灶或可测量的病灶都可入组。

（6）左心室射血分数（LVEF）≥50%。

（7）美国东部肿瘤协作组（ECOG）评分0～1分，且器官功能良好。

2. 排除标准

（1）入组14天前使用过抗肿瘤药物。

（2）使用过一种细胞周期蛋白依赖性激酶4/6（CDK4/6）抑制剂。

（3）随机分组前的28天内患者经历过大手术或可预见本研究治疗期间将经历大手术。

【试验设计】

1．一项前瞻性、多中心、开放的Ⅱ期临床研究。

2．主要研究终点为6个月无进展生存（PFS）率，次要研究终点包括安全性、PFS、客观缓解率（ORR）[完全缓解（CR）＋客观缓解（PR）]及PAM50亚组的PFS和ORR。

3．对于整个研究，每个队列如果有至少有18例患者达到6个月PFS，则治疗有效。假设每个队列Ⅰ类错误占比为5%，检验效能为80%，如果6个月PFS率≤30%，考虑为无效假设；如果6个月PFS率≥50%，则值得进一步研究（备择假设）。

4．基于Simon 2个阶段设计3个队列，队列A［雌激素受体（ER）阴性］接受哌柏西利＋曲妥珠单抗；队列B1（ER阳性）接受哌柏西利＋曲妥珠单抗；队列B2（ER阳性）接受哌柏西利＋曲妥珠单抗＋来曲唑。第一阶段每个队列的样本量最少15例，第一阶段和第二阶段每个队列的累积样本量最多46例。如果一个15例的队列6个月时无疾病进展病例数≤5例，则关闭该队列。

【试验流程】

SOLTI-1303/PATRICIA（Ⅱ期）研究的试验流程见图36-1。

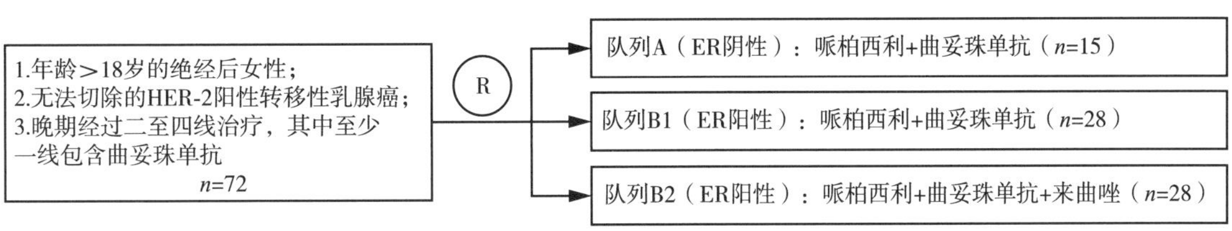

图36-1 SOLTI-1303/PATRICIA（Ⅱ期）研究的试验流程

注：哌柏西利，200 mg/d，使用14天停7天；曲妥珠单抗，首剂8 mg/kg，之后6 mg/kg或600 mg皮下维持；来曲唑2.5 mg/d。HER-2．人表皮生长因子受体-2；ER．雌激素受体

【结果】

1．队列A第一阶段的6个月PFS率为33.3%（5/15），队列B1为40.0%（6/15），队列B2为53.3%（8/15）。

2．队列A因6个月PFS率相对于另2个队列低且刚过预设的30%，故停止入组。队列B继续入组后进入第二阶段，队列B1和队列B2的6个月PFS率分别为42.9%（12/28）和46.4%（13/28）。

3．所有患者1～2级和3～4级不良反应的发生率分别为97.7%和84.4%。最常见的3～4级不良反应为中性粒细胞减少（66.4%）和血小板减少（11.3%）。

4．83.1%的患者做了基因检测。Cox多因素分析发现（调整因素包括年龄、ECOG评分、HR

水平及内脏疾病），经过二至三线治疗者比四线及以上者预后更佳（*HR* 0.48，95%*CI* 0.25 ～ 0.95，$P=0.035$），PAM50 Luminal亚型者比非Luminal亚型者预后更佳（*HR* 0.35，95%*CI* 0.16 ～ 0.76，$P=0.008$）。

【结论】

哌柏西利联合曲妥珠单抗在经治的ER阳性、HER-2阳性、PAM50 Luminal A或B亚型患者中具有良好的疗效和安全性。

（上海交通大学医学院附属仁济医院　马嘉忆　陆劲松）

二、专家解读

CDK4/6抑制剂通过与CDK4/6蛋白激酶的腺苷三磷酸（ATP）位点结合，起到阻断RB1蛋白磷酸化，下调cyclinD1-CDK4/6-Rb通路的表达，使下游的转录因子E2F无法释放，令细胞周期停滞在G_1期的作用。临床前研究发现，细胞期相关蛋白（如CDK4/6蛋白等）活跃在HER-2阳性乳腺癌的细胞系中，cyclinD1还参与了HER-2靶向治疗的耐药环节。在HER-2诱导的转基因乳腺癌小鼠中，抗HER-2治疗联合CDK4/6抑制剂相比于单纯抗HER-2治疗疗效更佳，且联用CDK4/6抑制剂后HER-2靶向治疗耐药的HER-2阳性乳腺癌可被重新诱导出敏感。因此，在HR阳性、HER-2阳性乳腺癌中进一步探索CDK4/6抑制剂联合HER-2靶向治疗有了理论基础。

本研究探索了哌柏西利联合曲妥珠单抗在绝经后经治HER-2阳性转移性乳腺癌中的疗效和安全性，并通过PAM50对其获益亚组进行了进一步的探索。本研究使用了Simon 2个阶段设计，由于第一阶段中ER阴性亚组的6个月PFS率只有33.3%，虽然超过了30%，但并不如ER阳性亚组中＞40%的6个月PFS率有效，故第二阶段并未继续在ER阴性亚组中增加患者。因此，该亚组只停留在第一阶段，目前尚不能给予推荐，但并不代表此类患者不能从哌柏西利联合曲妥珠单抗中获益。

经过2个阶段的样本量扩大及进一步随访，哌柏西利联合曲妥珠单抗（±来曲唑）在ER阳性、HER-2阳性乳腺癌患者中取得了令人满意的疗效和安全性，6个月PFS率超过40%；且Luminal亚型相比于非Luminal亚型，中位PFS提高了6.4个月（10.6个月 *vs.* 4.2个月，$P=0.009$）。值得一提的是，本研究中哌柏西利采用的不是常规的3周用药停1周策略，且用量也不是常规的125 mg/d起始剂量，可减至100 mg/d或75 mg/d；而是采用了哌柏西利2周用药停1周策略，起始剂量200 mg/d，可减至150 mg/d或100 mg/d。可能因为用药周期和剂量的改变，本研究中哌柏西利组只有2.8%（2例）的患者因不良反应停药，远低于之前围绕哌柏西利展开的PALLAS研究（27.1%），也低于PALOMA-2研究（9.7%）和PALOMA-3（4%）研究。

值得注意的是，在本研究即将开展的第4个队列中，哌柏西利的用药被调整为标准的125 mg/d，使用3周停1周。该队列自2019年8月开始入组，纳入ER阳性、HER-2阳性、PAM50管腔上皮A或B型经治乳腺癌患者（经过一至四线治疗），随机到哌柏西利＋曲妥珠单抗＋内分泌治疗组或临床医师决定的治疗组（如T-DM1或单药化疗＋曲妥珠单抗）。假设对于ER阳性、HER-2阳性、PAM50管腔上皮亚型患者，哌柏西利＋曲妥珠单抗＋内分泌治疗为最佳方案，则哌柏西利组较对照组PFS分别为10.0个月和6.2个月（*HR* 0.62）。剂量调整后疗效获益和安全性是否一如预设，结果令人期待。

同样是在HR阳性、HER-2阳性乳腺癌中加用CDK4/6抑制剂的研究目前已发表的还有MonarcHER研究（Ⅱ期）。该研究纳入的人群也是晚期经治HR阳性、HER-2阳性乳腺癌患者，237

例患者按1∶1∶1的比例随机分配至阿贝西利联合曲妥珠单抗＋氟维司群组、阿贝西利联合曲妥珠单抗组及化疗联合曲妥珠单抗组。主要研究终点为PFS，需要165例PFS事件发生，假设*HR*为0.667，双边α＝0.2，检验效能为80%。其结果显示，中位随访19个月时，阿贝西利联合曲妥珠单抗＋氟维司群组较化疗联合曲妥珠单抗组中位PFS延长2.6个月（8.3个月 *vs.* 5.7个月，*HR* 0.67，95%*CI* 0.45 ～ 1.00，*P*＝0.051）。由此看来，CDK4/6抑制剂的加入可使HR阳性、HER-2阳性乳腺癌患者在HER-2靶向治疗联合内分泌治疗之外有更多获益。

PAM50是一种乳腺癌亚型的分类方式，其在检测189例患者的基因后通过对1906个基因的表达矩阵层次聚类得到管腔上皮A型、管腔上皮B型、HER-2过表达型、基底样型及正常细胞样型。这样的分类原则已在过去多项研究的探索性分析中得到了有效的验证和应用，也催生了以免疫组织化学ER、PR、HER-2及Ki-67不同状态、不同组合对乳腺癌进行分子分型的目前广泛应用的简易方法。值得注意的是，这2种分类方法并不完全重合，而PAM50可能更能反映乳腺癌的内在特征和规律。PAM50的Luminal亚组在不少研究中有新的发现，如EGF30008研究的回顾性探索性分析在HR阳性、HER-2阳性乳腺癌患者中发现来曲唑联合拉帕替尼较来曲唑单药疗效更佳，且在Luminal亚组中疗效更显著。另外，PALOMA-2研究和PEARL研究的探索性分析也显示试验组在Luminal亚组中获益更明显，这2项研究都是针对HR阳性、HER-2阴性乳腺癌的研究，前者比较了来曲唑单药与来曲唑＋哌柏西利在晚期一线治疗中的疗效和安全性差异，后者比较了哌柏西利＋内分泌治疗与化疗相比的疗效和安全性差异。这说明PAM50可能寻找到获益更明显的亚组，Luminal亚组已在多项研究中得到获益，而非管腔上皮亚组患者的有效治疗方案需要进一步探索。

（上海交通大学医学院附属仁济医院　马嘉忆　陆劲松）

参考文献

[1] Witkiewicz AK, Cox D, Knudsen ES. CDK4/6 inhibition provides a potent adjunct to HER2-targeted therapies in preclinical breast cancer models. Genes Cancer, 2014, 5 (7-8): 261-272.

[2] Tolaney SM, Wardley AM, Zambelli S, et al. Abemaciclib plus trastuzumab with or without fulvestrant versus trastuzumab plus standard-of-care chemotherapy in women with hormone receptor-positive, HER2-positive advanced breast cancer (monarcHER): a randomised, open-label, phase 2 trial. Lancet Oncol, 2020, 21 (6): 763-775.

[3] Parker JS, Mullins M, Cheang MC, et al. Supervised risk predictor of breast cancer based on intrinsic subtypes. J Clin Oncol, 2009, 27 (8): 1160-1167.

[4] Prat A, Cheang MC, Galvan P, et al. Prognostic value of intrinsic subtypes in hormone receptor-positive metastatic breast cancer treated with letrozole with or without lapatinib. JAMA Oncol, 2016, 2 (10): 1287-1294.

[5] Finn RS, Liu Y, Zhu Z, et al. Biomarker analyses of response to cyclin-dependent kinase 4/6 inhibition and endocrine therapy in women with treatment-naive metastatic breast cancer. Clin Cancer Res, 2020, 26 (1): 110-121.

第37章 PATRICIA研究（Ⅱ期）：大剂量曲妥珠单抗联合常规剂量帕妥珠单抗治疗人表皮生长因子受体-2阳性乳腺癌脑转移

一、概　　述

【文献来源】

Lin NU，Pegram M，Sahebjam S，et al. Pertuzumab plus high-dose trastuzumab in patients with progressive brain metastases and HER2-positive metastatic breast cancer：primary analysis of a phase Ⅱ study. J Clin Oncol，2021，39（24）：2667-2675.

【研究背景和目的】

人表皮生长因子受体-2（HER-2）阳性转移性乳腺癌患者常出现脑转移。HER-2阳性乳腺癌脑转移的动物模型研究发现，3倍常规剂量的曲妥珠单抗对脑转移灶有效。目前，没有研究报道大剂量曲妥珠单抗对HER-2阳性乳腺癌脑转移患者的疗效。因此，本研究拟探究大剂量曲妥珠单抗联合标准剂量帕妥珠单抗对HER-2阳性乳腺癌脑转移的疗效。

【入组条件】

1. 纳入标准

（1）年龄≥18岁。

（2）确诊HER-2阳性乳腺癌脑转移且脑转移灶出现进展［定义为出现1个及以上可测量的脑转移灶（定义为神经肿瘤脑转移疗效评估（The Response Assessment in Neuro-Oncology Brain Metastases，RANO-BM）标准中病灶直径≥1.0 cm，RANO-BM标准对病灶的测量为二维测量］。

（3）脑转移灶接受放疗60天后入组。

（4）一般情况可耐受，包括左心室射血分数（LVEF）＞50%、颅外病灶稳定、美国东部肿瘤协作组（ECOG）评分0～1分及血液学和其他器官功能可耐受。

2. 排除标准

（1）伴有脑膜转移的患者。

（2）出现症状的肺部疾病患者。

（3）对本研究使用的药物过敏者。

（4）伴有显著的心脏病或活动性感染者。

（5）入组前21天使用未经本研究批准的治疗或蒽环类药物。

【试验设计】

1. 一项开放、单臂、多中心的Ⅱ期临床研究。

2. 主要研究终点为脑转移灶的客观缓解率（ORR）[根据RANO-BM标准达到完全缓解（CR）或部分缓解（PR），RANO-BM标准相比于RECIST 1.1标准增加了评估使用糖皮质激素剂量的变化和临床症状的变化，且对病灶的测量为二维测量]，次要研究终点包括缓解持续时间（DoR）[首次出现CR或PR直到疾病进展（PD）或死亡的时间]、脑转移灶的临床获益率（CBR）及第6、12周和后续每3个月的LVEF。

3. 假设ORR为20%且95%*CI* 8.4～36.9，需要入组35例患者，计划入组40例。

4. 给药方案为大剂量曲妥珠单抗（6 mg/kg，每周1次）联合常规剂量帕妥珠单抗（首剂840 mg，后续420 mg，每3周1次）。患者入组前接受的治疗除T-DM1和拉帕替尼以外，其他治疗方案均不改变。本研究给药开始前患者需要停用T-DM1 3周和拉帕替尼1周。本研究的给药截至脑转移灶或系统疾病进展、患者出现无法耐受的不良反应、患者退出研究或研究终止。治疗期间大剂量曲妥珠单抗联合常规剂量帕妥珠单抗方案不可减量。如果患者使用帕妥珠单抗后出现严重的不良反应，可停用帕妥珠单抗，继续使用大剂量曲妥珠单抗；如果患者对大剂量曲妥珠单抗也产生了严重的不良反应，双靶向治疗药物都停用。

【试验流程】

PATRICIA研究（Ⅱ期）的试验流程见图37-1。

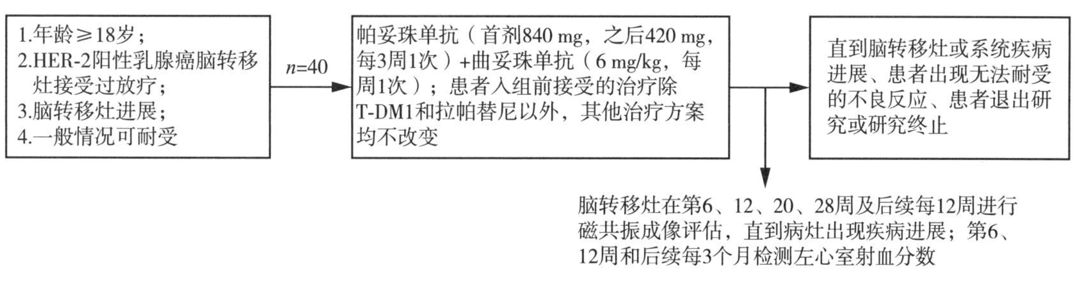

图37-1　PATRICIA研究（Ⅱ期）的试验流程

注：治疗期间大剂量曲妥珠单抗联合常规剂量帕妥珠单抗方案不可减量；如果患者使用帕妥珠单抗后出现严重的不良反应，可停用帕妥珠单抗，继续使用大剂量曲妥珠单抗；如果患者对大剂量曲妥珠单抗也产生了严重的不良反应，双靶向治疗药物都停用。HER-2. 人表皮生长因子受体-2

【结果】

1. 患者数据　在入组的40例患者中，1例患者入组后撤回知情同意并出组，39例患者接受治疗。截至报道，95%（37/39）的患者停止了治疗，5%（2/39）仍在治疗中，常规剂量帕妥珠单抗的中位治疗持续时间为4.8个月，大剂量曲妥珠单抗的中位治疗持续时间为4.5个月。在入组患者中，先前使用过曲妥珠单抗联合帕妥珠单抗者有48%，仅使用过曲妥珠单抗不联合帕妥珠单抗者有38%，使用过T-DM1者有38%，使用过拉帕替尼者有45%，使用过奈拉替尼者有8%。研究期间，同时继续使用入组前的非研究治疗者有28%。

2. 主要研究终点 ORR为11%。

3. 次要研究终点 入组患者4个月时的CBR为68%，6个月时的CBR为51%，中位获益时间为6.6个月。25例患者治疗4个月时仍有临床获益，2例患者治疗2年后仍有获益并继续治疗。

4. 停止治疗的原因 包括脑转移灶进展（27例）、症状恶化（4例）、退出研究（3例，指患者撤回知情同意或研究者认为治疗方案可能严重影响患者的生命安全）、LVEF异常（1例）、死亡（1例）及方案偏离（1例，主要指研究过程中出现采集标本错误、标记错误或其他技术性错误）。

5. 不良反应 3例患者出现严重的不良反应，其中1例为左心功能异常、1例为严重的虚弱和乏力、1例为严重的高血压。

【结论】

尽管大剂量曲妥珠单抗联合常规剂量帕妥珠单抗治疗HER-2阳性乳腺癌脑转移的ORR一般（11%），但在4个月时，68%的患者具有临床获益，2例患者颅内和颅外病灶持续稳定超过2年。因此，大剂量曲妥珠单抗治疗HER-2阳性乳腺癌脑转移值得进一步研究。

（上海交通大学医学院附属仁济医院 盛小楠 殷文瑾 陆劲松）

二、专家解读一

由于综合治疗水平的进步和磁共振成像（MRI）的早期诊断，乳腺癌脑转移的发生率显著提高。目前，尽管局部治疗仍是许多乳腺癌脑转移患者的主要治疗方法，但越来越多的全身治疗方案可用或正在积极研究中。HER-2是一种属于人表皮生长因子受体家族的蛋白，不仅可介导肿瘤细胞的生长、分化及存活，还能促进癌细胞的侵袭性扩散。与HER-2阴性乳腺癌相比，HER-2阳性乳腺癌更具侵袭性，患者往往只有较短的生存时间、较差的总体生存率、更高的复发风险及脑转移风险。

HER-2阳性转移性乳腺癌诊断时发生脑转移的风险较高，且转移到骨、肝及肺的患者同时有脑转移的概率更高。国内有研究报道，转移性乳腺癌患者诊断脑转移后的中位总生存（OS）为23.7个月。乳腺癌脑转移的治疗手段包括脑外科手术、脑部放疗、药物治疗及对症支持治疗。根据患者脑转移灶的大小、数目、是否有脑部症状及预后情况，相关指南优先建议针对脑转移灶进行局部治疗，适合手术的患者优先选择手术和（或）放疗；不适合手术的患者优先选择放疗，同时进行全身药物治疗，以控制颅外转移灶。目前，虽然已有的靶向治疗药物改善了HER-2阳性乳腺癌患者的预后，但仍需要开发针对乳腺癌脑转移灶且患者可以长期耐受的新疗法。

目前，帕妥珠单抗联合曲妥珠单抗已成为HER-2阳性晚期乳腺癌的标准治疗方案。由于曲妥珠单抗、帕妥珠单抗的分子量都较大，通常被认为难以穿透血脑屏障，故需要更有效的对抗脑转移的全身抗HER-2治疗方法。有研究报道，曲妥珠单抗的放射性同位素形式^{89}Zr（锆）-曲妥珠单抗已被证明可定位于HER-2阳性转移性乳腺癌患者的脑转移灶中，且全脑放疗后可在患者的脑脊液中检测到曲妥珠单抗浓度增加。在Ⅲ期CLEOPATRA研究的探索性分析中，与接受曲妥珠单抗联合多西他赛治疗的HER-2阳性转移性乳腺癌患者相比，接受一线帕妥珠单抗联合曲妥珠单抗联合多西他赛的患者的中枢神经系统（CNS）转移发作延迟。

PATRICIA研究（NCT02536339研究）是一项开放、单臂的Ⅱ期临床研究，探讨了大剂量曲妥珠单抗联合标准剂量帕妥珠单抗治疗HER-2阳性晚期乳腺癌脑转移的有效性和安全性。纳入标准包括HER-2阳性转移性乳腺癌、发生脑转移、年龄≥18岁、颅外病变稳定、治疗开始前60天完成放疗及ECOG评分0～1分等。排除标准包括患有软脑膜疾病或症状性肺疾病、对治疗药物（曲妥珠单抗、帕妥珠单抗）不耐受或过敏等。参与者接受静脉注射帕妥珠单抗（首剂840 mg，之后420 mg，每3周1次）＋大剂量静脉曲妥珠单抗（6 mg/kg，每周1次），直到脑转移灶或系统疾病进展、患者出现不可耐受的不良反应、患者退出研究或研究终止。对停止用药治疗的患者进行随访，直至疾病进展，所有患者在最后一次治疗后随访12个月。主要研究终点为根据RANO-BM标准确认的ORR，次要研究终点包括DoR、CBR及第6、12周和后续每3个月的LVEF。

PATRICIA研究于2015年12月15日至2017年5月18日共招募40例患者，有39例患者接受了大剂量曲妥珠单抗联合标准剂量帕妥珠单抗治疗，1例患者在接受任何治疗前退出。在入组患者中，41%（16/39）既往仅接受过全脑放疗（whole brain radiation therapy，WBRT），28%（11/39）既往仅接受过立体定向放疗（stereotactic radiosurgery，SRS），31%（12/39）既往接受过以上2种放疗；48%（19/39）既往接受过帕妥珠单抗和曲妥珠单抗治疗，38%（15/39）既往仅接受过曲妥珠单抗治疗，38%（15/39）既往接受过T-DM1治疗，45%（18/39）既往接受过拉帕替尼治疗。在既往接受过化疗的患者中（n＝17），治疗线数的中位数为三线（范围为二线至五线）。帕妥珠单抗的中位治疗持续时间为4.8个月（95%CI 0.7～29.9），曲妥珠单抗为4.5个月（95%CI 0.5～37.4）。

截至分析结果时，95%（37/39）的患者已停止本研究的治疗方案，5%（2/39）仍在接受治疗。患者停止本研究治疗方案的原因包括脑转移灶进展（n＝27）、症状恶化（n＝4）、退出研究（n＝3）、LVEF变化（n＝1）、死亡（n＝1）及方案偏离（n＝1）。中位治疗的持续时间为16.6（0.8～37.2）个月。根据RANO-BM标准，脑转移灶的ORR为11%（4/37，95%CI 3%～25%）；有4例患者的疗效评估为PR，其DoR分别为3.2个月、3.3个月、4.6个月和5.6个月。4个月时，68%（25/37）的患者具有临床获益，中位持续时间为6.6个月（95%CI 3.2～36.8）。6个月时，51%（19/37）的患者具有临床获益，中位持续时间为9.2个月（95%CI 3.2～36.8）。2例患者颅内和颅外病灶持续稳定超过2年（1例SD＞2年，另1例SD＞3年）。在之前HER-2靶向治疗（包括之前使用曲妥珠单抗、T-DM1、拉帕替尼或来那替尼）的4个月CBR亚组分析中，无论患者之前接受过何种治疗，均得到了临床获益。

在安全性分析中，没有患者出现治疗相关的充血性心力衰竭（congestive heart failure，CHF）事件。97%（38/39）的患者报告出现≥1次的不良事件，依次为腹泻（n＝23）、疲劳（n＝17）及恶心（n＝12）。所有的腹泻均为1～2级，且未导致治疗中断。44%（17/39）的患者报告出现3级（n＝14）或4级（n＝3）不良反应，没有报告5级不良反应。3例患者出现严重的不良反应，其中1例为左心功能异常、1例为严重的虚弱和乏力（停用大剂量曲妥珠单抗联合标准剂量帕妥珠单抗治疗）、1例为严重的高血压。

脑转移是乳腺癌进展的终末阶段，传统治疗方案的疗效微乎其微，OS仅约数月。随着系统疾病管理的改善和生存期的延长，脑转移性疾病的发病率正在增加。血脑屏障是指由脑毛细血管壁和神经胶质细胞形成的血浆与脑细胞之间的屏障及由脉络丛形成的血浆与脑脊液之间的屏障，这些屏障能够阻止一些物质从血液进入脑组织。曲妥珠单抗等大分子单抗对乳腺癌脑转移灶的有限疗效通常归因于其对血脑屏障的穿透不足。相对于大分子抗HER-2药物在乳腺癌脑转移治疗上的临床研究有限，众多小分子酪氨酸激酶抑制剂（TKI）抗HER-2药物在乳腺癌脑转移治疗上的临床研究有较多报道。

TBCRC 022研究（NCT01494662研究）探索了奈拉替尼联合卡培他滨用于HER-2阳性乳腺癌脑转移患者的疗效和安全性。其纳入病灶可测量的、进行性HER-2阳性脑转移患者49例，给予来那替尼（240 mg，每天1次，口服）＋卡培他滨（750 mg/m^2，每天2次，使用2周停1周）治疗。

该研究将患者分为未经拉帕替尼组（队列3A，37例）和拉帕替尼经治组（队列3B，12例）。主要研究终点为每个队列CNS病灶的ORR。其结果表明，在队列3A中，CNS病灶的ORR为49%（95%*CI* 32%～66%）；在队列3B中，CNS病灶的ORR为33%（95%*CI* 10%～65%）。队列3A和队列3B的中位无进展生存（PFS）分别为5.5个月和3.1个月，中位生存期分别为13.3个月和15.1个月。2个队列最常见的不良反应为腹泻，其余的不良反应发生率较低。

NALA研究（NCT01808573研究）是一项随机、对照的Ⅲ期临床研究，比较奈拉替尼联合卡培他滨与拉帕替尼联合卡培他滨在接受过2种或2种以上抗HER-2治疗方案后的转移性乳腺癌患者中的疗效。在纳入的621例患者中，101例（16.3%）在基线时已有CNS转移（来那替尼组51例，拉帕替尼组50例）；81例曾接受过CNS定向放疗和（或）手术。在CNS转移亚组中，奈拉替尼组的中位PFS为7.8个月，拉帕替尼组为5.5个月（*HR* 0.66，95%*CI* 0.41～1.05），2组的中位OS分别为16.4个月和15.4个月（*HR* 0.90，95%*CI* 0.59～1.38）。在基线时有CNS病灶的患者（$n=32$）中，颅内ORR分别为26.3%和15.4%。亚组分析表明，在HER-2阳性乳腺癌脑转移患者中，奈拉替尼与拉帕替尼相比，前者可改善PFS和CNS结果。

图卡替尼是一种口服的TKI，对HER-2具有高选择性，但对同属人表皮生长因子受体家族的其他成员没有明显的抑制作用。在其Ⅰb期研究中，图卡替尼联合卡培他滨和曲妥珠单抗治疗HER-2阳性转移性乳腺癌有良好的抗肿瘤活性。共60例患者入组并接受每天口服300 mg图卡替尼治疗。在图卡替尼联合卡培他滨组中，患者的ORR为83%（5/6）；在图卡替尼联合曲妥珠单抗组中，ORR为40%（6/15）；在图卡替尼联合卡培他滨和曲妥珠单抗组中，ORR为61%（14/23）。随后，有研究者对图卡替尼开展了一项随机、双盲、多中心的Ⅲ期临床研究（HER2CLIMB研究）。其将既往接受过曲妥珠单抗、帕妥珠单抗及T-DM1治疗的HER-2阳性转移性乳腺癌患者［有（47%）或没有（53%）脑转移］随机分配至图卡替尼组（图卡替尼联合曲妥珠单抗和卡培他滨治疗）和对照组（安慰剂联合曲妥珠单抗和卡培他滨治疗）。在脑转移患者颅内疗效和生存的探索性分析中，在曲妥珠单抗和卡培他滨的基础上加用图卡替尼，可使颅内病灶的ORR增加1倍，颅内病灶进展或死亡风险降低2/3，总体死亡风险降低近50%。在291例脑转移患者中，图卡替尼组的估计1年CNS-PFS率为40.2%（95%*CI* 29.5%～50.6%），图卡替尼组CNS-PFS的中位持续时间为9.9个月（95%*CI* 8.0～13.9），对照组为4.2个月（95%*CI* 3.6～5.7），与对照组相比，图卡替尼组的CNS-PFS进展风险降低了68%（*HR* 0.32，95%*CI* 0.22～0.48，$P<0.0001$）；图卡替尼组的1年OS率为70.1%（95%*CI* 62.1%～76.7%），对照组为46.7%（95%*CI* 33.9%～58.4%），图卡替尼组的死亡风险降低了42%（*HR* 0.58，95%*CI* 0.40～0.85，$P=0.005$）。HER2CLMB研究是首项改善了HER-2阳性乳腺癌脑转移患者颅内病灶ORR、CNS-PFS及OS的临床研究，且图卡替尼是首个在临床研究中显示出对HER-2阳性乳腺癌脑转移患者有良好抗肿瘤活性的TKI类药物。

除了以上2个小分子TKI外，我国自主研发的吡咯替尼也在乳腺癌脑转移患者中显示出了良好的治疗效果。PERMEAT研究（NCT03691051研究）是一项多中心、单臂的Ⅱ期临床研究，旨在探讨吡咯替尼联合卡培他滨用于HER-2阳性乳腺癌脑转移患者的疗效和安全性。该研究从2018年1月至2020年7月共纳入78例患者，所有入组患者既往均未接受过TKI治疗，用药方案为吡咯替尼（400 mg，每天1次，口服）＋卡培他滨（1000 mg/m²，每天2次，口服，使用2周停1周）。队列A为未接受过放疗的脑转移患者（59例），队列B为接受全脑放疗或立体定向适形放疗后的脑转移患者（19例）。主要研究终点为CNS病灶的ORR。其结果显示，队列A的59例患者CNS病灶的ORR为74.6%（95%*CI* 61.6%～85.0%），队列B的19例患者CNS病灶的ORR为42.1%（95%*CI* 20.3%～66.5%）；队列A的中位PFS为12.1个月（95%*CI* 9.0～14.7），队列B为5.6个月（95%*CI* 3.4～10.7）；2个队列最常见的≥3级的不良反应为腹泻［23.1%（18/78）］、中性粒细胞减少［12.8%

（10/78）］及白细胞减少［12.8%（10/78）］。其结果初步显示，吡咯替尼联合卡培他滨对于未经放疗的HER-2阳性乳腺癌脑转移患者是一种有效且安全的治疗方法，但该方案在接受过放疗的HER-2阳性乳腺癌脑转移患者中疗效不佳。

因此，PATRICIA研究的初步结果表明，大剂量曲妥珠单抗联合标准剂量帕妥珠单抗对于HER-2阳性乳腺癌脑转移患者具有一定疗效。虽然脑转移灶的ORR不高，但4个月的CBR达68%。目前，随着越来越多小分子TKI抗HER-2药物的上市，其在乳腺癌脑转移的治疗上有了更多优势和临床研究证据，是乳腺癌脑转移治疗的优选方案。但在小分子TKI抗HER-2药物治疗乳腺癌脑转移失败后，对于后续针对脑转移治疗的探索，研究者们不能轻易放弃大分子抗HER-2药物，要做到“药尽其用”。期待未来有研究对大剂量曲妥珠单抗用于HER-2阳性乳腺癌脑转移开展进一步分析，包括大剂量曲妥珠单抗联合化疗或其他靶向治疗，以探索大剂量曲妥珠单抗联合化疗或其他靶向药物是否能让乳腺癌脑转移患者获益。

（中国科学技术大学附属第一医院　潘跃银）

三、专家解读二

HER-2阳性乳腺癌出现脑转移的比例较其他乳腺癌亚型更高，而目前脑转移的治疗仍是乳腺癌治疗的难点。在2017年发表的一项基础研究中，研究者在雌性小鼠的纹状体中定向注射了表达*HER*-2基因的乳腺癌细胞，构建了脑转移模型。其结果发现，虽然常规剂量的曲妥珠单抗对脑转移灶有一定的抑制作用，但3倍剂量的曲妥珠单抗对脑转移灶具有更显著的抑制肿瘤和提高小鼠预后的效果。另外，有一部分证据表明，同位素标记的曲妥珠单抗确实可以穿透血脑屏障，并在HER-2阳性转移性乳腺癌患者的脑转移灶中定位。上述都是支持大剂量曲妥珠单抗治疗HER-2阳性乳腺癌脑转移的证据。因此，PATRICIA研究的作者拟探究大剂量曲妥珠单抗联合标准剂量帕妥珠单抗对HER-2阳性乳腺癌脑转移的疗效，首次报道了接受过标准剂量曲妥珠单抗治疗后，增加剂量的曲妥珠单抗对脑转移灶的客观缓解率和临床疗效。

在本次报道的结果中，主要研究终点脑转移灶的ORR为11%，CBR在4个月时为68%，6个月时为51%。在入组的39例患者中，2例患者SD达2年以上。

PATRICIA研究针对的是HER-2阳性乳腺癌脑转移患者，在疗效评估方面，与既往许多研究参考RECIST 1.1标准评估病灶的反应不同，本研究使用RANO-BM标准进行转移灶的疗效评估。RANO-BM标准的设计体现了脑转移灶的特殊性，相比于RECIST 1.1标准更具有针对性，能更全面地体现用药方案对脑转移灶的疗效。由于恶性肿瘤脑转移患者多使用糖皮质激素来缓解病灶对CNS的压迫，故糖皮质激素使用剂量的变化和临床体征的变化在一定程度上反映了患者对治疗的反应。RANO-BM标准相比于RECIST 1.1标准增加了评估使用糖皮质激素剂量的变化和临床症状的变化，且对病灶的测量为二维测量，这使得RANO-BM标准可以更全面地体现脑转移灶的变化。根据RANO-BM标准，对于可测量的病灶，CR被定义为所有CNS靶病灶消失并持续超过4周不出现新病灶，患者无须使用糖皮质激素缓解临床症状及临床症状稳定或好转；PR被定义为CNS靶病灶的最大径减少≥30%，不出现新病灶，皮质类固醇的使用剂量较前相比稳定或减少，临床症状稳定或有所改善。

除PATRICIA研究外，也有其他研究已证实曲妥珠单抗（尤其是T-DM1）在乳腺癌脑转移治疗中的有效性。KAMILLA研究是一项探索T-DM1在HER-2阳性转移性乳腺癌中安全性和疗效的研究，共入组2002例化疗联合靶向治疗后疾病进展的HER-2阳性晚期乳腺癌患者，其中包括从一线到超过五线治疗的患者，进行T-DM1单药（3.6 mg/kg，每3周1次）治疗。在126例可测量脑转移灶的患者中，CR占2.4%，PR占19%，ORR为21.4%。对比PATRICIA研究11%的

ORR，KAMILLA研究在一定程度上提示了T-DM1单药对HER-2阳性乳腺癌脑转移就有较好的疗效。KAMILLA研究与PATRICA研究相比，除了治疗方案的差异，对脑转移灶反应的评估方式也有差异，PATRICA研究采用RANO-BM标准，而KAMILLA研究采用RECIST 1.1标准。此外，KAMILLA研究的目的是探究T-DM1在HER-2阳性转移性乳腺癌中的安全性和耐受性，PATRICA研究则聚焦于大剂量曲妥珠单抗联合标准剂量帕妥珠单抗在HER-2阳性乳腺癌脑转移中的疗效。

除了曲妥珠单抗外，目前HER-2阳性转移性乳腺癌的另一个研究热点是小分子TKI。多种小分子TKI在临床研究中展示出了潜在的对HER-2阳性乳腺癌脑转移的作用。在拉帕替尼单药治疗HER-2阳性乳腺癌脑转移进展患者多线治疗的Ⅱ期研究中，脑转移灶的ORR仅为3%，4个月的CBR为18%。在TBCRC 022研究中，奈拉替尼单药则在HER-2阳性乳腺癌脑转移的多线治疗中显示出8%的ORR和约20%的4个月CBR。TKI联合卡培他滨也被发现对乳腺癌脑转移有较好的作用。HER2CLIMB研究探究了图卡替尼联合曲妥珠单抗和卡培他滨对比曲妥珠单抗联合卡培他滨在HER-2阳性乳腺癌脑转移多线治疗中的疗效。图卡替尼联合曲妥珠单抗和卡培他滨相比曲妥珠单抗联合卡培他滨，脑转移灶的ORR明显升高（47.3% *vs.* 20.0%，$P=0.03$），且CNS-PFS进展风险降低了68%。NALA研究中，奈拉替尼联合卡培他滨与拉帕替尼联合卡培他滨相比，延迟了症状性中枢神经系统转移（22.8% *vs.* 29.2%，$P=0.043$）。

一系列小分子TKI在乳腺癌脑转移治疗中的结果表明，TKI联合化疗对乳腺癌脑转移有较好的ORR，而TKI单药的ORR相对较低。尽管TKI相关的研究纳入了有活动性颅外病灶和无活动性颅外病灶的患者，但脑仍是乳腺癌进展的最常见部位，这也反映了PATRICIA研究中大剂量曲妥珠单抗对脑转移灶控制的优势。PATRICIA研究中，大剂量曲妥珠单抗联合标准剂量帕妥珠单抗11%的ORR虽然较TKI的ORR并不是很出众，但入组患者在接受双靶向治疗的同时只有少数患者（28%）使用了其他非研究性系统治疗，且达到PR的患者中没有人在研究期间同时使用化疗。因此，大剂量曲妥珠单抗联合标准剂量帕妥珠单抗在HER-2阳性乳腺癌脑转移患者中的应用价值值得在后续的其他研究中继续探究。HER-2阳性乳腺癌脑转移靶向治疗的最佳组合方式也需要进一步的临床研究来明确。目前，在美国国家综合癌症网络（NCCN）指南中，HER-2阳性转移性乳腺癌的各线治疗方案大多推荐曲妥珠单抗，那么大剂量曲妥珠单抗是否可能在未来进入相关指南并成为针对HER-2阳性乳腺癌脑转移的推荐治疗方案？值得期待。

（上海交通大学医学院附属仁济医院 盛小楠 殷文瑾 陆劲松）

参考文献

[1] Lin NU，Pegram M，Sahebjam S，et al. Pertuzumab plus high-dose trastuzumab in patients with progressive brain metastases and HER2-positive metastatic breast cancer：primary analysis of a phase Ⅱ study. J Clin Oncol，2021，39（24）：2667-2675.

[2] Lin NU，Diéras V，Paul D，et al. Multicenter phase Ⅱ study of lapatinib in patients with brain metastases from HER2-positive breast cancer. Clinical Cancer Research，2009，15（4）：1452-1459.

[3] Lin NU，Carey LA，Liu MC，et al. Phase Ⅱ trial of lapatinib for brain metastases in patients with human epidermal growth factor receptor 2-positive breast cancer. J Clin Oncol，2008，26（12）：1993-1999.

[4] Freedman RA，Gelman RS，Anders CK，et al. TBCRC 022：a phase Ⅱ trial of neratinib and capecitabine for patients with human epidermal growth factor receptor 2-positive breast cancer and brain metastases. J Clin Oncol，2019，37（13）：1081-1089.

[5] Bachelot T，Romieu G，Campone M，et al. Lapatinib plus capecitabine in patients with previously untreated brain metastases from HER2-positive metastatic breast cancer（LANDSCAPE）：a

single-group phase 2 study. The Lancet Oncology, 2013, 14 (1): 64-71.

[6] Soffietti R, Ahluwalia M, Lin N, et al. Management of brain metastases according to molecular subtypes. Nature Reviews Neurology, 2020, 16 (10): 557-574.

[7] Li Y, Li Q, Mo H, et al. Incidence, risk factors and survival of patients with brain metastases at initial metastatic breast cancer diagnosis in China. Breast, 2021, 55: 30-36.

[8] Swain SM, Miles D, Kim SB, et al. Pertuzumab, trastuzumab, and docetaxel for HER2-positive metastatic breast cancer (CLEOPATRA): end-of-study results from a double-blind, randomised, placebo-controlled, phase 3 study. The Lancet Oncology, 2020, 21 (4): 519-530.

[9] Swain SM, Kim SB, Cortes J, et al. Pertuzumab, trastuzumab, and docetaxel for HER2-positive metastatic breast cancer (CLEOPATRA study): overall survival results from a randomised, double-blind, placebo-controlled, phase 3 study. The Lancet Oncology, 2013, 14 (6): 461-471.

[10] Dijkers EC, Oude Munnink TH, Kosterink JG, et al. Biodistribution of ^{89}Zr-trastuzumab and PET imaging of HER2-positive lesions in patients with metastatic breast cancer. Clinical Pharmacology and Therapeutics, 2010, 87 (5): 586-592.

[11] Stemmler HJ, Schmitt M, Willems A, et al. Ratio of trastuzumab levels in serum and cerebrospinal fluid is altered in HER2-positive breast cancer patients with brain metastases and impairment of blood-brain barrier. Anti-Cancer Drugs, 2007, 18 (1): 23-28.

[12] Swain SM, Baselga J, Miles D, et al. Incidence of central nervous system metastases in patients with HER2-positive metastatic breast cancer treated with pertuzumab, trastuzumab, and docetaxel: results from the randomized phase Ⅲ study CLEOPATRA. Annals of Oncology, 2014, 25 (6): 1116-1121.

[13] Lin NU, Pegram M, Sahebjam S, et al. Pertuzumab plus high-dose trastuzumab in patients with progressive brain metastases and HER2-positive metastatic breast cancer: primary analysis of a phase Ⅱ study. J Clin Oncol, 2021, 39 (24): 2667-2675.

[14] Bailleux C, Eberst L, Bachelot T. Treatment strategies for breast cancer brain metastases. British Journal of Cancer, 2021, 124 (1): 142-155.

[15] Kodack DP, Askoxylakis V, Ferraro GB, et al. Emerging strategies for treating brain metastases from breast cancer. Cancer Cell, 2015, 27 (2): 163-175.

[16] Duchnowska R, Loibl S, Jassem J. Tyrosine kinase inhibitors for brain metastases in HER2-positive breast cancer. Cancer Treatment Reviews, 2018, 67: 71-77.

[17] Freedman RA, Gelman RS, Anders CK, et al. TBCRC 022: a phase Ⅱ trial of neratinib and capecitabine for patients with human epidermal growth factor receptor 2-positive breast cancer and brain metastases. J Clin Oncol, 2019, 37 (13): 1081-1089.

[18] Saura C, Oliveira M, Feng YH, et al. Neratinib plus capecitabine versus lapatinib plus capecitabine in HER2-positive metastatic breast cancer previously treated with ≥2 HER2-directed regimens: phase Ⅲ NALA trial. J Clin Oncol, 2020, 38 (27): 3138-3149.

[19] Hurvitz SA, Saura C, Oliveira M, et al. Efficacy of neratinib plus capecitabine in the subgroup of patients with central nervous system involvement from the NALA trial. The Oncologist, 2021, 26 (8): e1327-e1338.

[20] Murthy R, Borges VF, Conlin A, et al. Tucatinib with capecitabine and trastuzumab in advanced HER2-positive metastatic breast cancer with and without brain metastases: a non-randomised, open-label, phase 1b study. The Lancet Oncology, 2018, 19 (7): 880-888.

[21] Murthy RK, Loi S, Okines A, et al. Tucatinib, trastuzumab, and capecitabine for HER2-positive metastatic breast cancer. The New England Journal of Medicine, 2020, 382 (7): 597-609.

[22] Lin NU, Borges V, Anders C, et al. Intracranial efficacy and survival with tucatinib plus trastuzumab and capecitabine for previously treated HER2-positive breast cancer with brain metastases in the HER2CLIMB trial. J Clin Oncol, 2020, 38 (23): 2610-2619.

[23] Ding X, Mo W, Xie X, et al. Pyrotinib as neoadjuvant therapy for HER2＋breast cancer: a multicenter, randomized, controlled, phase Ⅱ trial. J Clin Oncol, 2021, 39 (15_suppl): 574.

第38章 KAMILLA母研究的探索性分析：T-DM1在人表皮生长因子受体-2阳性乳腺癌脑转移中的应用

一、概　　述

【文献来源】

Montemurro F，Delaloge S，Barrios CH，et al. Trastuzumab emtansine（T-DM1）in patients with HER2-positive metastatic breast cancer and brain metastases：exploratory final analysis of cohort 1 from KAMILLA，a single-arm phase Ⅲb clinical trial. Ann Oncol，2020，31（10）：1350-1358.

【研究背景和目的】

人表皮生长因子受体-2（HER-2）阳性乳腺癌较其他乳腺癌亚型更容易发生中枢神经系统（CNS）转移，以脑转移尤甚。乳腺癌患者发生脑转移后往往预后较差，且脑转移患者的解救治疗策略非常有限。T-DM1属于抗体-药物偶联物（ADC）。Ⅲ期EMILIA研究已证实，T-DM1在既往接受过紫杉类药物和曲妥珠单抗治疗的HER-2阳性转移性乳腺癌中具有良好的疗效，而T-DM1在HER-2阳性乳腺癌脑转移患者中的疗效尚待进一步探索。

本研究是KAMILLA研究的回顾性探索性分析，旨在HER-2阳性转移性乳腺癌中探究T-DM1对脑转移患者的疗效。

【入组条件】

1. KAMILLA母研究的纳入标准

（1）年龄≥18岁。

（2）HER-2阳性复发/转移或不可切除的局部晚期乳腺癌。

（3）既往接受过抗HER-2治疗和化疗（不要求既往使用过紫杉类药物），并在最近一次治疗过程中/结束后或在完成辅助治疗后的6个月内疾病进展。

（4）未经治疗且无临床症状的脑转移患者，或入组时距末次放疗＞14天且临床稳定的脑转移患者。

（5）美国东部肿瘤协作组（ECOG）评分0～2分。

（6）左心室射血分数（LEVF）≥50%。

（7）重要脏器的功能正常。

2. KAMILLA母研究的排除标准

（1）既往接受过T-DM1治疗。

（2）存在≥3级的外周神经病变。

（3）治疗前21天内接受过抗肿瘤药物治疗或生物治疗，或在7天内接受过内分泌治疗。

（4）妊娠期/哺乳期患者。

（5）有症状的充血性心力衰竭、需要治疗的严重心律失常、有LVEF＜40%的病史、既往接受抗HER-2治疗后出现有症状的充血性心力衰竭。

【试验设计】

1. KAMILLA母研究为一项国际、多中心、单臂、开放、双队列的Ⅲb期临床研究。

2. KAMILLA母研究包含2个队列，队列1纳入40个国家的患者，队列2纳入3个亚洲国家的患者，本探索性分析针对的是队列1中基线时存在脑转移的患者。

3. KAMILLA母研究的主要研究终点包括安全性和耐受性，次要研究终点包括无进展生存（PFS）和总生存（OS）。本探索性分析的主要观察指标包括最佳总缓解率（best overall response rate，BOR）[根据RECIST 1.1标准，定义为完全缓解（CR）率＋部分缓解（PR）率]、临床获益率（CBR）[根据RECIST 1.1标准，定义为CR＋PR＋疾病稳定（SD）的持续时间≥6个月]、PFS、OS及安全性。

【试验流程】

KAMILLA母研究的试验流程见图38-1。

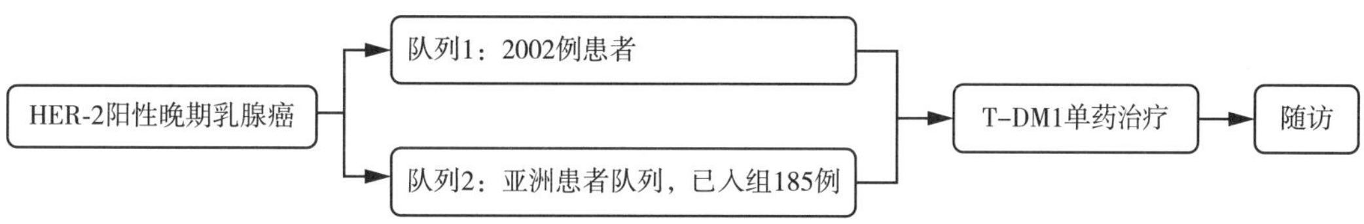

图38-1 KAMILLA母研究的试验流程

注：HER-2. 人表皮生长因子受体-2

由于队列2（亚洲队列）尚未完成随访，故本探索性分析纳入的398例脑转移患者均来自队列1。本探索性分析的试验流程见图38-2。

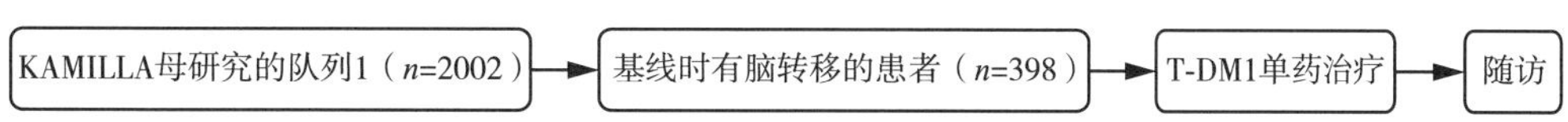
KAMILLA母研究的队列1（n=2002）
基线时有脑转移的患者（n=398）
T-DM1单药治疗
随访

图38-2 本探索性分析的试验流程

注：T-DM1 3.6 mg/kg，每3周静脉注射

【结果】

1. 在本探索性分析纳入的398例基线时有脑转移的患者中，126例有可测量的脑转移灶。

2. 398例患者的中位PFS为5.5个月，中位OS为18.9个月。

3．在126例基线时脑转移灶可测量的患者中，使用T-DM1的患者的BOR为21.4%（95%*CI* 14.6%～29.6%），CBR为42.9%（95%*CI* 34.1%～52.0%）。

4．使用T-DM1治疗后，脑转移灶最大径总和缩小＞30%的比例为42.9%（95%*CI* 34.1%～52.0%）。在脑转移灶没有接受放疗的67例患者中，脑转移灶最大径总和缩小＞30%的比例为49.3%（95%*CI* 36.9%～61.8%）。

5．相较于基线时无脑转移的患者，基线时有脑转移的患者使用T-DM1后出现神经系统不良反应的比例相对较高（52.3% *vs*. 43.7%），较容易发生的神经系统不良反应有头痛（28.4% *vs*. 21.3%）、呕吐（20.4% *vs*. 14.0%）及味觉障碍（6.5% *vs*. 4.7%）。基线时有脑转移和无脑转移患者的总体不良反应发生率相似（92.5% *vs*. 93.1%）。

【结论】

T-DM1在HER-2阳性乳腺癌脑转移患者中具有一定的疗效和可控的安全性。

（上海交通大学医学院附属仁济医院　周伟航　殷文瑾　陆劲松）

二、专家解读一

乳腺癌患者中有20%～30%存在HER-2过表达。HER-2阳性乳腺癌具有侵袭性强、进展快、患者预后相对不良的特点，含抗HER-2靶向药物的系统治疗可改善HER-2阳性乳腺癌患者的预后。T-DM1将经典的抗HER-2靶向药物曲妥珠单抗与抑制微管聚集的化疗药物美坦新通过硫醚连接子连接而成，可向HER-2阳性肿瘤细胞直接递送强效化疗药物，国内外多个指南及共识均推荐T-DM1用于HER-2阳性晚期乳腺癌患者的二线治疗（基于EMILIA研究）或后线治疗（基于TH3RESA研究）。

KAMILLA母研究是一项国际、多中心、双队列、单臂的Ⅲb期研究，也是目前样本量最大的关于T-DM1治疗的患者队列研究。队列1共入组来自40个国家287家研究机构的2002例既往接受过治疗的HER-2阳性晚期乳腺癌患者，旨在评估T-DM1的安全性和有效性，安全性是其主要研究终点。实际上，KAMILLA母研究入组了更多年龄＞65岁、伴有有症状的疾病、内脏转移（78%）及基线时CNS转移（19.9%）的患者，大部分患者既往接受过二线及以上治疗（零线至一线占29.7%，二线及以上占66%）。可以说，与注册的临床研究相比，该研究纳入的晚期疾病患者既往治疗线数较广，也更符合真实世界的临床治疗。初步分析其疗效，与之前的报道一致，中位PFS为6.9个月，中位OS为27.2个月；随着既往治疗线数增多，PFS和OS有所下降（零线至一线治疗对比四线及以上治疗，PFS和OS分别为8.3个月 *vs*. 5.6个月和31.3个月 *vs*. 22.5个月）。安全性方面，该研究发现，T-DM1的耐受性良好，未见新发的不良反应，各级别不良反应（严重不良反应约占21.3%）见于1862例患者，其中751例患者出现了3级及以上不良反应，3种最常见的不良反应依次为贫血（3.0%）、血小板减少（2.7%）及疲乏（2.5%）；出现不良反应的患者通常能在调整药物剂量后继续接受治疗，且疗效能够持续，提示T-DM1具有较好的安全性。后续的亚组分析提示，在基线时存在脑转移的患者中，发生任何不良反应的患者比例为92.5%，发生严重不良反应的患者比例为28.4%；在基线时无脑转移的患者中，发生任何不良反应的患者比例为93.1%，发生严重不良反应的患者比例为19.6%。脑转移亚组各级别不良反应的发生率相似。在基线时存在脑转移的患者中，发生头痛和呕吐的比例略高；而在基线时无脑转移的患者中，发生发热的比例更高。基线时存在脑转移的患者（n＝208，52.3%）对比基线时无脑转移的患者（n＝701，43.7%），CNS不良反应的发生率更高。但总体而言，T-DM1的安全性在基线时存在或不存在脑转移的患者之间相似，提示T-DM1在脑转移人群中活性和耐受性良好。

KAMILLA母研究中，11.8%的患者因不良反应停药，这一比例在EMILIA研究和TH3RESA研究中分别为5.9%和9.8%。KAMILLA母研究中，5级不良反应的发生率为2.2%，与TH3RESA研究中T-DM1组的数据（2%）相似，但高于EMILIA研究中T-DM1治疗不良反应的发生率（0.2%），可能与KAMILLA母研究和TH3RESA研究均入组了较多体力状况评分（PS）为2分的患者及更多行后线治疗的患者有关。提示，致命性不良反应的发生与临床研究的入组人群特征相关；对于同样的治疗方式，后线治疗患者可能不良反应更重，需要给予更多关注。

综上所述，KAMILLA母研究验证了T-DM1的有效性和安全性，但医师也应看到其治疗获益的不一致性，＞25%的患者在第1次评估时出现疾病进展，而接近20%的患者PFS超过2年，这些数据并没有提示哪些患者更可能从T-DM1的治疗中获益。但从T-DM1发挥作用的机制出发，推测HER-2过表达的异质性可能是一个潜在的分子标志物，应用^{89}Zr-曲妥珠单抗评估乳腺癌患者复发/转移灶的HER-2表达可能有助于筛选获益人群。此外，关于 T-DM1经治患者的T-DM1再治疗的可行性、T-DM1与其他疗法的联合（包括免疫检查点抑制剂、靶向治疗及内分泌治疗等）及新型抗HER-2的ADC和受体酪氨酸激酶抑制剂（TKI）类药物的研究将为HER-2阳性乳腺癌的治疗带来新的希望。

（上海交通大学医学院附属仁济医院　张凤春　徐迎春）

三、专家解读二

HER-2阳性乳腺癌的恶性程度高，且容易发生复发/转移，患者预后较差。由于血脑屏障的存在，传统的大分子单抗（如曲妥珠单抗和帕妥珠单抗）较难渗入CNS，致使CNS易成为HER-2阳性肿瘤细胞的“避难所”。抗HER-2治疗药物（包括单克隆抗体、小分子TKI及ADC）的不断更新，使得HER-2阳性晚期乳腺癌患者的治疗选择和预后得到了显著改善。其中，T-DM1作为ADC的一种，同时具有抗HER-2和抑制微管聚合的作用，是集靶向性与细胞毒性为一体的药物。

目前，美国国家综合癌症网络（NCCN）指南推荐的HER-2阳性晚期乳腺癌的一线全身治疗方案为曲妥珠单抗＋帕妥珠单抗联合多西他赛，二线治疗首选T-DM1，后线治疗并没有明确的推荐，一般选择化疗联合靶向治疗的方案。但由于HER-2阳性是乳腺癌发生脑转移的危险因素，且由于血脑屏障的存在，大分子单抗较难进入CNS，故针对HER-2阳性乳腺癌脑转移患者的治疗模式仍在不断探索中。对于已发生脑转移的HER-2阳性转移性乳腺癌患者，各大临床指南推荐的治疗方案主要为局部治疗结合全身系统治疗，但目前尚无大样本、前瞻性的随机对照临床研究对HER-2阳性乳腺癌脑转移患者的全身系统治疗进行优化。

EMILIA研究是一项随机、对照、开放的Ⅲ期临床研究，入组991例HER-2阳性、无法手术切除的局部晚期、既往曲妥珠单抗和紫杉类药物治疗失败的晚期乳腺癌患者，按1∶1的比例随机分为T-DM1组或卡培他滨联合拉帕替尼组。其结果发现，T-DM1相较于卡培他滨联合拉帕替尼提高了HER-2阳性转移性乳腺癌患者的中位OS（29.9个月 *vs.* 25.9个月，*HR* 0.75）。EMILIA研究的一项回顾性探索性分析发现，对于基线时存在无症状性CNS转移的亚组，T-DM1相较于拉帕替尼联合卡培他滨能够显著延长OS（26.8个月 *vs.* 12.9个月，*HR* 0.38，$P=0.008$）。

尽管KAMILLA母研究设计的初衷不在于探索T-DM1在HER-2阳性乳腺癌脑转移患者中的疗效，但得益于其是截至目前有关T-DM1治疗HER-2阳性晚期乳腺癌样本量最大的前瞻性临床研究，故其对乳腺癌脑转移患者的探索性分析仍具有一定的参考价值。其结果显示，对于基线时脑转移灶可测量的患者，使用T-DM1的BOR（CR＋PR）为21.4%，CBR为42.9%（CR、PR或SD的持续时间＞6个月），脑转移灶最大径总和缩小＞30%的比例为42.9%。考虑入组患者曾接受过抗HER-2治疗和化疗，以上的获益比例是较可观的。同时，放疗是乳腺癌脑转移患者重要的局部治疗手段。那么，对于药物治疗前接受过脑部局部放疗的患者，放疗是否会影响后续药物治疗的疗效？本探索性分析发现，对于没有接受过放疗的乳腺癌脑转移患者、≥30天内接受过放疗的患者及＜30天内接受过放疗的患者，脑转移灶最大径总和缩小＞30%的比例分别为49.3%、50.0%及32.7%。其中，对于未接受放疗的这一亚组，排除了脑部放疗带来的可能偏倚，可直接反映T-DM1对脑转移灶的疗效，而这一亚组中有近50%的患者脑转移灶最大径总和缩小＞30%；对于接受过脑部放疗的患者，使用T-DM1治疗依旧可以获得脑转移灶方面的获益。此外，在晚期乳腺癌患者中，发生脑转移的患者相较于其他部位转移的患者预后往往更差，且脑转移患者可能同时合并有精神症状，故在保证药物疗效的同时，药物的安全性在这一特殊人群中同样是非常重要的评估指标。本探索性分析发现，T-DM1在有脑转移的患者中，神经系统不良反应的发生率在数值上要高于无脑转移的晚期患者（52.8% *vs.* 43.7%），而其他不良反应的发生率是相近的。但这同时也带来一个思考，即乳腺癌脑转移患者出现的神经系统不良反应是由脑转移本身引起的，还是由药物治疗引起的？这些疑惑可能依旧需要高质量的随机对照研究来进一步证实。

由于脑转移灶具有部位特殊性，故血脑屏障可能成为阻碍治疗的关键。近些年，TKI类药物由于其分子结构的特异性，可能在乳腺癌脑转移患者中具有较好的疗效。目前，在乳腺癌中得以应用的TKI类药物包括拉帕替尼、奈拉替尼、图卡替尼及吡咯替尼等。

拉帕替尼是一种口服的针对HER-1及HER-2双靶点的小分子TKI。CEREBEL研究是一项随机、多中心、开放标签的Ⅲ期临床研究，目的是比较HER-2阳性转移性乳腺癌患者接受拉帕替尼＋卡培他滨或曲妥珠单抗＋卡培他滨后的脑转移发生率。该研究入组了540例HER-2阳性转移性乳腺癌患者，经过3年随访，发现拉帕替尼＋卡培他滨在预防HER-2阳性乳腺癌患者发生CNS转移上的效果并不优于曲妥珠单抗＋卡培他滨，且曲妥珠单抗＋卡培他滨组的中位PFS和OS要优于拉帕替尼＋卡培他滨组，故该研究并没有达到预期的终点而被提前终止。PETRELLI研究发现，拉帕替尼联合卡培他滨治疗HER-2阳性晚期乳腺癌的中位PFS为4.1个月，中位OS为11.2个月。

奈拉替尼是HER-1、HER-2及HER-4的不可逆阻断剂。TBCRC 022研究探索了奈拉替尼联合化疗对HER-2阳性乳腺癌脑转移的有效性。该研究将入组患者分为未接受过拉帕替尼治疗组（队列3A组）和曾接受过拉帕替尼治疗组（队列3B），结果发现，奈拉替尼联合化疗在队列3A和队列3B中的中位PFS分别为5.5个月和3.1个月，中位OS分别为13.3个月和15.1个月。虽然在不同的研究中间直接比较药物的疗效可能有失偏颇，但从数值上看，T-DM1在HER-2阳性乳腺癌脑转移患者中的疗效与拉帕替尼、奈拉替尼是相近的。

图卡替尼的出现极有可能使目前的HER-2阳性晚期乳腺癌的治疗模式发生改变。图卡替尼是一种小分子TKI，对HER-2具有高度选择性，对HER-1则无明显的抑制作用。图卡替尼在HER2CLIMB研究中的结果可谓“大放异彩”。HER2CLIMB研究的入组患者包括既往曲妥珠单抗、帕妥珠单抗、T-DM1等多线治疗后仍发生远处转移的HER-2阳性晚期乳腺癌患者，同时该研究开创了一个“先例”，即在HER-2阳性晚期乳腺癌的临床研究中纳入了脑转移患者。该研究将入组患者按2∶1的比例随机分为图卡替尼＋曲妥珠单抗＋卡培他滨组（图卡替尼组）和安慰剂＋曲妥珠单抗＋卡培他滨组（安慰剂组）。对于脑转移患者，图卡替尼组的中位PFS为7.6个月（安慰剂组为5.4个月）；对于所有患者，图卡替尼组的中位PFS和OS分别为7.8个月、21.9个月（安慰剂组分别为5.6个月、17.4个月）。图卡替尼组的颅内病灶进展或死亡风险降低了68%（*HR* 0.32，95%*CI* 0.22～0.48，$P<0.0001$）。

吡咯替尼是针对HER-1、HER-2、HER-4的小分子TKI。PHOEBE研究纳入了既往曲妥珠单抗联合紫杉类药物化疗失败的患者267例，按1∶1的比例随机分为吡咯替尼＋卡培他滨组（吡咯替尼组）和拉帕替尼＋卡培他滨组（拉帕替尼组）。其结果显示，吡咯替尼组相较于拉帕替尼组中位PFS显著延长，分别为12.5个月和6.8个月（*HR* 0.39，95%*CI* 0.27 ～ 0.56，单边$P < 0.0001$）。吡咯替尼在HER-2阳性晚期乳腺癌中的抗肿瘤活性无疑是鼓舞人心的。在乳腺癌脑转移患者中，2021年6月发表的一项国内真实世界研究发现，接受吡咯替尼治疗的39例HER-2阳性乳腺癌脑转移患者的中位PFS达8.7个月，中位OS达13.9个月，为后续的前瞻性、大样本、随机、对照的吡咯替尼研究提供了保证。当然，业内也更期待ADC和TKI在乳腺癌脑转移患者中头对头比较的临床研究。

毋庸置疑的是，HER-2阳性乳腺癌的辅助治疗和晚期解救治疗在近年来取得了长足进步。但如何克服HER-2阳性乳腺癌的耐药及如何预测、预防和优化治疗HER-2阳性乳腺癌的CNS转移，依旧是业内不容忽视的难题。幸运的是，新药研发和临床研究正如火如荼地进行，且我国自主研发药物的能力也在不断提高，以吡咯替尼为代表的国产药物目前在HER-2阳性乳腺癌中取得了良好的成绩，其能否在难治性HER-2阳性晚期乳腺癌和CNS转移的晚期乳腺癌中取得更优的效果，也值得期待。

（上海交通大学医学院附属仁济医院　周伟航　殷文瑾　陆劲松）

参考文献

[1] Verma S，Miles D，Gianni L，et al. Trastuzumab emtansine for HER2-positive advanced breast cancer. New Eng J Med，2012，367（19）：1783-1791.

[2] Perez EA，Barrios C，Eiermann W，et al. Trastuzumab emtansine with or without pertuzumab versus trastuzumab plus taxane for human epidermal growth factor receptor 2-positive，advanced breast cancer：primary results from the phase Ⅲ MARIANNE study. J Clin Oncol，2017，35（2）：141-148.

[3] Diéras V，Miles D，Verma S，et. al. Trastuzumab emtansine versus capecitabine plus lapatinib in patients with previously treated HER2-positive advanced breast cancer（EMILIA）：a descriptive analysis of final overall survival results from a randomised，open-label，phase 3 trial. Lancet Oncol，2017，18（6）：732-742.

[4] Swain SM，Baselga J，Kim SB，et al. Pertuzumab，trastuzumab，and docetaxel in HER2-positive metastatic breast cancer. N Engl J Med，2015，372（8）：724-734.

[5] Pestalozzi BC，Brignoli S. Trastuzumab in CSF. J Clin Oncol，2000，18（11）：2349e2351.

[6] Pivot X，Manikhas A，Żurawski B，et al. CEREBEL（EGF111438）：a phase Ⅲ，randomized，open-label study of lapatinib plus capecitabine versus trastuzumab plus capecitabine in patients with human epidermal growth factor receptor 2-positive metastatic breast cancer. J Clin Oncol，2015，33（14）：1564-1573.

[7] Petrelli F，Ghidini M，Lonati V，et al. The efficacy of lapatinib and capecitabine in HER-2 positive breast cancer with brain metastases：a systematic review and pooled analysis. Eur J Cancer，2017，84：141-148.

[8] Lin NU，Borges V，Anders C，et al. Intracranial efficacy and survival with tucatinib plus trastuzumab and capecitabine for previously treated HER2-positive breast cancer with brain metastases in the HER2CLIMB trial. J Clin Oncol，2020，38（23）：2610-2619.

[9] Perez EA，Barrios C，Eiermann W，et al. Trastuzumab emtansine with or without pertuzumab versus trastuzumab with taxane for human epidermal growth factor receptor 2-positive advanced breast cancer：final results from MARIANNE. Cancer，2019，125（22）：3974-3984.

[10] Murthy RK，Loi S，Okines A，et al. Tucatinib，trastuzumab，and capecitabine for HER2-positive metastatic breast cancer. N Engl J Med，2020，382（7）：597-609.

[11] Telli ML，Gradishar WJ，Ward JH. NCCN guidelines updates：breast cancer. J Natl Compr

Canc Netw, 2019, 17 (5.5): 552-555.

[12] Montemurro F, Ellis P, Anton A, et al. Safety of trastuzumab emtansine (T-DM1) in patients with HER2-positive advanced breast cancer: primary results from the KAMILLA study cohort 1. Eur J Cancer, 2019, 109: 92-102.

[13] Xu B, Yan M, Ma F, et al. Pyrotinib plus capecitabine versus lapatinib plus capecitabine for the treatment of HER2-positive metastatic breast cancer (PHOEBE): a multicentre, open-label, randomised, controlled, phase 3 trial. Lancet Oncol, 2021, 22 (3): 351-360.

[14] Anwar M, Chen Q, Ouyang D, et al. Pyrotinib treatment in patients with HER2-positive metastatic breast cancer and brain metastasis: exploratory final analysis of real-world, multicenter data. Clin Cancer Res, 2021, 27 (16): 4634-4641.

第十篇

转移性乳腺癌内分泌治疗联合靶向解救治疗

CME TEXTBOOKS NATIONAL PROJECT

PEARL研究：在激素受体阳性、人表皮生长因子受体-2阴性、芳香化酶抑制剂耐药的转移性乳腺癌中对比哌柏西利联合内分泌治疗和卡培他滨疗效的Ⅲ期随机对照临床研究

第39章

一、概　　述

【文献来源】

Martin M，Zielinski C，Ruiz-Borrego M，et al．Palbociclib in combination with endocrine therapy versus capecitabine in hormonal receptor-positive，human epidermal growth factor 2-negative，aromatase inhibitor-resistant metastatic breast cancer：a phase Ⅲ randomised controlled trial-PEARL．Ann Oncol，2021，32（4）：488-499.

【研究背景和目的】

细胞周期蛋白依赖性激酶4/6（CDK4/6）在细胞周期的启动和时期转换调节中发挥中重要作用。哌柏西利能选择性抑制CDK4/6，进而抑制细胞周期运行和阻断恶性肿瘤细胞增生。芳香化酶抑制剂（AI）在乳腺癌的内分泌治疗中发挥重要作用，而绝大部分患者经AI治疗后会发生原发性或继发性耐药，进而影响预后。有研究提示，*ESR1*基因突变可能会导致AI耐药。多项大型临床研究提示，CDK4/6抑制剂如哌柏西利联合AI较AI单药可显著提高激素受体（HR）阳性、人表皮生长因子受体-2（HER-2）阴性转移性乳腺癌患者的生存。美国国家综合癌症网络（NCCN）指南也推荐化疗（如卡培他滨）作为转移性乳腺癌患者的标准治疗方案。目前，尚未见在HR阳性、HER-2阴性转移性乳腺癌中对比CDK4/6抑制剂联合AI与化疗疗效的研究。因此，本研究旨在HR阳性、HER-2阴性、AI耐药的转移性乳腺癌中对比哌柏西利联合内分泌治疗或卡培他滨的疗效。

【入组条件】

1．绝经后女性。

2．HR阳性、HER-2阴性、AI耐药的转移性乳腺癌患者（AI耐药定义为辅助AI治疗期间或结束后12个月内疾病复发，或晚期AI治疗期间或结束后1个月内疾病进展）。

3．存在可用影像学检查评估的可测量病灶，或存在至少1个溶骨性或混合性骨转移灶。

4．美国东部肿瘤协作组（ECOG）评分0～1分。

5．预期寿命≥12周。

【试验设计】

1．一项前瞻性、国际、多中心、开放、随机对照的Ⅲ期临床研究。

2．本研究包括前后2个阶段，前阶段（2014年3月至2016年4月）的入组患者按1∶1的比例随机分为哌柏西利＋依西美坦组和卡培他滨组，后阶段（2016年5月至2018年7月）的入组患者按1∶1的比例随机分为哌柏西利＋氟维司群组和卡培他滨组（本研究进行时，有研究表明，AI耐药患者可能存在*ESR1*基因突变，故更改治疗方案）。

3．随机分层因素包括病灶部位（是否内脏转移）、患者既往是否对内分泌治疗敏感、转移后是否接受过化疗及种族。

4．主要研究终点包括：①哌柏西利＋氟维司群组对比卡培他滨组的无进展生存（PFS）（定义为从随机分组到任何原因导致的疾病进展或死亡的时间）；②在所有*ESR1*野生型患者中，哌柏西利＋内分泌治疗组对比卡培他滨组的PFS。次要研究终点包括患者报告结局（PRO）（定义为从随机到患者首次自我报告的总体健康状况恶化的时间）和安全性。

5．本研究的前阶段假设哌柏西利联合依西美坦的疗效优于卡培他滨单药，后阶段假设哌柏西利联合氟维司群的疗效优于卡培他滨单药；同时，在所有*ESR1*野生型患者中，哌柏西利联合内分泌治疗的疗效优于卡培他滨单药。关于样本量，假设哌柏西利联合氟维司群组（预期中位PFS为9个月）与卡培他滨组（预计中位PFS为6个月）疗效差异明显，后阶段共需要193例PFS事件（检验效能为80%，*HR*为0.667，*P*＝0.05），预计样本量为300例。假设*ESR1*野生型患者中哌柏西利联合内分泌治疗组与卡培他滨组具有上述相同的差异，循环肿瘤DNA（ctDNA）的收集/检测率为80%，患者的*ESR1*基因突变率为30%，预计样本量也为300例。

【试验流程】

PEARL研究的试验流程见图39-1。

【结果】

1．PFS 后阶段中，哌柏西利＋氟维司群组的中位PFS为7.5个月（95%*CI* 5.7～10.9），卡培他滨组为10.0个月（95%*CI* 6.3～12.9），2组无明显差异［*aHR*（为经分层因素和病灶数目调整的*HR*）1.13，95% *CI* 0.85～1.50，*P*＝0.398］。在所有*ESR1*野生型患者中，哌柏西利＋内分泌治疗组的中位PFS为8个月（95%*CI* 6.5～10.9），卡培他滨组为10.6个月（95%*CI* 7.4～13.0），2组无明显差异（*aHR* 1.11，95%*CI* 0.87～1.41，*P*＝0.404）。

2．PRO的恶化时间 哌柏西利＋内分泌治疗组PRO的恶化时间为8.6个月（95%*CI* 6.4～11.3），卡培他滨组为6.2个月（95%*CI* 4.2～9.6），哌柏西利＋内分泌治疗组显著优于卡培他滨组（*aHR* 0.67，95%*CI* 0.53～0.85，*P*＝0.001）。

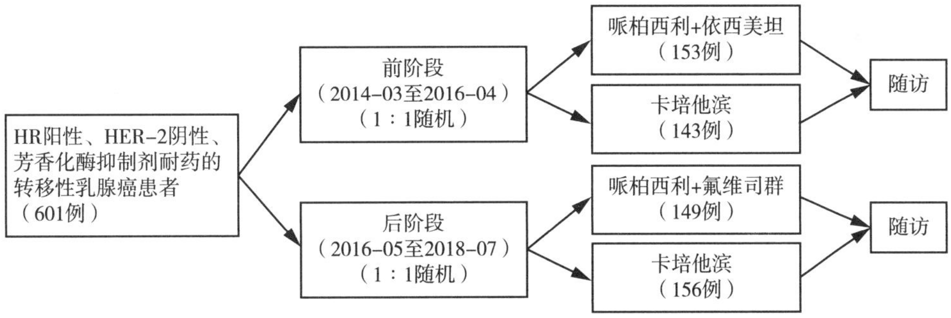

图39-1 PEARL研究的试验流程

注：哌柏西利125 mg/d，口服，第1～21天，每28天为1个周期；依西美坦25 mg/d，口服；卡培他滨2500 mg/（m^2·d），年龄＞70岁者2000 mg/（m^2·d），口服，第1～14天，每28天为1个周期；氟维司群首月500 mg，第1、15天，后续500 mg，每28天为1个周期，肌内注射

3. 安全性 哌柏西利＋内分泌治疗组的主要不良反应为血液学毒性，卡培他滨组为非血液学毒性。在＞3级的血液学不良反应中，哌柏西利＋依西美坦组、哌柏西利＋氟维司群组及卡培他滨组中性粒细胞减少的发生率分别为57.4%、55.7%及5.5%。而哌柏西利＋依西美坦组、哌柏西利＋氟维司群组及卡培他滨组＞3级非血液学不良反应（手足综合征、腹泻、疲劳等）的发生率分别为6.7%、6.0%及38.8%。哌柏西利＋依西美坦组、哌柏西利＋氟维司群组及卡培他滨组因不良反应停药的比例分别为6.0%、6.7%及15.9%。

【结论】

哌柏西利联合内分泌治疗对比卡培他滨单药并没有改善HR阳性、HER-2阴性、芳香化酶抑制剂耐药的转移性乳腺癌患者的PFS。

（上海交通大学医学院附属仁济医院 袁陈伟 殷文瑾 陆劲松）

二、专家解读一

近期，世界卫生组织（WHO）国际癌症研究机构（IARC）发布了2020年全球癌症负担数据。其中，乳腺癌新发病例高达226万例，首次超过肺癌成为全球第一大恶性肿瘤。虽然目前乳腺癌患者的总体5年生存率达到了90%，但转移性乳腺癌患者的生存预后仍不乐观，其5年生存率仅为27%。在转移性乳腺癌患者中，约65%为HR阳性、HER-2阴性。内分泌治疗作为乳腺癌重要的治疗手段，经过近年来的不断革新，在很大程度上改善了晚期患者的总体生存和预后。2015年，首个CDK4/6抑制剂哌柏西利获得美国食品药品监督管理局（FDA）批准上市。CDK4/6抑制剂分子靶向药物的应用改变了HR阳性、HER-2阴性晚期乳腺癌患者的临床治疗模式，开启了乳腺癌精准治疗的新“窗口”。

目前，基于CDK4/6抑制剂在临床研究中的疗效和安全性，国内外相关指南均一致推荐CDK4/6抑制剂作为HR阳性、HER-2阴性晚期乳腺癌患者的一、二线标准治疗选择。但真实世界的数据显示，临床实践中医务工作者仍将化疗作为该类人群的初始治疗，即使该类人群并没有内脏危象。主要的原因可能是目前缺少大规模、设计严谨、高级别的头对头临床研究的数据支撑，而PEARL研究试图回答这一问题。

PEARL研究是一项在绝经后AI治疗失败的HR阳性、HER-2阴性晚期乳腺癌患者中进行内分泌治疗与化疗比较的多中心、开放、随机、对照的Ⅲ期临床研究。该研究的试验设计为优效性设计，主要在西班牙、奥地利、匈牙利、以色列4个国家的37家医疗中心开展，共纳入601例患者。入组患者主要为既往接受AI治疗失败的人群，包括完成AI辅助内分泌治疗1年内复发、AI停药1个月内复发或AI治疗中复发的人群。PEARL研究分为2个阶段，前阶段296例患者（非甾体AI治疗失败的患者）按1∶1的比例随机分为哌柏西利＋依西美坦组和卡培他滨组。随着内分泌治疗耐药机制的深入探索，多项研究均表明，AI治疗后可导致*ESR1*基因突变，突变率为29%～37%，且*ESR1*基因突变可诱导肿瘤细胞对AI耐药。因此，2015年12月，本研究的作者在没有进行任何统计分析的前提下，对用药方案和主要研究终点进行了修正，开展了后阶段。截至2018年7月，后阶段305例患者按照1∶1的比例随机分为哌柏西利＋氟维司群组和卡培他滨组。修正后的用药方案设定了2个联合主要研究终点，分别是后阶段的PFS及前阶段＋后阶段*ESR1*野生型患者的PFS，依然为优效性设计，统计预设的风险比（*HR*）为0.667。

令人遗憾的是，其结果提示，哌柏西利＋内分泌治疗在疗效并不优于卡培他滨单药。中位随访13.5个月时，后阶段中哌柏西利＋氟维司群组的中位PFS为7.5个月，卡培他滨组的中位PFS为10个月，2组无明显差异（*aHR* 1.13，95%*CI* 0.85～1.50，*P*＝0.398）。中位随访18.89个月时，前阶段和后阶段中*ESR1*野生型亚组的分析显示，哌柏西利＋内分泌治疗组的中位PFS为8个月，卡培他滨组的中位PFS为10.6个月，2组无明显差异（*aHR* 1.11，95%*CI* 0.87～1.41，*P*＝0.404）。在亚组分析中，关于患者有无内脏转移、内分泌治疗敏感与否、先前的治疗线数、*ESR1*基因是否突变，哌柏西利＋内分泌治疗组与卡培他滨组均未见明显差异。客观缓解率（ORR）方面，后阶段中哌柏西利＋氟维司群组和卡培他滨组的ORR分别为26.7%和33.3%；*ESR1*野生型患者中，哌柏西利＋依西美坦组和卡培他滨组的ORR分别为27.8%和36.9%。此外，2组患者的临床获益率（CBR）也十分类似，无明显差异。在安全性方面，哌柏西利＋依西美坦组、哌柏西利＋氟维司群组、卡培他滨组3级及以上的常见不良反应为中性粒细胞减少（57.4%、55.7%、5.5%）、中性粒细胞减少性发热（1.3%、0.7%、1.4%）、手足综合征（0、0、23.5%）、腹泻（1.3%、1.3%、7.6%）及乏力（1.3%、0.7%、5.5%）。哌柏西利＋依西美坦组、哌柏西利＋氟维司群组、卡培他滨组3级及以上非血液学不良反应的发生率分别为38.8%、6.7%及6.0%。对于1～2级脱发，哌柏西利＋内分泌治疗组的发生率高于卡培他滨组（11.0% *vs*. 3.8%）。PEARL研究进一步证实了CDK4/6抑制剂联合内分泌治疗具有良好的耐受性，与卡培他滨单药相比提高了患者的生活质量和依从性，积极推动了CDK4/6抑制剂的临床应用。

PEARL研究的阴性结果让业内重新审视了Young-PEARL研究的试验设计和结果。这2项临床研究均针对HR阳性、HER-2阴性晚期乳腺癌人群，试验设计类似，目的都是探讨CDK4/6抑制剂联合内分泌治疗与卡培他滨单药的疗效和安全性。Young-PEARL研究是首项在绝经前HR阳性、HER-2阴性晚期乳腺癌患者中对比内分泌治疗与卡培他滨疗效的前瞻性、随机、多中心、开放的Ⅱ期临床研究。截至2018年12月，Young-PEARL研究共纳入14家医疗中心的189例患者，允许既往行一线化疗及一线他莫昔芬治疗，按1∶1的比例随机分为哌柏西利＋依西美坦＋亮丙瑞林组和卡培他滨组。中位随访17个月时，哌柏西利＋依西美坦＋亮丙瑞林组的中位PFS为20.1个月，而卡培他滨组的中位PFS为14.4个月（*HR* 0.659，95%*CI* 0.437～0.994，*P*＝0.0235），提示哌柏西利＋依西美坦＋亮丙瑞林的疗效显著优于卡培他滨。亚组分析中，对于年龄＞35岁、ECOG评分1～2分、既往未接受过化疗及无内脏转移患者，哌柏西利＋依西美坦＋亮丙瑞林较卡培他滨更有优势。

那么，是什么原因导致这2项相似的临床研究取得了截然不同的结论呢？通过比较这2项临床研究的入组人群，或许能够找到一些线索。Young-PEARL研究纳入的患者主要为绝经前患者，一线治疗占比达50%以上，二线治疗占比为33%，晚期阶段既往接受过化疗的患者比例仅为14%，仅接受过他莫昔芬治疗的患者比例为85%，所有患者均未接受过AI治疗，是内分泌治疗相对敏感人群。然而，PEARL研究的纳入对象是绝经后患者，其中一线治疗占比仅为23%，＞70%的患者接受过内分泌治疗，29%的患者携带*ESR1*基因突变，AI耐药患者（包括原发性和继发性内分泌耐药）的占比达70%，且氟维司群耐药的患者高达28.8%，这些因素可能导致PEARL研究纳入的患者对内分泌治疗反应性下降。

PALOMA-3研究、MONARCH-2研究及MONALEESA-3研究都是关于CDK4/6抑制剂联合氟维司群用于既往内分泌治疗失败的乳腺癌患者的Ⅲ期临床研究。PEARL研究的患者特征与PALOMA-3研究有一定相似之处，但PEARL研究中哌柏西利联合内分泌治疗的PFS较PALOMA-3研究稍显逊色，原因也可能是入组人群不同。PALOMA-3研究共纳入512例HR阳性、HER-2阴性、内分泌治疗后进展的晚期乳腺癌患者。其中，21%为绝经前，60%有内脏转移，79%对既往内分泌治疗敏感，33%既往曾接受过化疗。2018年，该研究的作者报道，哌柏西利＋氟维司群组和氟维司群组的中位PFS分别为11.2个月和4.6个月（*HR* 0.50，95%*CI* 0.40～0.62，*P*＜0.0001）；总生存（OS）方面，中位随访时间为44.8个月，哌柏西利＋氟维司群组和氟维司群组的中位OS分别为34.9个月和28.0个月（*HR* 0.81，95%*CI* 0.64～1.03，*P*＝0.09），OS的绝对获益为6.9个月。

与MONALEESA-3研究和MONARCH-2研究相比，PALOMA-3研究中哌柏西利＋氟维司群组和氟维司群组的PFS、OS及ORR均偏小，这与PALOMA-3研究中接受过多线治疗患者的比例较高有关，其总人群中有34.9%的患者既往接受过二线及以上治疗，33%的患者接受过一种晚期化疗方案。而MONALEESA-3研究和MONARCH-2研究的纳入人群至多只接受过一种内分泌治疗且晚期阶段均未进行过系统化疗，50%以上为接受一线治疗的患者，且MONALEESA-3研究中19%的患者为初治患者。PEARL研究的入组条件更加宽松。对于非预先设计的亚组分析，临床研究之间的横向比较需要谨慎对待。CDK4/6抑制剂是否对这些亚组人群的疗效有差异，需要针对目标人群进行头对头的临床研究证实。2021年，PALOMA-3研究的作者更新了中位随访73.3个月的生存数据，发现哌柏西利＋氟维司群组的生存获益持续，2组的OS分别为34.8个月和28.0个月，降低了19%的死亡风险（*HR* 0.81，95%*CI* 0.65～0.99，*P*＝0.0221）。亚组分析发现，既往接受过化疗的患者不能从后续的哌柏西利＋氟维司群治疗中获益，哌柏西利＋氟维司群组和氟维司群组的OS分别为24.6个月和24.3个月（*HR* 0.97，95%*CI* 0.69～1.36，*P*＝0.432）；在既往未接受过化疗的患者中，哌柏西利＋氟维司群组和氟维司群组的OS分别为39.3个月和29.7个月（*HR* 0.72，95%*CI* 0.55～0.94，*P*＝0.008），OS的绝对获益达9.6个月。PALOMA-3研究是CDK4/6抑制剂＋氟维司群强强联合治疗模式的开创者，其相比于MONALEESA-3研究和MONARCH-2研究纳入了更多的后线患者，年轻患者的比例更高，73.3个月后仍能够取得持续的OS获益，进一步巩固了CDK4/6抑制剂＋氟维司群在HR阳性、HER-2阴性晚期乳腺癌中的治疗地位。

除了PEARL研究和Young-PEARL研究外，一些荟萃分析也尝试解决同样的问题。一项纳入60项随机对照临床研究的荟萃分析发现，在绝经后HR阳性、HER-2阴性晚期乳腺癌患者的一线或二线治疗中，化疗或联合靶向治疗方案与CDK4/6抑制剂联合内分泌治疗相比，PFS无显著改善。在一线治疗中，哌柏西利＋来曲唑相比于卡培他滨单药可明显改善患者的PFS或疾病进展时间（TTP）（*HR* 0.28，95%*CI* 0.11～0.72）；相较于紫杉醇、多西他赛及其他化疗单药或联合方案，哌柏西利＋来曲唑也有改善PFS和TTP的趋势。在二线治疗中，哌柏西利＋氟维司群相比于卡培他滨单药（*HR* 0.28，95%*CI* 0.13～0.65）、脂质体多柔比星单药（*HR* 0.26，95%*CI* 0.12～0.53）可明显改善PFS或TTP；且相比于紫杉醇单药、多西他赛单药也有改善趋势。尽管上述研究的时间跨度大，人群特征不一致，但CDK4/6抑制剂联合AI或氟维司群的临床疗效值得肯定。2019年，*Lancet*发表了一项涉及2689篇文献、140项研究的meta分析，比较了3种CDK4/6抑制剂、哺乳动物雷帕霉素靶蛋白（mTOR）抑制剂及磷脂酰肌醇3激酶（PI3K）抑制剂＋内分泌治疗对比化疗在绝经后HR阳性、HER-2阴性晚期乳腺癌中的PFS差异。其结果显示，CDK4/6抑制剂＋内分泌治疗较化疗、化疗联合靶向治疗可以获得更好的PFS，而3种CDK4/6抑制剂之间并没有明显的差异。考虑紫杉类药物、蒽环类药物在晚期乳腺癌中的决定性地位，笔者也期待未来可以进行CDK4/6抑制剂联合方案与此类药物头对头的对照，为HR阳性、HER-2阴性晚期乳腺癌的治疗策略优化提供新的证据。

HR阳性、HER-2阴性乳腺癌是一类临床表现和分子特征异质性均较强的恶性肿瘤，以CDK4/6抑制剂为基础的联合治疗已成为不合并内脏危象患者的标准治疗方案。PEARL研究的阴性结果带给医师最大的启示是如何筛选从含CDK4/6抑制剂方案中达到最大治疗获益的晚期乳腺癌患者人群。在美国，乳腺癌患者一线治疗使用CDK4/6抑制剂的比例快速上升，选择系统化疗、单纯AI或氟维司群的比例逐渐下降。有研究报道，在美国，一线接受CDK4/6抑制剂＋内分泌治疗的患者比例已达48.7%。基于CDK4/6抑制剂临床研究数据的不断更新，兼顾我国国情、药物的性价比及药物的可及性，对于非内脏危象的绝经后HR阳性、HER-2阴性晚期乳腺癌患者的内分泌选择策略，既往未接受过内分泌治疗的患者可选择氟维司群或AI，内分泌治疗敏感的患者可选择CDK4/6抑制剂＋氟维司群或AI，继发性内分泌治疗耐药的患者可选择CDK4/6抑制剂＋氟维司群。随着临床研究数据的加持和真实世界研究的验证，CDK4/6抑制剂的联合策略、应用场景及后续治疗的选择正不断被探索，期待在未来为HR阳性、HER-2阴性乳腺癌患者的精准治疗带来更多希望。

（中国科学技术大学附属第一医院　单本杰　潘跃银）

三、专家解读二

细胞周期是指细胞从一次分裂完成开始到下一次分裂结束所经历的全过程。肿瘤细胞周期调控机制的破坏是导致其生长失控的关键原因。CDK是细胞调控机制的核心，其在细胞周期内特定的时间激活，通过磷酸化相应的底物驱使细胞完成细胞周期。人类细胞主要的CDK有CDK1、CDK2、CDK4、CDK5、CDK6及CDK7。CDK4/6是细胞分裂增生周期中从G_1期进入S期的关键调控因子，其激活后可磷酸化视网膜母细胞瘤基因，进而释放转录因子E2F，从而启动下游分子的转录。目前，已上市的CDK4/6抑制剂包括哌柏西利、瑞博西利及阿贝西利。基础研究提示，哌柏西利对HR阳性乳腺癌细胞的增生抑制作用较HR阴性乳腺癌细胞更明显，这引导了研究人员在HR阳性乳腺癌亚型中探索CDK4/6抑制剂的应用。

对于HR阳性乳腺癌，内分泌治疗是推荐的辅助治疗方案之一。然而，HR阳性乳腺癌患者接受系统内分泌治疗后常会出现治疗抵抗和肿瘤复发。抗雌激素内分泌治疗耐药的主要机制包括：①雌激素受体（ER）改变，ER表达水平下降，*ESR1*基因突变，ER异常磷酸化；②CDK4/6异常激活；③其他生长因子受体［如HER、成纤维细胞生长因子受体（FGFR）家族］激活与ER信号的相互作用；④内源性促增生信号或抗凋亡信号的参与，如PI3K/AKT/mTOR；⑤组蛋白脱乙酰酶（HDAC）的表观遗传修饰；⑥肿瘤微环境的干预及宿主的免疫反应。最新的研究数据显示，AI耐药患者可能由于*ESR1*基因突变导致耐药，而氟维司群在AI耐药患者中仍能发挥作用。

内分泌治疗耐药导致并非所有的HR阳性乳腺癌患者都可以从单纯内分泌治疗中获益。多项大型临床研究（如PALOMA-2研究和PALOMA-3研究等）均证明，新的靶向药物哌柏西利联合内分泌治疗较单纯内分泌治疗可有效改善HR阳性、HER-2阴性转移性乳腺癌患者的预后，且不良反应可控。PALOMA-2研究是一项国际、随机、多中心、双盲的Ⅲ期研究，使用哌柏西利联合来曲唑对比来曲唑单药治疗绝经后HR阳性、HER-2阴性晚期乳腺癌女性患者，其主要研究结果显示，哌柏西利联合来曲唑组的中位PFS可达24.8个月，而对照组仅为14.5个月（*HR* 0.58，$P<0.01$）。目

前，CDK4/6抑制剂联合内分泌治疗已被美国NCCN指南推荐为HR阳性、HER-2阴性转移性乳腺癌的标准治疗方案，开启了内分泌治疗的新时代。同时，美国NCCN指南也推荐卡培他滨作为转移性乳腺癌的标准治疗方案。那么，对于HR阳性、HER-2阴性、AI耐药的转移性乳腺癌患者，CDK4/6抑制剂联合内分泌治疗和其他标准治疗方案（如化疗）的疗效孰优孰劣，目前还没有相关的大型临床研究来验证。因此，PEARL研究应运而生。

PEARL研究是一项在HR阳性、HER-2阴性、AI耐药的转移性乳腺癌患者中对比哌柏西利联合内分泌治疗和卡培他滨单药疗效的Ⅲ期、多中心、开放的随机对照临床研究。其结果发现，哌柏西利联合内分泌治疗对比卡培他滨单药并没有改善HR阳性、HER-2阴性、AI耐药的转移性乳腺癌患者的PFS。但从患者接受治疗后的生活质量来看，哌柏西利＋内分泌治疗组的PRO显著优于卡培他滨组，即患者主观上更接受哌柏西利＋内分泌治疗。此外，哌柏西利＋内分泌治疗组因不良反应停药的患者比例显著低于卡培他滨组。因此，哌柏西利联合内分泌治疗仍是该类患者的最佳选择。

PEARL研究开始时，关于CDK4/6抑制剂用于一线治疗还是二线治疗这一问题，缺少数据支持。随后有研究发现，一线治疗中采用CDK4/6抑制剂联合内分泌治疗的绝对PFS获益远高于二线治疗（PALOMA-2研究中哌柏西利＋来曲唑的中位PFS为24.8个月，PALOMA-3研究中哌柏西利＋氟维司群的中位PFS仅为9.5个月）。PEARL研究也证实了该结论（*ESR1*野生型患者中，哌柏西利＋内分泌治疗组的中位PFS仅为8个月）。此外，一线治疗中加入CDK4/6抑制剂还提高了乳腺癌患者的OS。因此，对于HR阳性、HER-2阴性转移性乳腺癌患者，建议尽早使用CDK4/6抑制剂联合内分泌治疗。目前正在进行中的SONIA研究（NCT03425838研究）是一项Ⅲ期、多中心、随机、针对HR阳性、HER-2阴性晚期乳腺癌患者的临床研究，其治疗方案为随机分配患者接受策略A（非甾体AI联合CDK4/6抑制剂一线治疗，疾病进展后给予氟维司群治疗）或策略B（非甾体AI一线治疗，疾病进展后给予氟维司群联合CDK4/6抑制剂治疗）。该研究旨在评估策略A是否比策略B更有效，其结果可以更好地指导HR阳性、HER-2阴性晚期乳腺癌中CDK4/6抑制剂的应用时机。

关于CDK4/6抑制剂在绝经前HR阳性、HER-2阴性晚期乳腺癌患者中的应用，也有学者进行了相关研究。Young-PEARL研究是一项在绝经前HR阳性转移性乳腺癌患者中对比哌柏西利＋依西美坦＋亮丙瑞林和卡培他滨单药疗效的Ⅱ期、前瞻性、双臂、随机、多中心的临床研究。纳入患者按1∶1的比例随机接受哌柏西利＋依西美坦＋亮丙瑞林治疗（92例）或卡培他滨单药治疗（92例），中位随访时间为14个月。其结果显示，哌柏西利＋依西美坦＋亮丙瑞林组的中位PFS显著优于卡培他滨组（20.1个月*vs.* 14.4个月，*HR* 0.659，$P=0.0469$）。Young-PEARL研究的阳性结果可为绝经前HR阳性、HER-2阴性晚期乳腺癌患者的治疗提供指导，但需要更大规模的前瞻性、Ⅲ期、随机临床研究来验证。

PEARL研究的用药方案原本设定为纳入患者按1∶1的比例随机接受哌柏西利＋依西美坦和卡培他滨单药。随着相关研究的数据更新，AI耐药患者可能由于*ESR1*基因突变而发生耐药，故依西美坦并非该类患者的最佳选择，而氟维司群在AI耐药的患者中仍能发挥作用。因此，其作者更改用药方案为哌柏西利＋氟维司群和卡培他滨单药。这提示医师在开展相关的临床研究时也需要随客观情况的改变而及时改变试验设计。

PEARL研究仍有一些不足。例如，原先样本量估算时假设卡培他滨组的中位PFS为6个月，而实际中位PFS为10个月，存在一定差异，可能会造成偏倚。此外，PEARL研究采用开放标签的设计，可能导致组间删失率不同，进而影响结果。本研究的结果需要进一步的前瞻性临床研究来验证。

（上海交通大学医学院附属仁济医院　袁陈伟　殷文瑾　陆劲松）

参考文献

[1] Sung H, Ferlay J, Siegel R L, et al. Global cancer statistics 2020: GLOBOCAN estimates of incidence and mortality worldwide for 36 cancers in 185 countries. CA, 2021, 71 (3): 209-249.

[2] Desantis CE, Ma J, Gaudet MM, et al. Breast cancer statistics, 2019. CA, 2019, 69 (6): 438-451.

[3] Serra F, Lapidari P, Quaquarini E, et al. Palbociclib in metastatic breast cancer: current evidence and real-life data. Drugs in context, 2019, 8: 212579.

[4] André F, Neven P, Marinsek N, et al. Disease management patterns for postmenopausal women in Europe with hormone-receptor-positive, human epidermal growth factor receptor-2 negative advanced breast cancer. Current Medical Research And Opinion, 2014, 30 (6): 1007-1016.

[5] Bonotto M, Gerratana L, Di Maio M, et al. Chemotherapy versus endocrine therapy as first-line treatment in patients with luminal-like HER2-negative metastatic breast cancer: a propensity score analysis. The Breast, 2017, 31: 114-120.

[6] Cazzaniga M, Mustacchi G, Giordano M, et al. Adherence to international ESO-ESMO (ABC) guidelines in HER2-ve metastatic breast cancer (MBC) patients (pts): preliminary results of the GIM 13-AMBRA study. Annals of Oncology, 2017, 28: v83-v84.

[7] Lobbezoo D, Van Kampen R, Voogd A, et al. In real life, one-quarter of patients with hormone receptor-positive metastatic breast cancer receive chemotherapy as initial palliative therapy: a study of the Southeast Netherlands Breast Cancer Consortium. Annals of Oncology, 2016, 27 (2): 256-262.

[8] Martin M, Zielinski C, Ruiz-Borrego M, et al. Palbociclib in combination with endocrine therapy versus capecitabine in hormonal receptor-positive, human epidermal growth factor 2-negative, aromatase inhibitor-resistant metastatic breast cancer: a phase Ⅲ randomised controlled trial-PEARL. Annals of Oncology, 2021, 32 (4): 488-499.

[9] Schiavon G, Hrebien S, Garcia-Murillas I, et al. Analysis of ESR1 mutation in circulating tumor DNA demonstrates evolution during therapy for metastatic breast cancer. Science Translational Medicine, 2015, 7 (313): 313ra182.

[10] Turner NC, Jiang Y, O' leary B, et al. Efficacy of palbociclib plus fulvestrant (P+F) in patients (pts) with metastatic breast cancer (MBC) and ESR1 mutations (mus) in circulating tumor DNA (ctDNA). J Clin Oncol, 2016, 15: 512.

[11] Chandarlapaty S, Chen D, He W, et al. Prevalence of ESR1 mutations in cell-free DNA and outcomes in metastatic breast cancer: a secondary analysis of the BOLERO-2 clinical trial. JAMA Oncology, 2016, 2 (10): 1310-1315.

[12] Martin M, Zielinski C, Ruiz-Borrego M, et al. Palbociclib in combination with endocrine therapy versus capecitabine in hormonal receptor-positive, human epidermal growth factor 2-negative, aromatase inhibitor-resistant metastatic breast cancer: a phase Ⅲ randomised controlled trial-PEARL. Ann Oncol, 2021, 32 (4): 488-499.

[13] Park YH, Kim TY, Kim GM, et al. Palbociclib plus exemestane with gonadotropin-releasing hormone agonist versus capecitabine in premenopausal women with hormone receptor-positive, HER2-negative metastatic breast cancer (KCSG-BR15-10): a multicentre, open-label, randomised, phase 2 trial. The Lancet Oncology, 2019, 20 (12): 1750-1759.

[14] Turner NC, Slamon DJ, Ro J, et al. Overall survival with palbociclib and fulvestrant in advanced breast cancer. New England Journal of Medicine, 2018, 379 (20): 1926-1936.

[15] Cristofanilli M, Slamon D, Ro J, et al. Overall survival (OS) with palbociclib plus fulvestrant in women with hormone receptor-positive (HR+), human epidermal growth factor receptor 2-negative (HER2-) advanced breast cancer (ABC): analyses from PALOMA-3. Annals of Oncology, 2018, 29: 708.

[16] CRistofanilli M, Turner NC, Bondarenko I, et al. Fulvestrant plus palbociclib versus fulvestrant plus placebo for treatment of hormone-recep-

tor-positive, HER2-negative metastatic breast cancer that progressed on previous endocrine therapy (PALOMA-3): final analysis of the multicentre, double-blind, phase 3 randomised controlled trial. The Lancet Oncology, 2016, 17 (4): 425-439.

[17] Sledge JRGW, Toi M, Neven P, et al. MONARCH 2: abemaciclib in combination with fulvestrant in women with HR+/HER2- advanced breast cancer who had progressed while receiving endocrine therapy. Journal of Clinical Oncology, 2017, 35 (25): 2875-2884.

[18] Sledge GW, Toi M, Neven P, et al. The effect of abemaciclib plus fulvestrant on overall survival in hormone receptor-positive, ERBB2-negative breast cancer that progressed on endocrine therapy-MONARCH 2: a randomized clinical trial. JAMA Oncology, 2020, 6 (1): 116-124.

[19] Slamon DJ, Neven P, Chia S, et al. Overall survival with ribociclib plus fulvestrant in advanced breast cancer. New England Journal of Medicine, 2020, 382 (6): 514-524.

[20] Slamon DJ, Neven P, Chia S, et al. Phase Ⅲ randomized study of ribociclib and fulvestrant in hormone receptor-positive, human epidermal growth factor receptor 2-negative advanced breast cancer: MONALEESA-3. Journal of Clinical Oncology, 2018, 36 (24): 2465-2472.

[21] Cristofanilli M, Rugo HS, Im SA, et al. Overall survival (OS) with palbociclib (PAL) + fulvestrant (FUL) in women with hormone receptor-positive (HR+), human epidermal growth factor receptor 2-negative (HER2-) advanced breast cancer (ABC): updated analyses from PALOMA-3. J Clin Oncol, 2021, 39 (suppl 15): 1000.

[22] Wilson FR, Varu A, Mitra D, et al. Systematic review and network meta-analysis comparing palbociclib with chemotherapy agents for the treatment of postmenopausal women with HR-positive and HER2-negative advanced/metastatic breast cancer. Breast Cancer Research And Treatment, 2017, 166 (1): 167-177.

[23] Giuliano M, Schettini F, Rognoni C, et al. Endocrine treatment versus chemotherapy in postmenopausal women with hormone receptor-positive, HER2-negative, metastatic breast cancer: a systematic review and network meta-analysis. The Lancet Oncology, 2019, 20 (10): 1360-1369.

[24] Brufsky A, Chen C, Mardekian J, et al. Abstract P1-19-26: characteristics of MBC patients receiving first line treatments in the US real-world setting in the era of CDK4/6 inhibitors, San Antonio, 2020. San Antonio: AACR, 2020.

[25] Finn RS, Martin M, Rugo HS, et al. Palbociclib and letrozole in advanced breast cancer. N Engl J Med, 2016, 375 (20): 1925-1936.

[26] Im SA, Lu YS, Bardia A, et al. Overall survival with ribociclib plus endocrine therapy in breast cancer. N Engl J Med, 2019, 381 (4): 307-316.

SANDPIPER研究：在雌激素受体阳性、人表皮生长因子受体-2阴性、*PIK3CA*基因突变的进展期乳腺癌患者中对比氟维司群联合或不联合他塞利司的Ⅲ期随机对照临床研究

第40章

一、概　　述

【文献来源】

Dent S，Cortés J，Im YH，et al．Phase Ⅲ randomized study of taselisib or placebo with fulvestrant in estrogen receptor-positive，PIK3CA-mutant，HER2-negative，advanced breast cancer：the SANDPIPER trial．Ann Oncol，2021，32（2）：197-207．

【研究背景和目的】

磷脂酰肌醇3激酶（PI3K）/蛋白激酶B（AKT）通路激活会促进肿瘤细胞生长、增生，*PIK3CA*基因（编码PI3K蛋白的催化亚基α亚型，即PI3Kα）突变及扩增会导致该通路激活。约40%的雌激素受体（ER）阳性、人表皮生长因子受体-2（HER-2）阴性乳腺癌患者存在*PIK3CA*基因突变。基础研究的结果显示，ER通路与PI3K/AKT通路之间存在旁路激活效应，同时抑制ER通路和PI3K/AKT通路可能有更多的临床获益。本研究旨在探究ER阳性、HER-2阴性、*PIK3CA*基因突变的局部晚期或转移性乳腺癌患者在内分泌治疗（氟维司群）的基础上加用PI3K抑制剂他塞利司（taselisib/GDC-0032）能否进一步提高疗效。

【入组条件】

1. 纳入标准

（1）绝经后ER阳性、HER-2阴性转移性或局部晚期乳腺癌女性患者。

（2）随机前有足够的标本检测*PIK3CA*基因的突变状态。

（3）既往内分泌治疗后出现疾病复发或进展（转移性乳腺癌患者在先前的内分泌治疗中或结束的1个月内出现疾病进展，或辅助治疗患者内分泌治疗中或完成后12个月内出现疾病进展）。

（4）美国东部肿瘤协作组（ECOG）评分0～1分。

（5）患者有可测量的病灶，或无可测量的病灶但有可评估的骨转移灶。

2. 排除标准

（1）排除之前接受过氟维司群、PI3K抑制剂、哺乳动物雷帕霉素靶蛋白（mTOR）抑制剂及AKT抑制剂等治疗的患者。

（2）排除转移性乳腺癌且接受过细胞毒性药物化疗的患者。

【试验设计】

1．一项国际、多中心、随机、双盲、双臂、安慰剂对照的Ⅲ期临床研究。

2．主要研究终点为研究者评估的无进展生存（INV-PFS）[定义为从随机至疾病进展或死亡的时间（疾病进展指病灶增大超过20%或新病灶产生，死亡包括任何原因引起的死亡）]，次要研究终点包括客观缓解率（ORR）、总生存（OS）、临床获益率（CBR）、缓解持续时间（DoR）、盲态独立中心评估的PFS（BICR-PFS）、安全性及患者的生活质量。

3．假设安慰剂组的中位PFS为4.5个月，检验效能为95%，双边α＝0.01；若中位PFS提升3.1个月[设定的风险比（*HR*）为0.59]，需要287例事件以进行评估，需要入组480例*PIK3CA*基因突变患者。

【试验流程】

SANDPIPER研究的试验流程见图40-1。

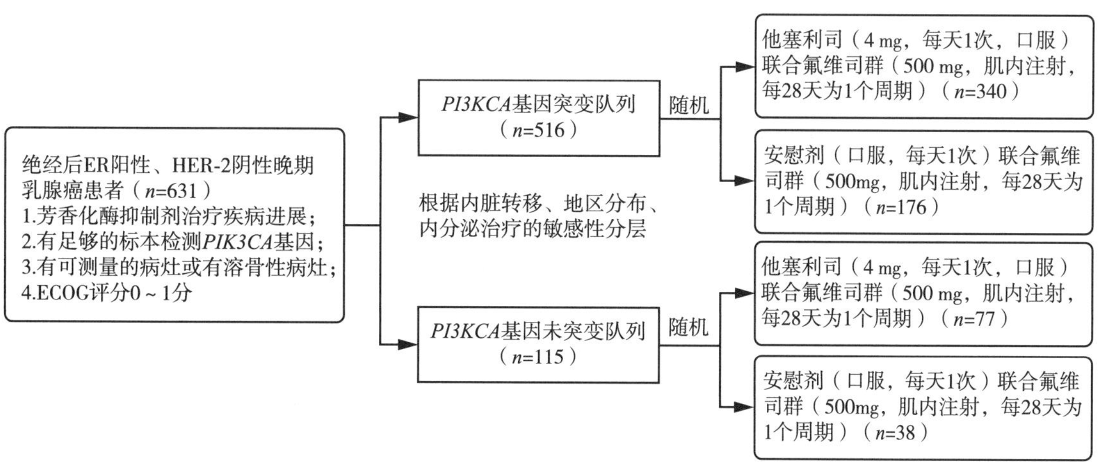

图40-1 SANDPIPER研究的试验流程

注：*PIK3CA*基因突变状态由相关试剂盒检测；地区分布指将患者按照地区分为西欧/美国/加拿大/澳大利亚地区、亚洲地区及其他地区3个部分。ER．雌激素受体；HER-2．人表皮生长因子受体-2；ECOG．美国东部肿瘤协作组

【结果】

1．在*PIK3CA*基因突变患者中，他塞利司组的INV-PFS显著高于安慰剂组（7.4个月*vs.* 5.4个月，*HR* 0.70，95%*CI* 0.56～0.89，*P*＝0.0037）；他塞利司组的BICR-PFS也显著高于安慰剂组（9.0

个月 *vs.* 5.4个月，*HR* 0.66，95%*CI* 0.51 ～ 0.86，*P*＝0.0023）。

2. 将*PIK3CA*基因突变患者按照地区进行分层，发现亚洲地区（7.3个月 *vs.* 3.7个月，*HR* 0.38，95%*CI* 0.19 ～ 0.75，*P*＝0.0047）、西欧/美国/加拿大/澳大利亚地区（7.9个月 *vs.* 4.5个月，95%*CI* 0.41 ～ 0.79，*P*＝0.0006）他塞利司组的INV-PFS显著高于安慰剂组。对于其他地区，2组间的INV-PFS无显著差异（7.4个月 *vs.* 7.4个月，*HR* 1.18，95%*CI* 0.78 ～ 1.77，*P*＝0.4286）。

3. 在*PIK3CA*基因突变人群中，他塞利司组的ORR（28.0% *vs.* 11.9%，95%*CI* 8.4 ～ 23.8），CBR（51.5% *vs.* 37.3%）、DoR（8.7个月 *vs.* 7.2个月）均高于安慰剂组。本次分析截止时，OS的随访数据尚不成熟。

4. 他塞利司组不良反应的发生率较安慰剂组更高。2组≥3级不良反应的发生率分别为49.5%和16.4%，2组严重不良反应的发生率分别为32.2%和8.9%。2组因不良反应停药（16.8% *vs.* 2.3%）或降低剂量（36.5% *vs.* 2.3%）的概率均为他塞利司组高于安慰剂组。

【结论】

对于ER阳性、HER-2阴性、*PIK3CA*基因突变的晚期乳腺癌患者，在氟维司群的基础上加用他塞利司可显著提高PFS。

（上海交通大学医学院附属仁济医院　沙　瑞　殷文瑾　陆劲松）

二、专家解读一

PI3K信号通路参与肿瘤细胞的生长、增生及存活，可通过*PIK3CA*基因突变和（或）扩增而被激活。约40%的HR阳性、HER-2阴性晚期乳腺癌患者伴有*PIK3CA*基因突变，*PIK3CA*基因负责编码PI3K亚基，其突变与患者预后不良密切相关，尤其是会降低HR阳性、HER-2阴性晚期乳腺癌患者的生存率。临床前研究表明，基于ER通路与PI3K通路之间的相互作用，PI3K的抑制可能会导致ER通路的适应性上调，且PI3K的抑制可能会放大ER通路的作用，因而对HR阳性乳腺癌更具有活性。

他塞利司是PI3Kα亚型、δ亚型及γ亚型的强效选择性抑制剂。在体外研究中，他塞利司对突变型PI3Kα亚型细胞的抑制作用强于对野生型PI3Kα亚型细胞的抑制作用。一项他塞利司单药的Ⅰ期研究表明，其在*PIK3CA*基因突变的乳腺癌中显示出有效性和安全性。PI3K抑制剂的常见不良反应包括高血糖、腹泻、皮疹及口炎。一项单臂的Ⅱ期研究使用他塞利司联合氟维司群治疗*PIK3CA*基因突变的晚期乳腺癌患者，有效率高于未检测到*PIK3CA*基因突变（*PIK3CA*-MND）的患者。在新辅助治疗阶段的LORELEI研究中，与来曲唑单药相比，他塞利司联合来曲唑显著提高了HR阳性、HER-2阴性乳腺癌患者的ORR，且该联合方案的疗效在*PIK3CA*基因突变患者中更明显。SANDPIPER研究（Ⅲ期）旨在评估他塞利司＋氟维司群（以安慰剂＋氟维司群为对照）治疗HR阳性、HER-2阴性、*PIK3CA*基因突变的局部晚期或转移性乳腺癌患者的疗效。该研究还对未检测到*PIK3CA*基因突变的乳腺癌患者进行了探索性评估。

SANDPIPER研究是一项随机、对照、多中心、双盲的Ⅲ期研究，评估了一种有效的选择性PI3K抑制剂他塞利司联合氟维司群在ER阳性、HER-2阴性、*PIK3CA*基因突变的局部晚期或转移性乳腺癌中的疗效。其纳入在芳香化酶抑制剂辅助治疗期间或结束后1年内出现疾病复发，或在一线解救治疗期间或结束后1个月内出现疾病进展的晚期乳腺癌患者，且这些患者在随机前经中心实验室确认采用福尔马林固定石蜡包埋（formalin fixed paraffin embedded，FFPE）组织标本检测到*PIK3CA*基因突变；排除了既往接受过氟维司群、PI3K抑制剂、mTOR抑制剂、AKT抑制剂治疗的患者，同时也排除了曾接受过解救化疗及存在内脏危象需要接受解救化疗的患者。入组人群以2∶1的比例随机分到他塞利司（4 mg）联合氟维司群（500 mg）治疗组（他塞利司组）或安慰剂联合氟维司群（500 mg）治疗组（安慰剂组）。分层因素包括内脏转移、内分泌治疗的敏感性及地区分布。主要研究终点为INV-PFS，次要研究终点包括ORR、OS、CBR、DoR、BICR-PFS、安全性及患者的生活质量。同时，SANDPIPER研究探索性分析了他塞利司联合氟维司群对于未检测到*PIK3CA*基因突变的患者和循环肿瘤DNA（ctDNA）检测到*PIK3CA*基因突变的患者的疗效。

SANDPIPER研究于2015年4月9日至2017年9月4日共纳入631例患者，随机分配至他塞利司组（*n*＝417）或安慰剂组（*n*＝214），其中516例检测到*PIK3CA*基因突变，分别有176例和340例随机接受安慰剂联合氟维司群和他塞利司联合氟维司群治疗，2组间的基线特征均具有可比性。本研究纳入的患者地区来源广泛，西欧/美国/加拿大/澳大利亚地区占比为49.6%、亚洲地区占比为15.7%、其他地区（RoW）占比为34.7%。且RoW组ECOG评分1分且既往接受过他莫昔芬治疗的患者比例高于非RoW组。安慰剂组的中位随访时间为10.8（1.2～31.7）个月，他塞利司组为11.2（0～30.3）个月。

2017年10月15日前，安慰剂组中67.6%的患者出现疾病进展，而他塞利司组中该比例为57.1%。在*PIK3CA*基因突变患者中，安慰剂组的中位INV-PFS为5.4个月，他塞利司组为7.4个月（*HR* 0.70，95%*CI* 0.56～0.89，*P*＝0.0037），且他塞利司组的BICR-PFS也显著高于安慰剂组（9.0个月*vs.* 5.4个月，*HR* 0.66，95%*CI* 0.51～0.86，*P*＝0.0023）。同时，大多数亚组分析的结果与总体*PIK3CA*基因突变队列保持一致，与安慰剂组相比，他塞利司组的治疗可带来显著的生存获益。

探索性地按照地区对INV-PFS进行分析，将RoW患者除外，西欧/美国/加拿大/澳大利亚地区和亚洲地区患者的数据分析再次明确他塞利司带来了生存获益。*PIK3CA*基因突变患者中有34.7%来自RoW，而RoW是唯一一个INV-PFS的风险比（*HR*）＞1的地区。在未检测到*PIK3CA*基因突变的乳腺癌患者中，安慰剂组的中位INV-PFS为4.0个月，他塞利司组为5.6个月（*HR* 0.69，95%*CI* 0.44～1.08）。

在*PIK3CA*基因突变队列中，他塞利司组的ORR为28.0%，较安慰剂组的11.9%高出16.1%；安慰剂组的部分缓解（PR）率为11.9%，而他塞利司组为27.3%；安慰剂组的CBR为37.3%，明显低于他塞利司组的51.5%；安慰剂组的中位DoR为7.2个月（95%*CI* 6.51～＋∞），他塞利司为8.7个月（95%*CI* 5.72～11.24）。*PIK3CA*基因突变队列中共有116例患者死亡（安慰剂组43，他塞利司组73例）。在*PI3KCA*基因未突变队列中，安慰剂组的ORR为14.3%，而他塞利司组为19.7%。本次分析截止时，OS数据尚不成熟。

SANDPIPER研究中，大多数患者至少报告了一种不良反应。其中，2组最常见的不良反应是胃肠道反应（他塞利司组为81.7%，安慰剂组为55.4%）。他塞利司组患者其他常见的不良反应（发生率≥15%）包括腹泻、高血糖、恶心、食欲缺乏、乏力、头痛、口炎、呕吐、虚弱及皮疹。他塞利司组和安慰剂组3～5级不良反应的发生率分别为49.5%和16.4%，其中他塞利司组最常见的3～5级不良反应为腹泻和高血糖。他塞利司组严重不良反应的发生率高于安慰剂组（32.0% *vs.* 8.9%）。各等级感染和重症感染的发生率在他塞利司组分别为41.8%和7.5%，而在安慰剂组分别为23.9%和0.9%。他塞利司组和安慰剂组5级严重不良反应的发生率分别为1.9%和0.5%。

在纳入的631例患者的598份血浆标本中，339份血浆标本检测到*PIK3CA*基因突变，其中66份有≥2个*PIK3CA*基因突变。在肿瘤组织标本中检测出*PIK3CA*基因突变的患者中，78.2%也在血浆ctDNA中检测出*PIK3CA*基因突变，而21.8%未检测出。在肿瘤组织标本中未检测出*PIK3CA*基因突变的患者中，86.7%通过血浆ctDNA也未检测出*PIK3CA*基因突变，仅13.3%通过ctDNA检测出

*PIK3CA*基因突变。基于ctDNA分析，*PIK3CA*基因突变和*PIK3CA*基因未突变患者PFS的*HR*分别为0.62和0.86。与*PIK3CA*基因突变≥2个的患者相比，*PIK3CA*基因突变为1个的患者INV-PFS的*HR*更高。按地区进行分析时，2组的*PIK3CA*基因突变频率并没有差异。

SANDPIPER研究达到了其主要研究终点，即在氟维司群的基础上加用他塞利司可明显改善*PIK3CA*基因突变晚期乳腺癌患者的PFS。他塞利司＋氟维司群总体具有较好的安全性，但与安慰剂＋氟维司群相比，因不良反应而停用和减少剂量的比例更高。

在亚组分析中，与总体*PIK3CA*基因突变人群的结果基本一致，他塞利司带来了PFS获益。但在RoW亚组中，在氟维司群的基础上联用他塞利司并未显示出PFS获益，原因尚不明确，也不能完全用不同地区的基线水平和安全谱的差异来解释，也没有证据证明不同地区存在系统误差。

SANDPIPER研究中，安慰剂组的数据分析发现，其*PIK3CA*基因突变患者的中位PFS长于BELLE-2研究中亚组分析的数据，这也可能是导致他塞利司＋氟维司治疗获益不显著的原因。次要研究终点均提示在氟维司群的基础上联用他塞利司具有有效性，但OS数据尚不成熟。

与SANDPIPER研究纳入相似研究对象的SOLAR-1研究同样也达到了其主要研究终点，即阿培利司（alpelisib）＋氟维司群在*PIK3CA*基因突变的晚期乳腺癌患者中展现出了PFS的显著获益（SANDPIPER研究：*HR* 0.70，*P*＝0.0037；SOLAR-1研究：*HR* 0.65，*P*＝0.001）。但SOLAR-1研究中阿培利司＋氟维司群组的PFS为11.0个月（安慰剂＋氟维司群组为5.7个月），比SANDPIPER研究他塞利司组的7.4个月（安慰剂组为5.4个月）更长。SOLAR-1研究中，Kaplan-Meier分析能看出阿培利司＋氟维司群组与安慰剂＋氟维司群组的曲线从初始就保持着分离状态，而SANDPIPER研究中他塞利司组与安慰剂组的曲线在后期随访时出现临近甚至交叉状态，提示阿培利司＋氟维司群具有更高的临床获益。有趣的是，SOLAR-1研究和SANDPIPER研究都进行了地区分层的亚组分析。其中，接受了阿培利司治疗的拉丁美洲地区（9%）患者和接受了他塞利司治疗的RoW（35%）患者，都没有显示出获益。阿培利司和他塞利司这2种PI3K抑制剂体现了生物学靶向治疗的改进，但仍存在差异性。同时，SOLAR-1研究和SANDPIPER研究对内分泌治疗敏感的定义不同，故应谨慎进行2项研究数据的直接比较。

在进行ctDNA的探索性分析时发现，治疗前ctDNA检测出的*PIK3CA*基因突变比肿瘤组织标本检测出的*PIK3CA*基因突变更能预测他塞利司的PFS获益，*HR*更低。而安慰剂组中，ctDNA检测出的*PIK3CA*基因突变患者与肿瘤组织标本检测出的*PIK3CA*基因突变患者相比，PFS更短。这与BELLE-2研究中安慰剂组的生存数据一致，提示这类特殊人群预后极差。值得注意的是，ctDNA检测到≥2个*PIK3CA*基因突变的患者比1个*PIK3CA*基因突变的患者PFS更长，且有效性更高，表明携带≥2个*PIK3CA*基因突变的患者可能可以从PI3K抑制剂中获得更大的临床获益。对于他塞利司联合氟维司群，患者的总体耐受性良好，没有发生非预期的安全事件，胃肠道反应和高血糖是最常见的不良反应。

虽然SANDPIPER研究达到了主要研究终点，但考虑其安全性和有限的临床获益，他塞利司＋氟维司群并不作为临床推荐。原因如下。

1. SANDPIPER研究表明，在既往内分泌治疗期间或之后发生疾病复发/疾病进展的HR阳性、HER-2阴性、*PIK3CA*基因突变的晚期乳腺癌患者中，与安慰剂＋氟维司群相比，他塞利司＋氟维司群虽然能延缓晚期乳腺癌患者的疾病进展，使复发风险减少30%，但从PFS的获益来看，仅延长了2个月，提示他塞利司的临床获益有限，同时考虑患者的不良反应较大，故目前并未将他塞利司＋氟维司群作为临床推荐。

2. PI3K/AKT/mTOR通路参与肿瘤细胞的生长、增生等一系列过程，*PIK3CA*基因是编码PI3K催化亚基p110-alpha的基因，通常在乳腺癌中发生改变，从而导致PI3K途径的组成型激活。在

HR阳性、HER-2阴性乳腺癌中，*PIK3CA*基因的突变率可达40%，且与较差的预后相关，这也在SANDPIPER研究的安慰剂组中有所体现，*PIK3CA*基因突变的患者接受安慰剂＋氟维司群治疗后PFS短，这类特殊人群预后极差。针对这一变异，PI3K抑制剂能否成为应用于HR阳性、HER-2阴性晚期乳腺癌的精准靶向治疗药物，是热点也是难点。研究者们对PI3K抑制剂的探索持续多年，前期的BELLE系列研究发现，PI3K抑制剂联合氟维司群显著延长了既往内分泌治疗进展后的HR阳性、HER-2阴性晚期乳腺癌患者的PFS，但不良反应的发生率高且严重，从而限制了其临床获批。在SOLAR-1研究中，作为新一代优化的特异性PI3K高选择性抑制剂阿培利司＋氟维司群，对于HR阳性、HER-2阴性、*PIK3CA*基因突变的晚期乳腺癌患者，可较安慰剂＋氟维司群显著延长中位PFS（11.0个月 *vs.* 5.7个月，*HR* 0.65，$P<0.001$），且PFS的获益在所有亚组中保持一致。而在次要研究终点OS方面，阿培利司联合氟维司群也展现出了优异结果，HR阳性、HER-2阴性、*PIK3CA*基因突变的晚期乳腺癌患者的中位OS达39.3个月，比安慰剂＋氟维司群组延长7.9个月，这对晚期乳腺癌患者来说有重要意义。从生存曲线上能看出，阿培利司＋氟维司群与安慰剂＋氟维司群相比，从治疗初期就展现出了生存获益，且获益随时间增加不断增加。上述结果表明，HR阳性、HER-2阴性、*PIK3CA*基因突变的晚期乳腺癌患者的治疗加用特异性PI3K抑制剂，可改善患者的结局，同时也证实了*PIK3CA*基因是该类患者的一个重要治疗靶点。

3．目前，针对HR阳性、HER-2阴性晚期乳腺癌，细胞周期蛋白依赖性激酶4/6（CDK4/6）抑制剂的地位全面升级，覆盖了内分泌初治和经治的全人群，故其全面进入一线治疗。那么在CDK4/6抑制剂经治的患者中，PI3K抑制剂的表现又如何？SANDPIPER研究中仅有少数患者既往行CDK4/6抑制剂治疗，而综合SOLAR-1研究及BYLieve研究的结果，发现既往接受过CDK4/6抑制剂治疗进展的患者也取得了不错的疗效，故阿培利司联合内分泌治疗可以成为CDK4/6抑制剂治疗进展后的选择之一。

4．*PIK3CA*基因突变的精准检测决定了PI3K抑制剂的精准治疗，选择何种标本（原发性肿瘤、转移灶或血浆ctDNA）、何时检测等细节问题，也需要不断探索和优化。SANDPIPER研究和SOLAR-1研究同时发现，在通过血浆ctDNA检测出*PIK3CA*基因突变的患者中，PI3K抑制剂联合氟维司群显著改善了患者的生存，ctDNA检测比肿瘤组织检测的预测效果更好，且基因突变≥2种的患者获益更大，更能筛选出真正的获益人群。可见，液体活检在晚期乳腺癌中有着筛选优势人群和预后预测的重要作用。而在精准治疗中，医师需要更多的生物标志物来筛选出优势人群，期望有更多的生物标志物能辨别真正获益的人群、可能耐药的人群及可能出现严重不良反应的人群，这才是精准治疗的未来之路。

HR阳性、HER-2阴性晚期乳腺癌的治疗已进入内分泌治疗联合靶向治疗时代，新型靶向药物联合传统的内分泌治疗是目前研究的热点。继CDK4/6抑制剂后，PI3K抑制剂有望成为*PIK3CA*基因突变患者更精准且有效的治疗策略，为患者带来更多的希望。但如何甄别优势人群、联合使用的内分泌治疗药物的更新、优化用药顺序及管理不良反应等，将成为未来的探索方向。

（武汉大学人民医院　李娟娟）

三、专家解读二

PI3K/AKT通路是一种细胞内的信号转导通路，可响应细胞外信号，促进细胞代谢、增生、生长及血管生成，该通路的失调与恶性肿瘤、糖尿病、心血管疾病及神经系统疾病相关。有研究发现，在乳腺癌中，该通路的激活与内分泌治疗耐药有关。肿瘤细胞可通过上调PI3K/AKT通路的上游基因（如*HER-2*基因、*EGFR*基因）的表达使得该通路激活，以获得继发性内分泌治疗耐药，

PI3K抑制剂可通过阻断PI3K/AKT通路的激活来降低继发性内分泌治疗耐药的发生率。约40%的ER阳性、HER-2阴性乳腺癌患者存在*PIK3CA*基因突变，对于存在*PIK3CA*基因突变的患者，在内分泌治疗的基础上加用PI3K抑制剂是否能进一步改善预后值得研究。

SANDIPIPER研究是一项在绝经后ER阳性、HER-2阴性、*PIK3CA*基因突变的局部晚期或转移性乳腺癌患者中展开的Ⅲ期临床研究，旨在探究在氟维司群的基础上加用他塞利司能否进一步延长患者的PFS，同时评估了药物的不良反应及安全性。他塞利司是一种选择性PI3K抑制剂，与PI3K α亚型、δ亚型及γ亚型均可结合，其与突变型PI3Kα结合的能力远高于野生型。本研究的结果证实，对于存在*PIK3CA*基因突变的患者，在内分泌治疗的基础上加用PI3K抑制剂较单纯内分泌治疗可延长患者的PFS。而对于未检测出*PIK3CA*基因突变的患者，他塞利司组与安慰剂组的INV-PFS无显著差异（5.6个月 *vs.* 4.0个月，*HR* 0.69，95%*CI* 0.44 ～ 1.08，*P*＝0.1062），2组间的ORR也无显著差异（19.7% *vs.* 14.3%，*P*＝0.37）。上述结果也验证了本研究的假设。在临床实践中，对于存在*PIK3CA*基因突变的患者，在内分泌治疗的基础上加用PI3K抑制剂可改善其预后。

SANDIPIPER研究中，按照地区分层进行分析，得到了一个有趣的结果，即亚洲地区（7.3个月 *vs.* 3.7个月，*HR* 0.38，95%*CI* 0.19 ～ 0.75，*P*＝0.0047）和西欧/美国/加拿大/澳大利亚地区（7.9个月 *vs.* 4.5个月，95%*CI* 0.41 ～ 0.79，*P*＝0.0006）他塞利司组的中位INV-PFS显著高于安慰剂组。对于RoW，2组间无显著差异（7.4个月 *vs.* 7.4个月，*HR* 1.18，95%*CI* 0.78 ～ 1.77，*P*＝0.4286）。对于该现象的具体原因及内在机制，尚无研究报道，不同地区种族和基因组间的差异可能是导致该现象的原因，需要进一步的研究证实。

此外，SANDIPIPER研究的补充材料通过检测血浆ctDNA中*PIK3CA*基因的突变状态做了进一步分析。结果显示，肿瘤组织标本检测出*PIK3CA*基因突变的患者78.2%与血浆ctDNA检测的结果一致。在通过血浆ctDNA检测出*PIK3CA*基因突变的患者中，他塞利司组的中位INV-PFS显著高于安慰剂组（7.2个月 *vs.* 3.6个月，*HR* 0.62，95%*CI* 0.47 ～ 0.83，*P*＝0.0011）。在通过血浆ctDNA未检测出*PIK3CA*基因突变的患者中，他塞利司组与安慰剂组的中位INV-PFS无显著差异（7.6个月 *vs.* 5.9个月，*HR* 0.86，95%*CI* 0.57 ～ 1.27，*P*＝0.4369）。通过ctDNA检测出具有基因突变的患者，根据突变位点的个数分为单位点突变和多位点突变，在单位点突变人群（6.6个月 *vs.* 3.7个月，*HR* 0.68，95%*CI* 0.49 ～ 0.93，*P*＝0.0176）和多位点突变人群（7.4个月 *vs.* 3.6个月，*HR* 0.37，95%*CI* 0.18 ～ 0.77，*P*＝0.0063）中，他塞利司组的中位INV-PFS均显著高于安慰剂组，且多位点突变人群的*HR*更低。提示，对于多位点突变人群，他塞利司的疗效更好。因此，血浆ctDNA也可以作为一个很好的评估指标，且血液标本在临床工作中更容易获取。

SANDIPIPER研究中，不良反应的发生率也较高，他塞利司组较安慰剂组所有等级的不良反应发生率分别为95.4%和 89.7%；他塞利司组3 ～ 5级不良反应的发生率为49.5%，而安慰剂组为16.4%；他塞利司组严重不良反应的发生率为32.0%，高于安慰剂组的8.9%。因不良反应停药（16.8% *vs.* 2.3%）或药物减量（36.5% *vs.* 2.3%）的比例也是他塞利司组高于安慰剂组。他塞利司与PI3K的3种亚型（α亚型、δ亚型、γ亚型）均可结合，在阻断肿瘤细胞PI3K/AKT通路激活的同时，对正常细胞也有很大的影响，因为该通路是细胞生长代谢过程中极为重要的通路，故他塞利司的使用出现了较高的不良反应。较高的不良反应需要医师在临床工作中密切监测、及时处理。

与SANDIPIPER研究类似，SOLAR-1研究也是一项针对绝经后ER阳性、HER-2阴性进展期乳腺癌患者的Ⅲ期临床研究，入组的患者包括在内分泌治疗过程中出现疾病复发或疾病进展的患者、在新辅助/辅助/针对进展期疾病正在使用或使用过芳香化酶抑制剂的患者，且这些患者需有足够的肿瘤标本行*PIK3CA*基因检测。SOLAR-1研究中的PI3K抑制剂为阿培利司，其作用靶点较为单一，仅为PI3Kα亚型。该研究共入组572例患者，按1∶1的比例随机分配至阿培利司＋氟维司群组及安慰剂＋氟维司群组。其结果显示，在341例具有*PI3KCA*基因突变的人群中，阿培利司＋氟维司群组的中位PFS为11.0个月，显著高于安慰剂＋氟维司群组5.7个月（*HR* 0.65，95%*CI* 0.50～0.85，$P<0.001$），中位PFS延长了5.3个月。在未检测到*PI3KCA*基因突变的231例患者中，阿培利司＋氟维司群组和安慰剂＋氟维司群组的中位PFS无显著差异（7.4个月*vs*. 5.6个月，*HR* 0.85，95%*CI* 0.58～1.25）。SOLAR-1研究的结果与SANDIPIPER研究互为验证、互相补充。

可见，对于ER阳性、HER-2阴性、*PI3KCA*基因突变的乳腺癌患者，在内分泌治疗中出现疾病复发或疾病进展后，在氟维司群的基础上加用PI3K抑制剂他塞利司能有效延长患者的PFS，但其不良反应的发生率较高，在临床的使用过程中需要注意。此外，PI3K抑制剂与内分泌治疗药物的联合使用能否应用于一线治疗或早期乳腺癌患者，还有待进一步验证。

（上海交通大学医学院附属仁济医院　沙　瑞　殷文瑾　陆劲松）

参考文献

[1] Fruman DA，Chiu H，Hopkins BD，et al. The PI3K pathway in human disease. Cell，2017，170（4）：605-635.

[2] Juric D，Krop I，Ramanathan RK，et al. Phase Ⅰ dose-escalation study of taselisib，an oral PI3K inhibitor，in patients with advanced solid tumors. Cancer Discov，2017，7（7）：704-715.

[3] Dickler MN，Saura C，Richards DA，et al. Phase Ⅱ study of taselisib（GDC-0032）in combination with fulvestrant in patients with HER2-negative，hormone receptor-positive advanced breast cancer. Clin Cancer Res，2018，24（18）：4380-4387.

[4] Saura C，Hlauschek D，Oliveira M，et al. Neoadjuvant letrozole plus taselisib versus letrozole plus placebo in postmenopausal women with oestrogen receptor-positive，HER2-negative，early stage breast cancer（LORELEI）：a multicentre，randomised，doubleblind，placebo-controlled，phase 2 trial. Lancet Oncol，2019，20（0）：1226-1238.

[5] Dent S，Cortés J，Im YH，et al. Phase Ⅲ randomized study of taselisib or placebo with fulvestrant in estrogen receptor-positive，PIK3CA-mutant，HER2-negative，advanced breast cancer：the SANDPIPER trial. Ann Oncol，2021，32（2）：197-207.

[6] Baselga J，Im SA，Iwata H，et al. Buparlisib plus fulvestrant versus placebo plus fulvestrant in postmenopausal，hormone receptorpositive，HER2-negative，advanced breast cancer（BELLE-2）：a randomised，double-blind，placebo-controlled,phase 3 trial. The Lancet Oncology，2017，18（7）：904-916.

[7] André F，Ciruelos E，Rubovszky G，et al. Alpelisib for PIK3CA-mutated，hormone receptor-positive advanced breast cancer. N Engl J Med，2019，380（20）：1929-1940.

第十一篇

乳腺癌免疫治疗

第41章 KEYNOTE-522研究：帕博利珠单抗治疗早期三阴性乳腺癌

一、概　　述

【文献来源】

Schmid P，Cortes J，Pusztai L，et al. Pembrolizumab for early triple-negative breast cancer. N Engl J Med，2020，382（9）：810-821.

【研究背景和目的】

帕博利珠单抗是T细胞程序性死亡-1（PD-1）抑制剂。Ⅰb期KEYNOTE-173研究的结果显示，帕博利珠单抗联合新辅助化疗在局部晚期三阴性乳腺癌患者中具有良好的抗肿瘤作用。Ⅱ期I-SPY2研究的结果显示，接受帕博利珠单抗联合新辅助化疗的人表皮生长因子受体-2（HER-2）阴性乳腺癌患者的病理完全缓解（pCR）率明显高于单纯接受新辅助化疗的患者。本研究旨在评估帕博利珠单抗联合新辅助化疗序贯辅助帕博利珠单抗治疗对比安慰剂联合新辅助化疗序贯辅助安慰剂治疗用于早期三阴性乳腺癌的疗效及安全性。

【入组条件】

1. 纳入标准

（1）年龄≥18岁，中心实验室确认所有病灶均为三阴性乳腺癌。

（2）新近诊断、既往未经治疗、无远处转移［根据《美国癌症联合会（AJCC）癌症分期手册》（第7版），$T_1cN_{1\sim2}$或$T_{2\sim4}N_{0\sim2}$］。

（3）双侧乳腺癌、多灶性肿瘤和炎性乳腺癌患者可以入组。

（4）美国东部肿瘤协作组（ECOG）评分0～1分。

（5）有足够的器官储备功能。

2. 排除标准

（1）过去2年内因活动性自身免疫性疾病接受过全身治疗。

（2）曾诊断为免疫缺陷，或在入组前1周内使用免疫抑制治疗。

（3）有人类免疫缺陷病毒（HIV）感染史。

（4）曾患有非感染性肺炎，接受过糖皮质激素治疗。

（5）目前患有肺炎、活动性肺结核、活动性乙型肝炎或丙型肝炎。

（6）具有正在接受全身治疗的任何活动性感染。

（7）具有临床重大的心血管疾病。

【试验设计】

1．一项全球、随机、双盲、多中心的Ⅲ期临床研究。

2．主要研究终点包括意向性治疗（ITT）人群的pCR（$ypT_{0/is}ypN_0$）率和无事件生存（EFS）（定义为从随机分组至首发的手术前疾病进展、局部区域复发、第二原发癌或任何原因死亡的时间）；次要研究终点包括整体人群的pCR（ypT_0ypN_0和$ypT_{0/is}$）率和总生存（OS），PD-L1阳性人群不同定义的pCR率和PD-L1阳性人群的EFS，整体人群和PD-L1阳性人群的OS，以及药物的安全性。

3．假设2组pCR（$ypT_{0/is}ypN_0$）率的差异为15%，单侧$\alpha = 0.005$，检验效能为95%，需要入组1000例患者。假设2组EFS的风险比（*HR*）为0.71，单侧$\alpha = 0.02$，检验效能为80%，需要入组1150例患者。

4．分层因素包括淋巴结受累（阳性 *vs*. 阴性）、肿瘤大小（T_1/T_2 *vs*. T_3/T_4）及卡铂的给药方式（单周 *vs*. 3周）。

【试验流程】

KEYNOTE-522研究的试验流程见图41-1。

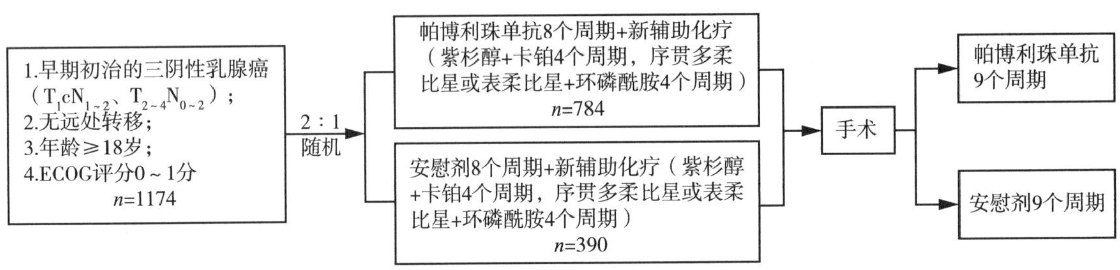

图41-1 KEYNOTE-522研究的试验流程

注：帕博利珠单抗200 mg，静脉输注，每3周1次；紫杉醇80 mg/m^2，每周1次；卡铂单周AUC = 1.5，3周AUC = 5；多柔比星60 mg/m^2，表柔比星90 mg/m^2。环磷酰胺600 mg/m^2；ECOG．美国东部肿瘤协作组

【结果】

1．主要研究终点 帕博利珠单抗组对比安慰剂组可以显著改善三阴性乳腺癌患者的pCR（$ypT_{0/is}ypN_0$）率，2组的pCR率分别为64.8%和51.2%（$P < 0.001$）。

2．次要研究终点 2组的pCR1（ypT_0ypN_0）率分别为59.9%和45.3%，2组的pCR2（$ypT_{0/is}$）率分别为68.6%和53.7%。

3．亚组分析 在PD-L1阳性人群中，帕博利珠单抗组对比安慰剂组，pCR（$ypT_{0/is}ypN_0$）率分别为68.9%和54.9%；在PD-L1阴性人群中，帕博利珠单抗组对比安慰剂组，pCR（$ypT_{0/is}ypN_0$）率分别为45.3%和30.3%。

4．生存分析 中位随访15.5个月时，帕博利珠单抗组对比安慰剂组，可以延长EFS（*HR* 0.63，95%*CI* 0.43～0.93），2组18个月的EFS率分别为91.3%和85.3%。

5. 安全性 帕博利珠单抗组治疗相关≥3级不良反应的发生率为76.8%，安慰剂组为72.2%，无明显差异。常见的治疗相关严重不良反应有发热性粒细胞减少、贫血及发热。

【结论】

帕博利珠单抗联合新辅助化疗辅助帕博利珠单抗治疗对比安慰剂联合新辅助化疗序贯安慰剂治疗可以显著提高三阴性乳腺癌患者的pCR。

（上海交通大学医学院附属仁济医院 严婷婷 殷文瑾 陆劲松）

二、专家解读一

2021年，SEER数据库的数据显示，乳腺癌已超越肺癌成为第一高发的恶性肿瘤。三阴性乳腺癌是乳腺癌中恶性程度较高的一个亚型，其雌激素受体（ER）、孕激素受体（PR）及HER-2的免疫组织化学检测结果均为阴性，常与早期复发和死亡率高密切相关。15%～20%的乳腺癌患者会被确诊为三阴性乳腺癌，相比于其他乳腺癌亚型，针对三阴性乳腺癌的新药研发一直进展缓慢。目前，化疗仍是三阴性乳腺癌的主要治疗方法。

帕博利珠单抗是一个抗PD-1抗体，对于未经治疗的晚期三阴性乳腺癌，帕博利珠单抗单药显示出了良好的抗肿瘤活性。目前，将免疫治疗前移至免疫状态更佳的新辅助治疗阶段成了探索热点。KEYNOTE-522研究是首项评估帕博利珠单抗联合化疗用于早期三阴性乳腺癌新辅助/辅助治疗的Ⅲ期临床研究。其从2017年3月至2018年9月共纳入1174例$T_1cN_{1\sim2}$或$T_{2\sim4}N_{0\sim2}$患者，按2∶1的比例随机分为2组，一组给予紫杉醇＋卡铂（×4）序贯多柔比星或表柔比星＋环磷酰胺（×4），同时全程联合帕博利珠单抗（每3周1次）；另一组给予接受紫杉醇＋卡铂（×4）序贯多柔比星或表柔比星＋环磷酰胺（×4），全程联合安慰剂（每3周1次）。完成新辅助治疗的患者3～6周内接受根治性手术，2组患者在接受根治性手术后分别接受9个周期的辅助帕博利珠单抗治疗或安慰剂治疗，因为患者需要接受放疗，故不允许辅助卡培他滨治疗。主要研究终点为ITT人群的pCR（$ypT_{0/is}ypN_0$）率和EFS。

中位随访15.5个月时，1138例患者完成根治性手术，861例接受辅助治疗。帕博利珠单抗组的pCR率达64.8%，而安慰剂组仅为51.2%，绝对差异为13.6%（$P<0.0001$）。其他方式定义的pCR的结果显示，对于ypT_0ypN_0，2组的pCR1率分别为59.9%和45.3%，绝对差异为14.5%；对于$ypT_{0/is}$，2组的pCR2率分别为68.6%和53.7%，绝对差异为14.8%。亚组分析显示，无论淋巴结状态、肿瘤大小、卡铂的用药方案、患者的年龄大小，帕博利珠单抗组的pCR率均更优。对于体力状况评分（PS）为0分的人群，帕博利珠单抗组的pCR率同样更优；但对于PS为1分的人群，2组差异不显著，样本量较小可能是影响因素之一，但也提示医师在加用免疫治疗时需要考虑患者的整体功能状态。

KEYNOTE-522研究是首项显著提高早期高危三阴性乳腺癌患者pCR率的Ⅲ期研究。对于EFS，帕博利珠单抗组与安慰剂组的18个月EFS率分别为91.3%和85.3%，但中位EFS尚未达到（*HR* 0.63）。尽管*HR*显示出良好的获益趋势，但免疫治疗能否使pCR的提高转化为最终的EFS获益尚不明确，两者的关系仍需要进一步观察并研究。KEYNOTE-522研究中，超过80%的患者PD-L1表达阳性，pCR率的提升是否与综合阳性评分（CPS）更高有关也有待探索。目前，已有多项研究探索免疫治疗作为早期乳腺癌新辅助治疗的疗效，但仅KEYNOTE0-522研究（Ⅲ期）和IMpassion031研究（Ⅲ期）获得阳性结果。同样是免疫新辅助治疗，neoTRIP研究和GeparNeuvo研究却得出了阴性结果。KEYNOTE-522研究显示，PD-L1阳性人群中2组的pCR率分别为68.9%和

54.9%，而PD-L1阴性人群中2组的pCR率分别为45.3%和30.3%。无论PD-L1表达如何，加入帕博利珠单抗的pCR率绝对获益都有14% ~ 15%。这个结果与晚期三阴性乳腺癌的KEYNOTE-355研究不同。在晚期三阴乳腺癌患者中，免疫治疗仅在PD-L1 CPS ≥ 10分的人群中有获益。值得注意的是，帕博利珠单抗组在PD-L1阳性人群和PD-L1阴性人群中的pCR率同样有很大差异。

KEYNOTE0-522研究的试验设计直接采用目前早期三阴性乳腺癌新辅助治疗中pCR率最高的含铂类药物的化疗方案做对照，同时包含蒽环类药物的方案非常具有参照性。因为KEYNOTE-522研究是在卡培他滨用于残留肿瘤辅助治疗的CREATE-X研究的阳性结果出来之前设计的，故并未将卡培他滨辅助治疗纳入试验设计。KEYNOTE0-522研究的不足之处在于帕博利珠单抗的最佳给药时机和持续治疗时间尚不明确，整体1年的免疫治疗是否是最佳方案还是过度应用，需要额外设计前瞻性研究来加以证实。是否所有的早期三阴乳腺癌患者都要采用免疫治疗联合新辅助化疗的方案？有研究显示，高肿瘤浸润淋巴细胞（TILs）表达/PD-L1阳性、淋巴结阴性及$T_{1\sim2}$患者的化疗疗效已经较好，而长期EFS和长期生存的安全性均需要更长时间的随访才能确定。此外，临床还需要更多生物标志物的分析，以鉴别出真正能从免疫治疗联合新辅助化疗方案中获得生存获益的人群。

KEYNOTE-522研究是首项在早期三阴乳腺癌中获得初步成功的Ⅲ期临床研究，也是免疫治疗在早期乳腺癌新辅助治疗探索道路上的标志性进展。从最早认为乳腺癌是缺乏免疫原性免疫治疗的“荒漠之地”，到晚期一线联合治疗的成功，直至早期新辅助治疗的“曙光”初现，免疫治疗在乳腺癌的治疗中“道阻且长”。

（浙江省肿瘤医院　陈占红）

三、专家解读二

三阴性乳腺癌是乳腺癌分子分型中预后较差的一种类型，占所有浸润性乳腺癌的15% ~ 20%，HR阴性和HER-2阴性使得这部分患者不能从内分泌治疗和常规的靶向治疗中得到明显的临床获益。虽然大多数三阴性乳腺癌患者都接受了以化疗为基础的治疗，但往往由于疾病本身高度侵袭性的特质和后续耐药等问题，其复发率和死亡率一直居高不下。随着医学研究的不断发展，研究者们已探索出了不少针对三阴性乳腺癌的潜在靶点，如胰岛素样生长因子1受体（IGF-1R）、60S酸性核糖体蛋白（RPLP1）及*SOX10*基因等，但这些靶点目前均在科学研究阶段，未能应用于临床治疗，如何提高这部分患者的疗效并改善其预后仍是临床的重要难题之一。

近年来，免疫治疗在各类癌症中均收获了较好的疗效，尤其是PD-1抑制剂为破解三阴性乳腺癌的治疗困境打开了新思路。PD-1是一种重要的免疫抑制分子，在T细胞上表达，通过促进抗原特异性T细胞的程序性细胞死亡而下调免疫反应，防止发生自身免疫性疾病。但同时，当T细胞表达的PD-1与肿瘤细胞表达的PD-L1结合后，会抑制效应T细胞的抗肿瘤活性，从而帮助肿瘤细胞实现“免疫逃避”。因此，PD-1抑制剂已成为重要的抗肿瘤药物。

KEYNOTE-522研究中使用的帕博利珠单抗正是PD-1抑制剂的一种。2014年9月，其已被美国食品药品监督管理局（FDA）批准用于治疗转移性黑色素瘤；2015年10月，其又被美国FDA批准用于其他治疗后疾病进展的晚期（转移性）非小细胞肺癌。与其他乳腺癌亚型相比，三阴性乳腺癌的免疫原性更强，TILs和PD-L1表达较高，提示三阴性乳腺癌患者也有可能从PD-1抑制剂的免疫治疗中获益，并基于此展开了一系列相应的临床研究。其中，颇具影响力的是I-SPY2研究。该研究共纳入250例Ⅱ期或Ⅲ期、体格检查显示原发性肿瘤的直径＞2.5 cm或影像学检查显示病灶直径＞2.0 cm、HER-2阴性的高危乳腺癌患者，分为标准化疗组（共69例）和联合治疗组（共181

例），标准化疗组的治疗方案是12周单周紫杉醇（80 mg/m^2）序贯4个周期多柔比星（60 mg/m^2）＋环磷酰胺（600 mg/m^2），联合治疗组在标准化疗的基础上每3周接受1次帕博利珠单抗200 mg静脉输注。2组患者均在完成新辅助治疗后接受规范化的手术治疗。其结果显示，联合治疗组和标准化疗组的pCR率分别为44%和17%；对于HR阳性、HER-阴性患者，2组的pCR率分别为30%和13%；对于三阴性乳腺癌患者，2组的pCR率分别为60%和22%。且无论在总体人群中还是以上2个亚组中，帕博利珠单抗均可有效降低残留肿瘤负荷（RCB）。该研究的结果表明，对于早期、高危、HER-2阴性乳腺癌患者，相比于仅用标准新辅助化疗，帕博利珠单抗联合标准新辅助化疗可显著提高pCR率，从而初步验证了帕博利珠单抗联合新辅助化疗的抗肿瘤有效性。

KEYNOTE-522研究旨在评估帕博利珠单抗在早期高危非转移性三阴性乳腺癌中作为新辅助及辅助治疗的疗效和安全性，进一步证实了帕博利珠单抗联合新辅助化疗序贯术后帕博利珠单抗辅助治疗，相比于安慰剂联合新辅助化疗序贯术后安慰剂辅助治疗，可以显著提升pCR率。虽然次要研究终点EFS未达到预先设定的P边界，2组18个月的EFS率分别为91.3%和85.3%，但已显示出帕博利珠单抗联合新辅助化疗序贯帕博利珠单抗治疗可改善EFS的趋势。另外，在亚组分析中，无论PD-L1阳性或阴性，帕博利珠单抗联合新辅助化疗序贯帕博利珠单抗治疗均可提高pCR率，绝对获益分别为14%和15%，未能显示出PD-1抑制剂在PD-L1阳性亚组的优势。与之相反的是，IMpassion130研究的结果提示，PD-L1抑制剂仅对PD-L1阳性、转移性三阴性乳腺癌患者有效，可能的原因包括药物的作用机制不同（KEYNOTE-522研究采用PD-1抑制剂，IMpassion130研究采用PD-L1抑制剂）、入组人群不同（KEYNOTE-522研究入组早期高危非转移性三阴性乳腺癌患者，IMpassion130研究入组晚期转移性三阴性乳腺癌患者）及PD-L1的检测方法不同。

KEYNOTE-522研究也存在一些值得探讨和思考的问题，如帕博利珠单抗的最佳持续时间。另外，值得注意的是，CREATE-X研究的结果显示，辅助卡培他滨可以延长三阴性乳腺癌患者的无疾病生存（DFS）和总生存（OS），而KEYNOTE-522研究未纳入卡培他滨，那么后续可以评估在帕博利珠单抗联合新辅助化疗的基础上加用卡培他滨或帕博利珠单抗术后再加用卡培他滨是否能进一步提高三阴性乳腺癌的疗效，这是一个值得研究的课题。相信在研究者们的积极探索下，未来三阴性乳腺癌患者可用的治疗手段会越来越多，预后也会越来越好。

（上海交通大学医学院附属仁济医院 陈心如 陆劲松）

参考文献

[1] Al-Mahmood S, Sapiezynski J, Garbuzenko OB, et al. Metastatic and triple-negative breast cancer: challenges and treatment options. Drug Deliv Transl Res, 2018, 8 (5): 1483-1507.

[2] Vagia E, Mahalingam D, Cristofanilli M. The landscape of targeted therapies in TNBC. Cancers (Basel), 2020, 12 (4): 916.

[3] Han Y, Liu D, Li L. PD-1/PD-L1 pathway: current researches in cancer. Am J Cancer Res, 2020, 10 (3): 727-742.

[4] Salgado R, Denkert C, Demaria S, et al. The evaluation of tumor-infiltrating lymphocytes (TILs) in breast cancer: recommendations by an International TILs Working Group 2014. Ann Oncol, 2015, 26 (2): 259-271.

[5] Nanda R, Liu MC, Yau C, et al. Effect of pembrolizumab plus neoadjuvant chemotherapy on pathologic complete response in women with early-stage breast cancer: an analysis of the ongoing phase 2 adaptively randomized I-SPY2 trial. JAMA Oncol, 2020, 6 (5): 676-684.

[6] Schmid P, Salgado R, Park YH, et al. Pembrolizumab plus chemotherapy as neoadjuvant treatment of high-risk, early-stage triple-negative breast cancer: results from the phase 1b open-label, multicohort KEYNOTE-173 study. Ann Oncol,

2020, 31 (5): 569-581.

[7] Schmid P, Cortes J, Pusztai L, et al. Pembrolizumab for early triple-negative breast cancer. N Engl J Med, 2020, 382 (9): 810-821.

[8] Schmid P, Adams S, Rugo HS, et al. Atezolizumab and nab-paclitaxel in advanced triple-negative breast cancer. N Engl J Med, 2018, 379 (22): 2108-2121.

[9] Cortazar P, Zhang L, Untch M, et al. Pathological complete response and long-term clinical benefit in breast cancer: the CTNeoBC pooled analysis. Lancet, 2014, 384 (9938): 164-172.

第 42 章 IMpassion031研究：新辅助阿特丽珠单抗联合白蛋白紫杉醇序贯蒽环类药物化疗对比安慰剂联合化疗治疗早期三阴性乳腺癌的随机、双盲、Ⅲ期研究

一、概　述

【文献来源】

Mittendorf EA，Zhang H，Barrios CH，et al. Neoadjuvant atezolizumab in combination with sequential nab-paclitaxel and anthracycline-based chemotherapy versus placebo and chemotherapy in patients with early-stage triple-negative breast cancer（IMpassion031）: a randomised，double-blind，phase 3 trial. Lancet，2020，396（10257）：1090-1100.

【研究背景和目的】

既往IMpassion130研究证实，阿特丽珠单抗联合白蛋白紫杉醇可使细胞程序性死亡-配体1（PD-L1）阳性、转移性三阴性乳腺癌（TNBC）患者的无进展生存（PFS）和总生存（OS）显著延长，这表明转移性TNBC患者能从免疫检查点抑制剂的治疗中获益。由于白蛋白紫杉醇可以避免同时使用类固醇所产生的免疫抑制作用，且能导致较高的肿瘤细胞死亡率，从而引发抗肿瘤T细胞免疫应答，故在与免疫检查点抑制剂联合的化疗药物中脱颖而出。本研究旨在探究阿特丽珠单抗联合白蛋白紫杉醇序贯多柔比星联合环磷酰胺新辅助化疗治疗早期TNBC的疗效和安全性。

【入组条件】

1. 纳入标准

（1）18岁及以上的女性或男性。

（2）分期为$cT_{2\sim4}$（至少通过一次影像学检查或临床测量肿瘤直径＞2.0 cm）$cN_{0\sim3}$且组织学确诊的TNBC。

（3）既往未接受过乳腺癌全身治疗，也未接受过其他任何恶性肿瘤的蒽环类药物或紫杉类药物全身治疗。

（4）美国东部肿瘤协作组（ECOG）评分0～1分。

（5）通过VENTANA SP142抗体进行了肿瘤PD-L1状态的中心评估（PD-L1阳性定义为PD-L1表达的肿瘤浸润免疫细胞覆盖1%或更多的肿瘤区域；PD-L1阳性人群被定义为在随机分组时携带PD-L1阳性肿瘤的所有患者）。

2. 排除标准

（1）既往使用过抗细胞毒性T淋巴细胞相关抗原4（CTLA-4）、程序性死亡-1（PD-1）或抗PD-L1药物治疗任何恶性肿瘤。

（2）有导管原位癌或多形性小叶原位癌病史，除非在本次诊断前5年以上，且仅行手术治疗。

（3）双侧乳腺癌。

（4）患者在开始新辅助治疗前接受了原发性肿瘤/腋窝淋巴结的切取或切除活检，或腋窝淋巴结清扫。

【试验设计】

1. 一项国际、多中心、随机、双盲的Ⅲ期临床研究。

2. 主要研究终点为意向性治疗（ITT）人群和PD-L1阳性人群的病理完全缓解（pCR）率（定义为乳腺和淋巴结中的浸润性肿瘤细胞全部消失），次要研究终点包括ITT人群和PD-L1阳性人群的无事件生存（EFS）（定义为从随机到疾病复发、进展或因任何原因死亡的时间）、ITT人群和PD-L1阳性人群的无疾病生存（DFS）（定义为从手术到疾病复发或因任何原因死亡的时间）、ITT人群和PD-L1阳性人群的OS（定义为从随机到任何原因死亡的时间）、安全性及耐受性。

3. 分层因素包括美国癌症联合会（AJCC）分期（Ⅱ期 *vs.* Ⅲ期）和肿瘤免疫细胞上PD-L1的表达（<1% *vs.* ≥1%）。

【试验流程】

IMpassion031研究的试验流程见图42-1。

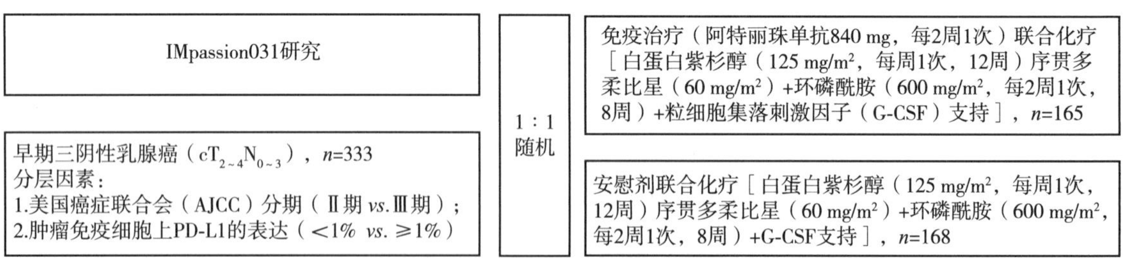

图42-1 IMpassion031研究的试验流程

【试验结果】

1. 主要研究终点 ITT人群中，免疫治疗组的pCR率显著高于安慰剂组（58% *vs.* 41%，P=0.0044）；PD-L1阳性人群中，免疫治疗组和安慰剂组的pCR率无明显差异（69% *vs.* 49%，P=0.021）（注：预设显著性边界P<0.0184）。

2. 次要研究终点 免疫治疗组和安慰剂组的中位随访时间分别为20.6个月和19.8个月，生存分析尚不成熟。

3. 安全性和耐受性 阿特丽珠单抗平均使用了8.9个周期。免疫治疗组和安慰剂组不良反应的发生率分别为99%和100%。其中，2组3～4级不良反应的发生率分别为63%和60%，包括白细胞减少（9% *vs.* 5%）、谷丙转氨酶升高（4% *vs.* 2%）及肺炎（3% *vs.* 0）等；2组严重不良反应的发生率分别为30%和18%，主要包括发热性中性粒细胞减少（10% *vs.* 8%）、肺炎（3% *vs.* 1%）及发热（2% *vs.* 0）等；2组特别关注的不良反应的发生率分别为70%和60%，其中最常见的是皮疹（49% *vs.* 49%）、甲状腺功能减退症（7% *vs.* 1%）及输液相关反应（10% *vs.* 7%）。与安慰剂联合化疗相比，阿特丽珠单抗联合化疗未增加心脏毒性（2组心血管疾病的发生率分别为5%和7%，2组射血分数降低的发生率分别为0和1%）。2组因不良反应而停止任何研究治疗成分的患者分别占23%和20%，因不良反应而停用阿特丽珠单抗或安慰剂的患者分别占13%和11%。

【结论】

阿特丽珠单抗联合白蛋白紫杉醇序贯多柔比星＋环磷酰胺能显著改善早期TNBC的pCR率，且与PD-L1状态无关，安全性良好。

（上海交通大学医学院附属仁济医院　许雅芊　陆劲松）

二、专家解读

PD-1是一种免疫抑制分子，表达于T细胞和初级B细胞表面；其配体为PD-L1，表达于活化的T细胞、B细胞及巨噬细胞表面。当PD-L1结合T细胞表面的PD-1时，能抑制T细胞活化、促进T细胞凋亡，从而实现对人体免疫系统的负调控，促进自身耐受。人类多种肿瘤细胞表面都存在PD-L1的表达，其在PD-1的识别过程中解除T细胞的免疫抑制，从而帮助肿瘤细胞实现免疫逃逸。目前，针对PD-1/PD-L1通路已研发出抗PD-1抗体（如帕博利珠单抗、纳武单抗）和抗PD-L1抗体（如阿特丽珠单抗、度伐利尤单抗）2类免疫检查点抑制剂，分别能结合T细胞表面的PD-1和肿瘤细胞表面的PD-L1，通过抑制PD-1/PD-L1通路，使T细胞重新获得杀伤肿瘤细胞的能力。

IMpassion031研究入组333例患者，随机接受阿特丽珠单抗或安慰剂联合白蛋白紫杉醇序贯多柔比星联合环磷酰胺方案化疗。其结果提示，阿特丽珠单抗联合化疗能显著改善早期TNBC的pCR率（58% *vs.* 41%，$P=0.0044$）；PD-L1阳性人群中，免疫治疗组和安慰剂组的pCR率分别为69%和49%（$P=0.021$），虽然具有临界的统计学差异趋势（$P<0.05$）和数值上20%的绝对获益，但按照预先设计的P界点来看，不具有统计学意义（显著性边界$P<0.0184$），且20%和总组的绝对提高值17%相似，并没有明显的提高，这说明阿特丽珠单抗联合白蛋白紫杉醇序贯多柔比星＋环磷酰胺虽然能显著改善早期TNBC的pCR率，但在pCR的改善方面，可能与PD-L1状态无关，至少同样的治疗在PD-L1不同状态人群之间差别不明显。那么PD-L1状态是否与生存预后有关，尚需要相关生存分析验证。目前，本研究的生存分析尚不成熟，还需要等待进一步的随访更新。

那么免疫检查点抑制剂生存方面的疗效是否与PD-L1状态有关？IMpassion130研究的结果可以给予参考。该研究入组902例局部晚期或转移性TNBC患者，按1∶1的比例随机分组接受阿特丽珠单抗（840 mg）或安慰剂（第1、15天，每28天为1个周期）联合白蛋白紫杉醇（100 mg/m^2，第1、8、15天），直至患者疾病进展或不可耐受药物毒性。其结果表明，仅PD-L1阳性人群接受阿特丽珠单抗联合化疗相比于安慰剂联合化疗表现出OS获益（2组的中位OS分别为25个月和18个月，分层HR 0.71，95%CI 0.52～0.94），ITT人群的OS没有显著差异（2组的中位OS分别为21.0个月和18.7个月，分层HR 0.86，95%CI 0.72～1.02，$P=0.078$）。提示，在PD-L1阳性人群中，免疫检查点抑制剂联合化疗可改善晚期TNBC患者的生存，而总人群的这种生存改善不明显，原因之一可能是2项研究入组人群的分期不同。对于早期TNBC患者，无论PD-L1状态如何，其肿瘤免疫微环境相比于转移性TNBC更稳定，从而使免疫治疗更有效地增强抗肿瘤反应。此外，在较强大的免疫系统下，化疗可能能引起更强的免疫反应，故PD-L1状态起到的作用较小。当然，IMpassion031研究的生存结果尚需要进一步随访，可能会得出更科学的结论。

从入组人群的特征来看，KEYNOTE-522研究与IMpassion031研究较为一致，KEYNOTE-522研究主要探索抗PD-1抗体帕博利珠单抗对局部复发、不可手术或远处转移的三阴性乳腺癌的疗效和安全性。该研究入组1172例初治的Ⅱ～Ⅲ期TNBC患者，按2∶1的比例随机接受帕博利珠单抗（200 mg）或安慰剂＋新辅助化疗［紫杉醇＋卡铂（每3周1次，4个周期）序贯多柔比星/表柔比星＋环磷酰胺（每3周1次，4个周期）］序贯帕博利珠单抗（200 mg）或安慰剂辅助治疗。其结果显示，帕博利珠单抗组的pCR率显著高于安慰剂组（64.8% *vs*. 51.2%，$P<0.001$）。综合提示，免疫检查点抑制剂联合化疗可以提高TNBC患者新辅助治疗的pCR率。此外，KEYNOTE-522研究的探索性亚组分析表明，PD-L1阳性人群接受免疫治疗联合新辅助化疗存在显著的pCR获益，而PD-L1阴性人群的获益不显著。这一探索性分析的结果或需要未来开展前瞻性临床研究来进一步验证。

此外，针对抗PD-L1抗体治疗早期TNBC的新辅助研究还有GeparNeuvo研究。GeparNeuvo研究入组了174例cT_{1b}～$cT_{4a\sim d}$的TNBC患者，随机分为2组，分别于化疗开始前2周（窗口期）开始接受度伐利尤单抗（0.75 g）或安慰剂治疗，随后接受度伐利尤单抗（1.5 g）或安慰剂（每4周1次）联合白蛋白紫杉醇（125 mg/m^2，每周1次）×12周序贯度伐利尤单抗（1.5 g）或安慰剂（每4周1次）联合表柔比星＋环磷酰胺（每2周1次）×4个周期治疗。其结果显示，总人群中，免疫治疗组和对照组的pCR率无明显差异（53.4% *vs*. 44.2%，*OR* 1.45，95%*CI* 0.80～2.63，$P=0.224$）；但窗口期队列（$n=117$）中，免疫治疗组的pCR率显著高于对照组（61.0% *vs*. 41.4%，*OR* 2.22，95%*CI* 1.06～4.64，$P=0.035$）。此外，探索性亚组分析表明，PD-L1阳性人群的pCR率总体有增加的趋势，其中肿瘤细胞PD-L1阳性者接受度伐利尤单抗治疗（$P=0.045$）和免疫细胞PD-L1阳性者接受安慰剂治疗（$P=0.040$）的pCR率提升是显著的。该结果既支持了Impassion031研究的结果，又说明了充足的抗PD-L1抗体治疗时间是必要的。

综上所述，抗PD-1/PD-L1抗体联合化疗是治疗早期TNBC有效且安全的方法。未来针对如何根据乳腺癌患者的PD-L1状态进一步筛选获益人群，以及如何选择抗PD-1/PD-L1抗体及其应用，仍需要前瞻性的临床研究来深入探索。

（上海交通大学医学院附属仁济医院　许雅芊　陆劲松）

参考文献

［1］Schmid P，Rugo HS，Adams S，et al. Atezolizumab plus nab-paclitaxel as first-line treatment for unresectable，locally advanced or metastatic triple-negative breast cancer（IMpassion130）：updated efficacy results from a randomised，double-blind，placebo-controlled，phase 3 trial. The Lancet Oncology，2020，21（1）：44-59.

［2］Schmid P，Cortes J，Pusztai L，et al. Pembrolizumab for early triple-negative breast cancer. The New England Journal of Medicine，2020，382（9）：810-821.

［3］Loibl S，Untch M，Burchardi N，et al. A randomised phase Ⅱ study investigating durvalumab in addition to an anthracycline taxane-based neoadjuvant therapy in early triple-negative breast cancer：clinical results and biomarker analysis of GeparNuevo study. Annals of Oncology，2019，30（8）：1279-1288.

CME TEXTBOOKS NATIONAL PROJECT

第43章 KEYNOTE-355研究：帕博利珠单抗联合化疗对比安慰剂联合化疗一线治疗局部复发、不可手术或远处转移的三阴性乳腺癌的随机、双盲、Ⅲ期临床研究

一、概　述

【文献来源】

Cortes J，Cescon DW，Rugo HS，et al．Pembrolizumab plus chemotherapy versus placebo plus chemotherapy for previously untreated locally recurrent inoperable or metastatic triple-negative breast cancer（KEYNOTE-355）：a randomised，placebo-controlled，double-blind，phase 3 clinical trial. Lancet，2020，396（10265）：1817-1828.

【研究背景和目的】

KEYNOTE系列研究是探索帕博利珠单抗在肿瘤免疫治疗中应用的一系列临床研究。既往有研究证实，帕博利珠单抗单药在既往治疗失败的转移性三阴性乳腺癌患者中有一定疗效。为了进一步探索帕博利珠单抗（免疫治疗）联合化疗能否在转移性乳腺癌中取得疗效，以及联合方案的安全性，KEYNOTE-355研究对比了帕博利珠单抗联合化疗或安慰剂联合化疗一线治疗局部复发、不可手术或远处转移的三阴性乳腺癌的疗效和安全性。

【入组条件】

1. 纳入标准

（1）年龄≥18岁。

（2）经中心确认的三阴性乳腺癌，至少有1个可测量的病灶（根据RECIST 1.1标准）。

（3）提供新获得的、局部复发、无法手术或转移的肿瘤标本（如果无法获得新的肿瘤活检标本，经研究主办方许可，可使用原发性肿瘤的标本）。

（4）美国东部肿瘤协作组（ECOG）评分0～1分。

（5）有足够的器官功能。

（6）初治Ⅳ期的转移性乳腺癌患者也可入组。

（7）手术或辅助治疗结束到初次局部或远处复发的时间＞6个月。

2. 排除标准

（1）既往接受过针对程序性死亡-1（PD-1）、程序性死亡-配体1（PD-L1）、PD-L2的治疗，或针对另一种共抑制性T细胞受体的药物。

（2）存在既往治疗导致的不良反应未能恢复（≤1级或基线）。

（3）存在≥2级的神经病变。

（4）过去2年内有活动性自身免疫性疾病且需要系统治疗，过去1周内诊断为免疫缺陷或需要免疫抑制性治疗。

（5）存在活动性中枢神经系统转移或癌性脑膜炎（允许以前治疗过的稳定脑转移患者入组）。

（6）有需要使用糖皮质激素的非感染性肺炎史或目前罹患肺炎，有间质性肺疾病史，患有活动性肺结核。

（7）有人类免疫缺陷病毒（HIV）感染史，患有活动性乙型肝炎或丙型肝炎。

（8）随机6个月内发生Ⅱ～Ⅳ级充血性心力衰竭或心肌梗死。

（9）存在任何需要系统治疗的活动性感染。

【试验设计】

1. 一项国际、多中心、随机、双盲、安慰剂对照的Ⅲ期临床研究。

2. 本研究的第一部分（part 1）为安全性验证，共入组35例患者，按1∶1∶1的比例给予帕博利珠单抗联合白蛋白紫杉醇、溶剂型紫杉醇、吉西他滨联合卡铂，这35例患者不纳入第二部分。第二部分（part 2）共纳入847例患者，按2∶1的比例随机给予帕博利珠单抗联合化疗、安慰剂联合化疗。

3. 主要研究终点包括无进展生存（PFS）（定义为从随机入组到首次疾病进展或任何原因死亡的时间）和总生存（OS）（定义为从随机入组到任何原因死亡的时间），次要研究终点包括客观缓解率（ORR）率［完全缓解（CR）率＋部分缓解（PR）率］、缓解持续时间（定义为从记录到肿瘤完全缓解或部分缓解至疾病进展之间的时间）及安全性。

4. 综合阳性评分（CPS）［PD-L1染色细胞（肿瘤细胞、淋巴细胞、巨噬细胞）的数量除以存活肿瘤细胞的总数，再乘以100后得到的数值；如果CPS≥1分，则认为标本有PD-L1表达］≥10分人群预设的P＝0.004 11，CPS≥1分人群预设的P＝0.001 11，意向性治疗（ITT）人群预设的P＝0.001 11。

5. 分层因素包括化疗方案（紫杉类药物 *vs.* 吉西他滨联合卡铂）、PD-L1的表达（CPS≥1分 *vs.* CPS＜1分）及曾在新辅助治疗或辅助治疗中接受过同一类化疗药物（是 *vs.* 否）。

【试验流程】

KEYNOTE-355研究的试验流程见图43-1。

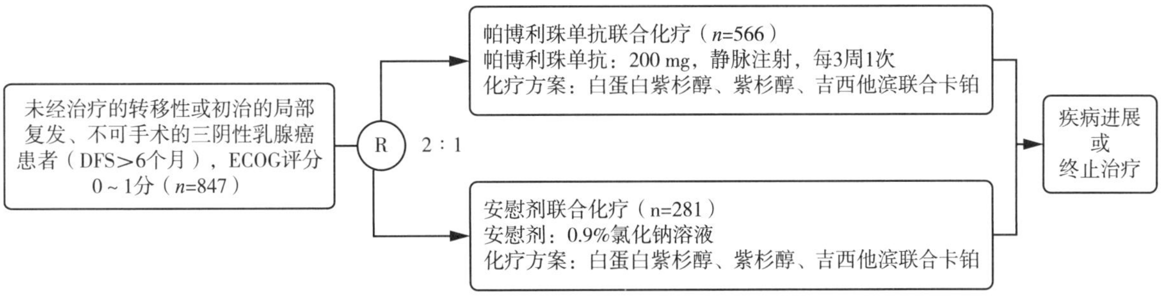

图43-1 KEYNOTE-355研究的试验流程

注：DFS．无疾病生存；ECOG．美国东部肿瘤协作组

【结果】

1. CPS≥10分组的PFS 帕博利珠单抗联合化疗组为9.7个月，安慰剂联合化疗组为5.6个月，前者相较于后者疾病进展或死亡风险低35%［*HR* 0.65，95%*CI* 0.49～0.86，单侧*P*＝0.0012，达到中期分析预设的*P*（*P*＝0.004 11）］。

2. CPS≥1分组的PFS 帕博利珠单抗联合化疗组为7.5个月，安慰剂联合化疗组为5.6个月，前者相较于后者疾病进展或死亡风险低26%［*HR* 0.74，95%*CI* 0.61～0.90，单侧*P*＝0.0014，未达到中期分析预设的*P*（*P*＝0.001 11）］。

3. 意向性治疗（ITT）人群的PFS 帕博利珠单抗联合化疗组为7.6个月，安慰剂联合化疗组为5.6个月，前者相较于后者疾病进展或死亡风险低18%（*HR* 0.82，95%*CI* 0.69～0.97，*P*未检验）。

4. 安全性 帕博利珠单抗联合化疗组和安慰剂联合化疗组3级以上治疗相关不良反应的发生率分别为68%和67%，死亡率分别为0.35%和0。

【结论】

帕博利珠单抗联合化疗相较于安慰剂联合化疗，能够显著改善CPS≥10分的转移性三阴性乳腺癌患者的PFS。

（上海交通大学医学院附属仁济医院 周伟航 陆劲松）

二、专家解读一

乳腺癌是女性最常见的恶性肿瘤，严重威胁女性健康。目前，三阴性乳腺癌缺乏有效的内分泌治疗和靶向治疗方法，化疗是有效的全身治疗手段。但仅有不足18%的三阴性乳腺癌患者可从化疗中获益，故临床亟须有效的治疗手段。

免疫治疗是继手术、放疗、化疗之后的第4种癌症治疗方法。多种实体瘤的临床研究均证实，以PD-1/PD-L1抑制剂为代表的免疫检查点抑制剂单药或联合其他治疗方案可有效延长患者的生存。与其他乳腺癌亚型相比，三阴性乳腺癌有较高的基因不稳定性和突变负荷，使其很容易被免疫系统识别。另外，三阴性乳腺癌有较高水平的肿瘤浸润淋巴细胞（TILs）和PD-L1表达，提示三阴性乳腺癌更有可能从免疫治疗中获益。

免疫抑制剂单药在晚期三阴性乳腺癌患者中疗效欠佳。帕博利珠单抗单药用于二、三线转移性三阴性乳腺癌的Ⅲ期临床研究KEYNOTE-119未达到主要研究终点，与化疗单药相比，帕博利珠单抗单药并未显著改善转移性三阴性乳腺癌患者的OS。与免疫治疗单药相比，PD-1/PD-L1抑制剂联合化疗的治疗策略对于转移性三阴性乳腺癌更具有优势。例如，基于Ⅲ期临床研究Impassion130，2019年3月8日，美国食品药品监督管理局（FDA）批准阿特丽珠单抗联合白蛋白紫杉醇用于一线治疗无法切除的局部晚期或转移性PD-L1阳性三阴性乳腺癌。

KEYNOTE-355研究是另一项重要的Ⅲ期临床研究，主要评估帕博利珠单抗联合常见的化疗方案（白蛋白紫杉醇、紫杉醇、吉西他滨+卡铂3种方案中的任意一种）与安慰剂联合化疗用于既往未接受过化疗的局部复发且不适合手术或转移性三阴性乳腺癌的疗效和安全性。目前，OS数据尚不成熟；从PFS的结果来看，帕博利珠单抗联合化疗可以改善CPS≥10分的转移性三阴性乳腺癌患者的PFS，达到了其中一个主要研究终点。

相比于IMpassion130研究，KEYNOTE-355研究有独特的亮点。KEYNOTE-355研究入组了复发或转移的三阴性乳腺癌患者，治疗线数为一线，使用的化疗药物更加多样，不仅有IMpassion 130研究使用的白蛋白紫杉醇，还有紫杉醇、吉西他滨及卡铂，是国内外相关指南一致推荐的治疗方案，更符合临床医师的选择。KEYNOTE-355研究的另一个亮点在于分级检验的统计学分析策略。KEYNOTE-355研究同时统计了肿瘤细胞、淋巴细胞及巨噬细胞中PD-L1阳性细胞的百分比，并将该数据细分进行亚组分析。对于PFS，首先对CPS≥10分的患者进行检验，这部分人群容易从免疫治疗中获益，故更容易获得阳性结果。且即使未能在CPS≥1分或ITT人群中获得显著的统计学差异，也能确保达到主要研究终点，有助于挑选出帕博利珠单抗联合化疗的获益优势人群。

近年来，业内已开展了多项三阴性乳腺癌免疫治疗的相关研究。但免疫治疗仍有很多问题需要探究。例如，除了PD-L1外，是否有其他免疫治疗的生物标志物？当使用免疫治疗联合化疗时，免疫治疗的最佳时机及最佳的用药顺序是什么？是否有更优的联合化疗方案？除了复发/转移的三阴性乳腺癌，免疫治疗是否在新辅助/辅助治疗中发挥作用？期待更多的临床研究给出答案。

（厦门大学附属翔安医院　张国君）

三、专家解读二

PD-1是T细胞和B细胞表面的一种蛋白质，生理状态下通过抑制T细胞的活动在调节免疫系统对细胞的免疫效应中发挥作用。PD-1的配体有PD-L1和PD-L2，PD-L1可表达于抗原提呈细胞表面，如树突状细胞表面，也可表达于肿瘤细胞和肿瘤浸润细胞表面；而PD-L2的表达受较大限制，主要由树突状细胞和少量肿瘤细胞表达。PD-1/PD-L1免疫检查点可以防止自身免疫性疾病，但也可以阻碍免疫系统杀死肿瘤细胞。目前，临床中应用的PD-1抗体主要有帕博利珠单抗和纳武单抗等，PD-L1抗体主要有阿替利珠单抗和度伐利尤单抗。帕博利珠单抗是人源化的PD-1的免疫球蛋白4（IgG4）同种型单克隆抗体，可以通过抑制免疫细胞表面的免疫检查点PD-1阻止肿瘤细胞的免疫逃逸。

KEYNOTE系列研究是探索帕博利珠单抗在肿瘤免疫治疗中应用的一系列临床研究。目前，在乳腺癌治疗领域，帕博利珠单抗相关临床研究的数据主要在三阴性乳腺癌尤其是晚期三阴性乳腺癌中取得。2016年，Ⅰb期KEYNOTE-012研究对帕博利珠单抗在晚期难治性三阴性乳腺癌中进行了药理学和安全性评估。KEYNOTE-012研究中，有32例患者进入了安全性和抗肿瘤活性分析。其结果显示，入组患者的中位OS为10.2个月，12个月的OS率为41.1%；在27例转移灶可评估的患者中，ORR为18.5%，包括1例CR和4例PR。2018年，Ⅱ期KEYNOTE-086 A组研究评估了帕博利珠单抗单药治疗转移性三阴性乳腺癌的疗效和安全性。该研究入组了170例曾因乳腺癌转移后全身治疗失败≥1次、既往使用过蒽环类和紫杉类化疗药物治疗且在最近一次治疗期间或治疗后发生疾病进展的转移性三阴性乳腺癌患者。其结果显示，帕博利珠单抗单药治疗转移性三阴性乳腺癌的中位PFS为2个月，6个月的PFS率为14.9%；中位OS为9个月，6个月的OS率为69.1%。其中，22例（12.9%）患者发生3～4级不良反应，主要为腹泻和氨基转移酶水平升高，无不良反应所致死亡。2021年3月，KEYNOTE-119研究探索了帕博利珠单抗对比化疗单药的疗效和安全性。该研究入组622例ECOG评分0～1分、一线或二线蒽环类或紫杉类化疗药物治疗失败的转移性三阴性乳腺癌患者，按1∶1的比例随机分为帕博利珠单抗组和化疗单药组（由研究者从卡培他滨、艾日布林、吉西他滨、长春瑞滨中任选一种）。其结果显示，在CPS≥10分的患者中，帕博利珠单抗组与化疗单药组相比，中位OS分别为 12.7个月和11.6个月（*HR* 0.78，*P*＝0.057）；在CPS≥1分的患者中，2组的中位OS分别为10.7个月和10.2个月（*HR* 0.86，*P*＝0.073）；在ITT人群中，2组的中位OS分别为9.9个月和10.8 个月（*HR* 0.97）。总体而言，帕博利珠单抗单药免疫治疗似乎难以“单枪匹马”成功挑战三阴性乳腺癌。

那么帕博利珠单抗联合化疗相较于化疗单药能否增加疗效？体外研究显示，化疗和免疫治疗可能存在协同的抗肿瘤效应，如化疗能诱导肿瘤细胞DNA损伤，通过产生新抗原的非同步突变来增加其免疫原性。化疗和免疫治疗协同效应的潜在机制还包括免疫原性肿瘤细胞死亡、免疫抑制细胞的选择性耗竭及淋巴细胞减少等。多项临床研究的数据也证实了化疗联合免疫治疗具有增益作用。Ⅲ期KEYNOTE-522研究带来了鼓舞人心的结果。KEYNOTE-522研究对比了帕博利珠单抗联合化疗（帕博利珠单抗组）与安慰剂联合化疗（安慰剂组）在早期三阴性乳腺癌新辅助化疗中的疗效。其入组了1174例Ⅱ期或Ⅲ期的三阴性乳腺癌患者，按2∶1的比例随机分为帕博利珠单抗组和安慰剂组；化疗方案为紫杉醇联合卡铂单周化疗序贯蒽环类药物联合环磷酰胺3周化疗，新辅助治疗的时长为12周。其结果显示，帕博利珠单抗组与安慰剂组相比，病理完全缓解（pCR）率分别为64.8%和51.2%（*P*＜0.001）；经过中位15.5个月的随访，2组乳腺癌复发、第二原发癌或死亡的比例分别为7.4%和11.8%（*HR* 0.63，95%*CI* 0.43～0.93）。

针对解救治疗，本次解读的KEYNOTE-355研究的结果显示，帕博利珠单抗联合化疗相较于安慰剂联合化疗能够显著改善CPS≥10分的转移性三阴性乳腺癌患者的PFS。基于KEYNOTE-355研究的阳性结果，目前帕博利珠单抗联合化疗（白蛋白紫杉醇、紫杉醇或吉西他滨＋卡铂）方案已被美国国家综合癌症网络（NCCN）指南推荐用于转移性三阴性乳腺癌的解救治疗。

在KEYNOTE-355研究中，还有一个值得关注的现象是帕博利珠单抗的疗效随着CPS的上升而增加。CPS是评估肿瘤组织PD-L1表达的指标，是指PD-L1染色细胞（肿瘤细胞、淋巴细胞、巨噬细胞）的数量除以存活肿瘤细胞的总数。该研究发现，除了肿瘤细胞表达PD-L1之外，淋巴细胞、巨噬细胞等免疫细胞及间质细胞也会有PD-L1表达，从而抑制免疫功能，可见肿瘤免疫微环境对免疫治疗的疗效会有潜在影响。有研究表明，间质浸润免疫细胞PD-L1的表达是三阴性乳腺癌患者OS的独立影响因素，PD-L1阳性患者预后不良，且PD-L1在间质浸润免疫细胞中的高表达与原发性肿瘤的组织学等级较高相关。

同类研究中，IMpassion系列研究探索了阿替利珠单抗在三阴性乳腺癌免疫治疗中的疗效和安全性。该系列研究中，PD-L1阳性的定义为免疫组织化学下肿瘤浸润免疫细胞PD-L1表达占所肿瘤浸润免疫细胞的比例≥1%，这与KEYNOTE系列研究采用的CPS有所不同。IMpassion130研究共入组902例不可手术的局部晚期或转移性三阴性乳腺癌患者，按1∶1的比例随机分为一线阿替利珠单抗联合白蛋白紫杉醇治疗（阿替利珠单抗组）及安慰剂联合白蛋白紫杉醇治疗（安慰剂组）。其结果表明，在PD-L1阳性人群中，阿替利珠单抗组相较于安慰剂组，PFS和OS的获益更明显：阿替利珠单抗组的中位PFS为7.5个月，安慰剂组的中位PFS为5.3个月（*HR* 0.63，95%*CI* 0.50～0.79，*P*未检验）；阿替利珠单抗组的中位OS为25.4个月，安慰剂组的中位OS为17.9个月（*HR* 0.67，95%*CI* 0.53～0.86，*P*未检验）。在头颈部鳞癌、胃癌、非小细胞肺癌等恶性肿瘤的免疫治疗中，相关临床研究亦发现间质浸润免疫细胞和肿瘤细胞的PD-L1表达水平和免疫治疗的疗效相关。因此，在肿瘤免疫微环境中，免疫细胞和肿瘤细胞本身的PD-L1表达均可能影响免疫检查点抑制剂的疗效。

在免疫治疗发展的历史上，乳腺癌曾被认为是“冷”肿瘤，即对免疫治疗相对较不敏感。但随着相关研究的不断深入，乳腺癌的免疫治疗已进入“快车道”，未来的治疗模式也可能由此发生巨大改变。需要注意的是，乳腺癌免疫治疗相关的临床研究虽然“层出不穷”，但免疫检查点抑制剂的疗效预测和预后指标的选择仍存在很多问题需要探索。例如，不同临床研究采用的PD-L1检测试剂盒和评估PD-L1阳性的标准存在异质性，这对临床医师学习和应用免疫检查点抑制剂提出了极高的要求。但相信随着临床研究的深入，更加优化的免疫治疗的预后和预测指标会给更多的乳腺癌患者带来更精准的治疗。

（上海交通大学医学院附属仁济医院　周伟航　陆劲松）

参考文献

[1] Dent R, Hanna WM, Trudeau M, et al. Pattern of metastatic spread in triple-negative breast cancer. Breast Cancer Res Treat, 2009, 115: 423-428.

[2] Kassam F, Enright K, Dent R, et al. Survival outcomes for patients with metastatic triple-negative breast cancer: implications for clinical practice and trial design. Clin Breast Cancer, 2009, 9: 29-33.

[3] Gucalp A, Traina TA. Triple-negative breast cancer: adjuvant therapeutic options. Chemother Res Pract, 2011, 2011: 696208.

[4] Arnedos M, Bihan C, Delaloge S, et al. Triple-negative breast cancer: are we making headway atleast? Ther Adv Med Oncol, 2012, 4: 195-210.

[5] Keir ME, Butte MJ, Freeman GJ, et al. PD-1 and its ligands in tolerance and immunity. Annu Rev Immunol, 2008, 26: 677-704.

[6] Pardoll DM. The blockade of immune checkpoints in cancer immunotherapy. Nat Rev Cancer, 2012, 12: 252-264.

[7] Schmid P, Cortes J, Pusztai L, et al. Pembrolizumab for early triple-negative breast cancer. N Engl J Med, 2020, 382: 810-821.

[8] Kulangara K, Zhang N, Corigliano E, et al. Clinical utility of the combined positive score for programmed death ligand-1 expression and the approval of pembrolizumab for treatment of gastric cancer. Arch Pathol Lab Med, 2019, 143: 330-337.

[9] Schmid P, Adams S, Rugo HS, et al. Atezolizumab and nab-paclitaxel in advanced triple-negative breast cancer. N Engl J Med, 2018, 379 (22): 2108-2121.

[10] Emens LA, Adams S, Barrios CH, et al. First-line atezolizumab plus nab-paclitaxel for unresectable, locally advanced, or metastatic triple-negative breast cancer: IMpassion130 final overall survival analysis. Ann Oncol, 2021, 32 (8): 983-993.

KATE2研究：在经治的人表皮生长因子受体-2阳性进展期乳腺癌中比较T-DM1联合阿特丽珠单抗或安慰剂的Ⅱ期、多中心、随机、双盲研究

第44章

一、概　　述

【文献来源】

Emens LA，Esteva FJ，Beresford M，et al. Trastuzumab emtansine plus atezolizumab versus trastuzumab emtansine plus placebo in previously treated，HER2-positive advanced breast cancer（KATE2）：a phase 2，multicentre，randomised，double-blind trial. Lancet Oncol，2020，21（10）：1283-1295.

【研究背景和目的】

目前，人表皮生长因子受体-2（HER-2）阳性晚期乳腺癌仍不可治愈，临床亟须新的治疗手段。T-DM1是由曲妥珠单抗与微管抑制剂连接而成的抗体-药物偶联物（ADC），相比于标准治疗可以改善HER-2阳性晚期乳腺癌患者的无进展生存（PFS）和总生存（OS）。程序性死亡-配体1（PD-L1）抑制剂阿特丽珠单抗可以抑制PD-L1与其受体程序性死亡-1（PD-1）和B7-1结合，增强免疫细胞的抗肿瘤活性。IMpassion130研究显示，阿特丽珠单抗联合白蛋白紫杉醇可以显著提高PD-L1阳性转移性三阴性乳腺癌患者的PFS。HER-2阳性乳腺癌是一种免疫原性较强的恶性肿瘤，阿特丽珠单抗有可能恢复和增强此类患者的抗肿瘤免疫，从而提高治疗效果。KATE2研究旨在既往曲妥珠单抗和紫杉醇治疗失败的HER-2阳性进展期（包括局部晚期和转移性）乳腺癌患者中探索联合使用T-DM1和阿特丽珠单抗的疗效和安全性。本文报道了KATE2研究的PFS、OS及安全性数据。

【入组条件】

1. 纳入标准

（1）年龄≥18岁。

（2）中心实验室确认的HER-2阳性转移性或不可切除的局部晚期乳腺癌。

（3）既往使用过曲妥珠单抗和紫杉醇治疗（单独或联合）。

（4）转移性或不可切除的局部晚期乳腺癌患者在最近一次治疗期间或之后，或完成辅助治疗后6个月内疾病进展。

（5）具有基于RECIST 1.1标准的可测量病灶。

（6）美国东部肿瘤协作组（ECOG）评分0～1分。

（7）良好的血液学指标和脏器功能。

2. 排除标准

（1）既往使用过T-DM1、CD137激动剂或靶向PD-1/PD-L1的药物。

（2）本研究治疗开始前21天内不允许接受抗肿瘤药物或生物治疗，激素治疗除外（可在第1个治疗周期前7天内停药）。

（3）左心室射血分数（LVEF）＜50%或有其他心肺功能不全的症状。

（4）有严重的肝病史。

（5）患有控制不佳的高钙血症。

（6）当前有3级或更严重的周围神经病变。

（7）有自身免疫性疾病或特发性肺纤维化病史，患有肺结核，随机分组前4周内发生严重感染。

（8）有症状或未经治疗的中枢神经系统转移。

（9）既往蒽环类药物的累积剂量不超过（或相当于）500 mg/m²的多柔比星。

【试验设计】

1. 一项多中心、随机、双盲、安慰剂对照的Ⅱ期临床研究。

2. 主要研究终点包括研究者评估的PFS和安全性，次要研究终点包括OS、研究者评估的客观缓解率（ORR）及缓解持续时间。

3. 探索性终点为PD-L1阳性患者的PFS。

【试验流程】

KATE2研究的试验流程见图44-1。

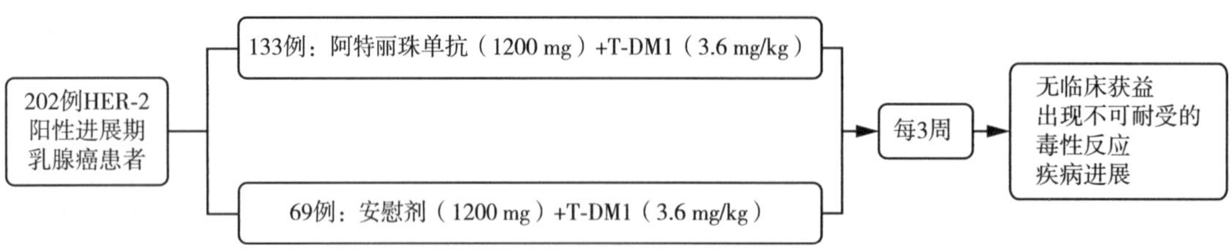

图44-1 KATE2研究的试验流程

注：HER-2. 人表皮生长因子受体-2

【结果】

1. 2016年9月26日至2017年8月7日，本研究共入组202例HER-2阳性进展期乳腺癌患者。截至2017年12月11日，阿特丽珠单抗组中位随访了8.5个月，对照组中位随访了8.4个月。总人群中，2组共发生了107例PFS事件，阿特丽珠单抗组68例，对照组39例；阿特丽珠单抗组和对照组的中位PFS分别为8.2个月和6.8个月（*HR* 0.82，95%*CI* 0.55～1.23，*P*＝0.33）。在PD-L1阳性人群中，阿特丽珠单抗组和对照组分别有27例和18例PFS事件，中位PFS分别为8.5个月和4.1个月（*HR* 0.60，95%*CI* 0.32～1.11，*P*＝0.099）。在PD-L1阴性人群中，阿特丽珠单抗组和对照组分别有41例和21例PFS事件，中位PFS分别为6.8个月和8.2个月（*HR* 1.02，95%*CI* 0.60～1.74）。

2. 阿特丽珠单抗联合T-DM1没有导致以往未观察到的不良反应。阿特丽珠单抗组和对照组最常见的3级及以上不良反应有血小板减少（13% *vs.* 4%）、谷草转氨酶水平升高（8% *vs.* 3%）、贫血（5% *vs.* 0）、中性粒细胞减少（5% *vs.* 4%）及谷丙转氨酶水平升高（5% *vs.* 3%）。阿特丽珠单抗组和对照组发生严重不良反应的比例分别为33%和19%，阿特丽珠单抗组最常见的严重不良反应是导致住院的发热。阿特丽珠单抗组和对照组因不良反应停药的比例分别为26%和15%。

3. 阿特丽珠单抗组和对照组研究者评估的ORR分别为45%和43%（*OR* 1.07，95%*CI* 0.60～1.91）。亚组分析显示，PD-L1阳性人群中，阿特丽珠单抗组和对照组的ORR分别为54%和33%；PD-L1阴性人群中，阿特丽珠单抗组和对照组的ORR分别为39%和50%。2组的中位缓解持续时间均未达到。

4. 截至2018年12月11日，本研究进行了OS中期分析。阿特丽珠单抗组和对照组的中位随访时间分别为19.0个月和18.2个月，分别发生了32例和20例死亡事件；2组均未达到中位OS，2组12个月的OS率均为89%。亚组分析显示，PD-L1阳性人群中，阿特丽珠单抗组和对照组死亡人数的占比分别为19%和30%（*HR* 0.55，95%*CI* 0.22～1.38），中位OS未达到；PD-L1阴性人群中，阿特丽珠单抗组和对照组死亡人数的占比分别为28%和29%，中位OS也未达到。

【结论】

与T-DM1单药相比，T-DM1联合阿特丽珠单抗并未显著改善HER-2阳性进展期乳腺癌患者的PFS，同时可能导致更多的不良反应。但在PD-L1阳性人群中，T-DM1联合阿特丽珠单抗有改善PFS的趋势，故有必要进一步探索T-DM1联合阿特丽珠单抗在PD-L1阳性、HER-2阳性进展期乳腺癌患者中应用的临床价值。

（上海交通大学医学院附属仁济医院　王慧玲　殷文瑾　陆劲松）

二、专家解读一

KATE2研究是免疫治疗在HER-2阳性晚期乳腺癌中重要的探索性研究。其是首项使用阿特丽珠单抗联合T-DM1（标准二线治疗）对比T-DM1单药治疗既往曲妥珠单抗治疗失败的转移性乳腺癌（MBC）的多中心、双盲、随机、对照的Ⅱ期临床研究。KATE2研究在意向性治疗（ITT）人群中并没有发现阿特丽珠单抗组存在有临床意义的PFS优势，且阿特丽珠单抗组3级以上不良反应的发生率高于对照组。但在PD-L1阳性人群中，阿特丽珠单抗组有PFS获益趋势，且与肿瘤浸润淋巴细胞（TILs）、CD8阳性T细胞有一定相关性。KATE2研究再次证实，PD-L1单抗在转移性乳腺癌的治疗中需要做人群筛选，PD-L1阳性乳腺癌患者是潜在的获益人群。KATE2研究的PD-L1诊断是以SP142试剂盒检测作为伴随诊断的。另外，HER-2阳性乳腺癌的单克隆抗体类药物具有抗体依赖细胞介导的细胞毒性作用（ADCC），已经为晚期乳腺癌的治疗带来了巨大改善。免疫治疗与其能协同增效吗？适用于哪个治疗阶段？这些问题目前均无准确答案，需要进一步探索。同时，对于不良反应的监测和管理，医师需要高度重视，早期监测和处理可避免严重不良反应的发生。

（天津医科大学肿瘤医院　郝春芳）

三、专家解读二

约20%的乳腺癌存在*HER*-2基因扩增。HER-2阳性乳腺癌恶性程度高、预后较差。抗HER-2治疗联合标准化疗在HER-2阳性晚期乳腺癌患者中显示出了良好疗效，如曲妥珠单抗联合一线化疗显著提高了HER-2阳性晚期乳腺癌患者的PFS和OS，但仍有一部分患者会对该方案产生耐药。拉帕替尼是HER-2和表皮生长因子受体（EGFR）的酪氨酸激酶抑制剂（TKI），拉帕替尼联合卡培他滨可以延长经曲妥珠单抗、蒽环类药物和紫杉类药物治疗后患者的PFS，且疗效优于卡培他滨单药，因而曾被作为使用曲妥珠单抗治疗后进展的HER-2阳性晚期乳腺癌的标准治疗方案。

T-DM1是由人源化的单克隆抗体与细胞毒性微管抑制剂连接而成的抗体-药物偶联物。EMILIA研究纳入了991例既往行曲妥珠单抗和紫杉类药物治疗的HER-2阳性不可手术的、局部晚期或转移性乳腺癌患者，按1∶1的比例随机分配至T-DM1组和拉帕替尼联合卡培他滨组。其结果显示，对于HER-2阳性晚期乳腺癌，T-DM1相比较卡培他滨联合拉帕替尼，可以显著延长PFS（9.6个月 *vs*. 6.4个月，*HR* 0.65，95%*CI* 0.55～0.77，*P*＜0.001）和OS（30.9个月 *vs*. 25.1个月，*HR* 0.68，95%*CI* 0.55～0.85，*P*＜0.001），且患者耐受性良好，从而奠定了T-DM1的国际标准二线治疗地位。目前，T-DM1被批准用于既往使用过曲妥珠单抗和紫杉类药物治疗的HER-2阳性晚期乳腺癌的治疗及曲妥珠单抗和紫杉类药物新辅助治疗后残留浸润病灶的HER-2阳性乳腺癌的辅助治疗。

HER-2阳性乳腺癌和三阴性乳腺癌皆属于免疫原性较强的恶性肿瘤。近年来，越来越多的研究开始探索免疫治疗在这2类恶性肿瘤中的疗效。PD-1/PD-L1抑制剂通过阻断PD-1与PD-L1的结合，从而恢复和增强免疫细胞的抗肿瘤效应。阿特丽珠单抗是一种PD-L1抑制剂。IMpassion130研究纳入了902例不可手术的、局部晚期或转移性三阴性乳腺癌患者，旨在探索免疫治疗联合化疗的疗效。该研究按1∶1的比例将患者随机分配至阿特丽珠单抗联合白蛋白紫杉醇组或白蛋白紫杉醇单药组。其结果显示，阿特丽珠单抗联合白蛋白紫杉醇与白蛋白紫杉醇单药相比，可以显著改善三阴性乳腺癌患者的生存；在ITT人群中，阿特丽珠单抗联合白蛋白紫杉醇将患者的中位PFS由5.5个月提高到7.2个月（*HR* 0.80，95%*CI* 0.69～0.92，*P*＝0.002）；在PD-L1阳性人群中，阿特丽珠单抗联合白蛋白紫杉醇将患者的中位PFS从5.0个月提高到7.5个月（*HR* 0.62，95%*CI* 0.49～0.78，*P*＜0.001）。

KATE2研究基于阿特丽珠单抗可以增强机体的抗肿瘤免疫、提高T-DM1靶向HER-2的细胞毒性作用的假设，首次探索了T-DM1联合PD1/PD-L1抑制剂对于HER-2阳性晚期乳腺癌患者的疗效。KATE2研究是一项随机、双盲、安慰剂对照的Ⅱ期临床研究。其结果显示，在ITT人群中，T-DM1联合阿特丽珠单抗相比于T-DM1单药并未显著改善PFS；同时，阿特丽珠单抗组出现了更多的不良事件。探索性分析提示，在PD-L1阳性人群中，T-DM1联合阿特丽珠单抗有PFS获益的趋势（*HR* 0.60，95%*CI* 0.32～1.11，*P*＝0.099），但由于本研究的样本量较小，无法确定获益大小，故需要进一步探索T-DM1联合阿特丽珠单抗在PD-L1阳性、HER-2阳性晚期乳腺癌亚组中应用的临床价值。

同类研究还有PANACEA研究，其是一项Ⅰb/Ⅱ期的单臂临床研究，探索了一种PD-1抑制剂帕博利珠单抗与曲妥珠单抗联用的疗效。Ⅰb期纳入了6例HER-2阳性且曲妥珠单抗耐药的晚期乳腺癌患者，Ⅱ期纳入了52例HER-2阳性且曲妥珠单抗耐药的晚期乳腺癌患者，PD-L1阳性和PD-L1阴性患者作为平行队列，主要研究终点为PD-L1阳性患者的客观缓解率（ORR）。其结果表明，帕博利珠单抗联合曲妥珠单抗可以为PD-L1阳性患者带来客观缓解（ORR为15%，90%*CI* 7%～29%），而PD-L1阴性患者没有同样的获益。

KATE2研究的不足之处在于，其是一项小样本的Ⅱ期临床研究，无法确定T-DM1联合阿特丽珠单抗在PD-L1阳性人群中的获益大小。另外，由于阿特丽珠单抗组的PFS并未较对照组有显著改善，且不良反应更多，根据独立数据监测委员会的意见，KATE2研究在目标事件数达到前就揭盲了。因此，KATE2研究结果的重要意义在于提出了合理的研究假设，即HER-2靶向药物联用PD-L1抑制剂可能为一线治疗耐药的HER-2阳性、PD-L1阳性晚期乳腺癌患者带来额外的临床获益。正在进行的多项有关阿特丽珠单抗联合HER-2靶向药物的临床研究将进一步检验该假设的真实性。

（上海交通大学医学院附属仁济医院　王慧玲　殷文瑾　陆劲松）

参考文献

[1] Geyer CE, Forster J, Lindquist D, et al. Lapatinib plus capecitabine for HER2-positive advanced breast cancer. N Engl J Med, 2006, 355 (26): 2733-2743.

[2] Verma S, Miles D, Gianni L, et al. Trastuzumab emtansine for HER2-positive advanced breast cancer. N Engl J Med, 2012, 367 (19): 1783-1791.

[3] Dieras V, Miles D, Verma S. Trastuzumab emtansine versus capecitabine plus lapatinib in patients with previously treated HER2-positive advanced breast cancer (EMILIA): a descriptive analysis of final overall survival results from a randomised, open-label, phase 3 trial (vol 18, pg 732, 2017). Lancet Oncol, 2018, 19 (12): E667.

[4] Schmid P, Adams S, Rugo HS, et al. Atezolizumab and nab-paclitaxel in advanced triple-negative breast cancer. N Engl J Med, 2018, 379 (22): 2108-2121.

[5] Emens LA, Esteva FJ, Beresford M, et al. Trastuzumab emtansine plus atezolizumab versus trastuzumab emtansine plus placebo in previously treated, HER2-positive advanced breast cancer (KATE2): a phase 2, multicentre, randomised, double-blind trial. Lancet Oncol, 2020, 21 (10): 1283-1295.

[6] Loi S, Giobbie-Hurder A, Gombos A, et al. Pembrolizumab plus trastuzumab in trastuzumab-resistant, advanced, HER2-positive breast cancer (PANACEA): a single-arm, multicentre, phase 1b-2 trial. Lancet Oncol, 2019, 20 (3): 371-382.

艾日布林联合或不联合帕博利珠治疗激素受体阳性、人表皮生长因子受体-2阴性转移性乳腺癌的随机临床研究

第45章

一、概　　述

【文献来源】

Tolaney SM，Barroso-Sousa R，Keenan T，et al．Effect of eribulin with or without pembrolizumab on progression-free survival for patients with hormone receptor-positive，ERBB2-negative metastatic breast cancer：a randomized clinical trial．JAMA Oncol，2020，6（10）：1598-1605．

【研究背景和目的】

免疫检查点抑制剂是近年来癌症治疗研究的热点。但在乳腺癌的治疗方面，免疫治疗的疗效却不尽如人意。有研究显示，在激素受体（HR）阳性转移性乳腺癌的治疗中，免疫检查点抑制剂单药的应答率较低。因此，免疫治疗与其他治疗方式的联合应用将会是乳腺癌免疫治疗的新方向。艾日布林是一种微管抑制剂，在乳腺癌中研究较少。本研究旨在探究艾日布林单药对比艾日布林联合帕博利珠治疗HR阳性、人表皮生长因子受体2（HER-2）阴性转移性乳腺癌的疗效。

【入组条件】

1．经组织学或细胞学证实的Ⅳ期浸润性乳腺癌。
2．HR阳性［雌激素受体（ER）＞1%和（或）孕激素受体（PR）＞1%］、HER-2阴性。
3．既往接受过至少二线内分泌治疗（包括辅助治疗或解救治疗）。
4．接受过零至二线解救化疗。
5．4周前已完成治疗的脑转移患者可入组。

【试验设计】

1．一项开放、随机的Ⅱ期临床研究。
2．主要研究终点为无进展生存（PFS），次要研究终点包括根据免疫相关RECIST（ir-RECIST）

标准评估的PFS、根据RECIST 1.1标准评估的客观缓解率（ORR）、总生存（OS）率、临床获益率（CBR）、缓解持续时间及安全性。

3．统计学假设试验组较对照组预计PFS增加3个月［从4.1个月延长至7.1个月（*HR* 0.58）]，检验效能为83%，单侧α＝0.1。预计经过18个月入组，后续随访6个月，当观察到70例PFS事件时进行最终分析。

4．预设的分层因素包括程序性死亡-配体1（PD-L1）状态、肿瘤浸润淋巴细胞（TILs）、外周血中性粒细胞/淋巴细胞比率（neutrophil to lymphocyte ratio，NLR）及肿瘤突变负荷（TMB）。

【试验流程】

本研究的试验流程见图45-1。

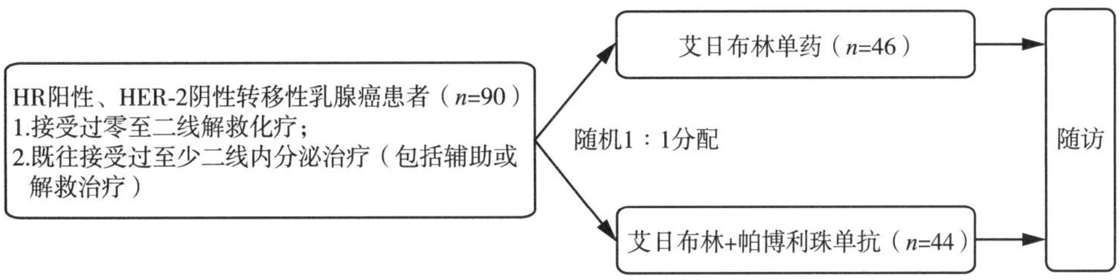

图45-1　本研究的试验流程

注：艾日布林1.4 mg/m^2，第1、8天，静脉注射，每21天为1个周期；帕博利珠单抗200 mg，第1天，静脉注射，每21天为1个周期。HR．激素受体；HER-2．人类表皮生长因子受体-2

【结果】

1．入组情况　2017年4月6日至2018年8月28日，共90例患者入组，其中44例随机至艾日布林联合帕博利珠单抗组（联合用药组），46例随机至艾日布林单药组（单药组），其中2例单药组患者在接受治疗前撤回知情同意。中位随访时间为10.5个月（95%*CI* 0.4～22.8）。

2．主要研究终点　联合用药组的中位PFS为4.1个月，单药组为4.2个月（*HR*＝0.80，95%*CI* 0.50～1.26，*P*＝0.33）。

3．次要研究终点　联合用药组的ORR为27%（95%*CI* 14.9%～42.8%），单药组为34%（95%*CI* 20.5%～49.9%），且2组均无完全缓解（CR）的患者，联合用药组和单药组在ORR上无差异。

4．分层分析　在PD-L1阳性患者中，联合用药组的中位PFS为4.2个月，单药组为4.3个月（*HR* 0.84，*P*＝0.69），联合用药不能降低疾病进展风险。其余分层分析的结果也均为阴性。

5．安全性　2组最常见的不良反应为疲劳和脱发。对于3～4级不良反应的发生率，联合用药组为68%，单药组为61%，联合用药组和单药组在安全性上无差异。

【结论】

对于HR阳性、HER-2阴性转移性乳腺癌，艾日布林联合帕博利珠单抗与艾日布林单药相比没有提高疗效。

（上海交通大学医学院附属仁济医院　董欣睿　殷文瑾　陆劲松）

二、专家解读一

本研究是一项比较艾日布林联合帕博利珠单抗（联合用药组）和艾日布林单药（单药组）治疗HR阳性、HER-2阴性转移性乳腺癌疗效的Ⅱ期、多中心、开放的随机对照临床研究。主要研究终点为PFS，次要研究终点包括OS、ORR等。探索性分析评估了PFS与PD-L1状态、TILs、TMB及基因组改变之间的关系。其结果显示，88例患者的中位年龄为57岁，中位随访时间为10.5个月。单药组和联合用药组的中位PFS无差异（4.2个月 *vs.* 4.1个月，$P=0.33$）；单药组和联合用药组的中位ORR无差异（34% *vs.* 27%）。14例患者使用帕博利珠单抗交叉治疗，其中位PFS为1.7个月，没有患者获得部分缓解（PR），只有1例患者疾病稳定（SD）持续4.3个月。所有患者均发生了不良反应，联合用药组3～4级不良反应的发生率为68%，单药组为61%。65例患者进行了PD-L1检测，24例（37%）为PD-L1阳性（对22C3抗体进行集中检测）。在58例可用TILs计数的患者中，47例（81%）的TILs水平较低（≤10%）。52例接受基因检测患者的TMB中位值为6 mut/Mb，有7例（13%）表现为高TMB。*PIK3CA*和*TP53*是16例（31%）和15例（29%）患者最常见的2种基因变异。既往有研究认为，TMB较高的患者（$n=7$）相较于较低者，更可能从免疫治疗中获益。然而，基因组分析显示，测定的5个免疫治疗相关基因的变异或拷贝数变化也与主要研究终点PFS无关。虽然数据未达到有效的*P*，但趋势提示了集中基因拷贝缺失对生存的影响，即9p24.1位点PD-L1、PD-L2及Janus激酶2（JAK2）缺失的患者PFS更短。本研究中，无论是意向性治疗（ITT）人群还是PD-L1阳性人群，与艾日布林单药方案相比，帕博利珠单抗联合艾日布林方案均未见PFS、ORR或OS的改善，且PD-L1状态、TILs、TMB及基因组改变均与PFS无关。

不同肿瘤类型之间的免疫原性和诱导免疫反应的能力存在很大差异。黑色素瘤、肾细胞癌、肺癌等免疫原性较强的恶性肿瘤在免疫治疗上称为“热”肿瘤，单一的免疫检查点抑制剂对这些肿瘤的治疗效果较好。而乳腺癌属于TILs浸润少、免疫标志物表达低的“冷”肿瘤，往往不能通过单药免疫治疗获得有效的抗肿瘤免疫应答。另外，相较于三阴性乳腺癌和HER-2阳性乳腺癌，HR阳性乳腺癌的PD-L1阳性率、TILs水平及中位TMB都较低，而这可能是程序性死亡1（PD-1）/PD-L1抑制剂作为HR阳性转移性乳腺癌患者单一治疗作用甚微的原因。这种特性也被称为免疫“寒”性，也是临床上HR阳性乳腺癌免疫治疗的主要挑战。如何改善HR阳性转移性乳腺癌患者的免疫微环境，使肿瘤产生更多的新抗原，对患者来说意义重大。

I-SPY2研究是一项多中心、Ⅱ期临床研究，根据HR状态和70基因检测（MammaPrint）定义的分子分型的适应性随机反应来评估新型药物组合作为乳腺癌新辅助疗法的疗效，其中也有化疗联合帕博利珠治疗方案。I-SPY2研究显示，早期使用帕博利珠单抗可将HR阳性乳腺癌的病理完全缓解（pCR）率提高1倍，三阴性乳腺癌则提高2.6倍，临床获益更明显。

I-SPY2研究与本研究各项信息的比较见表45-1。

表45-1 I-SPY2研究与本研究各项信息的比较

研究	I-SPY2研究	艾日布林联合/不联合帕博利珠单抗对HR阳性、HER-2阴性转移性乳腺癌患者PFS的影响
类型	Ⅱ期	Ⅱ期
主要研究终点	pCR（$ypT_{0/is}ypN_0$）	PFS
次要研究终点	-	ORR、OS等

续 表

入组人群	①新辅助治疗； ②体格检查肿瘤直径≥2.5 cm或影像学检查肿瘤直径≥2.0 cm； ③HER-2阴性	①晚期乳腺癌； ②HR阳性［ER＞1%和（或）PR＞1%］、HER-2阴性； ③接受过零至二线姑息化疗； ④至少接受过2次内分泌治疗
分组	69例，1∶1随机分配	90例，1∶1随机分配
治疗	紫杉醇周疗×12周±帕博利珠单抗序贯多柔比星/环磷酰胺×4	艾日布林±帕博利珠单抗
主要研究结果	联合用药组的pCR率：三阴性乳腺癌为71.4%，HR阳性、HER-2阴性乳腺癌为28%； 对照组的pCR率：三阴性乳腺癌为19.3%，HR阳性、HER-2阴性乳腺癌为14.8%	联合用药组的中位PFS为4.1个月，对照组为4.2个月（$P=0.33$）；PD-L1阳性人群中，联合用药组的中位PFS为4.2个月，对照组为4.3个月（$P=0.69$）
结论	帕博利珠单抗提高了HER-2阴性人群的pCR，尤其是三阴性乳腺癌	对于ITT或PD-L1阳性人群，帕博利珠单抗没有改善PFS、ORR及OS

注："-"表示本项无内容。HR．激素受体；HER-2．人类表皮生长因子受体2；pCR．病理完全缓解；PFS．无进展生存；OS．总生存；ORR．客观缓解率；ITT．意向性治疗；PD-L1．程序性死亡-配体1；ER．雌激素受体；PR．孕激素受体

尽管本研究采用了随机设计和均衡的人群，但仍有一定局限性。第一，缺失的肿瘤标本造成无法在整个人群中对TILs、PD-L1状态及TMB进行探索性分析。第二，大多数可用于生物标志物探索性分析的标本来自原发性肿瘤，复发/转移性乳腺癌的基因组与原发性肿瘤不同，PD-L1阳性是否会影响治疗获益需要在更大样本的基础上进行评估。这些问题都有待未来的研究进一步解答。另外，在晚期三阴性乳腺癌及其他恶性肿瘤中，可以看到前线使用免疫检查点抑制剂治疗的疗效更优，这是因为在恶性肿瘤的发生、发展过程中，肿瘤微环境逐渐恶化，产生了更多的免疫抑制信号。本研究中，61%的患者接受过化疗，73%的患者接受过细胞周期蛋白依赖性激酶4/6（CDK4/6）抑制剂治疗，故多线治疗可能是免疫治疗没有增加获益的原因。未来，HR阳性、HER-2阴性晚期乳腺癌的免疫检查点抑制剂联合治疗将着重于初治晚期、PD-L1阳性、化疗药物的选择、肿瘤异质性等问题，是HR阳性、HER-2阴性晚期乳腺癌免疫治疗探索的有效方向。

（大连医科大学附属第一医院　张可欣　李　佳　方凤奇）

三、专家解读二

免疫检查点抑制剂从问世以来就在恶性肿瘤的治疗方面备受期待。免疫治疗与化疗不同，是利用自身原有的免疫系统诱导或抑制免疫反应的发生，从而达到治疗目的。细胞毒性T细胞（CTL）是免疫系统的重要组成部分。当CTL发现异常的细胞时，就会释放毒素，使细胞启动程序性死亡，从而起到清除病变细胞的作用。但这一攻击同样会无差别地波及正常细胞，故正常细胞通过其表面表达的PD-L1和免疫细胞表面的PD-1进行结合，从而豁免细胞程序性死亡。但一些肿瘤细胞表面也可以表达PD-L1，从而躲避免疫细胞的攻击。帕博利珠单抗是一种PD-1单抗，其可以没收肿瘤细胞的"豁免证"，阻断PD-1和肿瘤细胞表面的PD-L1结合，从而使免疫系统中的T细胞发挥清除肿瘤细胞的作用。目前，帕博利珠单抗已于国内上市，主要用于经一线治疗失败的不可切除的或转移性黑色素瘤。尽管其国内的适应证并未提及乳腺癌方面，但仍有多项国外的研究证明其在乳腺癌中也有重要作用。

目前，乳腺癌中免疫治疗研究的热点亚型是三阴性乳腺癌。既往有研究显示，PD-1及PD-L1

在三阴性乳腺癌中的表达高于其他乳腺癌亚型。KEYNOTE-012研究是一项多中心、非随机的Ⅰb期临床研究，以每2周帕博利珠单抗10 mg/kg静脉给药的方式，首先测试了帕博利珠单抗用于各种实体瘤的疗效和安全性，包括三阴性乳腺癌。该研究的数据显示，帕博利珠单抗在PD-L1阳性人群中的ORR达18.5%（95%*CI* 6.3% ～ 38.1%），中位PFS为1.9个月（95%*CI* 1.7 ～ 5.5）。而之前有研究显示，帕博利珠单抗在整体人群中的ORR仅不到5%，说明监测人群的PD-L1状态对预后判断有一定帮助。鉴于KLEYNOTE-012研究的结果，帕博利珠单抗在三阴性乳腺癌中的疗效得到了进一步探索。KEYNOTE-086研究是一项国际、多中心、单臂的Ⅱ期临床研究，招募了明确诊断为转移性三阴性乳腺癌的患者，探究更高剂量的帕博利珠单抗（每3周静脉注射帕博利珠单抗200 mg）对三阴性乳腺癌的疗效和安全性。该研究采用22C3抗体测定PD-L1状态，将肿瘤间质中的PD-L1表达≥1%定义为PD-L1阳性。KEYNOTE-086研究的队列A招募的170例患者已进行过一线及以上的全身治疗，优先使用了蒽环类药物或紫杉类药物进行治疗且在最近一次治疗中或之后疾病进展，无论PD-L1状态（阳性或阴性）均应用了帕博利珠单抗（每3周静脉注射帕博利珠单抗200 mg），一共持续2年；队列B则招募了40例PD-L1阳性、转移灶未经治疗的转移性三阴性乳腺癌患者，给予帕博利珠单抗治疗。主要研究终点为ORR。在队列A中，61.8%的患者为PD-L1阳性，帕博利珠单抗的一线缓解率为23%，中位缓解持续时间为6.3个月；队列B中，帕博利珠单抗的ORR为21.4%，中位缓解持续时间为10.4个月，且没有出现治疗相关不良反应导致的死亡事件。尽管2个队列的数据均未表明患者的PD-L1状态与疗效有关，但KEYNOTE-086研究证实了帕博利珠单抗单药对于转移性三阴性乳腺癌患者具有持久的抗肿瘤活性和可耐受的安全性。

为了进一步探索并拓宽免疫治疗的应用范围，如单用免疫治疗与单用化疗相比哪一个疗效更佳，KEYNOTE-119研究进行了分析。该研究比较了单用帕博利珠单抗和单用一种化疗药物（卡培他滨、艾日布林、吉西他滨或长春瑞滨）的疗效，纳入了622例经历过一至二线系统治疗的转移性三阴性乳腺癌患者，以OS作为主要研究终点，假设使用帕博利珠单抗治疗比单用化疗药物OS更长。目前，其结果表明，总人群并未达到主要研究终点OS，免疫治疗相较于化疗并未体现优势，提示单用免疫治疗在总人群中存在局限性，而联合用药是否更能激起患者自身的免疫系统发挥作用值得进一步探究。该研究采用PD-L1综合阳性评分（CPS）进一步细分PD-L1状态，以求获得更精确的分析。CPS是指标本组织中全部符合要求的PD-L1阳性染色细胞（包括肿瘤细胞、淋巴细胞及巨噬细胞）数量占所有肿瘤细胞的比例。不同种类癌症的CPS评估界值也不尽相同。在乳腺癌中，CPS并没有一个确定的界值。KEYNOTE-119研究分别选取1分、10分及20分作为CPS界值，将总人群进行分层。其中，CPS≥1分（$P=0.073$）和CPS≥10分（$P=0.057$）的患者在主要研究终点OS方面存在一定的获益趋势；在CPS≥20分的亚组中，帕博利珠单抗可以显著改善OS（*HR* 0.58，95%*CI* 0.38 ～ 0.88）和ORR（帕博利珠单抗单药组为26.3%，化疗单药组为11.5%）。根据帕博利珠单抗的疗效随着CPS的增加而提高的趋势，提出了免疫抑制剂的应用可能需要合适的生物标志物这一问题。

单用免疫治疗的疗效不尽如人意，那么免疫治疗和化疗药物的联合应用能否起到“1加1大于2”的效果？有研究者将PD-L1抑制剂阿替利珠单抗（atezolizumab）和白蛋白紫杉醇联合用于转移性三阴性乳腺癌患者以观察联合疗法的疗效和安全性是否优于单药疗法。其结果还是令人欣喜的，ORR达39.4%（95%*CI* 22.9% ～ 57.9%），这与入组条件相近的KEYNOTE-119研究的结果相比，无论是单用免疫检查点抑制剂还是单用化疗药物，疗效都要好得多（KEYNOTE-119研究中，帕博利珠单抗单药组的ORR为26.3%，化疗单药组为11.5%）。既往有研究表明，恶性肿瘤化疗的疗效与肿瘤的免疫应答率有关，潜在的机制包括：①免疫治疗可以弥补由化疗造成的免疫抑制效应；②化疗提高了肿瘤免疫原性，增强了免疫治疗的效果。之后的IMpassion130研究又扩大了研究范围，将902例晚期一线三阴性乳腺癌患者随机分为阿替利珠单抗（PD-L1单抗）+紫杉醇治疗组（联合治疗组）和仅接受紫杉醇治疗组（对照组）进行解救治疗。其结果表明，对照组的中位PFS为5.5个月，而联合治疗组为7.2个月（*HR* 0.8，95%*CI* 0.69～0.92，$P=0.0025$）。在PD-L1阳性人群中，这一结果更加明显：对照组的中位PFS为5.0个月，联合治疗组为7.5个月（*HR* 0.62，95%*CI* 0.49～0.78，$P<0.0001$）。后来的持续随访结果表明，在总人群和PD-L1阳性人群中，联合治疗组的OS更长，特别是在PD-L1阳性人群中。

在本研究之前，就有不少研究涉及艾日布林联合帕博利珠单抗治疗乳腺癌，但几乎都是以转移性三阴性乳腺癌为研究对象的研究。ENHANCE1研究是一项单臂、多中心的Ⅰb/Ⅱ期临床研究，目的是评估艾日布林联合帕博利珠单抗（PD-1单抗）的疗效。该研究招募了既往接受过二线以内化疗的转移性三阴性乳腺癌患者进行联合用药治疗。其结果显示，ORR达23.4%，中位OS为16.1个月。在这样较好疗效的研究背景下，将研究对象拓宽到HR阳性、HER-2阴性转移性乳腺癌也在情理之中。本研究入组了90例经治的HR阳性、HER-2阴性转移性乳腺癌患者，比较了艾日布林单药和艾日布林联合帕博利珠单抗的疗效，以PFS为主要研究终点。结果表明，无论是在总人群中，还是在PD-L1阳性人群中，艾日布林联合帕博利珠单抗治疗HR阳性、HER-2阴性转移性乳腺癌的疗效和安全性与艾日布林单药相比无显著差异（联合用药组的中位PFS为4.1个月，单药组为4.2个月，*HR* 0.80，$P=0.33$）。提示，在HR阳性、HER-2阴性乳腺癌中，化疗联合免疫治疗或许并不能提高疗效，具体机制仍有待基础研究探索。

综上所述，鉴于免疫治疗在总人群中的应答率不高，如何筛选出可能的、合适的受益人群才是需要攻克的难点。那么，PD-1/PD-L1的状态是否可预测免疫治疗的疗效？目前，有研究发现，TILs的比例可能是预测无疾病复发生存或OS的重要指标。相对于HR阳性乳腺癌，三阴性乳腺癌TILs的比例更高。在乳腺癌的新辅助化疗中，TILs的比例越高，对免疫检查点抑制剂的应答率也越高。虽然本研究中TILs作为分层分析的因素之一并没有得到阳性结果，但在KEYNOTE-086研究中，对免疫检查点抑制剂有应答的患者的TILs比例比无应答患者高，提示患者的TILs比例越高，ORR越高（*OR* 1.26，95%*CI* 1.03～1.55，$P=0.01$），可能对免疫治疗的敏感性更高。并且，与CPS一样，目前业内对于TILs的比例没有一个明确的评估界值。TMB代表蛋白编码区非同义突变分布的密度，具体用蛋白编码区非同义突变点的总数除以蛋白编码区的总长度来进行计算，也可能是预测免疫治疗受益人群的另一个潜在指标。TMB越高，肿瘤细胞产生新抗原的种类和数量越多，被免疫系统识别的概率越高，免疫检查点抑制剂的效果越好。在KEYNOTE-119研究的TMB分层分析中，TMB可以作为预测帕博利珠单抗联合化疗在三阴性乳腺癌中筛选优势人群的指标。在TMB≥10 mut/Mb的亚组中，联合化疗组的ORR显著优于单用化疗组（14.3% *vs.* 8.3%）。

（上海交通大学医学院附属仁济医院　董欣睿　陆劲松）

参考文献

[1] Ribas A，Wolchok JD. Cancer immunotherapy using checkpoint blockade. Science，2018，359（6382）：1350-1355.

[2] Loi S，Drubay D，Adams S，et al. Tumor-infiltrating lymphocytes and prognosis：a pooled individual patient analysis of early-stage triple-negative breast cancers. J Clin Oncol，2019，37（7）：559-569.

[3] Nanda R，Chow LQM，Dees EC，et al. Pembrolizumab in patients with advanced triple-negative breast cancer：phase Ⅰb KEYNOTE-012 study. J Clin Oncol，2016，34（21）：2460-2467.

[4] Emens LA，Cruz C，Eder JP，et al. Long-term clinical outcomes and biomarker analyses of atezolizumab therapy for patients with metastatic triple-negative breast cancer：a phase Ⅰ study.

JAMA Oncol, 2019, 5 (1): 74-82.

[5] Adams S, Schmid P, Rugo HS, et al. Pembrolizumab monotherapy for previously treated metastatic triple-negative breast cancer: cohort a of the phase Ⅱ KEYNOTE-086 study. Ann Oncol, 2019, 30 (3): 397-404.

[6] Adams S, Loi S, Toppmeyer D, et al. Pembrolizumab monotherapy for previously untreated, PD-L1-positive, metastatic triple-negative breast cancer: cohort B of the phase Ⅱ KEYNOTE-086 study. Ann Oncol, 2019, 30 (3): 405-411.

[7] Schmid P, Cortes J, Pusztai L, et al. Pembrolizumab for early triple-negative breast cancer. N Engl J Med, 2020, 382 (9): 810-821.

[8] Winer EP, Lipatov O, Im SA, Im SA, et al. Pembrolizumab versus investigator-choice chemotherapy for metastatic triple-negative breast cancer (KEYNOTE-119): a randomised, open-label, phase 3 trial. Lancet Oncol, 2021, 22 (4): 499-511.

[9] Galluzzi L, Buqué A, Kepp O, et al. Immunological effects of conventional chemotherapy and targeted anticancer agents. Cancer Cell, 2015, 28 (6): 690-714.

[10] Adams S, Diamond JR, Hamilton E, et al. Atezolizumab plus nab-paclitaxel in the treatment of metastatic triple-negative breast cancer with 2-year survival follow-up: a phase 1b clinical trial. JAMA Oncol, 2019, 5 (3): 334-342.

[11] Schmid P, Adams S, Rugo HS, et al. Atezolizumab and nab-paclitaxel in advanced triple-negative breast cancer. N Engl J Med, 2018, 379 (22): 2108-2121.

[12] Tolaney SM, Kalinsky K, Kaklamani VG, et al. Eribulin plus pembrolizumab in patients with metastatic triple-negative breast cancer (ENHANCE 1): a phase Ⅰb/Ⅱ study. Clin Cancer Res, 2021, 27 (11): 3061-3068.

[13] Tolaney SM, Barroso-Sousa R, Keenan T, et al. Effect of eribulin with or without pembrolizumab on progression-free survival for patients with hormone receptor-positive, ERBB2-negative metastatic breast cancer: a randomized clinical trial. JAMA Oncol, 2020, 6 (10): 1598.

[14] Loi S, Adams S, Schmid P, et al. Relationship between tumor infiltrating lymphocyte (TIL) levels and response to pembrolizumab (pembro) in metastatic triple-negative breast cancer (mTNBC): results from KEYNOTE-086. Ann Oncol, 2017, 28 (suppl 5): v608.

[15] Barroso-Sousa R, Teles LT. Gut microbiome and breast cancer in the era of cancer immunotherapy. Curr Breast Cancer Rep, 2019, 11 (4): 272-276.

TAPUR研究的部分分析：帕博利珠单抗治疗高肿瘤突变负荷的转移性乳腺癌

第46章

一、概　　述

【文献来源】

Alva AS，Mangat PK，Garrett-Mayer E，et al. Pembrolizumab in patients with metastatic breast cancer with high tumor mutational burden：results from the targeted agent and profiling utilization registry（TAPUR）study. J Clin Oncol，2021，39（22）：2443-2451.

【研究背景和目的】

恶性肿瘤程序性死亡-配体1（PD-L1）的表达水平是预测免疫检查点抑制剂是否有效的生物标志物。同时，研究者们已在多种恶性肿瘤中观察到高肿瘤突变负荷（HTMB）患者可从帕博利珠单抗的治疗中获益。既往有临床研究（如KEYNOTE086等研究）发现，帕博利珠单抗可以改善PD-L1阳性转移性乳腺癌患者的生存。因此，本研究旨在探索帕博利珠单抗单药治疗能否改善HTMB转移性乳腺癌患者的预后。

【入组条件】

1. 纳入标准　需要同时满足TAPUR研究的一般标准和本研究的特殊药物标准。

（1）一般标准

1）年龄≥12岁。

2）根据RECIST 1.1标准，有可测量或可评估的晚期或转移性实体瘤。

3）美国东部肿瘤协作组（ECOG）评分0～2分。

4）经合格实验室测定的TAPUR研究所需的基因组信息。

（2）特殊药物标准（帕博利珠单抗组）

1）ECOG评分0～1分。

2）所患癌症类型在美国食品药品监督管理局（FDA）批准的帕博利珠单抗的适应证之外。

3）从患者的肿瘤组织或转移灶组织或循环肿瘤DNA（ctDNA）中测得TMB≥9 mut/Mb，即确定为HTMB。

2. 排除标准

（1）仅患有骨肿瘤、活动性中枢神经系统（CNS）转移、癌性脑膜炎、间质性肺疾病、肺炎、需要激素控制的非感染性肺炎、需要系统治疗的活动性自身免疫性疾病。

（2）开始本研究的前30天内接种过活疫苗，曾接受过PD-1单抗、PD-L1单抗、抗细胞毒性T淋巴细胞相关蛋白的药物治疗。

（3）对与帕博利珠单抗类似的药物过敏。

（4）已知的活动性真菌、细菌、病毒感染。

【试验设计】

1. 一项前瞻性、非随机、开放的Ⅱ期临床研究。

2. 治疗方案为每3周静脉滴注帕博利珠单抗单药2 mg/kg（n＝8）或最大剂量200 mg（n＝20）直至疾病进展。在第8、16周进行评估，之后每12周进行评估。

3. 主要研究终点为疾病控制［定义为自治疗开始，持续超过8周完全缓解（CR）或部分缓解（PR），或持续超过16周疾病稳定（SD）］，次要研究终点包括无进展生存（PFS）、总生存（OS）及药物的安全性。

4. 采用Simon 2个阶段设计，最多评估28例患者。第一阶段招募10例患者，如果2例及以上患者达到疾病控制，则进入第二阶段，再招募18例患者；少于2例达到疾病控制则停止研究。

【试验流程】

本研究的试验流程见图46-1。

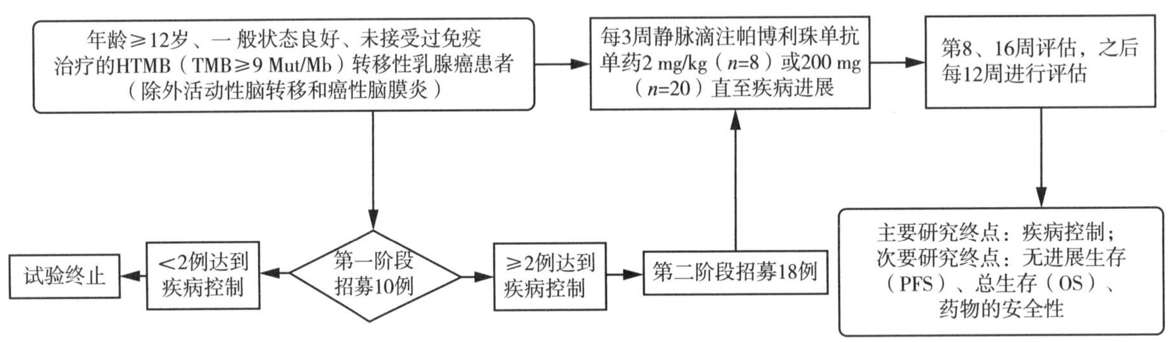

图46-1 本研究的试验流程

注：HTMB. 高肿瘤突变负荷；TMB. 肿瘤突变负荷

【结果】

1. 第一阶段的结果 ≥16周时1例客观缓解、3例疾病稳定，超过预定临界值（2例），故进入第二阶段。整个研究共纳入28例患者，其中2例接受过二线治疗，26例接受过≥三线治疗。

2. 主要研究终点 10例达到主要研究终点疾病控制，其中6例是三阴性乳腺癌，3例是激素受体（HR）阳性、HER-2阴性乳腺癌，1例是HR阳性、HER-2阳性乳腺癌；疾病控制率为37%（95%*CI* 21%～50%）；其中6例在≥8周时达到客观缓解，客观缓解率（ORR）为21%（95%*CI* 8%～41%）。

3. 次要研究终点 随访120周后，中位PFS为10.6周（95%*CI* 7.7～21.1），中位OS为30.6

周（95%*CI* 18.3 ～ 103.3）。

4. 安全性　3例患者出现不良反应（包括肺栓塞、体重减轻、低蛋白血症及低钠血症），3例患者出现严重不良反应（包括结肠梗阻、腹泻、尿路感染及肝衰竭）；停药的主要原因是疾病进展。

【结论】

帕博利珠单抗单药对既往接受过多线治疗的HTMB转移性乳腺癌（无论是HR阳性乳腺癌还是三阴性乳腺癌）患者具有显著的抗肿瘤作用。本研究的结果支持美国食品药品监督管理局（FDA）批准帕博利珠单抗用于无其他治疗可选择的无法切除或转移性HTMB实体瘤的治疗。

（上海交通大学医学院附属仁济医院　赵英莺　殷文瑾　陆劲松）

二、专家解读

TAPUR研究是一项前瞻性、非随机、多“篮式”的Ⅱ期临床研究。所谓“篮式”，是把某种靶点明确的药物比作“篮子”，将带有相同靶基因的不同恶性肿瘤放进一个“篮子”进行研究，即“篮式”研究，本质是一种药物对应多种含相同靶基因的恶性肿瘤，“多篮式”指多种靶向药物。TAPUR研究旨在评估美国FDA批准上市的16种靶向药物在适应证之外、但靶基因组相匹配的晚期恶性肿瘤中的抗肿瘤活性及安全性。整个研究纳入年龄≥12岁、患有根据RECIST 1.1标准可测量或可评估的晚期实体瘤或多发性骨髓瘤或非霍奇金B细胞淋巴瘤患者，按基因组信息、靶向药物、肿瘤类型匹配后进入各“篮式”亚组。

本研究作为TAPUR研究的一部分，评估的靶向药物是免疫检查点抑制剂PD-1单抗——帕博利珠单抗。在肿瘤免疫中，T细胞表面表达PD-1，肿瘤细胞则表达PD-L1，两者同为免疫检查点的组成部分；当PD-L1与PD-1结合后，会抑制T细胞的抗肿瘤免疫，使肿瘤逃脱机体的免疫监视。因此，若外源性使用PD-1单抗（如帕博利珠单抗）与T细胞表面的PD-1结合，阻断机体天然的PD-1与PD-L1结合，则能保持T细胞的功能，诱导杀伤肿瘤细胞，从而达到抗肿瘤活性。正是基于此，肿瘤细胞PD-L1的表达状态可作为免疫检查点抑制剂疗效预测的生物标志物。之前已有不少临床研究探索帕博利珠单抗在转移性乳腺癌中的药物活性，并证实肿瘤细胞PD-L1的表达状态是帕博利珠单抗疗效预测的有效生物标志物。Ⅱ期KEYNOTE-086研究评估了帕博利珠单抗在2个单臂队列（队列A和队列B）中的疗效。其中，队列A纳入170例既往进行过多线治疗的PD-L1阳性/阴性转移性三阴性乳腺癌患者，且约61.8%为PD-L1阳性；队列B纳入84例PD-L1阳性且未治疗过的转移性三阴性乳腺癌患者，并将帕博利珠单抗作为一线治疗。其结果发现，队列A患者的中位PFS为2个月（95%*CI* 1.9 ～ 2.0），中位OS为9个月（95%*CI* 7.6 ～ 11.2），总ORR为5.3%（95%*CI* 2.7% ～ 9.9%），PD-L1阳性亚组的ORR为5.7%（95%*CI* 2.4% ～ 12.2%）；队列B患者的中位PFS为2.1个月（95%*CI* 2.0 ～ 2.2），中位OS为18个月（95%*CI* 12.9 ～ 23.0），中位缓解持续时间为10.4个月，ORR为21%（95%*CI* 13.9 ～ 31.4），其中4例CR、14例PR。上述数据与本研究结果中ORR为21%、中位PFS为10.6周（约2.6个月）具有一致性。除了在三阴性乳腺癌中进行评估，Ⅰb期KEYNOTE-028研究还在25例雌激素受体（ER）阳性、HER-2阴性且PD-L1阳性的晚期乳腺癌患者中探索帕博利珠单抗的疗效。其结果发现，中位PFS为1.8个月（95%*CI* 1.4 ～ 2.0），中位OS为8.6个月（95%*CI* 7.3 ～ 11.6），ORR为12%（95%*CI* 2.5% ～ 31.2%），其中3例PR、无CR。以上2项研究均表明，将PD-L1作为生物标志物进行筛选时，帕博利珠单抗可以使PD-L1阳性的三阴性乳腺癌或HR阳性转移性乳腺癌患者获益。

本研究筛选的生物标志物不是常规的PD-L1表达状态，而是TMB水平。TMB是指肿瘤细胞基因组编码区每百万碱基中被检测出的基因突变数量（mut/Mb）。根据测序，乳腺癌中也广泛存在TMB，且三阴性乳腺癌的TMB水平最高，HR阳性、HER-2阴性乳腺癌最低。最近有研究发现，除PD-L1外，TMB也可作为PD-1单抗疗效评估的生物标志物，且HTMB患者似乎更能从PD-1单抗中获益，但目前业内对HTMB的定义尚不统一。Ⅱ期KEYNOTE-158研究包括10个队列，纳入存在TMB的肛门癌、胆道癌、子宫颈癌、子宫内膜癌、间皮瘤、神经内分泌肿瘤、唾液腺肿瘤、小细胞肺癌、甲状腺癌及外阴晚期恶性肿瘤患者，给予帕博利珠单抗单药治疗，将HTMB定义为≥10 mut/Mb。其结果发现，HTMB亚组的ORR为29%（95%*CI* 21%～39%），非HTMB亚组的ORR为6%（95%*CI* 5%～8%）。鉴于该研究的优秀结果，近期美国FDA已批准帕博利珠单抗可作为既往治疗后疾病进展的无法切除或转移性HTMB实体瘤患者无其他合适治疗时的治疗选择。

本研究将HTMB定义为≥9 mut/Mb，发现先前经多线治疗过的HTMB转移性乳腺癌患者行帕博利珠单抗单药治疗的ORR为21%（95%*CI* 8%～41%），与同样将TMB作为生物标志物但在其他实体瘤中进行筛选的KEYNOTE-158研究的ORR 29%具有一致性。而KEYNOTE-086研究将PD-L1作为生物标志物在乳腺癌中进行筛选时，队列A中105例既往接受过多线治疗的PD-L1阳性转移性三阴性乳腺癌患者使用帕博利珠单抗的ORR为5.7%，队列B中84例PD-L1阳性未经治疗的转移性三阴性乳腺癌患者使用帕博利珠单抗一线治疗的ORR为21%。预示在乳腺癌中，TMB作为生物标志物预测帕博利珠单抗疗效的效力可能不劣于PD-L1，尤其是在先前已经进行多线治疗的三阴性乳腺癌患者中。本研究还发现，在达到主要研究终点疾病控制的10例患者中，虽然大多数（6例）为三阴性乳腺癌，但也有HR阳性、HER-2阴性乳腺癌，这与PD-L1作为生物标志物筛选时观察到的帕博利珠单抗疗效类似。不过本研究纳入的患者数量较少，无法进一步进行亚组分析，暂时无法得知TMB在三阴性乳腺癌和HR阳性、HER-2阴性乳腺癌中对帕博利珠单抗的预测效力是否存在差异，以及与PD-L1相比预测效力是否更优。

IMpassion130研究同样将PD-L1作为生物标志物进行筛选，评估另一种PD-1单抗——阿替利珠单抗的疗效。该研究纳入902例未经治疗的任何PD-L1状态的转移性三阴性乳腺癌患者，按1∶1的比例随机分组后分别进行阿替利珠单抗联合紫杉醇化疗和安慰剂联合紫杉醇化疗，其中PD-L1阳性患者共369例（阿替丽珠单抗组$n=185$，安慰剂组$n=184$），约占总人群的40.9%。其结果发现，阿替丽珠单抗组的ORR为56.0%，明显高于安慰剂组的45.9%（$P<0.002$）；在PD-L1阳性人群中，阿替利珠单抗组的ORR为58.9%，明显高于安慰剂组的42.5%（$P<0.002$）。该研究表明，PD-L1的状态可作为阿替丽珠单抗疗效预测的生物标志物；同时，PD-1单抗联合化疗可能会比单纯化疗带来更高的ORR。但目前在乳腺癌的治疗中，尚无将TMB作为生物标志物预测PD-1单抗疗效的相关研究，未来或许值得一试。

本研究也存在一定局限性，因为没有对照组（即TMB＜9 mut/Mb），故结果既不能肯定HTMB可作为转移性乳腺癌免疫检查点抑制剂疗效的预测生物标志物，但也不能否定，可以认为帕博利珠单抗在经HTMB筛选和未筛选的转移性乳腺癌患者中具有相似的疗效。同时，HTMB在三阴性乳腺癌和HR阳性、HER-2阴性乳腺癌中的表达水平不同，可能导致使用帕博利珠单抗治疗的获益程度不同，但本研究的样本量小，无法准确识别哪种乳腺癌亚型更能从帕博利珠单抗的治疗中获益。本研究的治疗方案是帕博利珠单抗单药治疗，是否联合化疗后会进一步改善患者的预后，目前也未可知。期待未来能开展更多、更大型的临床研究，进一步探索在乳腺癌中将HTMB作为PD-L1单抗帕博利珠单抗生物标志物的预测价值，以及HTMB对PD-1单抗疗效预测的效力，以期给更多的晚期乳腺癌患者带来新的希望。

（上海交通大学医学院附属仁济医院　赵英莺　殷文瑾　陆劲松）

参考文献

[1] Pam KM, Susan H, Suanna SB, et al. Rationale and design of the targeted agent and profiling utilization registry (TAPUR) study. JCO Precision Oncology, 2018: 1200.

[2] Adams S, Schmid P, Rugo HS, et al. Pembrolizumab monotherapy for previously treated metastatic triple-negative breast cancer: cohort a of the phase Ⅱ KEYNOTE-086 study. Ann Oncol, 2019, 30(3): 397-404.

[3] Adams S, Loi S, Toppmeyer D, et al. Pembrolizumab monotherapy for previously untreated, PD-L1-positive, metastatic triple-negative breast cancer: cohort B of the phase Ⅱ KEYNOTE-086 study. Ann Oncol, 2019, 30(3): 405-411.

[4] Rugo HS, Delord JP, Im SA, et al. Safety and antitumor activity of pembrolizumab in patients with estrogen receptor-positive/human epidermal growth factor receptor 2-negative advanced breast cancer. Clin Cancer Res, 2018, 24(12): 2804-2811.

[5] Schmid P, Adams S, Rugo HS, et al. Atezolizumab and nab-paclitaxel in advanced triple-negative breast cancer. N Engl J Med, 2018, 379(22): 2108-2121.

第十二篇

同源重组相关基因突变靶向治疗

第47章 OlympiA研究：奥拉帕利作为*BRCA1*或*BRCA2*基因突变乳腺癌辅助治疗的疗效

一、概　　述

【文献来源】

Tutt ANJ，Garber JE，Kaufman B，et al. OlympiA clinical trial steering committee and investigators. Adjuvant olaparib for patients with BRCA1-or BRCA2-mutated breast cancer. N Engl J Med，2021，384（25）：2394-2405.

【研究背景和目的】

奥拉帕利（olaparib）是一种多腺苷二磷酸核糖聚合酶（PARP）抑制剂，能够抑制肿瘤细胞DNA损伤的修复，促进肿瘤细胞凋亡。本研究旨在探索*BRCA1*或*BRCA2*基因突变的人表皮生长因子受体-2（HER-2）阴性乳腺癌患者术后使用奥拉帕利作为辅助治疗的有效性和安全性。

【入组条件】

1. 纳入标准

（1）提供知情同意书。

（2）女性或男性患者，年龄≥18岁。

（3）组织学证实的非转移性原发性浸润性HER-2阴性乳腺癌，包括三阴性乳腺癌（TNBC）和激素受体（HR）阳性、HER-2阴性乳腺癌2种类型。

（4）具有高风险因素的患者：①初次手术并接受辅助化疗的HR阳性、HER-2阴性患者必须有≥4枚病理证实的阳性淋巴结。②初次手术并接受辅助化疗的TNBC患者需要腋窝淋巴结阳性（≥pN_1，任何肿瘤大小）或腋窝淋巴结阴性（≥pT_2，pN_0），但浸润性原发性肿瘤直径＞2.0 cm。③新辅助化疗后手术的HR阳性、HER-2阴性患者必须在切除的乳腺中有残留的浸润性癌或有淋巴结转移［非病理完全缓解（pCR）］且综合阳性评分（CPS）＋EG（E，雌激素受体；G，组织学分级）评分≥3分，CPS＋EG评分可根据临床分期和病理分期、雌激素受体的状态及组织学分级评估患者的复发率，分数为0～6分，分数越高，提示预后越差。④新辅助化疗后手术的TNBC患者必须在切除的乳腺中有残留的浸润性癌或有淋巴结转移（非pCR）。

（5）致病或可能致病的胚系*BRCA1*或*BRCA2*基因突变。

（6）完成合格的乳腺和腋窝区域的手术治疗。

（7）完成至少6个周期的新辅助化疗或辅助化疗（接受新辅助化疗的患者术后不再接受化疗），包括蒽环类药物、紫杉类药物或两者联合，可以纳入之前使用过铂类药物的患者。

（8）美国东部肿瘤协作组（ECOG）评分0～1分，该评分根据患者的体力来了解其一般健康状况和对治疗的耐受能力，分数越高，提示一般情况越差。

2. 排除标准

（1）无害的*BRCA1*、*BRCA2*基因突变。

（2）转移性乳腺癌。

（3）在随机分组前30天内或5个药物半衰期内（以较长者为准）接触过本研究使用的药物。

（4）曾接受过PARP抑制剂治疗，对治疗所需要的任何辅料过敏。

（5）在随机分组之前的3周内接受全身化疗的患者。

（6）在随机分组之前的2周内接受辅助放疗的患者。

（7）同时使用CYP3A中-强度抑制剂或诱导剂。

（8）孕妇或哺乳期女性。

（9）患有活动性乙型肝炎、丙型肝炎及感染人类免疫缺陷病毒（HIV）。

【试验设计】

1. 一项全球、多中心、前瞻性、双盲、随机的临床研究，基于意向性治疗（ITT）人群进行分析。

2. 假设奥拉帕利组相比于安慰剂组风险比（*HR*）为0.7，在检验效能为90%、双边$\alpha=5\%$的前提下，共需要入组1800例患者，预设发生330例主要研究终点事件。预设亚组：*BRCA*基因突变状态（*BRCA1*基因突变 *vs.* *BRCA2*基因突变）、HR状态（HR阳性、HER-2阴性 *vs.* TNBC）、化疗类型（新辅助化疗 *vs.* 辅助化疗）及是否使用铂类药物（是 *vs.* 否）。

3. 主要研究终点为无侵袭性疾病生存（iDFS）（其定义为从随机分组至首次发生同侧浸润性乳腺癌、局部区域浸润癌、远处复发、对侧乳腺浸润癌、第二原发性浸润性癌、任何原因所致死亡的时间），次要研究终点包括总生存（OS）、无远处疾病生存（DDFS）及安全性。

【试验流程】

OlympiA研究的试验流程见图47-1。

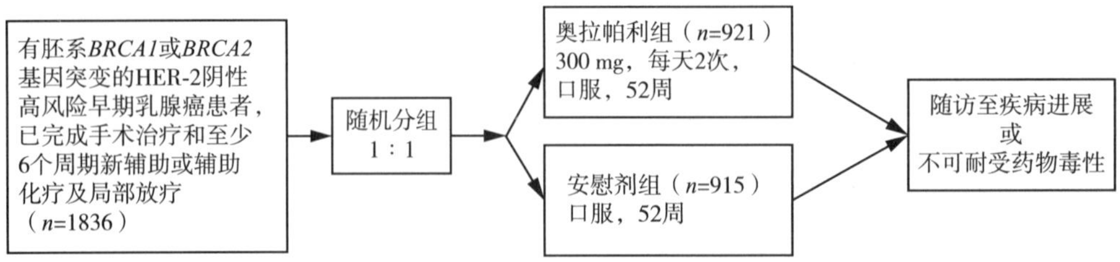

图47-1 OlympiA研究的试验流程

注：HER-2. 人表皮生长因子受体

【结果】

1. iDFS 中位随访2.5年，奥拉帕利组和安慰剂组的3年iDFS率分别为85.9%和77.1%，奥拉帕利组患者的iDFS明显比安慰剂组患者长（*HR* 0.58，99.5%*CI* 0.41～0.82，*P*＜0.001）。亚组分析显示，奥拉帕利组对比安慰剂组，3年iDFS在各预设的亚组中均更优，无论是*BRCA1*基因突变（*HR* 0.52，95%*CI* 0.39～0.70）还是*BRCA2*基因突变（*HR* 0.52，95%*CI* 0.30～0.86），无论是HR阳性、HER-2阴性（*HR* 0.70，95%*CI* 0.38～1.27）还是TNBC（*HR* 0.56，95%*CI* 0.43～0.73），不论是新辅助化疗（*HR* 0.56，95%*CI* 0.41～0.75）还是辅助化疗（*HR* 0.60，95%*CI* 0.39～0.90），不论是使用铂类药物（*HR* 0.77，95%*CI* 0.49～1.21）还是未使用铂类药物（*HR* 0.52，95%*CI* 0.39～0.69），均与总人群的结果总体保持一致。

2. OS　奥拉帕利组和安慰剂组的死亡例数分别为59例和86例，奥拉帕利组的死亡例数少于安慰剂组（*HR* 0.86，99%*CI* 0.44～1.05，*P*＝0.02），但未能达到预设的统计学显著差异水平。

3. DDFS　奥拉帕利组和安慰剂组的3年DDFS率分别为87.5%和80.4%，奥拉帕利组患者的DDFS明显比安慰剂组患者更长（*HR*＝0.57，99.5%*CI* 0.39～0.83，*P*＜0.001）。

4. 安全性　奥拉帕利组中，发生率＞1%的≥3级的主要不良反应有贫血（8.7%）、中性粒细胞减少（4.8%）、白细胞减少（3.0%）、疲劳（1.8%）及淋巴细胞减少（1.2%）。奥拉帕利组与安慰剂组相比，没有增加严重不良反应和需要特别关注的不良反应。

【结论】

对于高危、HER-2阴性、胚系*BRCA1*或*BRCA2*（致病或可能致病）基因突变的早期乳腺癌患者，在完成手术、新辅助化疗或辅助化疗及局部治疗之后，奥拉帕利作为辅助治疗可显著改善iDFS和DDFS。

（上海交通大学医学院附属仁济医院　陈心如　殷文瑾　陆劲松）

二、专家解读

各种内源性和外源性因素都会导致细胞DNA损伤，但人体内的正常细胞会通过多种基因或蛋白来修复这种“错误”。其一，PARP是存在于多数真核细胞中的一个多功能蛋白质翻译后修饰酶，包括18种亚型，在DNA断裂单链的损伤修复中发挥重要作用。其二，*BRCA1*和*BRCA2*基因是重要的抑癌基因，主要负责基因DNA双链断裂的同源重组修复。正是因为如此，*BRCA1*和*BRCA2*基因发生致病突变的人群患乳腺癌和卵巢癌的风险明显增高。

PARP抑制剂是以PARP为靶点的癌症治疗药物，可以通过合成致死效应发挥抗癌作用。合成致死效应指的是2个基因（或蛋白）同时被抑制才会导致细胞死亡，如果只有其中之一被抑制，则不会导致细胞死亡。当*BRCA*基因发生致病性突变，使得双链断裂的同源重组修复功能丧失时，肿瘤细胞仍可通过PARP进行DNA损伤的修复，但应用PARP抑制剂使单链断裂的损伤修复功能也消失时，肿瘤细胞就会因大量断裂损伤DNA的累积而复制崩溃，导致肿瘤细胞死亡。这种合成致死效应是非常显著的。早在2005年就有研究表明，携带*BRCA*基因突变的肿瘤细胞对PARP抑制剂的敏感性是携带野生型*BRCA*基因的肿瘤细胞的1000倍，这一重大发现将PARP抑制剂带到了肿瘤治疗的视野焦点中。

OlympiA研究中所使用的奥拉帕利正是一种选择性PARP1/2抑制剂。OlympiAD研究是OlympiA研究的前奏研究，比较了转移性乳腺癌患者使用奥拉帕利单药治疗与标准治疗的疗效，共纳入302例胚系*BRCA*基因突变、HER-2阴性转移性乳腺癌患者，按2∶1的比例随机分配，一组接受奥拉帕利（300 mg，每天2次，口服；*n*＝205）治疗，另一组接受由医师选择的标准治疗（卡培他滨、艾日布林或长春瑞滨单药，每21天为1个周期；*n*＝97）。其结果发现，奥拉帕利单药治疗与标准治疗相比，中位PFS明显延长（7.0个月 *vs*. 4.2个月，*HR* 0.58，95%*CI* 0.43～0.80，$P<0.001$）。OlympiAD研究是首项将PARP抑制剂用于乳腺癌治疗的Ⅲ期临床研究，其结果不仅为*BRCA*基因突变的HER-2阴性晚期转移性乳腺癌患者带来了一线希望，更是拉开了基于基因的精准治疗的序幕，具有里程碑式的意义。

随着解救治疗显示出良好疗效，研究者们自然而然地会将目光前移，思考奥拉帕利作为辅助治疗是否也可以改善早期乳腺癌患者的预后？至此，OlympiA研究应运而生。OlympiA研究主要针对的人群是胚系*BRCA*基因突变、HER-2阴性、具有高风险因素的早期乳腺癌患者，这里的"高风险"是根据肿瘤大小、腋窝淋巴结状态、新辅助治疗后病灶残留等临床和病理特征判定的，这类患者接受现有的标准治疗后往往仍有较高的复发/转移风险，相比于其他早期乳腺癌患者来说预后更差，需要更强劲的后续辅助治疗来巩固疗效。OlympiA研究的结果显示，奥拉帕利作为辅助治疗可以显著降低该人群的浸润性癌复发或死亡风险达42%，其3年iDFS率的绝对获益达8.8%，且可以显著改善DDFS；OS虽然未能达到统计学意义上的显著差异水平，但获益趋势明显，随着随访时间的延长，结果可能会更显著；奥拉帕利的安全性和耐受性也较佳。

先前并没有充足的证据表明PARP抑制剂的疗效与*BRCA*基因突变状态、HR状态相关。OlympiA研究亚组分析的结果显示，无论是*BRCA1*还是*BRCA2*基因突变，无论是HR阳性、HER-2阴性还是TNBC，对于高危的早期乳腺癌患者来说，使用奥拉帕利作为辅助治疗均可以显著改善iDFS。另外，有研究表明，奥拉帕利在对铂类药物敏感的卵巢癌患者中疗效更佳。因此，OlympiA研究将是否在化疗中使用铂类药物也作为分层因素之一，结果显示，2组间的疗效未见明显的统计学差异。实际上，"铂类药物敏感"其实并不能与"是否曾使用铂类药物化疗"画等号，故使用奥拉帕利作为辅助治疗对铂类药物敏感患者的疗效仍有潜在的探索价值。

2020年，美国临床肿瘤学会（ASCO）指南曾提到"没有足够的数据，建议非转移性乳腺癌患者使用PARP抑制剂治疗"，而正是基于OlympiA研究的结果，ASCO指南在2021年更新了相关的建议，提出"对于早期、高危、HER-2阴性、胚系*BRCA*基因突变的乳腺癌患者，完成术前新辅助化疗或术后辅助化疗及局部治疗（放疗）后，术后应给予奥拉帕利1年辅助治疗"。

OlympiA研究的结果凸显了早期乳腺癌患者行*BRCA*基因检测的必要性，其目的不仅是为家族遗传咨询和其他家族成员预防乳腺癌提供参考，更多的是为患者本人乳腺癌治疗药物的选择提供重要指导，通过*BRCA*基因检测筛选出奥拉帕利的获益人群，并根据评估的复发/转移风险有选择性地为这类早期乳腺癌患者提供针对*BRCA*致病性基因突变的精准治疗药物，从而改善其预后。可见，OlympiA研究具有重要的临床实践意义。

（上海交通大学医学院附属仁济医院　陈心如　殷文瑾　陆劲松）

参考文献

[1] Lord CJ，Ashworth A．PARP inhibitors：synthetic lethality in the clinic．Science，2017，355（6330）：1152-1158．

[2] Farmer H，McCabe N，Lord CJ，et al．Targeting the DNA repair defect in BRCA mutant cells as a therapeutic strategy．Nature，2005，434（7035）：917-921．

[3] Robson M，Im SA，Senkus E，et al．Olaparib for metastatic breast cancer in patients with a germline BRCA mutation．N Engl J Med，2017，377（6）：523-533．

[4] Ledermann J，Harter P，Gourley C，et al．Olaparib maintenance therapy in platinum-sensitive relapsed ovarian cancer．N Engl J Med，2012，366（15）：1382-1392．

第48章 TBCRC 048研究：奥拉帕利治疗同源重组相关基因突变的转移性乳腺癌的Ⅱ期临床研究

一、概　　述

【文献来源】

Tung NM，Robson ME，Ventz S，et al．TBCRC 048：phase Ⅱ study of olaparib for metastatic breast cancer and mutations in homologous recombination-related genes．J Clin Oncol，2020，38（36）：4274-4282．

【研究背景和目的】

多腺苷二磷酸核糖聚合酶（PARP）抑制剂通过造成DNA双链损伤和复制叉停滞来杀伤肿瘤。携带胚系*BRCA1/2*（*gBRCA1/2*）基因突变的乳腺癌患者由于存在同源重组修复缺陷而对PARP抑制剂敏感。目前，PARP抑制剂已被批准用于携带*gBRCA1/2*基因突变的人表皮生长因子受体-2（HER-2）阴性转移性乳腺癌。据报道，与非铂类药物化疗相比，PARP抑制剂可显著提高患者的无进展生存（PFS）率、客观缓解率（ORR）及生活质量。除*gBRCA1/2*基因突变外，还存在一些在DNA损伤反应和同源重组途径中起作用的基因能够修复DNA双链断裂，这些基因的胚系突变也增加了癌症的易感性；而上述基因的体系突变（*sBRCA1/2*）在理论上会影响肿瘤对DNA损伤药物的反应，但临床证据尚需要进一步积累验证。本研究就是验证携带*BRCA1/2*基因及其之外同源重组相关基因胚系和体系突变人群接受PARP抑制剂治疗是否同样有效的临床研究。

【入组条件】

1. 纳入标准

（1）年龄≥18岁。

（2）根据RECIST 1.1标准，至少有1个可测量的乳腺癌转移灶。

（3）有体系*BRCA1/2*（*sBRCA1/2*）致病或可疑致病基因突变，但没有*gBRCA1/2*基因突变；或有DNA修复基因（*ATM*、*ATR*、*BAP1*、*BARD1*、*BLM*、*BRIP1*、*CHEK1*、*CHEK2*、*CDK12*、

FANCA、*FANCC*、*FANCD2*、*FANCF*、*MRE11A*、*NBN*、*PALB2*、*RAD50*、*RAD51C*、*RAD51D*或*WRN*）的胚系或体系突变。体系基因突变能够在转移灶的组织或血液中（如循环肿瘤DNA）检测出来。

（4）针对转移性疾病接受过不超过二线解救化疗。

（5）可伴有中枢神经系统（CNS）转移，但须疾病稳定。

（6）美国东部肿瘤协作组（ECOG）评分0～1分，内脏功能良好。

2. 排除标准

（1）既往使用过PARP抑制剂。

（2）既往铂类药物治疗耐药的患者（铂类药物治疗耐药定义为铂类药物化疗期间出现疾病进展或接受铂类药物化疗12个月内发生转移）。

【试验设计】

1. 一项国际、多中心、随机、双盲的Ⅱ期临床研究。

2. 采用Simon 2个阶段设计检验无效假设（实际缓解率≤5%），Ⅰ类错误率为5%。第一阶段每个队列纳入13例患者，如果队列中没有疾病缓解的患者，则该队列停止；若≥1例疾病缓解，则该队列再加入14例患者（共27例）。

3. 主要研究终点为客观缓解率（ORR）[定义为根据RECIST 1.1标准评估为完全缓解（CR）或部分缓解（PR）的比例]，次要研究终点包括临床获益率（CBR）[定义为CR＋PR＋疾病稳定（SD）≥18周的比例]、PFS（定义为服药至疾病进展或任何原因死亡的时间）、缓解持续时间（DoR）（定义为初次缓解至疾病进展或任何原因死亡的时间）及安全性。

【试验流程】

TBCRC 048研究的试验流程见图48-1。

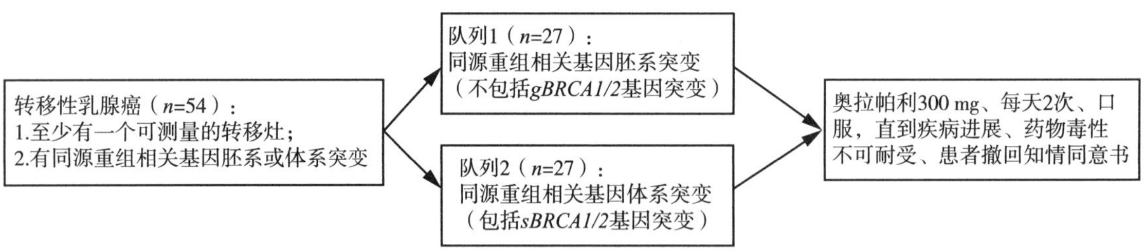

图48-1 TBCRC 048研究的试验流程

【结果】

1. 共有54例患者入组，47例（87.5%）患者存在*ATM*、*CHEK2*、*PALB2*、*sBRCA1/2*基因突变；41例（41/54，76%）为雌激素受体（ER）阳性、HER-2阴性乳腺癌患者，10例（10/54，19%）为三阴性乳腺癌患者，3例（3/54，6%）为HER-2阳性乳腺癌患者；3例（3/54，6%）患者曾接受过含铂类药物的化疗方案。中位随访时间为4.2（1.0～19.8）个月。

2. 队列1的ORR为33%（90%*CI* 19%～51%），18周的CBR为50%（90%*CI* 33%～67%）。所有达到疾病缓解的患者均存在*gPALB2*基因突变，*gPALB2*基因突变携带者的ORR为82%（90%*CI* 53%～96%），CBR为100%（90%*CI* 74%～100%），中位PFS为13.3个月（90%*CI* 12～未达到）。

其他胚系基因突变的患者均没有达到疾病缓解。

3. 队列2的ORR为31%（90%*CI* 15% ～ 49%），18周的CBR为48%（90%*CI* 30% ～ 66%）。所有达到疾病缓解的患者均存在*sBRCA1/2*基因突变，*sBRCA1/2*基因突变携带者的ORR为50%（90%*CI* 28% ～ 72%），CBR为66%（90%*CI* 42% ～ 85%），中位PFS为6.3个月（90%*CI* 4.4 ～未达到）。2例*sPALB2*基因突变者被纳入研究，1例在12周时出现疾病进展，1例在首次评估为SD后失访。

4. 所有乳腺癌亚型均存在疾病缓解者。在纳入的27例*gPALB2*和*sBRCA1/2*基因突变携带者中，20例ER阳性、HER-2阴性患者中有12例（60%）达到疾病缓解，6例三阴性乳腺癌患者中有4例（67%）达到疾病缓解，3例HER-2阳性患者中有1例（33%）达到疾病缓解。

5. 奥拉帕利的中位耐受时间为18.3（4.0 ～ 86.0）周，平均剂量强度为297.1 mg/次、每天2次，患者总体耐受性良好。9%的患者出现2级恶心（无≥3级的恶心），26%的患者出现＞1级贫血（≥3级贫血13%），4%的患者出现2级脱发；15%的患者需要减量，4%的患者因奥拉帕利的毒性而退出研究。

【结论】

PARP抑制剂是*gPALB2*或*sBRCA1/2*基因突变转移性乳腺癌患者的有效治疗方法。对转移性乳腺癌患者进行基因分析，有助于筛选PARP抑制剂的潜在获益人群。

（上海交通大学医学院附属仁济医院　许雅芊　陆劲松）

二、专家解读一

奥拉帕利已获批用于治疗携带胚系*BRCA1/2*致病基因突变的HER-2阴性转移性乳腺癌患者。PARP抑制剂治疗前列腺癌和卵巢癌的研究提示，除*gBRCA*基因突变外，携带*sBRCA*基因突变或同源重组通路上其他基因突变的患者同样能从PARP抑制剂的治疗中获益。为了探索在乳腺癌中能否拓宽PARP抑制剂的适应证，TBCRC 048研究评估了奥拉帕利治疗*sBRCA1/2*基因突变或同源重组修复（HR）通路基因的体系/胚系突变转移性乳腺癌患者的疗效和安全性。

TBCRC 048研究纳入了具有可测量病灶的转移性乳腺癌患者，排除了先前使用过PARP抑制剂、铂类药物治疗失败及经二线以上解救化疗失败的患者。入组患者被分为2个队列：队列1为HR通路胚系基因突变（非*BRCA1/2*基因突变）患者，队列2为HR通路基因或*sBRCA1/2*基因突变患者。所有患者接受奥拉帕利（300 mg，每天2次）单药治疗，直至疾病进展或出现不可耐受的药物毒性。TBCRC 048研究采用单臂Simon 2个阶段设计，主要研究终点为ORR，次要研究终点包括CBR、PFS、DoR及安全性。

TBCRC 048研究共纳入54例患者。其中，76%的患者为ER阳性、HER-2阴性，87%的患者携带*PALB2*、*sBRCA1/2*、*ATM*或*CHEK2*基因突变。队列1和队列2患者的ORR分别为33%（90%*CI* 19% ～ 51%）和31%（90%*CI* 16% ～ 49%）。奥拉帕利仅在*gPALB2*基因突变（ORR＝82%）和*sBRCA1/2*基因突变（ORR＝50%）的患者中出现了治疗应答。*gPALB2*和*sBRCA1/2*基因突变患者的中位PFS分别为13.3个月（90%*CI* 12 ～未达到）和6.3个月（90%*CI* 4.4 ～未达到）。仅携带*ATM*或*CHEK2*基因突变的患者未出现疾病缓解。

TBCRC 048研究提示，*gPALB2*和*sBRCA1/2*基因突变的转移性乳腺癌患者同样是PARP抑制剂的获益人群。

（一）TBCRC 048研究拟解决的临床问题及其背景

PARP抑制剂在携带*gBRCA1/2*基因突变、HER-2阴性转移性乳腺癌患者中率先取得了“成功”，开启了晚期乳腺癌患者基于基因突变精准治疗的先河，但其覆盖人群仍相对局限。根据合成致死效应，HR通路的缺陷可能是PARP抑制剂的新靶点。HR通路上除*gBRCA*基因突变外的其他靶点已在前列腺癌和卵巢癌的研究中得到了证实，而携带HR通路相关基因的乳腺癌患者是否也能从PARP抑制剂中获益尚不明确。为探究奥拉帕利治疗*gBRCA*基因突变以外的乳腺癌患者的可能性，TBCRC 048研究应运而生。

（二）TBCRC 048研究的结果和亚组分析中的重要亮点

TBCRC 048研究的结果提示，队列1［即HR通路胚系基因突变（除*gBRCA*基因突变外）］患者的ORR达33%（90%*CI* 19%～51%），18周的CBR为50%（90%*CI* 33%～67%）。所有的治疗应答均出现在*gPALB2*基因突变患者中，其ORR达82%（90%*CI* 53%～96%），CBR为100%（90%*CI* 74%～100%）。队列1的中位PFS达13.3个月。队列2（即HR通路体系基因突变）患者的ORR为31%（90%*CI* 15%～49%），18周的CBR为48%（90%*CI* 30%～66%）。所有的治疗反应均发生于*sBRCA1/2*基因突变患者中。队列2的中位PFS为6.3个月。

亚组分析显示，在27例*gPALB2*基因突变和*sBRCA1/2*基因突变患者中，ER阳性、HER-2阴性乳腺癌患者和三阴性乳腺癌患者出现治疗应答的比例分别为60%和67%，1例HER-2阳性乳腺癌患者也出现了治疗应答。在既往接受过细胞周期蛋白依赖性激酶4/6（CDK4/6）抑制剂治疗的患者中，有11例（58%）出现了治疗应答。

TBCRC 048研究表明，PARP抑制剂对于携带非*gBRCA*基因突变的HR通路基因突变的乳腺癌患者同样有效，尤其是携带*gPALB2*和*sBRCA*基因突变者。本研究还纳入了OlympiAD研究未纳入的人群，包括前线使用过CDK4/6抑制剂的患者和HER-2阳性患者。在前线使用过CDK4/6抑制剂治疗的患者中，50%以上出现了治疗应答，提示PARP抑制剂可能会成为携带HR通路基因突变的激素受体阳性晚期乳腺癌患者在CDK4/6抑制剂治疗失败后的一种治疗选择。

（三）TBCRC 048研究与同类其他研究的类比

与OlympiAD研究中7个月的中位PFS相比，TBCRC 048研究中HR通路体系基因突变患者的中位PFS与之相当，而*gPALB2*基因突变患者的中位PFS甚至超过了OlympiAD研究中*gBRCA*基因突变患者的数据，提示PARP抑制剂在*gPALB2*基因突变患者中具有良好的应用前景。

除了TBCRC 048研究外，一项Ⅱ期随机对照研究SWOG S1416也探究了PARP抑制剂在非*BRCA*基因突变转移性乳腺癌中的疗效。该研究在非*gBRCA*基因突变患者中根据生物标志物组合检测识别出*BRCA*表型患者（包括HR通路缺陷评分、*sBRCA1/2*基因突变、*BRCA1*基因启动子甲基化及HR通路胚系基因突变状态）。其结果提示，在*BRCA*表型亚组中，顺铂＋维拉帕利对比顺铂＋安慰剂改善了PFS，且达到了统计学差异，维拉帕利组的中位PFS达5.7个月。综合这2项研究，其结果都表明PARP抑制剂有希望覆盖更广的人群。

（四）TBCRC 048研究结论的重要临床意义、获益人群及对目前相关指南和实践的影响

TBCRC 048研究的重要意义在于揭示了PARP抑制剂对HR通路基因突变晚期乳腺癌患者的疗

效，是对其扩充适应证的一项成功探索。如果该结论能得到Ⅲ期随机对照研究数据的进一步支持，那么非*gBRCA*基因突变的HR通路基因突变患者也将有希望从PARP抑制剂的治疗中获益。这对于伴HR通路基因突变比例较高的三阴性乳腺癌患者来说意义重大，更多的患者有希望成为PARP抑制剂的目标人群，从而增添一种治疗选择。同时，对于HER-2阴性转移性乳腺癌患者，尤其是转移性三阴性乳腺癌患者，HR通路基因突变检测对治疗决策的重要性将会进一步凸显。

（五）TBCRC 048研究的不足、存在的问题及对未来研究的启发

TBCRC 048研究是一项Ⅱ期、单臂研究，纳入的患者数量相对较少，尤其对于相对少见的HR通路基因突变，仅纳入了个别携带这些基因突变的患者，使得这些基因突变无法在该研究中被充分评估。这也启示了研究者在开展后续的类似研究时，采用针对HR通路缺陷的生物标志物来判断目标人群可能优于单纯考虑某几个HR通路基因突变，最佳的生物标志物也值得进一步研究。此外，对于携带其他基因突变（如*ATM*和*CHEK2*基因突变）的患者，暂时未观察到治疗获益，推测原因可能是患者例数过少。期待未来有Ⅲ期研究能对PARP抑制剂用于HR通路缺陷的人群做进一步的探索，使得更多的乳腺癌患者能从PARP抑制剂中获益。

（复旦大学附属肿瘤医院　金奕滋　张　剑）

三、专家解读二

基因突变按照来源可分为胚系突变和体系突变。来源于生殖细胞的突变为胚系突变，患者全身的所有细胞都携带该突变；体系突变是细胞在后天获得的突变，通常只有人体的部分细胞携带该突变。*BRCA1/2*基因能促进同源重组修复、DNA双链断裂修复的障碍。因此，野生型恶性肿瘤可以通过同源重组的方式修复受损的DNA；而携带*gBRCA1/2*或*sBRCA1/2*基因突变的患者的肿瘤细胞存在同源重组修复缺陷。目前，针对*BRCA1/2*基因突变恶性肿瘤的这一特征，一系列药物正在研发和上市过程中。

PARP是一种DNA修复酶，通过识别损伤的DNA片段而被激活，在DNA损伤的修复中发挥重要作用。此外，PARP剪切还是Caspase3激活的重要指标，被认为是细胞凋亡的标志。PARP抑制剂通过结合PARP1或PARP2的催化位点，导致PARP无法从DNA损伤位点上脱落，从而使DNA复制叉停滞。目前，PARP抑制剂主要有奥拉帕利、卢卡帕利、尼拉帕利及他拉唑帕利4种，已被批准用于携带*gBRCA1/2*基因突变的HER-2阴性转移性乳腺癌。值得注意的是，既往PARP抑制剂用于卵巢癌的研究表明，*sBRCA1/2*基因突变的女性也能从PARP抑制剂的治疗中获益。此外，PARP抑制剂用于前列腺癌的研究表明，一些*BRCA1/2*基因以外同源重组相关基因突变的患者也能受益于PARP抑制剂。因此，哪些基因发生胚系或体系突变能够影响乳腺癌对PARP抑制剂的反应性亟待明确。

TBCRC 048研究是一项国际、随机、双盲的Ⅱ期临床研究，共入组54例患者，旨在明确携带*gBRCA1/2*基因以外同源重组相关基因突变且对PARP抑制剂敏感的转移性乳腺癌人群。其表明，携带*gPALB2*基因突变的晚期乳腺癌患者接受PARP抑制剂治疗后ORR能达到82%（90%*CI* 53%～96%），CBR高达100%（90%*CI* 74%～100%），中位PFS达13.3个月；*sBRCA1/2*基因突变携带者的ORR能达到50%（90%*CI* 28%～72%），CBR为66%（90%*CI* 42%～85%），中位PFS达6.3个月。此外，TBCRC 048研究中*sBRCA*1/2基因突变携带者的数据与OLYMPIAD研究（ORR为59.9%，中位PFS为7个月）和EMBRACA研究（ORR为62.6%，中位PFS为8.6个月）的结果大致相似，表明*BRCA1/2*基因无论是胚系突变或体系突变，乳腺癌患者对PARP抑制剂的反应性相近。

因此，对于*gPALB2*或*sBRCA1/2*基因突变的转移性乳腺癌患者来说，奥拉帕利是一种有效、有潜力的治疗方法。

值得注意的是，所有达到疾病缓解的患者均存在*gPALB2*或*sBRCA1/2*基因突变；而在单纯携带*ATM*或*CHEK2*基因突变的患者中则未观察到疾病缓解。这一现象说明，HR通路中的不同基因对PARP抑制剂的反应性影响可能不同，并充分肯定了*gPALB2*或*gBRCA1/2*或*sBRCA1/2*基因突变对PARP抑制剂敏感性的临床指导意义。但TBCRC 048研究只纳入了2例*sPALB2*基因突变患者，故无法对该人群使用奥拉帕利的反应性进行充分评估。此外，TBCRC 048研究的局限性是缺乏携带其他同源重组相关基因突变的患者，如*RAD51C*、*RAD51D*及*BARD1*等基因突变，这就限制了研究者评估较为少见的同源重组相关基因突变对奥拉帕利反应性的影响。未来需要扩大样本量进一步开展前瞻性研究来验证这一结论。

TBCRC 048研究中，不良反应方面，发生1级以上恶心的患者占9%（无≥3级恶心），出现1级以上贫血的患者占26%（≥3级贫血占13%），2级脱发的患者占4%；15%的患者需要减少药物的使用剂量，4%的患者因奥拉帕利的毒性而退出研究。相比于这一数据，有研究显示，*gBRCA1/2*基因突变乳腺癌队列接受奥拉帕利单药治疗的不良反应率则较高，53.2%的患者出现恶心，33.9%的患者出现呕吐，48.4%的患者存在乏力；发生贫血的比例相似（25.8%）；发生3级及以上不良反应的比例也较高，占30.9%。此外，该研究患者的药物减量率和停药率分别为40.3%和3.7%，也高于TBCRC 048研究中以*sBRCA1/2*和*gPALB2*基因突变为主的患者。这可能是因为胚系基因突变的患者不仅恶性肿瘤对PARP抑制剂敏感，正常的体细胞也存在一定的敏感性，从而相对于体系基因突变者更容易发生不良反应。

综上所述，对于携带*gPALB2*或*sBRCA1/2*基因突变的转移性乳腺癌患者，PARP抑制剂有望成为一种有效且较为安全的治疗方法。这一结果也将PARP抑制剂的获益人群显著扩大，不再局限于携带*gBRCA1/2*基因突变的乳腺癌患者。此外，TBCRC 048研究还突出了基因检测对转移性乳腺癌患者治疗决策的价值，更加强调了精准治疗和个体化治疗的临床应用。

（上海交通大学医学院附属仁济医院　许雅芊　殷文瑾　陆劲松）

参考文献

[1] Robson M, Im SA, Senkus E, et al. Olaparib for metastatic breast cancer in patients with a germline BRCA mutation. The New England Journal of Medicine, 2017, 377 (6): 523-533.

[2] Sharma P, Rodler E, Barlow WE, et al. Results of a phase Ⅱ randomized trial of cisplatin +/- veliparib in metastatic triple-negative breast cancer (TNBC) and/or germline BRCA-associated breast cancer (SWOG S1416). Journal of Clinical Oncology, 2020, 38 (15 suppl): 1001.

[3] Swisher EM, Lin KK, Oza AM, et al. Rucaparib in relapsed, platinum-sensitive high-grade ovarian carcinoma (ARIEL2 Part 1): an international, multicentre, open-label, phase 2 trial. The Lancet Oncology, 2017, 18 (1): 75-87.

[4] Mateo J, Carreira S, Sandhu S, et al. DNA-repair defects and olaparib in metastatic prostate cancer. The New England Journal of Medicine, 2015, 373 (18): 1697-1708.

[5] Abida W, Campbell D, Patnaik A, et al. Non-BRCA DNA damage repair gene alterations and response to the PARP inhibitor rucaparib in metastatic castration-resistant prostate cancer: analysis from the phase Ⅱ TRITON2 study. Clinical Cancer Research, 2020, 26 (11): 2487-2496.

[6] Mateo J, Porta N, Bianchini D, et al. Olaparib in patients with metastatic castration-resistant prostate cancer with DNA repair gene aberrations (TOPARP-B): a multicentre, open-label, randomised, phase 2 trial. The Lancet Oncology,

2020，21（1）：162-174.

[7] Tung NM，Robson ME，Ventz S，et al. TBCRC 048: phase Ⅱ study of olaparib for metastatic breast cancer and mutations in homologous recombination-related genes. Journal of Clinical Oncology，2020，38（36）：4274-4182.

[8] Kaufman B，Shapira-Frommer R，Schmutzler RK，et al. Olaparib monotherapy in patients with advanced cancer and a germline BRCA1/2 mutation. Journal of Clinical Oncology, 2015, 33（3）: 244-250.

[9] Tomao F，Musacchio L，Di Mauro F，et al. Is BRCA mutational status a predictor of platinum-based chemotherapy related hematologic toxicity in high-grade serous ovarian cancer patients? Gynecologic Oncology，2019，154（1）：138-143.

BROCADE3研究：在*BRCA*基因突变的晚期乳腺癌患者中比较紫杉醇联合卡铂化疗方案联合或不联合维拉帕利的疗效和安全性的随机、双盲、安慰剂对照、Ⅲ期临床研究

第49章

一、概　　述

【文献来源】

Véronique D，Hyo SH，Bella K，et al．Veliparib with carboplatin and paclitaxel in BRCA-mutated advanced breast cancer（BROCADE3）：a randomised，double-blind，placebo-controlled，phase 3 trial．Lancet Oncol，2020，21（10）：1269-1282.

【研究背景和目的】

由于DNA损伤后的同源重组修复缺陷，*BRCA1*或*BRCA2*基因突变的乳腺癌对多腺苷二磷酸核糖聚合酶（PARP）抑制剂和铂类药物敏感。维拉帕利（veliparib）是一种口服的、可生物利用的选择性PARP1/2抑制剂。本研究旨在*BRCA*基因突变的晚期乳腺癌患者中比较紫杉醇联合卡铂化疗方案联合或不联合维拉帕利的疗效和安全性。

【入组条件】

1．年龄≥18岁。

2．组织学或细胞学确诊的转移性或局部晚期不可手术的人表皮生长因子受体-2（HER-2）阴性乳腺癌。

3．有疑似致病或明确致病的*BRCA1/2*基因突变。

4．美国东部肿瘤协作组（ECOG）评分0～2分。

【试验设计】

1. 一项多中心、随机、双盲、安慰剂对照的Ⅲ期临床研究。

2. 随机分层因素包括既往铂类药物使用史、中枢神经系统（CNS）转移史、雌激素和孕激素的状态。

3. 主要研究终点为研究者评估的无进展生存（PFS）（定义为从随机分组到疾病进展或任何原因死亡的时间），次要研究终点包括总生存（OS）、临床获益率（CBR）及客观缓解率（ORR）等。

4. 采用意向性治疗（ITT）分析。

【试验流程】

BROCADE3研究的试验流程见图49-1。

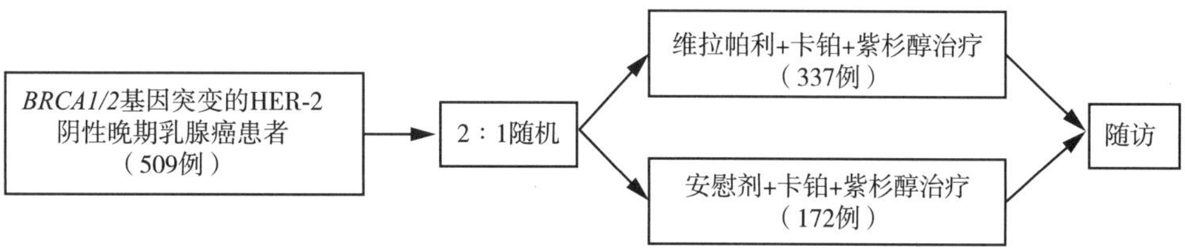

图49-1 BROCADE3研究的试验流程

注：维拉帕利，120 mg，口服，每天2次，第2～5天（单药治疗300～400 mg，每天2次）；卡铂，AUC 6 mg/（ml·min），第1天；紫杉醇，80 mg/m^2，第1、8、15天，每21天为1个周期。维拉帕利组/安慰剂组可在中止卡铂和紫杉醇治疗（除外因疾病进展中止）后接受剂量加强的维拉帕利/安慰剂单药治疗。安慰剂组患者在疾病进展后可接受维拉帕利治疗

【结果】

1. PFS 维拉帕利组的中位PFS为14.5个月（95%*CI* 12.5～17.7），安慰剂组为12.6个月（95%*CI* 10.6～14.4），前者显著优于后者（*HR* 0.71，95%*CI* 0.57～0.88，双边P＝0.0016）。

2. OS 维拉帕利组的中位OS为33.5个月（95%*CI* 27.6～37.9），安慰剂组为28.2个月（95%*CI* 24.7～35.2），2组之间未见显著差异（*HR* 0.95，95%*CI* 0.73～1.23，P＝0.67）。

3. CBR 维拉帕利组的CBR为90.7%（95%*CI* 87.9%～92.9%），安慰剂组为93.2%（95%*CI* 89.5%～95.7%），2组之间未见显著差异。

4. ORR 维拉帕利组的ORR为75.8%（95%*CI* 70.4%～80.6%），安慰剂组为74.1%（95%*CI* 66.1%～81.1%），2组之间未见显著差异。

5. 安全性 2组常见的≥3级的不良反应有中性粒细胞减少、贫血及血小板减少。维拉帕利组和安慰剂组中性粒细胞减少的发生率分别为81%（272/336）和84%（143/171），贫血的发生率分别为42%（142/336）和40%（68/171），血小板减少的发生率分别为40%（134/336）和28%（48/171）。维拉帕利组和安慰剂组严重不良反应的发生率分别为34%（115/336）和29%（49/171）。

【结论】

在*BRCA*基因突变的晚期乳腺癌患者中，在紫杉醇联合卡铂化疗的基础上加用维拉帕利可显著改善PFS。

（上海交通大学医学院附属仁济医院 袁陈伟 殷文瑾 陆劲松）

二、专家解读一

自从15年前PARP抑制剂在*BRCA1/2*基因突变恶性肿瘤中的合成致死效应被首次报道以来，其已在胚系*BRCA1/2*基因突变的进展期乳腺癌的治疗中取得了巨大进展。基于Ⅲ期临床研究OlympiAD和EMBRACA的结果，奥拉帕利、他拉唑帕利在2018年被美国食品药品监督管理局（FDA）和欧洲药品管理局（European Medicine Agency，EMC）批准用于胚系*BRCA1/2*基因突变的转移性乳腺癌的治疗。上述临床研究比较了PARP抑制剂和非DNA损伤性化疗药物的疗效和安全性，其中OlympiAD研究纳入了一线至三线治疗的患者，而EMBRACA研究则涵盖了一线至四线治疗的患者。但PARP抑制剂的疗效受到了许多人的质疑，因为上述研究都是在对铂类药物敏感的进展期或晚期乳腺癌患者中进行的，且产生了相似的疗效。上述研究显示，PARP抑制剂单药的ORR达到了约60%，其相比于化疗延长了3个月的PFS（总PFS达7.0～8.6个月）。尽管PARP抑制剂单药获得了相当高的初始反应率，但疗效的维持时间在5.4～6.4个月，并未对OS率有显著的提升（PARP抑制剂组的OS为19.3个月，化疗组的OS为17.1～19.5个月）。

虽然上述研究具有里程碑式的意义，证明了PARP抑制剂这一新的口服靶向药物能够在胚系*BRCA*基因突变的转移性乳腺癌患者中得到应用，但提供的数据仍具有局限性。第一，尽管使用该方案获得了很高的ORR，但疗效的持续时间有限，患者的复发风险高。第二，考虑PARP抑制剂与铂类药物具有高度的共耐药性，PARP抑制剂单药治疗进展后的治疗方案仍没有定论。此外，临床尚缺乏高质量的对比PARP抑制剂单药治疗和以铂类药物为基础的化疗的临床研究。TNT研究是一项Ⅲ期临床研究，在胚系*BRCA1/2*基因突变的乳腺癌患者的一线治疗中使用6个周期的卡铂，中位PFS达到6.6个月。因此推断，如果OlympiAD研究和EMBRACA研究将铂类药物纳入对照组，那么PARP抑制剂单药治疗能否相对提高疗效目前尚不清楚。

针对这一临床重要课题，Diéras等在《柳叶刀·肿瘤学》杂志上报道了BROCADE3研究的结果。其将PARP1抑制剂维拉帕利联合卡铂＋紫杉醇（化疗）用于一线至三线的进展期胚系*BRCA1/2*基因突变的乳腺癌患者。该研究首次将PARP抑制剂和铂类药物（化疗）联用，并与以铂类药物（化疗）为基础的治疗方案进行双盲对照。维拉帕利的疗效与奥拉帕利或他拉唑帕利相比更弱，且缺少PARP"俘获"的特点，因而能够与化疗药物更好地联用。该治疗方案显示，在21天的化疗周期中，前7天使用维拉帕利或安慰剂（口服，每天2次，120 mg），并在患者出现以下情况时，允许将单次给药剂量提升至300～400 mg：①如果在疾病进展前暂停化疗，根据盲法维持原有药物单药治疗；②安慰剂组患者疾病进展后，将安慰剂替换为维拉帕利单药治疗。BROCADE3研究中，194例（194/509，38%）患者在暂停化疗后维持原有单药治疗，75例（75/172，44%）安慰剂组患者在疾病进展后换用维拉帕利单药维持治疗。2组患者平均使用了约11个周期的化疗。其主要研究终点为PFS，维拉帕利组的中位PFS为14.5个月，而安慰剂组为12.6个月，差异有统计学意义（*HR* 0.71，95%*CI* 0.57～0.88，*P*＝0.0016），约80%的患者为转移后的一线治疗患者。独立的影像学盲法评估显示，维拉帕利组的中位PFS为19.3个月，安慰剂组为13.5个月（*HR* 0.70，95%*CI* 0.54～0.90），差异也有统计学意义。尽管有研究者会质疑主要研究终点PFS1.9个月差异的临床意义，但Kaplan-Meier生存曲线提供了分析的视角。与PARP抑制剂单药治疗研究中的Kaplan-Meier生存曲线不同，BROCADE3研究中Kaplan-Meier生存曲线较晚分开，且具有长的"拖尾"现象。经过中位近36个月的随访，维拉帕利组有34%和26%的患者在24个月和36个月时无疾病进展，而安慰剂组的这2个数据分别为20%和11%。目前，OS尚未成熟，维拉帕利组的中位OS为33.5个月，安慰剂组为28.2个月（*HR* 0.95，95%*CI* 0.73～1.23，*P*＝0.67）。值得注意的是，在三阴性乳腺癌患者的亚组分析中，中位OS为35个月，这是有史以来三阴性乳腺癌的最佳总体生存率。

综上所述，BROCADE3研究为胚系*BRCA1/2*基因突变的晚期乳腺癌的最佳治疗方案探究做出了一定贡献。值得一提的是，该研究的作者首次将基于PARP抑制剂的治疗方案与铂类药物为基础的联合化疗方案进行了头对头的比较。该研究的数据向现有的针对*BRCA*基因突变的晚期乳腺癌患者群体中进行序贯单药治疗的方案发起挑战。BROCADE3研究的结果值得思考，如果借鉴卵巢癌的标准治疗方案，即以铂类药物为基础的诱导联合化疗并使用PARP抑制剂进行维持治疗的策略是否能够带来更好的疗效。目前，关于化疗的最佳持续时间和化疗阶段是否需要联合PARP抑制剂的问题仍没有答案。但BROCADE3研究为胚系*BRCA1/2*基因突变的乳腺癌的治疗提供了重要依据，并为将来开展上述方案与PARP抑制剂单药治疗的对照研究提供了强有力的理论基础。

（上海交通大学医学院附属仁济医院　刘照南　徐迎春）

三、专家解读二

在生命的各种活动中，生物体不可避免地会发生DNA损伤。DNA损伤的修复是指纠正DNA 2条单链间错配的碱基、清除DNA链上受损的碱基或糖基、恢复DNA的正常结构的过程。常见的DNA的修复方式包括直接修复、切除修复、重组修复及损伤跨越修复。同源重组修复是DNA损伤严重时常用的一种修复方式。*BRCA*基因与乳腺癌、卵巢癌等恶性肿瘤的发生密切相关，其在DNA同源重组修复的过程中发挥重要作用，而发生突变的*BRCA*基因将无法发挥DNA损伤修复的作用。PARP是DNA修复酶，其结合DNA损伤位点并催化蛋白底物上多聚二磷酸腺苷核糖链合成，进而募集更多的DNA修复蛋白到损伤位点，共同修复DNA损伤。

合成致死是近年来抗肿瘤药物研发的一种全新思路。简单来说，合成致死就是同时抑制2个非致死基因导致细胞死亡的现象。*BRCA1/2*基因突变与PARP抑制剂之间就存在合成致死效应。维拉帕利是一种口服的、可生物利用的选择性PARP1/2抑制剂，其发挥作用的主要机制为合成致死效应，主要的不良反应为血液学毒性和胃肠道反应。一项随机、安慰剂对照的Ⅱ期临床研究（BROCADE研究）的结果显示，*BRCA*基因突变的晚期乳腺癌患者在卡铂和紫杉醇的基础上添加维拉帕利，与单独使用卡铂和紫杉醇的患者相比，中位PFS（14.1个月 *vs.* 12.3个月）和OS（28.3个月 *vs.* 25.9个月）在数值上均有所提高，但未达到统计学差异，2组安全性相似。随后研究者继续开展Ⅲ期临床研究，旨在进一步比较在*BRCA*基因突变晚期乳腺癌患者中紫杉醇联合卡铂化疗方案联合或不联合维立帕利的疗效和安全性（BROCADE3研究）。

BROCADE3研究是一项多中心、随机、双盲、安慰剂对照的Ⅲ期临床研究，纳入患者按2∶1的比例随机进入维拉帕利＋卡铂＋紫杉醇治疗组（维拉帕利组）和安慰剂＋卡铂＋紫杉醇治疗组（安慰剂组）。既往的相关研究多为PARP抑制剂单药治疗的研究（如OlympiAD研究、EMBRACA研究），BROCADE3研究的试验设计与此不同，评估了PARP抑制剂和铂类药物联用的作用，同时选用了卡铂联合紫杉醇这一高活性的化疗方案作为对照，故结果具有较高的临床参考价值。BROCADE3研究的结果提示，在*BRCA*基因突变的晚期乳腺癌患者中，在紫杉醇联合卡铂化疗的基础上加用维拉帕利治疗（若化疗停止则继续使用维拉帕利单药治疗）可显著改善患者的PFS。

BROCADE3研究的结果显示，维拉帕利组的中位PFS显著优于安慰剂组（14.5个月 *vs.* 12.6个月）。虽然数值上PFS提高不多，但2组PFS的Kaplan-Meier生存曲线提示，在研究开始约12个月内，2组的生存曲线并未明显分开，但在随访24个月和36个月时，2组的PFS差异出现显著改变。为何2组会出现Kaplan-Meier生存曲线的延迟分离，究其原因，可能是BROCADE3研究的试验设计允许患者在进展前中断化疗并继续使用盲法的单药（维拉帕利单药或安慰剂）治疗，而自随机开始，转为单药治疗的患者比例将逐渐增高，这一亚组人群可能会造成Kaplan-Meier生存曲线的延迟分离。BROCADE3研究中，转为单药治疗的人数比例为38%（194/509），其中维拉帕利组为41%（136/336），安慰剂组为34%（58/171）。另一个原因可能是BROCADE3研究的入组人群中存在某个具有明显临床或生物学特征的亚组，该亚组人群对维拉帕利不敏感，无法从加用维拉帕利中获益，而该特征人群在维拉帕利组和安慰剂组中的分布是不均的，从而导致Kaplan-Meier生存曲线延迟分离。亚组的PFS分析显示，在既往接受过铂类药物治疗、既往因转移性疾病接受化疗及存在CNS转移的人群中，维拉帕利组和安慰剂组的中位PFS无明显差异，但因亚组人群数量较少，其结果应谨慎对待。后续针对维拉帕利疗效的敏感性标志物研究或许可能更好地解释这一问题。

BROCADE3研究也存在一定不足，由于试验设计允许患者在疾病进展前由联合用药转为单药治疗，故无法确定维拉帕利和化疗联合治疗的最佳持续时间。另外，在维拉帕利与化疗联合使用后，单药维拉帕利仍能维持使用多久也需要其他前瞻性临床研究验证。

（上海交通大学医学院附属仁济医院　袁陈伟　殷文瑾　陆劲松）

参考文献

[1] Robson ME, Tung N, Conte P, et al. OlympiAD final overall survival and tolerability results: olaparib versus chemotherapy treatment of physician's choice in patients with a germline BRCA mutation and HER2-negative metastatic breast cancer. Annals of Oncology, 2019, 30: 558-566.

[2] Litton JK, Hurvitz SA, Mina LA, et al. Talazoparib versus chemotherapy in patients with germline BRCA1/2-mutated HER2-negative advanced breast cancer: final overall survival results from the EMBRACA trial. Ann Oncol, 2020, 31（11）: 1526-1535.

[3] Tutt A, Tovey H, Cheang MCU, et al. Carboplatin in BRCA1/2-mutated and triple-negative breast cancer BRCAness subgroups: the TNT trial. Nat Med, 2018, 24: 628-637.

[4] Diéras V, Han HS, Kaufman B, et al. Veliparib with carboplatin and paclitaxel in BRCA-mutated advanced breast cancer（BROCADE3）: a randomised, double-blind, placebo-controlled, phase 3 trial. Lancet Oncol, 2020, 21（10）: 1269-1282.

[5] Han HS, Diéras V, Robson M, et al. Veliparib with temozolomide or carboplatin/paclitaxel versus placebo with carboplatin/paclitaxel in patients with BRCA1/2 locally recurrent/metastatic breast cancer: randomized phase Ⅱ study. Ann Oncol, 2018, 29: 154-161.

[6] Robson M, Im SA, Senkus E, et al. Olaparib for metastatic breast cancer in patients with a germline BRCA mutation. N Engl J Med, 2017, 377: 523-533.

[7] Litton JK, Rugo HS, Ettl J, et al. Talazoparib in patients with advanced breast cancer and a germline BRCA mutation. N Engl J Med, 2018, 379: 753-763.

CME TEXTBOOKS NATIONAL PROJECT

第50章 MEDIOLA研究：奥拉帕利联合度伐利尤单抗治疗胚系*BRCA*基因突变的转移性乳腺癌的开放、多中心、Ⅰ/Ⅱ期、“篮式”研究

一、概　　述

【文献来源】

Domchek SM，Postel-Vinay S，Im SA，et al．Olaparib and durvalumab in patients with germline BRCA-mutated metastatic breast cancer（MEDIOLA）：an open-label，multicentre，phase 1/2，basket study．Lancet Oncol，2020，21（9）：1155-1164.

【研究背景和目的】

在OlympiAD研究中，多腺苷二磷酸核糖聚合酶（PARP）抑制剂奥拉帕利在胚系*BRCA*1/2基因突变的转移性乳腺癌患者中显示出了良好的疗效。在TOPACIO研究中，PARP抑制剂尼拉帕利（niraparib）联合PD-1抑制剂帕博利珠单抗（pembrolizumab）在*BRCA*基因突变的进展期或转移性三阴性乳腺癌患者中也存在一定疗效。本研究旨在探究奥拉帕利联合PD-L1抑制剂度伐利尤单抗（durvalumab）在转移性乳腺癌中的疗效和安全性。

【入组条件】

1．年龄≥18岁（韩国入组年龄≥19岁）的进展期、局部晚期或转移性乳腺癌患者。

2．存在胚系*BRCA1/2*基因突变。

3．人表皮生长因子受体-2（HER-2）阴性。

4．没有使用过PARP抑制剂或免疫治疗。

5．具有可测量的病灶。

6．既往使用过紫杉类药物或蒽环类药物化疗。

7．允许既往使用铂类药物治疗（治疗期间疾病未进展且距离末次用药至少12个月）。

8．激素受体（HR）阳性患者至少在一种内分泌药物治疗期间疾病进展或不耐受内分泌治疗。

9. 美国东部肿瘤协作组（ECOG）评分0～1分。

10. 预计生存期至少12周。

11. 允许既往接受过最多二线针对转移性乳腺癌的细胞毒性药物化疗。

【试验设计】

1. 一项多中心、开放的Ⅰ/Ⅱ期“篮式”临床研究。

2. 设计4个晚期实体瘤队列，分别为胚系*BRCA1/2*基因突变的乳腺癌、胚系*BRCA1/2*基因突变的卵巢癌、胃癌及复发的小细胞肺癌，本次分析主要关注乳腺癌队列。

3. 主要研究终点为治疗12周时的疾病控制率（DCR）[定义为在治疗前12周内至少达到1次完全缓解（CR）或部分缓解（PR），或维持疾病稳定（SD）]，次要研究终点包括28周时的DCR、客观缓解率（ORR）、缓解持续时间（DoR）、无进展生存（PFS）及总生存（OS）等。

【试验流程】

MEDIOLA研究的试验设计见图50-1。

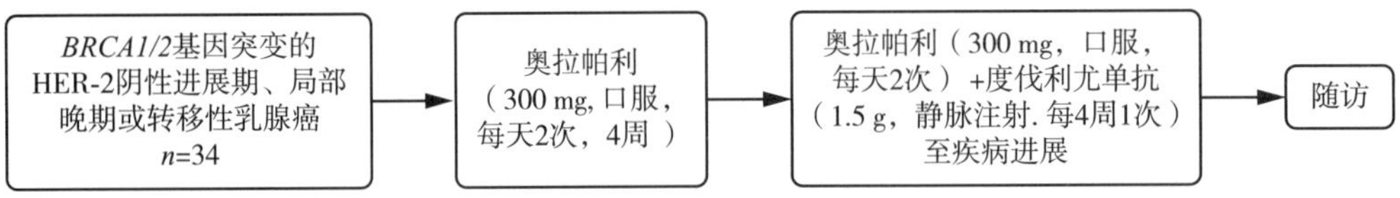

图50-1 MEDIOLA研究的试验设计

注：HER-2. 人表皮生长因子受体-2

【结果】

1. 中位治疗时间 奥拉帕利的中位治疗时间为30.8周，有7例（21%）患者进行了奥拉帕利减量；度伐利尤单抗的中位治疗时间为26.8周，有14例（41%）患者曾推迟使用。

2. DCR 12周时的DCR达80.0%（90%*CI* 64.3%～90.9%），28周时的DCR达50.0%（90%*CI* 33.9%～66.1%）。

3. ORR 12周时的ORR达63.3%（95%*CI* 48.9%～80.1%），中位缓解持续时间达9.2个月（95%*CI* 5.5～13.1）。

4. PFS 中位随访6.7个月时，中位PFS达8.2个月（95%*CI* 4.6～11.8）。

5. OS 中位随访19.8个月时，中位OS达21.5个月（95%*CI* 16.2～25.7）。

6. 亚组分析 三阴性乳腺癌亚组中，中位PFS为4.9个月（95%*CI* 2.6～13.8），中位OS为20.5个月（95%*CI* 12.3～未达到）；HR阳性乳腺癌亚组中，中位PFS为9.9个月（95%*CI* 6.2～21.5），中位OS为22.4个月（95%*CI* 14.4～25.5）。接受过最多一线化疗的患者（20例，67%）的中位OS达23.4个月（95%*CI* 16.3～未达到）；接受过二线化疗的患者（10例，33%）的中位OS达6.9个月（95%*CI* 4.6～25.5）。

7. 安全性 11例患者出现了3级或更严重的不良反应，其中最常见的是贫血、中性粒细胞减少及胰腺炎。本研究没有出现与治疗相关的死亡。

【结论】

奥拉帕利联合度伐利尤单抗在胚系*BRCA*基因突变的HER-2阴性晚期乳腺癌中具有良好的疗效

和安全性，有必要进一步开展随机对照临床研究。

（上海交通大学医学院附属仁济医院　王　岩　殷文瑾　陆劲松）

二、专家解读一

随着精准治疗和靶向治疗的不断发展，多种创新性的临床试验设计方法应运而生，如“篮式”研究和“伞式”研究。“篮式”研究就是把某种靶点明确的药物看作一个篮子，将带有相同靶基因异常的不同恶性肿瘤放进这一个篮子内进行研究，也就是使用一种药物治疗有同一靶点异常的不同恶性肿瘤，相当于中医学的“异病同治”原则。“伞式”研究则是像是撑起一把伞，把具有不同靶点的同一恶性肿瘤放进来，根据不同的靶基因分别使用不同的靶向药物，相当于中医学的“同病异治”。本研究属于“篮式”研究。

*BRCA1*和*BRCA2*基因与乳腺癌的易感性密切相关，*BRCA*基因突变会导致同源重组修复缺陷，致使细胞无法自主修复DNA链断裂，故细胞发生遗传性改变的概率显著增加，进一步导致某些恶性肿瘤发生。约5%的乳腺癌患者存在致病性胚系*BRCA1/2*基因突变。除*BRCA*基因外，PARP同样具有修复DNA损伤的作用。在*BRCA*基因突变的恶性肿瘤中，如PARP等其他DNA修复机制可以让肿瘤细胞得以存活。因此，PARP抑制剂可以通过抑制PARP对DNA的损伤修复让*BRCA*基因突变的肿瘤细胞因无法修复某些DNA损伤而死亡。

在OlympiAD研究中，PARP抑制剂奥拉帕利在胚系*BRCA1/2*基因突变的转移性乳腺癌患者中显示出了良好的疗效，ORR达60%，中位PFS达7个月，明显优于化疗组的4.2个月（$P<0.001$）。临床前研究表明，PARP抑制剂可能引发抗肿瘤免疫应答，故PARP抑制剂联合免疫治疗是目前的研究热点之一，值得期待。

在TOPACIO研究中，PARP抑制剂尼拉帕利（niraparib）联合PD-1抑制剂帕博利珠单抗在进展期或转移性三阴性乳腺癌患者中显示出了可观的效果。该研究是一项多中心、开放、单臂的Ⅱ期临床研究，入组了55例进展期、局部晚期或转移性三阴性乳腺癌患者，总人群的ORR达18%，DCR达42%；而在15例可评估疗效的*BRCA*基因突变患者中，ORR达47%，DCR则达80%。因此，该研究表明，尼拉帕利联合帕博利珠单抗在*BRCA*基因突变的进展期、局部晚期或转移性乳腺癌患者中具有巨大的治疗潜力。

MEDIOLA研究则挑选了另一个免疫治疗药物——度伐利尤单抗（durvalumab）。度伐利尤单抗是一种人免疫球蛋白G1 kappa（IgG1κ）单克隆抗体，可与程序性死亡-配体1（PD-L1）结合并阻断PD-L1与程序性死亡-1（PD-1）和CD80的相互作用。本研究探究了度伐利尤单抗联合奥拉帕利在胚系*BRCA1/2*基因突变晚期乳腺癌中的疗效和安全性。结果显示，12周时的DCR达80%，而12周时的ORR达63.3%。尤其引人关注的是，三阴性乳腺癌亚组也得到了良好的结果，中位PFS达4.9个月，中位OS达20.5个月。这表明，对于胚系*BRCA1/2*基因突变的晚期乳腺癌患者，使用奥拉帕利联合度伐利尤单抗的非化疗方案也可以有效控制疾病进展。

MEDIOLA研究的局限性也是很明显的。作为一项Ⅰ/Ⅱ期临床研究，样本量较小，入组的患者分子分型多样，虽然这些因素可能会在一定程度上影响结果，但本研究的结果依然是非常令人振奋的，证实了奥拉帕利联合度伐利尤单抗的治疗潜力。在本研究取得良好结果的背景下，相应的Ⅲ期大样本临床研究的结果更加令人期待，希望能够进一步证实该治疗方案的疗效，这对晚期乳腺癌患者是巨大的“福音”。

（上海交通大学医学院附属仁济医院　王　岩　殷文瑾　陆劲松）

三、专家解读二

（一）MEDIOLA研究拟解决的临床问题及其研究背景

基于合成致死效应的PARP抑制剂为携带胚系*BRCA*基因突变的乳腺癌患者带来了新的治疗希望。OlympiAD研究显示，奥拉帕利对比标准化疗延长了HER-2阴性、胚系*BRCA*基因突变的转移性乳腺癌患者的PFS（7个月 *vs*. 4.2个月，*HR* 0.58，*P*＜0.001）。但PARP抑制剂的获得性耐药问题对其临床应用造成了新的挑战。为克服耐药问题，研究者们开始积极探索新的治疗策略，其中包括在这部分患者中联合应用PARP抑制剂和免疫治疗药物。有研究表明，PARP抑制剂与免疫调控之间存在复杂的相互作用：一方面，PARP抑制剂诱导DNA损伤后可通过激活干扰素基因刺激因子（stimulator of interferon gene，STING）和核因子-κB（nuclear factor-κB，NF-κB）通路来增强肿瘤免疫浸润，从而上调免疫反应；另一方面，PARP抑制剂能上调PD-L1的表达并增强肿瘤相关免疫抑制，而阻断PD-L1，将增强PARP抑制剂的抗肿瘤作用。这为PARP抑制剂和PD-L1抑制剂的联合应用提供了依据。基于一项Ⅰ期研究的安全性数据，MEDIOLA研究旨在进一步探索奥拉帕利联合度伐利尤单抗的安全性和抗肿瘤活性。

（二）MEDIOLA研究的结果和亚组分析中重要的亮点

在安全性方面，奥拉帕利联合度伐利尤单抗的毒性总体可控。在34例患者中，有11例（11/34，32%）患者发生了3级及以上不良反应，其中最常见的不良反应有贫血（4/34，12%）、中性粒细胞减少（3/34，9%）及胰腺炎（2/34，6%）。12例（12/34，35%）患者发生了免疫相关不良反应。4例患者发生了6例严重不良反应，其中贫血、溶血及胰腺炎被研究者认为可能与治疗相关。MEDIOLA研究未发生任何治疗相关的死亡。在疗效方面，第12周的DCR达80%（90%*CI* 64.3%～90.9%），中位DOR为9.2个月（95%*CI* 5.5～13.1）；生存数据尚不成熟，截至2019年3月18日，中位PFS为8.2个月（95%*CI* 4.6～11.8，中位随访期为6.7个月），中位OS为21.5个月（95%*CI* 16.2～25.7，中位随访期为19.8个月）。

与既往类似研究不同的是，MEDIOLA研究纳入了较多HR阳性患者（占47%）。探索性亚组分析提示，三阴性乳腺癌和HR阳性乳腺癌亚组的DoR、PFS及OS没有统计学显著差异。在当前的小样本研究中，与既往接受过二线及以上化疗的患者相比，接受≤一线化疗患者的DoR更长。生存分析提示，OS与肿瘤细胞和免疫细胞的PD-L1状态（以是否≥1%为界值）无统计学上的显著相关性，而CD8阳性肿瘤浸润淋巴细胞（TILs）更富集（≥140个/mm^2）的患者OS获益更大，提示CD8阳性TILs对奥拉帕利联合度伐利尤单抗方案的疗效具有潜在的预测价值，这也是本研究的亮点之一。

（三）MEDIOLA研究的同类其他研究

MEDIOLA研究为一项单臂的Ⅰ/Ⅱ期临床研究，缺乏内部的对照。与在类似人群中展开的OlympiAD研究进行对比，发现奥拉帕利单药治疗胚系*BRCA*基因突变的HER-2阴性转移性乳腺癌患者的中位DoR、PFS及OS分别为6.4个月、7.0个月及19.3个月。目前的生存数据显示，加用度伐利尤单抗后的中位DoR、PFS及OS都略高于上述数据，但这些结果尚不能说明加用度伐利尤单抗在疗效上的优越性，仍需要大型随机对照研究来证实。

此外，当前已有几项临床研究评估了PARP抑制剂联合免疫检查点抑制剂治疗乳腺癌的疗效和安全性。例如，TOPACIO/KEYNOTE-162研究评估了尼拉帕利联合帕博利珠单抗对进展期及转移性三阴性乳腺癌的治疗价值。在这项单臂的Ⅱ期研究中，携带*BRCA*基因突变患者的中位PFS为8.3个月，与MEDIOLA研究的结果相当，提示该类联合方案在*BRCA*基因突变的转移性乳腺癌患者中具有良好的治疗潜力。

（四）MEDIOLA研究结论的重要临床意义、获益人群及对目前相关指南和实践的影响

MEDIOLA研究提示，奥拉帕利联合度伐利尤单抗方案整体安全、可耐受，对于胚系*BRCA*基因突变的HER-2阴性转移性乳腺癌患者，在PARP抑制剂的基础上加用度伐利尤单抗可能具有增效作用，并推迟PARP抑制剂继发性耐药的产生。亚组分析提示，既往化疗线数较少、CD8阳性TILs数量更多的患者可能是该方案获益更大的人群。尽管目前的证据尚不足以推动相关指南和临床实践更改，但若其疗效在后续的Ⅲ期随机对照研究中得到进一步的证实，那么该联合方案有望取代PARP抑制剂单药成为治疗胚系*BRCA*基因突变的转移性乳腺癌的更优选择。

（五）MEDIOLA研究的不足、需要解决的问题及对未来研究的启发

奥拉帕利联合度伐利尤单抗的优效性及其最佳适用人群有待大型随机对照研究的进一步探索。MEDIOLA研究的局限性包括样本量较小、缺乏随机对照，且由于入组患者的临床病理特征和治疗线数存在一定差异，故在缺乏对照臂的情况下结果可能会受到混杂因素的影响。前线的化疗和奥拉帕利在“导入期”的使用，都可能会造成免疫微环境的改变，这也给预测指标的确定带来了困难。在MEDIOLA研究中，免疫检查点抑制剂的经典预测指标PD-L1未能表现出预测价值，反而是CD8阳性TILs的数量对远期生存提示意义更大，究竟谁才是预测疗效的最佳指标，仍有待后续研究的进一步探讨。有临床前研究提示，奥拉帕利可通过激活STING通路增加CD8阳性淋巴细胞的募集，或许能部分解释这一现象，其机制也有待后续更深入的研究来证实。

（复旦大学附属肿瘤医院 金奕滋 张 剑）

参考文献

[1] Robson M, Im SA, Senkus E, et al. Olaparib for metastatic breast cancer in patients with a germline BRCA mutation. New England Journal of Medicine, 2017, 377 (6): 523-533.

[2] Robson ME, Tung N, Conte P, et al. OlympiAD final overall survival and tolerability results: olaparib versus chemotherapy treatment of physician's choice in patients with a germline BRCA mutation and HER2-negative metastatic breast cancer. Annals of Oncology, 2019, 30 (4): 558-566.

[3] Vinayak S, Tolaney SM, Schwartzberg L, et al. Open-label clinical trial of niraparib combined with pembrolizumab for treatment of advanced or metastatic triple-negative breast cancer. JAMA Oncology, 2019, 5 (8): 1132-1140.

[4] Pantelidou C, Sonzogni O, de Oliveria TM, et al. PARP inhibitor efficacy depends on CD8 (+) T-cell recruitment via intratumoral STING pathway activation in BRCA-deficient models of triple-negative breast cancer. Cancer Discovery, 2019, 9 (6): 722-737.

[5] Stewart RA, Pilié PG, Yap TA. Development of PARP and immune-checkpoint inhibitor combinations. Cancer Research, 2018, 78 (24): 6717-6725.

[6] Jiao S, Xia W, Yamaguchi H, et al. PARP inhibitor upregulates PD-L1 expression and enhances cancer-associated immunosuppression. Clinical Cancer Research, 2017, 23 (14): 3711-3720.

[7] Lee JM, Cimino-Mathews A, Peer CJ, et al.

Safety and clinical activity of the programmed death-ligand 1 inhibitor durvalumab in combination with poly (ADP-ribose) polymerase inhibitor olaparib or vascular endothelial growth factor receptor 1-3 inhibitor cediranib in women's cancers: a dose-escalation, phase Ⅰ study. Journal of Clinical Oncology, 2017, 35 (19): 2193-2202.

第十三篇

老年乳腺癌治疗

第51章 RESPECT研究：在人表皮生长因子受体-2阳性早期乳腺癌老年患者中曲妥珠单抗联合或不联合化疗的随机对照临床研究

一、概　　述

【文献来源】

Sawaki M，Taira N，Uemura Y，et al．Randomized controlled trial of trastuzumab with or without chemotherapy for HER2-positive early breast cancer in older patients，J Clin Oncol，2020，38（32）：3743-3752.

【研究背景和目的】

曲妥珠单抗联合化疗是针对人表皮生长因子受体-2（HER-2）阳性乳腺癌的标准治疗方案，但化疗药物诱导的毒性可导致严重的不良反应。由于老年女性对化疗所致的不良反应耐受性差，故造成的危害可能更大。本研究在早期HER-2阳性老年女性乳腺癌患者的辅助治疗过程中探索曲妥珠单抗单药对比曲妥珠单抗联合化疗的疗效、安全性及健康相关生活质量。

【入组条件】

1. 纳入标准

（1）组织学确诊的HER-2阳性浸润性乳腺癌，已接受乳腺癌根治性手术。

（2）70～80岁的女性患者。

（3）Ⅰ期（病理显示肿瘤直径＞0.5 cm）、Ⅱ期、ⅢA期。

（4）左心室射血分数（LVEF）≥55%。

（5）美国东部肿瘤协作组（ECOG）评分0～1分。

（6）既往未接受过针对乳腺癌的内分泌治疗或化疗。

2. 排除标准

（1）活动性多原发癌（同时性多原发癌或另一器官的浸润性癌）。

（2）术后组织学证实腋窝淋巴结转移≥4枚。

（3）腋窝淋巴结未做组织学评估。

（4）组织学证实保乳手术切缘阳性。

（5）相关药物过敏史可能妨碍治疗计划。

【试验设计】

1．一项多中心、开放、随机、对照、Ⅲ期、非劣效性的临床研究。

2．主要研究终点为无疾病生存（DFS）[定义为自随机开始至以下任意事件首发的时间：①局部区域复发或远处转移；②异时性乳腺癌或第二原发癌（不包括皮肤基底细胞癌、鳞状细胞癌或子宫内膜原位癌）；③任何原因死亡。DFS通过预先设定的风险比（*HR*）进行评估，并通过计算限制平均生存时间（restricted mean survival time，RMST）作为补充分析]，次要研究终点包括总生存（OS），无复发生存（RFS）、安全性、健康相关生活质量（health-related quality of life，HRQOL）及综合老年评估（comprehensive geriatric assessment，CGA）。

3．估测研究人群的3年DFS率为68%～72%，设定的*HR*为1.69，需要260例患者通过4年入组和3年随访产生120例事件以获得80%的检验效能。

【试验流程】

RESPECT研究的试验流程见图51-1。

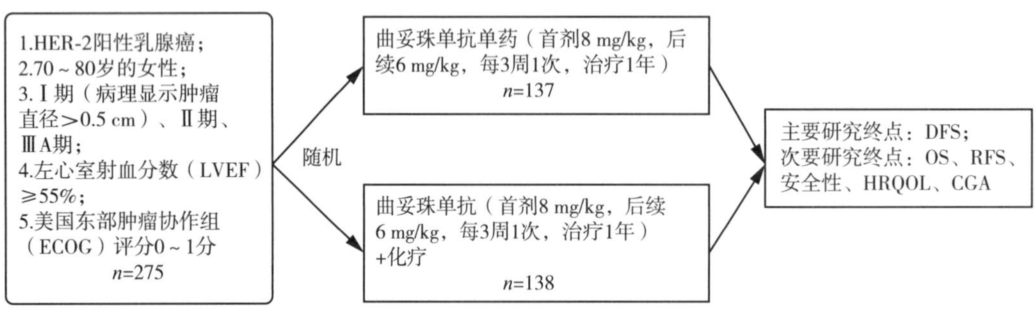

图51-1 RESPECT研究的试验流程

注：DFS．无疾病生存；OS．总生存；RFS．无复发生存；HRQOL．健康相关生活质量；CGA．综合老年评估，使用曲妥珠单抗治疗期间每3个月复查心脏彩色多普勒超声，完成曲妥珠单抗治疗后每6个月复查心脏彩色多普勒超声。HRQOL通过癌症治疗功能评估（Functional Assessment of Cancer Therapy-General，FACT-G）量表在基线、2个月、1年、3年时进行评估。化疗方案包括单周紫杉醇（P，12周）、3周多西他赛（T，4个周期）、多柔比星＋环磷酰胺（AC，4个周期）、表柔比星＋环磷酰胺（EC，4个周期）、环磷酰胺＋甲氨蝶呤＋5-氟尿嘧啶（CMF，6个周期）、多西他赛＋环磷酰胺（TC，4个周期）、多西他赛＋卡铂＋曲妥珠单抗（TCbH，6个周期）

【结果】

1．入组人群 本研究自2009年10月至2014年11月共入组275例70～80岁的HER-2阳性浸润性乳腺癌患者，入组人群的中位年龄为73.5岁，中位随访时间为4.1（0.3～8.0）年。

2．DFS 截至2017年10月31日，曲妥珠单抗组和曲妥珠单抗联合化疗组的3年DFS率分别为89.5%（95%*CI* 82.9%～93.6%，总事件数18例）和93.8%（95%*CI* 87.9%～96.8%，总事件数15例）（*HR* 1.36，95%*CI* 0.72～2.58，$P=0.51$）。对于RMST，2组间第3年的差值为−0.39个月（95%*CI* −1.71～0.93，$P=0.56$）。

3. RFS 曲妥珠单抗组和曲妥珠单抗联合化疗组的3年RFS率分别为92.4%（95%*CI* 86.3～95.8，17例事件，其中7例死亡）和95.3%（95%*CI* 89.7～97.8，12例事件，其中6例死亡）（*HR* 1.33，95%*CI* 0.63～2.79）。对于RMST，2组间第3年的差值为−0.41个月（95%*CI* −1.51～0.68，*P*＝0.53）。

4. OS 曲妥珠单抗组和曲妥珠单抗联合化疗组的3年OS率分别为97.2%（95%*CI* 91.2～99.1）和96.6%（95%*CI* 89.5～98.9）（*HR* 1.07，95%*CI* 0.36～3.19）。

5. 安全性 曲妥珠单抗组不良反应的发生率显著低于曲妥珠单抗联合化疗组，最常见的不良反应2组为中性粒细胞减少（9.6% *vs*. 42.0%，*P*＜0.0001）、食欲缺乏（7.4% *vs*. 44.3%，*P*＜0.0001）及脱发（2.2% *vs*. 71.7%，*P*＜0.0001），2组4级血液学不良反应的发生率分别为0和13.7%（*P*＜0.0001）。而2组间LVEF的降低率无显著差异（8.1% *vs*. 6.8%）。

6. HRQOL 通过FACT-G量表进行分析，2组间HRQOL的下降比例在2个月（31% *vs*. 48%，*P*＝0016）及1年（19% *vs*. 38%，*P*＝0.009）均为曲妥珠单抗组低于曲妥珠单抗联合化疗组，2组间HRQOL的提高比例在2个月（38% *vs*. 15%，*P*＜0.01）及1年（43% *vs*. 25%，*P*＝0.021）均为曲妥珠单抗组高于曲妥珠单抗联合化疗组；而3年的HRQOL，2组间无显著差异。

【结论】

本研究未达到主要研究终点（曲妥珠单抗单药不劣于曲妥珠单抗＋化疗）。然而，仅使用曲妥珠单抗靶向治疗的患者与使用曲妥珠单抗联合化疗的患者在3年RMST上的差异小于1个月（0.39个月）。考虑仅使用曲妥珠单抗的不良反应更小、生活质量更高，故对于部分70岁以上的早期HER-2阳性乳腺癌患者，可以考虑曲妥珠单抗单药的辅助治疗方案。

（上海交通大学医学院附属仁济医院 沙 瑞 殷文瑾 陆劲松）

二、专家解读一

来自日本的一项随机对照临床研究RESPECT旨在老年乳腺癌患者中比较曲妥珠单抗单药治疗是否非劣效于曲妥珠单抗联合化疗（辅助治疗）。此外，RESPECT研究还比较了2组间不良反应的发生率和生活质量的差异。

目前，我国正逐渐进入老龄化。老年乳腺癌患者较多合并心血管疾病，预期寿命相对较短，对治疗的耐受性相对较差，对生活质量的要求更高。尽管存在较高的临床需求，但老年乳腺癌的诊疗循证证据较为缺乏，大部分临床研究均排除了70岁以上的患者或存在较明显内科合并症的患者。对于老年乳腺癌患者的诊疗，尽管只能遵循现有的诊疗规范，但在临床实践中，仍存在较多的争议和空白领域。例如，美国临床肿瘤学会（ASCO）、早期乳腺癌试验协作组（Early Breast Cancer Trialists Collabrative Group，EBCTCG）等专业组织均未能对老年乳腺癌患者的诊疗达成共识。RESPECT研究是首项针对70岁以上老年乳腺癌患者的临床研究。

RESPECT研究入组了70～80岁的HER-2阳性早期乳腺癌患者275例，最终纳入分析共266例，中位年龄为73.5岁，其中83.5%的患者临床分期为Ⅰ期及ⅡA期，92%的患者ECOG评分为0分。遗憾的是，其并未达到预设的非劣效性终点，中位随访4.1年时，曲妥珠单抗组和曲妥珠单抗联合化疗组的3年DFS率分别为89.5%和93.8%（*HR* 1.36，95%*CI* 0.72～2.58，*P*＝0.51）。但2组的DFS事件数均较少，分别为18例和15例，而试验设计时达到主要研究终点需要共120例。预设的亚组分析提示，年龄＞75岁、体力状况评分（PS）1分及雌激素受体（ER）阳性对化疗的预后影响较小。2组的3年RFS率和OS率相似，2组的LVEF降低率相似（8.1% *vs*. 6.8%，*P*＝0.647），而其他不良反应的发生率曲妥珠单抗联合化疗组相对更高。曲妥珠单抗组患者的生活质量在2个月及1年时评估优于联合曲妥珠单抗联合化疗组，而在第2年时2组基本相似。

RESPECT研究的一个亮点之处在于应用RMST作为重要参数。根据RMST分析，曲妥珠单抗联合化疗组3年内的DFS获益仅0.39个月。RMST可以理解为至预设的临床重要时间点的平均无事件生存期，相当于自零点至预定时间点的Kaplan-Meier曲线下面积。2组间的RMST差异也就是设定时间段内2条Kaplan-Meier曲线间的面积。RESPECT研究应用RMST减少作为试验设计的基础，可以在最大程度上减少随机降阶梯研究的样本量需求。对于老年患者，RMST的衡量具有特别的意义，因为生活质量与生存时间的改变具有同样重要的意义。而0.39个月的DFS获益，使得医师与患者在临床实践中值得进行抉择和考量。

对于抗HER-2的降阶梯治疗，主要在2个方面进行开展。首先是抗HER-2靶向治疗的疗程缩短。1年的曲妥珠单抗治疗是目前的标准，SOLD、Short-HER等临床研究比较了9周曲妥珠单抗非劣效于1年的标准疗程，均未达到研究终点。PHARE研究对比了6个月的曲妥珠单抗非劣效于1年的标准疗程，也未达到研究终点。只有PERSEPHONE研究达到了6个月的曲妥珠单抗非劣效于1年标准疗程的界值，但该研究并非以*HR*作为主要研究终点，且该研究并未改变现有的1年曲妥珠单抗的标准疗程。其次是联合化疗方案的降阶梯。BCIRG 006研究及TRAIN 2研究分别显示了铂类化疗药物联合单靶向或双靶向豁免蒽环类药物的可行性。APT研究作为一项单臂临床研究，也提示对于大部分Ⅰ期的HER-2阳性乳腺癌，12周的单周紫杉醇化疗降阶梯联合1年的标准曲妥珠单抗治疗，3年iDFS率达98.7%。

目前，很多研究在尝试新辅助阶段抗HER-2治疗而豁免化疗的方式。PHERGain研究是一项Ⅱ期临床研究，通过新辅助治疗阶段2个周期单纯双靶向治疗后^{18}F-氟脱氧葡萄糖（^{18}F-FDG）-正电子发射体层成像（PET）来预测病理缓解，并根据病理缓解及时调整治疗策略，即筛选出一部分可以豁免化疗的患者。2021年，ASCO大会报道的WSG-ADAPT HR＋/HER2-研究提示，新辅助阶段采用双靶向联合治疗豁免化疗（单纯新辅助靶向治疗组）尽管较联合化疗（联合治疗组）病理完全缓解（pCR）率较低，但2组达pCR的患者的5年iDFS率相同（98% *vs.* 98%），且单纯新辅助靶向治疗组达pCR的患者仅29%后续辅助治疗使用化疗。这也提示了一部分对靶向治疗充分敏感的患者具有豁免化疗的可行性。

综上所述，部分HER-2阳性乳腺癌患者具有豁免化疗的可行性。而对于老年、低危的患者，豁免化疗的曲妥珠单抗单靶治疗方案尽管未达到非劣效性终点，但考虑辅助化疗的获益在3年中仅有0.39个月，权衡生活质量等方面的因素，豁免化疗对于部分患者是安全可行的。

（复旦大学附属妇产科医院　陈宏亮　吴克瑾）

三、专家解读二

HER-2阳性乳腺癌恶性程度更高，肿瘤增生快、侵袭性强，容易发生淋巴结或血行转移，同时对内分泌治疗不敏感。曲妥珠单抗是首个获批的抗HER-2靶向治疗药物，可通过抑制HER-2信号通路和抗体依赖细胞介导的细胞毒性作用（ADCC）提高HER-2阳性乳腺癌患者的预后。目前，曲妥珠单抗联合化疗已成为HER-2阳性乳腺癌的标准辅助治疗方案。由于化疗药物具有较强的细胞毒性，使用后的不良反应较大，导致部分患者无法耐受，某些严重的不良反应甚至会危及患者生命。由于老年患者对化疗所致的不良反应耐受性更差，且不良反应的危害更严重，故对于这部分人群，辅助治疗过程中仅使用曲妥珠单抗单药这一不良反应较小的靶向药物疗效如何值得探究。

RESPECT研究正是为解决这一临床问题而设计的。本研究由日本学者发起，因为日本是一个老龄化国家，人均寿命高达86.8岁。2016年，日本有95 257例女性乳腺癌患者，其中26.3%的患者年龄＞70岁。美国的一项研究统计，2019年的268 600例乳腺癌患者中有44.1%年龄＞65岁。对于这部分高龄患者，诊疗不能完全按照相关指南，但又缺乏数据支持。

RESPECT研究在老年HER-2阳性早期乳腺癌患者的辅助治疗中比较了曲妥珠单抗单药和曲妥珠单抗联合化疗的安全性、不良反应的发生率及生活质量，入组患者为70～80岁的老年HER-2阳性早期乳腺癌患者，主要研究终点为DFS，通过预先设定的*HR*进行评估，*HR*阈值为1.69，这个阈值是由该领域的专家通过问卷调查得出的。本研究中，定义当*HR*的95%*CI*的上限＜1.69时就认为曲妥珠单抗单药的疗效不劣于曲妥珠单抗联合化疗。本研究自2009年10月至2014年11月共入组275例患者，截至2017年10月31日，中位随访时间为4.1年。结果显示，曲妥珠单抗组的3年DFS率为89.5%，曲妥珠单抗联合化疗组为93.8%（*HR* 1.36，95%*CI* 0.72～2.58），因为主要研究终点DFS的*HR*的95%*CI*上限为2.58，大于预设的阈值1.69，故主要研究终点未实现，不能认为在70岁以上的老年HER-2阳性早期乳腺癌患者中曲妥珠单抗单药的疗效不劣于曲妥珠单抗联合化疗。

然而，在本研究的随访过程中，年度监测时发现，DFS事件的发生数远小于预期值，若仍使用预设的*HR*来检验本非劣效性研究不够准确，故作者引入RMST作为补充分析结果。当临床研究中事件数太少时，使用RMST进行分析更符合实际。RMST是指生存曲线上至某一特定时间点患者的平均生存时间，可理解为生存曲线下随机时间点至预定时间点的面积。2组3年DFS的RMST为曲妥珠单抗组少于曲妥珠单抗联合化疗组0.39个月（95%*CI* −1.71～0.93，*P*＝0.56），即曲妥珠单抗组的3年限制平均无疾病生存时间比曲妥珠单抗联合化疗组少0.39个月，这一影响可以说微乎其微。因此，对于老年早期乳腺癌患者，辅助治疗中使用曲妥珠单抗单药的患者较使用曲妥珠单抗联合化疗的患者在生存方面实际差异并不显著。

对于老年患者，不良反应更值得医师关注。曲妥珠单抗治疗可能会导致心功能不全，需要每3个月行心脏彩色多普勒超声检查，通过LVEF是否降低来调整药物的用法。RESPECT研究中，曲妥珠单抗组和曲妥珠单抗联合化疗组LVEF的降低率无显著差异（8.1% *vs*. 6.8%，*P*＝0.647）。而在由化疗药物导致的不良反应方面，如中性粒细胞减少（9.6% *vs*. 42.0%）、食欲缺乏（7.4% *vs*. 44.3%）、脱发（2.2% *vs*. 71.7%）、4级血液学不良事件（0 *vs*. 13.7%），均为曲妥珠单抗组显著低于曲妥珠单抗联合化疗组。

此外，提高老年患者的生活质量也是治疗的主要目标之一。RESPECT研究的结果显示，2个月和1年时均为曲妥珠单抗组的HRQOL更高，而第3年的HRQOL 2组间无显著差异。在临床工作中，医师可能还需要结合患者的实际情况，如果患者预期寿命长、伴随疾病少，可能会更建议使用曲妥珠单抗联合化疗；反之，曲妥珠单抗单药也可以考虑，不过这一点还需要进一步验证。

RESPECT研究也具有局限性。例如，入组人群具有一定特殊性，均为70～80岁的高龄患者，经过4.1年的中位随访，未达到主要研究终点。但若想通过延长随访时间进一步分析，那么非乳腺癌因素造成的死亡会对结果产生较大影响。此外，由于入组人群要求LVEF≥55%，经过这一条件的筛选，入组患者多为身体素质好的患者，其对化疗的耐受性也相对较好，而临床一线医师更希望评估那些对化疗耐受差的老年女性使用曲妥珠单抗的疗效。这也需要在今后的研究中进一步探索。

早在2012年，NeoSphere研究已在新辅助队列中探索靶向治疗联合或不联合化疗的疗效。NeoSphere研究入组的患者包括早期、局部晚期及炎性乳腺癌患者，417例患者按1∶1∶1∶1的比例分为4组：A组（曲妥珠单抗＋多西他赛，*n*＝107）、B组（曲妥珠单抗＋帕妥珠单抗＋多西他赛，*n*＝107）、C组（曲妥珠单抗＋帕妥珠单抗，*n*＝107）、D组（帕妥珠单抗＋多西他赛，*n*＝96）。其结果显示，4组的pCR率分别为29.0%、45.8%、16.8%、24.0%，其中B组的pCR率显著高于其他3组，即曲妥珠单抗＋帕妥珠单抗＋化疗能获得更高的pCR率。因此，NeoSphere研究很早就已经开始探索仅使用靶向药物治疗而不加用化疗的疗效，这为后续的相关研究开辟了方向。

RESPECT研究也有很多值得医师思考的内容。例如，若HER-2阳性老年女性乳腺癌患者不能耐受化疗药物，但心脏功能尚可，是否可使用抗HER-2双靶向治疗而不使用化疗？老年HER-2阳性早期乳腺癌女性患者使用T-DM1辅助治疗的疗效及安全性如何？对于老年激素受体（HR）阳性、HER-2阳性乳腺癌女性患者，使用内分泌治疗联合抗HER-2靶向治疗的疗效如何？

总之，RESPECT研究虽然未达到主要研究终点，但对于老年HER-2阳性早期乳腺癌患者，曲妥珠单抗单药的3年DFS率为89.5%，曲妥珠单抗联合化疗的3年DFS率为93.8%。通过RMST作为补充结果分析，未加用化疗，3年的RMST减少小于1个月。此外，曲妥珠单抗单药的安全性和HRQOL更高，故在临床工作中，医师还需要结合患者的实际情况，必要时可组织多学科会诊决定后续治疗。

（上海交通大学医学院附属仁济医院　沙　瑞　殷文瑾　陆劲松）

参考文献

[1] Kim DH, Uno H, Wei LJ. Restricted mean survival time as a measure to interpret clinical trial results. JAMA Cardiology, 2017, 2（11）: 1179-1180.

[2] Pak K, Uno H, Kim DH, et al. Interpretability of cancer clinical trial results using restricted mean survival time as an alternative to the hazard ratio. JAMA Oncology, 2017, 3（12）: 1692-1696.

[3] Joensuu H, Fraser J, Wildiers H, et al. Effect of adjuvant trastuzumab for a duration of 9 weeks vs 1 year with concomitant chemotherapy for early human epidermal growth factor receptor 2-positive breast cancer: the SOLD randomized clinical trial. JAMA Oncology, 2018, 4（9）: 1199-1206.

[4] Conte P, Frassoldati A, Bisagni G, et al. Nine weeks versus 1 year adjuvant trastuzumab in combination with chemotherapy: final results of the phase Ⅲ randomized Short-HER study. Annals of Oncology, 2018, 29（12）: 2328-2333.

[5] Pivot X, Romieu G, Debled M, et al. 6 months versus 12 months of adjuvant trastuzumab in early breast cancer（PHARE）: final analysis of a multicentre, open-label, phase 3 randomised trial. Lancet, 2019, 393（10191）: 2591-2598.

[6] Slamon D, Eiermann W, Robert N, et al. Adjuvant trastuzumab in HER2-positive breast cancer. The New England Journal of Medicine, 2011, 365（14）: 1273-1283.

[7] van Ramshorst MS, van der Voort A, van Werkhoven ED, et al. Neoadjuvant chemotherapy with or without anthracyclines in the presence of dual HER2 blockade for HER2-positive breast cancer（TRAIN-2）: a multicentre, open-label, randomised, phase 3 trial. The Lancet Oncology, 2018, 19（12）: 1630-1640.

[8] Tolaney SM, Barry WT, Dang CT, et al. Adjuvant paclitaxel and trastuzumab for node-negative, HER2-positive breast cancer. The New England Journal of Medicine, 2015, 372（2）: 134-141.

[9] Pérez-García JM, Gebhart G, Ruiz Borrego M, et al. Chemotherapy de-escalation using an（18）F-FDG-PET-based pathological response-adapted strategy in patients with HER2-positive early breast cancer（PHERGain）: a multicentre, randomised, open-label, non-comparative, phase 2 trial. The Lancet Oncology, 2021, 22（6）: 858-871.

[10] Romond EH, Perez EA, Bryant J, et al. Trastuzumab plus adjuvant chemotherapy for operable HER2-positive breast cancer. The New England Journal of Medicine, 2005, 353（16）: 1673-1684.

[11] Muss HB, Berry DA, Cirrincione CT, et al. Adjuvant chemotherapy in older women with early-stage breast cancer. The New England Journal of Medicine, 2009, 360（20）: 2055-2065.

[12] Sawaki M, Taira N, Uemura Y, et al. Randomized controlled trial of trastuzumab with or without chemotherapy for HER2-positive early breast cancer in older patients. Journal of Clinical Oncology, 2020, 38（32）: 3743-3752.

[13] Royston P, Parmar MK. Restricted mean survival time: an alternative to the hazard ratio for the design and analysis of randomized trials with a time-to-event outcome. BMC Medical Research Methodology, 2013, 13: 152.

[14] Wang ZX, Wu HX, Xie L, et al. Correlation of milestone restricted mean survival time ratio with overall survival hazard ratio in randomized clinical trials of immune checkpoint inhibitors: a systematic review and meta-analysis. JAMA Network Open, 2019, 2 (5): e193433.

[15] Gianni L, Pienkowski T, Im YH, et al. Efficacy and safety of neoadjuvant pertuzumab and trastuzumab in women with locally advanced, inflammatory, or early HER2-positive breast cancer (NeoSphere): a randomised multicentre, open-label, phase 2 trial. The Lancet Oncology, 2012, 13 (1): 25-32.

化疗对70岁及以上三阴性乳腺癌患者的疗效倾向性评分匹配分析

第52章

一、概 述

【文献来源】

Crozier JA，Pezzi TA，Hodge C，et al. Addition of chemotherapy to local therapy in women aged 70 years or older with triple-negative breast cancer：a propensity-matched analysis. The Lancet Oncology，2020，21（12）：1611-1619.

【研究背景和目的】

近年来，70岁以上被诊断为乳腺癌者逐渐增多。对于三阴性乳腺癌患者，除了化疗以外，局部治疗后的辅助治疗手段比较有限。对于老年患者来说，多种多样的合并症极大地影响了患者的疗效和预后，使得老年乳腺癌患者的治疗更加复杂。目前，针对老年患者化疗获益的证据十分有效，且难以开展大型前瞻性随机对照研究。本研究旨在回顾性分析临床医师对70岁及以上老年三阴性乳腺癌女性患者的化疗建议和实际使用情况，并评估其疗效。

【入组条件】

1. 采用美国国家癌症数据库（NCDB）的数据，选择2004—2014年所有浸润性导管癌和浸润性小叶癌女性患者。
2. 年龄≥70岁。
3. 三阴性乳腺癌、无远处转移且原发灶接受手术的患者。
4. 排除$T_{1a}N_0M_0$患者。
5. 排除雌激素受体（ER）、孕激素受体（PR）、人表皮生长因子受体-2（HER-2）状态不完整的患者。

【试验设计】

1. 一项回顾性研究。
2. 分析的数据包括性别、年龄、Charlson-Deyo合并症评分（Charlson-Deyo comorbidity score，

CDCS）、临床和病理分期［美国癌症联合会（AJCC）分期］、激素受体（HR）状态、HER-2状态、手术、化疗及放疗等。

3．分为3个亚组，即建议化疗但由于患者选择或其他原因未行化疗的患者、术前或术后接受化疗的患者、不建议也未接受化疗的患者。

4．主要研究终点为总生存（OS）（定义为从明确诊断至任何原因死亡的时间）。

5．对建议化疗的2组采用倾向性评分匹配，匹配因素包括年龄、CDCS、肿瘤分级、肿瘤大小、淋巴结状态及是否接受放疗。

【试验流程】

本研究的试验设计见图52-1。

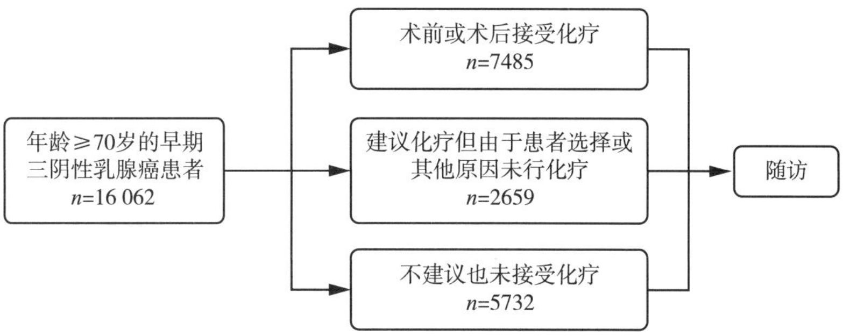

图52-1　本研究的试验设计

【结果】

1．安全性　中位随访时间为38.3个月，截至2016年1月31日，共出现3300例死亡事件（20.5%）。

2．预计5年OS率　总人群的预计5年OS率为62.3%，接受化疗组为68.5%，建议化疗但未行化疗组为61.1%，不建议且未行化疗组为53.7%。

3．单因素分析　建议化疗但未行化疗组比不建议且未行化疗组生存更好（*HR* 0.80，95%*CI* 0.73～0.88，$P<0.0001$）；接受化疗组比不建议且未行化疗组生存更好（*HR* 0.58，95%*CI* 0.54～0.62，$P<0.0001$）。

4．多因素分析　建议化疗但未行化疗组比不建议且未行化疗组生存更好（*HR* 0.79，95%*CI* 0.71～0.88，$P<0.0001$）；接受化疗组比不建议且未行化疗组生存更好（*HR* 0.56，95%*CI* 0.51～0.61，$P<0.0001$）。接受放疗的患者相比于未接受放疗的患者OS也有所改善（*HR* 0.62，95%*CI* 0.57～0.67，$P<0.0001$）；浸润性小叶癌患者相比于浸润性导管癌患者OS更好（*HR* 0.63，95%*CI* 0.50～0.79，$P<0.0001$）。

5．倾向性评分匹配　对建议化疗的2组患者（接受或不接受化疗）进行倾向性评分匹配，共有1884对患者匹配成功。

6．匹配后的单因素分析　接受化疗组比未接受化疗组生存更好，预计5年OS率分别为66.8%和61.8%（*HR* 0.85，95%*CI* 0.74～0.96，$P=0.012$）。

7．匹配后的多因素分析　接受化疗组比未接受化疗组生存更好（*HR* 0.69，95%*CI* 0.60～0.80，$P<0.0001$）。

8. 匹配后多因素分析的亚组分析

（1）淋巴结阴性亚组的预计5年OS率：淋巴结阴性人群中，接受化疗组和未接受化疗组的预计5年OS率分别为74.4%和70.7%（*HR* 0.80，95%*CI* 0.66～0.97，*P*＝0.007）。

（2）淋巴结阳性亚组的预计5年OS率：淋巴结阳性人群中，接受化疗组和未接受化疗组的预计5年OS率分别为42.4%和35.1%（*HR* 0.76，95%*CI* 0.64～0.91，*P*＝0.006）。

（3）CDCS＞0分亚组的预计5年OS率：CDCS＞0分人群中，接受化疗组和未接受化疗组的预计5年OS率差异具有统计学意义（*HR* 0.74，95%*CI* 0.59～0.94，P＝0.013）。

【结论】

对于年龄≥70岁的早期三阴性乳腺癌女性患者，化疗可能提高其OS。

（上海交通大学医学院附属仁济医院　王　岩　殷文瑾　陆劲松）

二、专家解读

随着社会的发展和医疗水平的提高，人类的平均寿命不断延长，也有越来越多的老年人被诊断为乳腺癌。与青年人和中年人相比，老年人的一般情况较差，各种合并症较多，使得本来就复杂的恶性肿瘤治疗陷入了更加复杂多变的困境。老年人的身体状况、对于抗肿瘤治疗的耐受程度、多种合并症等都将极大地影响疗效和预后。尤其是对于三阴性乳腺癌患者，除了化疗外，治疗手段“捉襟见肘”，而老年患者化疗的耐受性远没有年轻人好。而既往的大型随机对照临床研究很少纳入70岁以上的老年患者，故老年患者使用化疗获益的循证证据十分有限，且在短期内预计很难进行针对老年患者化疗的大型随机对照研究。因此，本研究旨在通过科学、新颖的倾向性评分匹配方法回顾性分析70岁及以上早期三阴性乳腺癌患者化疗的获益情况。

本研究的结果显示，对于年龄≥70岁的早期三阴性乳腺癌患者，化疗可能提高其OS。尤其是医师建议行化疗的患者，接受化疗者比未接受化疗者有更好的生存获益。值得一提的是，为了减少回顾性数据的偏倚，本研究使用了倾向性评分匹配方法对建议化疗的2组患者进行了进一步分析，使得结论更具有可信性。倾向性评分匹配一般用于分析观察性数据，可以有效降低混杂、偏倚。与常规的匹配方法相比，倾向性评分匹配可以匹配更多混杂因素，提高研究的效率和可信度。观察性研究往往存在很多混杂因素，导致不同组别间不平衡，且很难进行有效匹配。而倾向性评分匹配使用一个一维变量［倾向性评分（PS）］来代替多维协变量，研究者们使用这一变量即可进行匹配，大大减小了匹配难度，提高了组间的均衡性。简单来说，就是从大量样本中挑选出具有某些共同特征的试验组样本和对照组样本，再对这些样本进行比较和分析。倾向性评分匹配可以调整多个混杂因素，但往往需要极大的样本量。本研究就是利用倾向性评分匹配对接受化疗的患者和建议化疗但未接受化疗的患者进行挑选、匹配，匹配后的分析进一步证实接受化疗者比未接受化疗者预后更好。

CALGB 49907研究同样对高龄患者使用化疗的获益进行了分析。该研究是一项Ⅲ期随机对照研究，入组了633例年龄≥65岁的早期乳腺癌女性患者，按1∶1的比例随机分为标准化疗组［CMF/AC（环磷酰胺＋甲氨蝶呤＋5-氟尿嘧啶/表柔比星＋环磷酰胺）方案］和卡培他滨组。其结果显示，标准化疗组的无复发生存（*HR* 0.80，95%*CI* 0.62～0.98，*P*＝0.05）和OS（*HR* 0.84，95%*CI* 0.66～1.07，*P*＝0.02）均优于卡培他滨组。其中，对于三阴性乳腺癌患者，标准化疗组的无复发生存明显优于卡培他滨组（*HR* 0.67，95%*CI* 0.44～1.00，*P*＝0.03），同样提供了老年早期三阴性乳腺癌患者使用标准化疗的获益证据。

本研究的局限性主要在于其回顾性研究的设计，但作者使用倾向性评分匹配方法已经降低了其本身的偏倚。此外，本研究缺乏具体的化疗方案、化疗时间、药物剂量及具体死亡原因等重要数据，故无法做相应的进一步分析。但本研究的结果提示了一定规律，即对于70岁及以上的老年三阴性乳腺癌患者，综合评估其身体情况后，在考虑能够耐受化疗的情况下，可考虑酌情使用化疗。

（上海交通大学医学院附属仁济医院　王　岩　殷文瑾　陆劲松）

参考文献

[1] Crozier JA，Pezzi TA，Hodge C，et al. Addition of chemotherapy to local therapy in women aged 70 years or older with triple-negative breast cancer：a propensity-matched analysis. The Lancet Oncology，2020，21（12）：1611-1619.

[2] Muss HB，Polley MC，Berry DA，et al. Randomized trial of standard adjuvant chemotherapy regimens versus capecitabine in older women with early breast cancer：10-year update of the CALGB 49907 trial. Journal of Clinical Oncology，2019，37（26）：2338-2348.

第十四篇

乳腺癌放疗

EORTC 22922/10925研究的15年随访更新：Ⅰ～Ⅲ期乳腺癌患者术后内乳和锁骨上淋巴结放疗的随机、Ⅲ期研究

第53章

一、概　　述

【文献来源】

Poortmans PM，Weltens C，Fortpied C，et al．Internal mammary and medial supraclavicular lymph node chain irradiation in stage Ⅰ-Ⅲ breast cancer（EORTC 22922/10925）：15-year results of a randomised，phase 3 trial．Lancet Oncol，2020，21（12）：1602-1610．

【研究背景和目的】

有研究报道，内乳＋锁骨上淋巴结的放疗可以改善乳腺癌的局部控制，但生存没有改善，而非乳腺癌相关的死亡率增加（可能由心脏受放疗影响所致）。另外，一些研究的结果发现，内乳和锁骨上淋巴结的放疗可以改善患者的总生存（OS）。本研究旨在对Ⅰ～Ⅲ期乳腺癌患者术后±内乳和锁骨上淋巴结放疗的15年生存结局进行比较。

【入组条件】

1. 纳入标准

（1）年龄≤75岁的女性。

（2）单侧、组织学证实的Ⅰ～Ⅲ期乳腺癌。

（3）原发性肿瘤位于中央区或内侧象限，或原发性肿瘤位于外侧象限同时伴腋窝淋巴结转移。

2. 排除标准

（1）既往已切除内乳淋巴结。

（2）有癌症病史（除外经充分治疗的非黑色素瘤皮肤癌和子宫颈原位癌）。

（3）既往因乳房内上象限病灶而行保乳手术。

【试验设计】

1．一项随机、双臂、前瞻性、多中心的Ⅲ期临床研究。

2．主要研究终点为OS（定义为自随机后出现的任何原因死亡的时间），次要研究终点包括无疾病生存（DFS）（定义为自随机后出现局部区域复发、远处转移、第二原发性乳腺癌或死亡的时间）、无远处转移生存（DMFS）（定义为自随机后出现远处转移或死亡的时间）、累积的乳腺癌死亡率和复发率。

3．统计分析采用优效性假设检验，假设内乳和锁骨上淋巴结放疗组的10年OS率为79%，对照组的10年OS率为75%，风险比（*IIR*）为0.82，样本量为4000例，需要791例OS事件，采用双边Log-rank检验，显著性水平为5%，检验效能为80%。

【试验流程】

EORTC 22922/10925研究的试验流程见图53-1。

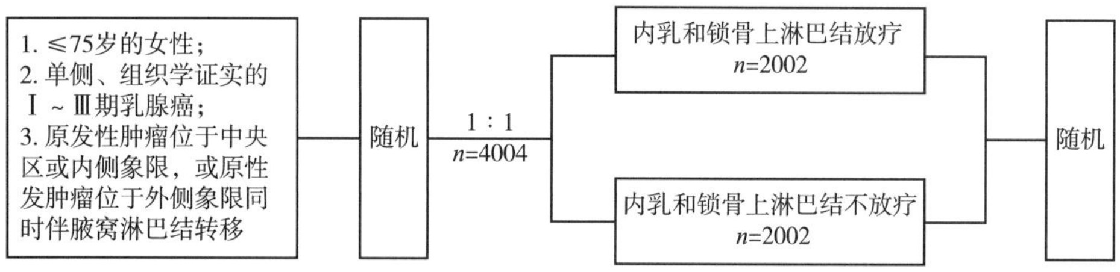

图53-1　EORTC 22922/10925研究的试验流程

【结果】

1．中位随访15.7年，内乳和锁骨上淋巴结放疗组与对照组相比，死亡例数分别为554例（27.7%）和569例（28.4%），2组患者的死亡原因相似；2组患者的15年OS率分别为73.1%（95%*CI* 71.0%～75.2%）和70.9%（95%*CI* 68.6%～72.9%）；2组的总体死亡风险相似（*HR* 0.95，95%*CI* 0.84～1.06，*P*＝0.36）；2组的15年DFS率分别为60.8%（95%*CI* 58.4%～63.2%）和59.9%（95%*CI* 57.5%～62.2%），发生复发/转移和死亡的风险相似（*HR* 0.93，95%*CI* 0.84～1.03，*P*＝0.18）；2组的15年DMFS率分别为70.0%（95%*CI* 67.7～72.2）和68.2%（95%*CI* 65.9～70.3），发生远处转移或死亡的风险相似（*HR* 0.93，95%*CI* 0.83～1.04，*P*＝0.18）。

2．内乳和锁骨上淋巴结放疗组与对照组相比，累积的乳腺癌复发率分别为24.5%（95%*CI* 22.5%～26.6%）和27.1%（95%*CI* 25.1%～29.2%）；内乳和锁骨上淋巴结放疗组的乳腺癌复发风险较对照组降低13%（*HR* 0.87，95%*CI* 0.77～0.98，*P*＝0.024）。内乳和锁骨上淋巴结放疗组与对照组相比，累积的乳腺癌死亡率分别为16.0%（95%*CI* 14.3%～17.7%）和19.8%（95%*CI* 18.0%～21.7%）；内乳和锁骨上淋巴结放疗组的乳腺癌死亡风险较对照组降低19%（*HR* 0.81，95%*CI* 0.70～0.94，*P*＝0.0055）。

3．内乳和锁骨上淋巴结放疗组和对照组分别有98例（5.1%）和44例（2.3%）患者发生肺纤维化，分别有38例（2.0%）和22例（1.1%）患者发生心脏纤维化，分别有165例（8.6%）和139例（7.2%）患者发生任何心脏疾病。

【结论】

对于Ⅰ～Ⅲ期乳腺癌患者，内乳和锁骨上淋巴结放疗与未放疗相比，乳腺癌的死亡风险和复发风险都显著降低，但OS、DFS、DMFS相似。

（上海交通大学医学院附属仁济医院　杜跃耀　殷文瑾　陆劲松）

二、专家解读

乳腺癌可以转移至区域淋巴结，首先是腋窝和内乳淋巴结，随后是锁骨上淋巴结。腋窝淋巴阴性和阳性患者中分别有4%～9%和16%～65%的患者存在内乳淋巴结转移，在淋巴结有广泛转移或原发性肿瘤位于中央区或内侧的患者中，这一比例更高。对于腋窝淋巴结阳性患者，乳腺癌的局部治疗除了手术切除原发性肿瘤和腋窝淋巴结外，还包括有选择性地对未切除的内乳和锁骨上淋巴结进行区域淋巴结放疗。有综述报道，内乳＋锁骨上淋巴结放疗可以改善乳腺癌的局部控制，但生存没有改善，而非乳腺癌相关的死亡率增加，可能由心脏受放疗影响所致。另外，一些研究的结果显示，内乳和锁骨上淋巴结放疗可以改善OS。部分医院对复发风险较高的乳腺癌患者继续给予区域淋巴结放疗，而部分医院对区域淋巴结放疗的限制较多。

EORTC 22922/10925研究是一项随机、双臂、前瞻性、多中心的Ⅲ期临床研究，旨在对Ⅰ～Ⅲ期乳腺癌患者术后是否行内乳和锁骨上淋巴结放疗的15年生存结局进行比较。中位随访15.7年的结果显示，对于Ⅰ～Ⅲ期乳腺癌患者，内乳和锁骨上淋巴结放疗与未放疗相比，乳腺癌的死亡风险和复发风险都显著降低，但OS、DFS、DMFS相似。

MA.20研究评估了区域淋巴结放疗（包括内乳、锁骨上及腋窝淋巴结）对于接受保乳手术和辅助系统治疗的淋巴结阳性或阴性高危乳腺癌患者是否可以改善OS，其假设行区域淋巴结放疗的患者较未放疗的患者5年OS率可以从80%提高到85%。该研究入组的是诊断为浸润性乳腺癌、接受保乳手术及前哨淋巴结活检或腋窝淋巴结清扫且淋巴结阳性或具有高危因素的淋巴结阴性患者，共1832例。其结果显示，区域淋巴结放疗组（82.8%）与对照组（81.8%）的10年OS率无显著差异（*HR* 0.91，95%*CI* 0.72～1.13，$P=0.38$），10年DFS率分别为82.0%和77.0%（*HR* 0.76，95%*CI* 0.61～0.94，$P=0.01$）。

Danish研究评估了绝经前高危的乳腺癌女性患者接受乳房切除术和辅助化疗后行放疗是否可以改善生存。其入组了绝经前且至少满足以下条件之一的乳腺癌患者：①腋窝淋巴结有转移；②肿瘤直径＞5.0 cm；③皮肤或胸肌筋膜有侵犯。该研究共纳入1708例患者，中位随访114个月的结果显示，化疗联合放疗组和对照组局部区域复发或远处转移的患者比例分别为9%和32%（$P<0.001$），2组的10年DFS率分别为48%和32%（$P<0.001$），10年OS率分别为54%和45%（$P<0.001$）。多因素分析显示，乳房切除术后接受放疗可以改善DFS和OS。

以上3项研究的结果略有差异，EORTC 22922研究、MA.20研究及Danish研究均显示区域淋巴结放疗可以改善乳腺癌患者术后的局部区域复发；但在OS的改善方面，只有Danish研究得到了阳性结果。进一步进行分析，可以发现3项研究的入组人群有差异，Danish研究仅入组了淋巴结阳性患者，MA.20研究的入组患者中90%淋巴结阳性，EORTC研究的入组人群中56%淋巴结阳性。MA.20研究和Danish研究中的辅助化疗方案较EORTC研究中的化疗方案更有效。

EORTC 22922/10925研究存在的不足之处包括：①靶区和重要器官（主要是心脏和肺）的剂量分布信息不全，这些剂量分布与治疗效果和不良反应相关；②入组期间的肿瘤生物标志物包括人表皮生长因子受体-2（HER-2）状态等未记录；③没有保存肿瘤组织以供其他研究使用；④不明原因的死亡率较高。

EORTC 22922/10925研究的结果表明，对于Ⅰ～Ⅲ期乳腺癌患者，内乳和锁骨上淋巴结放疗与未放疗相比，乳腺癌的死亡风险和复发风险都显著降低，但OS并没有改善。这也提示内乳和锁骨上淋巴结放疗可以降低乳腺癌专病的死亡风险和复发风险，但放疗的并发症可能导致OS没有改善。目前，美国国家综合癌症网络（NCCN）指南对于内乳和锁骨上淋巴结放疗没有明确的推荐。从已报道的研究来看，内乳和锁骨上淋巴结放疗可能在高复发风险的乳腺癌患者（除了考虑淋巴结转移的情况，还要考虑肿瘤的位置）中有潜在的生存获益，内乳和锁骨上淋巴结放疗的适应证及放疗敏感性生物标志物的研究就显得尤为重要，有待更多前瞻性临床研究的结果来验证。

（上海交通大学医学院附属仁济医院　杜跃耀　殷文瑾　陆劲松）

参考文献

[1] Chen RC, Lin NU, Golshan M, et al. Internal mammary nodes in breast cancer: diagnosis and implications for patient management--A systematic review. J Clin Oncol, 2008, 26 (30): 4981-4989.

[2] Cuzick J, Stewart H, Peto R, et al. Overview of randomized trials of postoperative adjuvant radiotherapy in breast cancer. Cancer Treat Rep, 1987, 71 (1): 15-29.

[3] Arriagada R, Rutqvist LE, Mattsson A, et al. Adequate locoregional treatment for early breast cancer may prevent secondary dissemination. J Clin Oncol, 1995, 13 (12): 2869-2878.

[4] Arriagada R, Le MG, Mouriesse H, et al. Long-term effect of internal mammary chain treatment. Results of a multivariate analysis of 1195 patients with operable breast cancer and positive axillary nodes. Radiother Oncol, 1988, 11 (3): 213-222.

[5] Whelan TJ, Olivotto IA, Parulekar WR, et al. Regional nodal irradiation in early-stage breast cancer. N Engl J Med, 2015, 373 (4): 307-316.

[6] Overgaard M, Hansen PS, Overgaard J, et al. Postoperative radiotherapy in high-risk premenopausal women with breast cancer who receive adjuvant chemotherapy. Danish Breast Cancer Cooperative Group 82b trial. N Engl J Med, 1997, 337 (14): 949-955.

CME TEXTBOOKS NATIONAL PROJECT

BIG 3-07/TROG 07.01研究的健康相关生活质量子研究：非低风险导管原位癌保乳治疗和辅助放疗后的随机、对照、Ⅲ期研究的2年结果

第54章

一、概　　述

【文献来源】

King MT，Link EK，Whelan TJ，et al．Quality of life after breast-conserving therapy and adjuvant radiotherapy for non-low-risk ductal carcinoma in situ（BIG 3-07/TROG 07.01）：2-year results of a randomised，controlled，phase 3 trial．Lancet Oncol，2020，21（5）：685-698.

【研究背景和目的】

已有多项研究证实手术、化疗、放疗及内分泌治疗等会影响浸润性乳腺癌患者的健康相关生活质量（HRQOL）。健康相关生活质量是直接来源于患者的关于健康状况的报告，可以反映患者的生理、心理及社会功能感知的综合健康状况，是常用的患者报告结局（PRO）之一。有关乳腺导管原位癌（ductal carcinoma in situ，DCIS）患者治疗后健康相关生活质量的研究较少，目前的一些研究均为非随机对照研究。因此，目前关于各种治疗影响DCIS患者健康相关生活质量的证据质量均较低。本研究报道了BIG 3-07/TROG 07.01研究的2年随访结果，旨在随机对照研究中评估不同的放疗方式对DCIS患者健康相关生活质量的影响。

【入组条件】

1. 纳入标准

（1）年龄≥18岁的女性。

（2）组织学证实的DCIS（无浸润性癌成分）。

（3）随机分组前6个月内进行过双侧钼靶检查。

（4）临床淋巴结阴性。

（5）接受保乳手术。

（6）局部复发风险高，即年龄＜50岁或≥50岁且同时合并以下至少一项：①有症状表现；②可触及肿块；③显微镜下肿瘤直径≥1.5 cm；④多灶性疾病；⑤核分级为中到高；⑥中心性坏死；⑦组织学为粉刺型；⑧手术切缘＜1.0 cm。

（7）可接受术后全乳放疗。

（8）对本研究使用的治疗耐受。

（9）放疗在术后8周内开始，不迟于术后12周。

（10）美国东部肿瘤协作组（ECOG）评分0～2分。

（11）预期寿命＞5年。

（12）可进行长期随访。

（13）签署知情同意书。

2. 排除标准

（1）多中心疾病或广泛的微钙化，通过保乳手术将病灶切除后不能保证切缘≥0.1 cm。

（2）如果行淋巴结活检或清扫，苏木精-伊红（hematoxylin-eosin，HE）染色或免疫组织化学提示淋巴结转移。

（3）局部复发性乳腺癌。

（4）既往对侧DCIS或浸润性癌（包括双侧DCIS、对侧同时乳腺浸润性癌）。

（5）其他并存恶性肿瘤或既往患恶性肿瘤（除外非黑色素瘤皮肤癌，子宫颈癌或子宫内膜原位癌，经治的子宫颈癌、子宫内膜癌、结肠癌、甲状腺浸润性癌或黑色素瘤，入组前至少5年无疾病复发）。

（6）患有影响手术和放疗效果的严重非恶性疾病，如硬皮病、系统性红斑狼疮等。

（7）ECOG评分≥3分。

（8）妊娠或哺乳期女性。

【试验设计】

1. 一项国际、多中心、随机、对照的Ⅲ期临床试研究。

2. 主要研究终点为至局部复发的时间（放疗方式对局部复发风险的影响），次要研究终点包括总生存（OS）、至疾病复发的时间、美观结局、放疗的不良反应及健康相关生活质量。

3. 主要关注健康相关生活质量。

【试验流程】

BIG 3-07/TROG 07.01研究子研究的试验流程见图54-1。

【结果】

1. 美观状态 治疗期间，瘤床加量放疗组和无瘤床加量放疗组从基线到治疗结束均出现了美观状态变差者，且瘤床加量放疗组变差更为显著（P＝0.000 21）。放疗结束后，2组的美观状态都有所提升，但在放疗结束第12个月（P＝0.0022）及第24个月（P＝0.000 21）时2组间存在显著差异：无瘤床加量放疗组的美观状态在放疗结束第12个月恢复至基线水平，但瘤床加量放疗组的美观状态在放疗结束第24个月时仍持续不对称（即较差的美观状态）。

2. 上肢、肩膀相关功能状态 在放疗结束第6个月时，瘤床加量放疗组和无瘤床加量放疗组上肢、肩膀相关功能状态差异最显著（P＝0.0045），在第24个月时无显著差异（P＝0.29）。无瘤

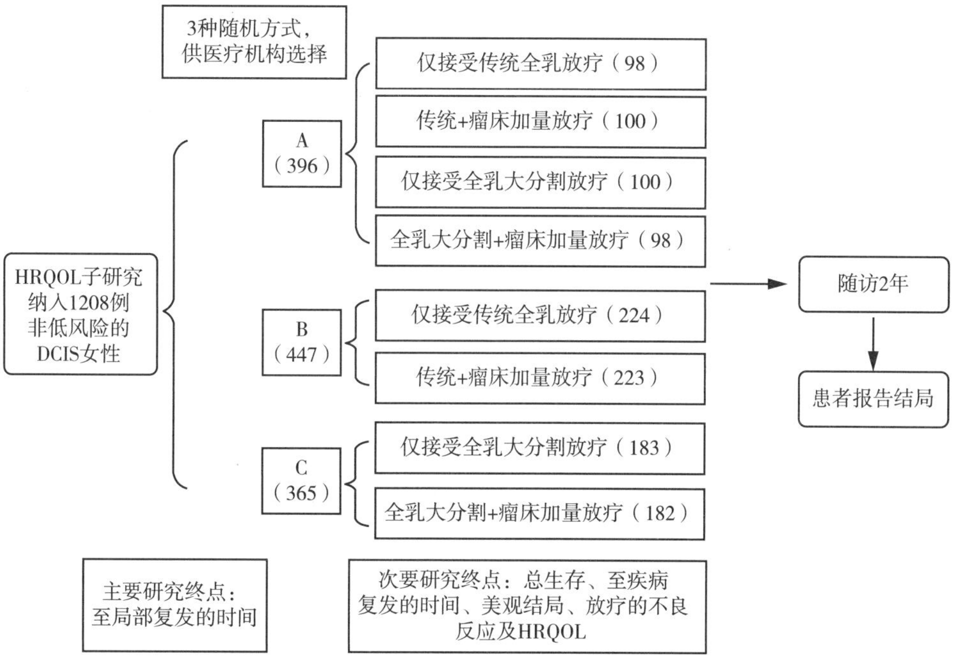

图54-1 BIG 3-07/TROG 07.01研究子研究的试验流程

注：HRQOL．健康相关生活质量；DCIS．乳腺导管原位癌

床加量放疗组的上肢、肩膀相关功能状态在放疗结束第12个月时恢复至基线水平，但瘤床加量放疗组的上肢、肩膀相关功能状态在放疗结束第24个月时仍较差。

3. 身体形象和性能力 传统全乳放疗组较全乳大分割放疗组身体形象和性能力更差（P＝0.0016）。

【结论】

与不接受瘤床加量放疗的患者相比，接受瘤床加量放疗的患者在美观状态和上肢、肩膀功能状态方面更差；与接受全乳大分割放疗的患者相比，接受传统全乳放疗的患者身体形象更差。

（上海交通大学医学院附属仁济医院　王慧玲　殷文瑾　陆劲松）

二、专家解读

DCIS是指起源于终末导管小叶单位、没有浸润至导管外且侵犯周围其他组织的早期癌。DCIS患者的预后较好，20年的死亡率仅为3%。但目前医师普遍认为，DCIS是浸润性乳腺癌的前驱病变，DCIS患者发生浸润性乳腺癌的风险较普通人群高。另外，有部分DCIS患者的复发风险较高，包括年龄＜50岁或年龄≥50岁且同时伴随有以下表现之一者：①有症状表现；②可触及肿块；③显微镜下肿瘤直径≥1.5 cm；④多灶性疾病；⑤核分级为中到高；⑥中心性坏死；⑦组织学为粉刺型；⑧手术切缘＜1.0 cm。对于这部分患者，进一步降低复发风险的治疗措施有待进一步探索。

在DCIS的治疗方面，保乳手术加放疗与乳房切除术有相似的疗效。BIG 3-07/TROG 07.01研究旨在评估2种全乳放疗方式（传统全乳放疗和全乳大分割放疗）及加或不加瘤床加量放疗对非低风险DCIS患者局部复发风险的影响。本次报道随访2年时健康相关生活质量的子研究结果。

本研究是首项评估DCIS患者健康相关生活质量的随机对照研究，随访采用问卷形式，在放疗起始、放疗结束及结束后第6、12、24个月对患者的疲劳和生理功能、乳房美观状态、上肢和肩膀的功能状态、乳房特异性症状、身体形象与性能力、自我感知患浸润性乳腺癌的风险共8项内容进行调查。因为根据既往的早期浸润性乳腺癌研究，这8项患者报告结局与健康相关生活质量明确相关。本研究的结果发现，与不接受瘤床加量放疗的患者相比，接受瘤床加量放疗的患者在美观状态和上肢、肩膀功能状态方面更差；与接受全乳大分割放疗的患者相比，接受传统全乳放疗的患者身体形象更差。本研究很好地展示了DCIS患者接受放疗的影响和恢复轨迹，当5年后主要研究终点（放疗方式对局部复发风险的影响）的随访结果成熟时，两者相结合将帮助临床医师和患者做出更好的临床决策。

与DCIS相比，浸润性乳腺癌一般需要更多的辅助治疗并产生更多的不良反应，故报道浸润性乳腺癌患者健康相关生活质量的研究相对较多。早在2007年，Ⅷ期IBCSG研究就评估了CMF（环磷酰胺＋甲氨蝶呤＋5-氟尿嘧啶）方案化疗、戈舍瑞林及两者序贯对874例绝经前和围绝经期、淋巴结阴性的浸润性乳腺癌患者生活质量的影响。其随访3年的结果显示，对于年龄＜40岁的患者，在戈舍瑞林治疗的3个月内，几乎所有患者都出现了闭经，绝大多数患者停药后月经恢复；CMF方案化疗虽然在治疗结束时只有约50%的患者闭经，但化疗结束后只有15%的患者恢复了月经；行CMF方案序贯戈舍瑞林的患者在使用戈舍瑞林治疗期间几乎都出现了闭经，治疗结束后月经恢复也比单纯行戈舍瑞林治疗的患者慢。

除了治疗方案外，医师在临床工作中应关注患者对治疗相关不良反应的主观感受，注重与患者的信息共享及共同决策也非常重要。在前瞻性研究中报道患者的健康相关生活质量数据是一个非常好的临床研究方法和思路，值得借鉴。同时，本研究的主要研究终点即关于不同放疗方式对局部复发风险影响的5年随访结果也值得期待。

（上海交通大学医学院附属仁济医院　王慧玲　殷文瑾　陆劲松）

参考文献

[1] King MT, Link EK, Whelan TJ, et al. Quality of life after breast-conserving therapy and adjuvant radiotherapy for non-low-risk ductal carcinoma in situ (BIG 3-07/TROG 07.01): 2-year results of a randomised, controlled, phase 3 trial. Lancet Oncology, 2020, 21 (5): 685-698.

[2] Benson JR. Quality of life after breast-conserving surgery for women with non-low-risk ductal carcinoma in situ. Lancet Oncology, 2020, 21 (5): 612-614.

[3] Narod SA, Iqbal J, Giannakeas V, et al. Breast cancer mortality after a diagnosis of ductal carcinoma in situ. JAMA Oncology, 2015, 1 (7): 888-896.

[4] Bernhard J, Zahrieh D, Castiglione-Gertsch M, et al. Adjuvant chemotherapy followed by Goserelin compared with either modality alone: The impact on amenorrhea, hot flashes, and quality of life in premenopausal patients-The International Breast Cancer Study Group trial Ⅷ. Journal of Clinical Oncology, 2007, 25 (3): 263-270.

[5] Lemieux J, Goodwin PJ, Bordeleau LJ, et al. Quality-of-life measurement in randomized clinical trials in breast cancer: an updated systematic review (2001—2009). J Natl Cancer I, 2011, 103 (3): 178-231.

学习培训及学分申请办法

一、《国家级继续医学教育项目教材》经原卫生部（现为国家卫生健康委员会）科教司、全国继续医学教育委员会批准，由全国继续医学教育委员会、中华医学会联合主办，中华医学电子音像出版社编辑出版，面向全国医学领域不同学科、不同专业的临床医生，专门用于继续医学教育培训。

二、学员学习教材后，在规定时间（自出版日期起 1 年）内可向本教材编委会申请继续医学教育 E 类学分证书，具体办法如下：

方法一：PC 激活

1. 访问“中华医学教育在线”网站cmeonline.cma-cmc.com.cn，注册、登录。

2. 点击首页右侧“图书答题”按钮，或个人中心“线下图书”按钮。

3. 刮开本书封底防伪标涂层，输入序号激活图书。

4. 在个人中心“我的课程”栏目下，找到本书，按步骤进行考核，成绩必须合格才能申请证书。

5. 在“我的课程”-“已经完成”，或“申请证书”栏目下，申请证书。

方法二：手机激活

1. 微信扫描二维码 关注“中华医学教育在线”官方微信并注册。

2. 点开个人中心“图书激活”，刮开本书封底防伪标涂层，输入序号激活图书。

3. 在个人中心“我的课程”栏目下，找到本书，按步骤进行考核，成绩必须合格才能申请证书。

4. 登录PC端网站，在“我的课程”－“已经完成”，或“申请证书”栏目下，申请证书。

三、证书查询

在PC端首页右上方帮助中心“查询证书”中输入姓名和课程名称进行查询。

《国家级继续医学教育项目教材》编委会